Urologie

Reeks Praktische huisartsgeneeskunde

Redactie
Prof. dr. P.J.E. Bindels
Dr. M.M.M. Brueren
Dr. J.W.M. Muris
Prof. dr. A. Prins
Prof. dr. A. De Sutter

Verschenen
Cardiologie
Gastro-enterologie
Gynaecologie
Keel-neus-ooraandoeningen
Kindergeneeskunde
Klinische genetica
Longziekten
Neurologie
Oogheelkunde
Psychiatrie
Reizen en ziekte
Reumatologie
Sportgeneeskunde
Urologie
Vasculaire aandoeningen

In voorbereiding
Ouderengeneeskunde

Meer informatie over de delen in deze reeks treft u aan op www.bsl.nl/phg

Urologie

Onder redactie van:
Prof. dr. J.L.H.R. Bosch
Prof. dr. A. Prins

Bohn Stafleu van Loghum
Houten 2010

© 2010 Bohn Stafleu van Loghum, onderdeel van Springer Uitgeverij
Alle rechten voorbehouden. Niets uit deze uitgave mag worden verveelvoudigd, opgeslagen in een geautomatiseerd gegevensbestand, of openbaar gemaakt, in enige vorm of op enige wijze, hetzij elektronisch, mechanisch, door fotokopieën of opnamen, hetzij op enige andere manier, zonder voorafgaande schriftelijke toestemming van de uitgever.
Voor zover het maken van kopieën uit deze uitgave is toegestaan op grond van artikel 16b Auteurswet j° het Besluit van 20 juni 1974, Stb. 351, zoals gewijzigd bij het Besluit van 23 augustus 1985, Stb. 471 en artikel 17 Auteurswet, dient men de daarvoor wettelijk verschuldigde vergoedingen te voldoen aan de Stichting Reprorecht (Postbus 3051, 2130 KB Hoofddorp). Voor het overnemen van (een) gedeelte(n) uit deze uitgave in bloemlezingen, readers en andere compilatiewerken (artikel 16 Auteurswet) dient men zich tot de uitgever te wenden.

Samensteller(s) en uitgever zijn zich volledig bewust van hun taak een betrouwbare uitgave te verzorgen. Niettemin kunnen zij geen aansprakelijkheid aanvaarden voor drukfouten en andere onjuistheden die eventueel in deze uitgave voorkomen.

ISBN 978 90 313 7240 9
NUR 870

Ontwerp omslag: TOSM, Den Haag
Ontwerp binnenwerk: TEFF (www.teff.nl)
Automatische opmaak: Crest Premedia Solutions (P) Ltd., Pune, India
Tekeningen: Ron Slagter, Voorschoten

Eerste druk, eerste oplage: 2003
Eerste druk, tweede oplage: 2004
Eerste druk, derde oplage: 2004
Eerste druk, vierde oplage: 2004
Eerste druk, vijfde oplage: 2005
Tweede druk, eerste oplage: 2010

Bohn Stafleu van Loghum
Het Spoor 2
Postbus 246
3990 GA Houten

www.bsl.nl

Inhoud

Lijst van redacteuren en auteurs	1
Woord vooraf	7

DEEL I ALGEMEEN 9

1 Nieren en pyelum-ureter: anatomie en fysiologie 11
Th. de Reijke en F.J. Bemelman
1 Anatomische relaties met de nier 11
2 Anatomie van de nier 12
3 Bloedvoorziening van de nieren 15
4 Fysiologie 17
5 Het functioneren van pyelum en ureter 19
6 Renale hormonale regulatie 20

2 Het continentiemechanisme: functionele anatomie van blaas en urethra 23
J.L.H.R. Bosch en B.L.H. Bemelmans
1 Vullingsfase en mictiefase 23
2 Blaaskoepel en blaasuitgang 23
3 Afsluitmechanisme 25

3 Neurofysiologie van de lage urinewegen 29
B.L.H. Bemelmans en J.L.H.R. Bosch
1 Inleiding 29
2 Somatisch en autonoom zenuwstelsel 29
3 De sympathische en parasympathische innervatie 30
4 Somatische innervatie 35
5 Hersenstam en hogere hersencentra 35

4 De prostaat — 39
B.W. Lagerveld

1	Inleiding	39
2	Embryologie	39
3	Morfologie	40
4	Functie	44
5	Ontwikkeling en groei	45
6	Pathologie	48
	Leesadvies	50

5 Scrotum, testikel, epididymis en ductus deferens — 51
M.F. van Driel en H.J.A. Mensink

1	Inleiding	51
2	De testikels	51
3	De epididymis	57
4	De ductus deferens	58
5	Appendices	59
	Leesadvies	60

6 De penis — 61
M.F. van Driel en H.J.A. Mensink

1	Inleiding	61
2	Historische aspecten	62
3	Huidige inzichten in anatomie en fysiologie	62
4	De hemodynamiek van de erectie	66
5	Neurofarmacologie van de erectie	67
6	De lengte van de penis	68
	Leesadvies	69

7 Aangeboren afwijkingen van de tractus urogenitalis — 71
J.M. Nijman

1	Obstructieve uropathie	71
2	Aangeboren afwijkingen van blaas en genitalia externa	78
	Leesadvies	83

DEEL II DIAGNOSTISCHE METHODEN — 85

8 Diagnostische methoden bij urologische problemen — 87
R.A.G. Winkens en C. van de Beek

1	Inleiding	87
2	Anamnese	88
3	Lichamelijk onderzoek	89
4	Urineonderzoek	91
5	Urinekweek	94

Leesadvies 95

9 Het nut van vragenlijsten en het plasdagboek **97**
M.H. Blanker, J. Prins en J.C. van der Wouden
1 Inleiding 97
2 Vragenlijsten 98
3 Plasdagboek 102

10 Bloedonderzoek bij urologische problemen in de huisartspraktijk **109**
C.H. Bangma
1 Inleiding 109
2 Indeling 110
3 Prostaatspecifiek antigeen: PSA 110
4 Storende invloeden 116
Leesadvies 117

11 Renografie **119**
J.M. Nijman
1 Isotopenonderzoek 119

12 Echografie en röntgenonderzoek **123**
J.A. Witjes
1 Echografie 123
2 Röntgenonderzoek 127
3 Conclusie 129
Leesadvies 129

13 Computertomografie en magnetic resonance imaging **131**
G.P. Krestin en N.S. Renken
1 Computertomografie 131
2 Magnetic resonance imaging 132
3 Indicaties voor het verrichten van CT of MRI 133
4 Contra-indicaties voor CT en MRI 140
Leesadvies 143

14 Urodynamisch onderzoek **145**
A.A.B. Lycklama à Nijeholt
1 Inleiding 145
2 Terminologie 145
3 Urodynamische onderzoeken bij de man: uroflowmetrie en watercystometrie 146
4 Uroflowmetrie: praktische uitvoering 147
5 Watercystometrie: praktische uitvoering 148

	6	Urodynamische onderzoeken bij de vrouw: watercystometrie, electrocystometrie en stress leak-point	149
		Leesadvies	153

15 Cystoscopie 155
J.A. Witjes

1	Inleiding	155
2	Voorbereiding	155
3	Procedure	156
4	Bijwerkingen en nadelen	157
5	Cystoscopie en tumordiagnostiek	158
6	Conclusie	159
	Leesadvies	159

16 Prostaatbiopsie 161
C.H. Bangma

1	Inleiding	161
2	Indicatie	161
3	Methode	163
4	Complicaties	165
5	Interpretatie	165
6	Biopten uit de transitionele zone	167
7	Biopten uit het prostaatkapsel of de zaadblazen	167
8	Herhalen van biopsieën	167
9	Centrale rol van de patholoog	168
	Leesadvies	169

DEEL III KLACHTGERICHT DEEL 171

17 Kunt u mijn PSA bepalen? 173
M.L.F. Klomp en W.J. Kirkels

1	De hulpvraag	173
2	De hypothese: prostaatkanker	175
3	Anamnese	176
4	Lichamelijk en aanvullend onderzoek	176
5	Wel of geen screening?	179
6	Beleid van de huisarts	181
	Leesadvies	183

18 Pijn in de buik 185
E.R. Boevé en J.A.M. Galesloot

1	Inleiding	185
2	Symptomen van urolithiasis	186
3	Diagnostiek bij verdenking op stenen	189
4	Behandeling van een ureterkoliek	191

5	Behandeling van nier- en ureterstenen	191
6	Symptomen van pyelonefritis	195
7	Diagnostiek bij verdenking op pyelonefritis	196
8	Behandeling van een pyelonefritis	197
9	Urosepsis	198
10	Chronische nierinfecties	198
11	Traumata van de urinewegen	199
12	Symptomen van een niertrauma	200
	Leesadvies	201

19 Buikpijn bij kinderen door urologische oorzaken 203
J.A.M. Galesloot en E.R. Boevé

1	Inleiding	203
2	Epidemiologie en anamnese van urineweginfecties	203
3	Diagnostiek	205
4	Behandeling van urineweginfecties	206
5	Behandeling van het aandrangsyndroom en dysfunctional voiding	207
6	Fimose en parafimose	207
	Leesadvies	208

20 Bloed in de urine; blaaskanker, nierkanker 209
A. Prins, J.L.H.R. Bosch en F.P.A. Mulders

1	Inleiding	209
2	Epidemiologische gegevens over blaas/nierkanker	210
3	Therapievormen	212
	Leesadvies	215

21 Bemoeilijkte mictie bij oudere mannen 217
M.G. Spigt, J.H. Hobbelen, M.G.M. Kertzman en C. van de Beek

1	Inleiding	217
2	Prostaatvergroting	217
3	Prostatitis	220
4	Urineretentie	221
	Leesadvies	222

22 Pijn bij het plassen (bij volwassenen) 223
A. Knuistingh Neven en J. Zwartendijk

1	Inleiding	223
2	Diagnostiek in de huisartspraktijk	225
3	Aanvullend urineonderzoek	225
4	Diagnose urineweginfectie: ongecompliceerd of gecompliceerd	226
5	Behandeling	226
6	Recidiverende urineweginfecties	227
7	Verwijzing	227

	8	Analyse door de uroloog	228
		Leesadvies	230
23	**Frequente mictie (al dan niet pijnlijk) en blaaspijnsyndroom/interstitiële cystitis (BPS/IC)**		**231**
	J.J. Bade en A. Prins		
	1	Inleiding	231
	2	Blaaspijnsyndroom/Interstitiële cystitis (BPS/IC)	233
		Leesadvies	241
24	**Onwillekeurig urineverlies**		**243**
	A.L.M. Lagro-Janssen en E.J. Messelink		
	1	Definitie	243
	2	Epidemiologie	246
	3	Klachten	246
	4	Diagnostiek	247
	5	Behandeling	250
	6	Verwijzingen	252
	7	Preventie	253
		Leesadvies	254
25	**Enuresis nocturna in de praktijk van de huisarts**		**255**
	F.J.M. van Leerdam, P. Dik en R.A. HiraSing		
	1	Casussen	255
	2	Definitie	256
	3	Epidemiologie	256
	4	Diagnostiek	259
	5	Behandeling	260
	6	Prognose	268
	7	Preventiemogelijkheden	268
	8	Informatie	268
		Leesadvies	268
26	**Acute scrotale pijn**		**271**
	C.L. van Dalsen, N. Sassen en J.L.H.R. Bosch		
	1	Inleiding	271
	2	Torsio testis	273
	3	Epididymitis	275
	4	Orchitis	277
	5	Torsie van de appendix testis	277
	6	Conclusie	278
		Leesadvies	279
27	**Scrotale zwellingen**		**281**
	K. Reenders en J.L.H.R. Bosch		
	1	Inleiding	281

	2	Differentiaaldiagnose	282
	3	Anamnese	286
	4	Lichamelijk onderzoek	287
	5	Samenvatting van de gegevens	288
	6	Prognose	289
	7	Conclusie	289
		Leesadvies	289
28	**Erectiele disfunctie**		**291**
	M.H. Blanker en E.J.H. Meuleman		
	1	Definitie	291
	2	Epidemiologie	291
	3	Etiologie en diagnostiek	293
	4	Behandeling	296
	5	Verwijzingen	300
	6	Complicaties	300
	7	Beloop en chroniciteit	300
	8	Voorlichting en preventie	300
	9	Tot slot	301
		Leesadvies	301
29	**Orgasmestoornissen en ejaculatiestoornissen**		**303**
	P.M. Leusink en E.J.H. Meuleman		
	1	Inleiding	303
	2	Ejaculatio praecox (EP)	304
	3	Ejaculatio tarda en anorgasmie	312
	4	Retrograde ejaculatie	313
		Leesadvies	315
30	**Onvruchtbaarheid: de mannelijke factor**		**317**
	B.P. Ponsioen en G.R. Dohle		
	1	Inleiding	317
	2	Factoren geassocieerd met mannelijke subfertiliteit	318
	3	De rol van de huisarts	320
	4	Anamnese en diagnostiek	321
	5	Behandeling	323
	6	Geassisteerde voortplanting (ART)	325
		Leesadvies	327
31	**Cystenieren**		**329**
	J. Nauta en A. Prins		
	1	Inleiding	329
	2	Casuïstiek	330
	3	Ziektebeelden	332
		Leesadvies	339

32 Nierinsufficiëntie 341
G.A.H.J. Smits en J.C. Bakx
1	Acute nierinsufficiëntie	341
2	Chronische nierinsufficiëntie	345
3	Symptomen	346
4	Behandeling	348
	Leesadvies	349

DEEL IV TECHNOLOGIE 351

33 TURB, TURP, laser en blaassteenlithotripsie 353
T.A. Boon
1	TURB	353
2	TURP	354
3	Laser	355
4	Blaasstenen	356
	Leesadvies	357

34 Transurethrale microgolfthermotherapie (TUMT) 359
D. Roos
1	Definitie en beschrijving van de behandeling	359
2	Indicatie en selectiecriteria voor patiënten	360
3	Voor- en nadelen van de behandeling; complicaties	360
4	Behandelschema	361
5	Nazorg op korte en lange termijn	361
6	Prognose	361
	Leesadvies	362

35 Ureterorenoscopie (URS) 363
E.R. Boevé
1	Indicaties	363
2	Het onderzoek	364
3	Instrumentatie	364
4	Complicaties	365

36 Percutane nefrolitholapaxie (PNL) 367
A.J.M. Hendrikx
1	Definitie en beschrijving van de behandeling	367
2	Indicatie en selectiecriteria voor patiënten	370
3	Voor- en nadelen van de behandeling; complicaties	372
4	Nazorg door specialist en huisarts op korte en lange termijn	373
5	Prognose	373

		Leesadvies	373
37		**Extracorporal shockwave lithotripsy (ESWL)**	**375**
	H. Vergunst		
	1	Definitie en beschrijving van de behandeling	375
	2	Indicatie en selectiecriteria voor patiënten	376
	3	Voor- en nadelen van de behandeling; complicaties	376
	4	Nazorg door specialist en huisarts	377
	5	Prognose	377
		Leesadvies	378
38		**Neuromodulatietechnieken bij de behandeling van patiënten met een overactieve blaas**	**379**
	J.L.H.R. Bosch		
	1	Introductie	379
	2	Werkingsmechanisme	379
	3	Elektrische parameters	380
	4	Anogenitale elektrische stimulatie	381
	5	Transcutaneous electrical nerve stimulation (TENS)	382
	6	Neuromodulatie door middel van sacrale zenuwstimulatie	383
	7	Percutane stimulatie van de nervus tibialis posterior (SANS ofwel Stoller afferent nerve stimulation)	385
	8	Conclusie	385
		Leesadvies	386
39		**Blaasvervanging en continent urostoma**	**387**
	P.C. Weijerman		
	1	Definitie en beschrijving	387
	2	Indicatie en selectiecriteria	388
	3	Voor- en nadelen, complicaties	388
	4	Nazorg door specialist en huisarts, korte en lange termijn	390
	5	Prognose	391
		Leesadvies	391
		Register	**393**

Lijst van redacteuren en auteurs

Redacteuren

Prof. dr. J. L. H. R. Bosch
  Uroloog, Universitair Medisch Centrum Utrecht

Prof. dr. A. Prins
  Arts, emeritus hoogleraar huisartsgeneeskunde, Erasmus Medisch Centrum Rotterdam

Auteurs

Dr. J. J. Bade
  Uroloog, Sint Elisabeth Ziekenhuis, Willemstad, Curaçao; voorheen Bernhoven Ziekenhuis, Oss

Dr. J. C. Bakx
  Huisarts, Doesburg

Prof. dr. Ch. H. Bangma
  Uroloog, Erasmus Medisch Centrum, Rotterdam

Drs. C. van de Beek
  Uroloog, Academisch Ziekenhuis Maastricht

Dr. F. J. Bemelman
  Nefroloog, Academisch Medisch Centrum, Amsterdam

Prof. dr. B. L. H. Bemelmans
  Uroloog, VU Medisch Centrum, Amsterdam

Dr. M. H. Blanker
   Huisarts en epidemioloog, afdeling huisartsgeneeskunde, UMC Groningen, tevens huisartsenpraktijk Blanker & Thiele, Zwolle

Drs. E. R. Boevé
   Uroloog, Sint Franciscus Gasthuis, Rotterdam

Prof. dr. T. A. Boon
   Emeritus hoogleraar Urologie

Prof. dr. J. L. H. R. Bosch
   Uroloog, Universitair Medisch Centrum Utrecht

Drs. C. L. van Dalsen
   Huisarts, Krimpen aan den IJssel

Dr. P. Dik
   Kinderuroloog, Universitair Medisch Centrum, locatie Wilhelmina Kinderziekenhuis, Utrecht

Dr. G. R. Dohle
   Uroloog, Erasmus Medisch Centrum, locatie Dijkzigt, Rotterdam

Dr. M. F. van Driel
   Uroloog, Universitair Medisch Centrum Groningen

Drs. J. A. M. Galesloot
   Huisarts, Rotterdam

Dr. A. J. M. Hendrikx
   Uroloog, Catharina Ziekenhuis, Eindhoven

Prof. dr. R. A. HiraSing
   Jeugdarts en kinderarts, hoogleraar Jeugdgezondheidszorg VU Medisch Centrum/EMGO-Instituut, afdeling Sociale Geneeskunde, sectie Jeugdgezondheidszorg, Amsterdam

Drs. J. H. Hobbelen
   Huisarts, Heerlen

Drs. M. G. M. Kertzman
   Huisarts, Hoensbroek

Dr. W. J. Kirkels
   Uroloog, Erasmus Medisch Centrum, locatie Daniel den Hoed, Rotterdam

Drs. M. L. F. Klomp
   Huisarts, Gezondheidscentrum Achtse Barrier, Eindhoven

Dr. A. Knuistingh Neven
   Huisarts/epidemioloog, senior-onderzoeker, afdeling Public Health en Eerstelijnsgeneeskunde, Leids Universitair Medisch Centrum

Prof. dr. G. P. Krestin
   Hoofd afdeling Radiologie, Erasmus MC, Rotterdam

Drs. B. W. Lagerveld
   Uroloog, St Lucas Andreas Ziekenhuis en Onze Lieve Vrouwe Gasthuis, Amsterdam

Prof. dr. A. L. M. Lagro-Janssen
   Huisarts, kaderhuisarts urogynaecologie, hoogleraar Vrouwenstudies Medische Wetenschappen afdeling Eerstelijnsgeneeskunde, Universitair Medisch Centrum Sint Radboud, Nijmegen

Dr. F. J. M. van Leerdam
   Jeugdarts, gastmedewerker VU Medisch Centrum/EMGO-Instituut, afdeling Sociale Geneeskunde, sectie Jeugdgezondheidszorg, Amsterdam

Drs. P. M. Leusink
   Huisarts, seksuoloog NVVS, Universitair Medisch Centrum Utrecht en Groene Hart Ziekenhuis, Gouda

Prof. dr. A. A. B. Lycklama à Nijeholt
   Hoogleraar Urologie, hoofd BekkenBodemCentrum, Leids Universitair Medisch Centrum

Prof. dr. H. J. A. Mensink
   Emeritus hoogleraar Urologie, Rijksuniversiteit Groningen

Drs. E. J. Messelink
   Uroloog, afdeling Urologie, Universitair Medisch Centrum Groningen

Prof. dr. E. J. H. Meuleman
   Uroloog, seksuoloog, hoofd afdeling Urologie VU Medisch Centrum, Amsterdam

Prof. dr. F. P. A. Mulders
   Uroloog, Universitair Medisch Centrum Sint Radboud, Nijmegen

Dr. J. Nauta
   Kindernefroloog, Erasmus Medisch Centrum, locatie Sophia Kinderziekenhuis, Rotterdam

Prof. dr. J.M. Nijman
  Kinderuroloog, hoofd afdeling Urologie, Universitair Medisch Centrum Groningen, Groningen

Drs. B.P. Ponsioen
  Huisarts, Brielle

Prof. dr. A. Prins
  Emeritus hoogleraar Huisartsgeneeskunde, Erasmus MC, Rotterdam

Drs. J. Prins
  Arts in opleiding tot specialist (aios) urologie, HagaZiekenhuis, Den Haag

Dr. K. Reenders
  Huisarts n.p., Hoogeveen

Dr. Th. de Reijke
  Uroloog, Academisch Medisch Centrum, Amsterdam

Drs. N.S. Renken
  Radioloog, Erasmus Medisch Centrum, Rotterdam

Drs. D. Roos
  Voormalig uroloog in opleiding, Academisch Medisch Centrum, Amsterdam; heden chirurg

Drs. N. Sassen
  Huisarts, Hilversum

Dr. G.A.H.J. Smits
  Uroloog, Rijnstate Ziekenhuis, Arnhem

Dr. M.G. Spigt
  Gezondheidswetenschapper, Universiteit Maastricht/CAPHRI school for public health and primary care/afdeling huisartsgeneeskunde, Maastricht

Dr. H. Vergunst
  Uroloog, Canisius Wilhelmina Ziekenhuis, Nijmegen

Dr. P.C. Weijerman
  Uroloog, Rijnstate Ziekenhuis, Arnhem

Dr. R.A.G. Winkens
  Huisarts, Heerlen en hoofdonderzoeker afdeling Transmurale Zorg en Capaciteitsgroep Huisartsgeneeskunde, Maastricht Universitair Medisch Centrum (MUMC+)

Prof. dr. J.A. Witjes
: Uroloog, Universitair Medisch Centrum Sint Radboud, Nijmegen

Dr. J.C. van der Wouden
: Onderzoekscoördinator, afdeling Huisartsgeneeskunde, Erasmus Medisch Centrum, Rotterdam

Prof. drs. J. Zwartendijk
: Emeritus hoogleraar Urologie, Leids Universitair Medisch Centrum

Woord vooraf

In deze herziene uitgave van Urologie uit de reeks Praktische Huisartsgeneeskunde zijn de nieuwste ontwikkelingen op diagnostisch en therapeutisch gebied opgenomen. Zo hebben bijvoorbeeld resultaten van onderzoek over prostaatcarcinoom en niercarcinoom geleid tot veranderingen in het te volgen beleid bij deze aandoeningen. Ook de leesadviezen bij de hoofdstukken zijn zo nodig geactualiseerd.

Van 'steenspecialisme' is de urologie uitgegroeid tot een specialisme dat alle chirurgische en vaak ook gerelateerde beschouwende en diagnostische aspecten van de urinewegen omvat. Urologische problemen komen vooral bij ouderen voor. De demografische ontwikkeling, ook wel de 'dubbele vergrijzing' genoemd, zorgt er nu reeds voor dat urologische klachten voor de huisarts geen klein onderdeel van zijn werk meer vormen. Maar ook de therapeutische mogelijkheden bij seksuele disfunctie geven vaker aanleiding tot consultatie in de eerste lijn.

Dit vooral voor huisartsen en verpleeghuisartsen gemaakte boek heeft onder andere als doel informatie over urologische zorg en technieken te geven om de patiëntenvoorlichting hierover zo goed mogelijk te kunnen geven. Vaak vragen patiënten welke door de specialist gegeven behandeloptie gekozen moet worden. Denk maar aan de behandelmogelijkheden bij benigne en maligne prostaataandoeningen.
   De patiëntengeschiedenissen zijn geschreven door huisartsen en mede uitgewerkt door specialisten. We hopen dat dit boek, naast de NHG-Standaarden en andere leerboeken, een functie kan vervullen bij de patiëntenzorg in de eerste lijn.

De redactie
  Prof. dr. J. L. H. R. Bosch
  Prof. dr. A. Prins

januari 2010

Deel I Algemeen

1 Nieren en pyelum-ureter: anatomie en fysiologie

Dr. Th. de Reijke en dr. F.J. Bemelman

1 Anatomische relaties met de nier

De nieren liggen min of meer goed beschermd in de retroperitoneale ruimte en zij worden samen met de bijnieren omgeven door de fascia van Gerota. Aan de achterzijde van de nieren liggen de twaalfde rib, het diafragma, de pleura en de long. De nieren rusten als het ware op de musculus quadratus lumborum en de musculus psoas, waarbij de rechternier wat lager ligt dan de linkernier ten gevolge van de lever. Bij operaties aan de nieren kunnen de nervi ilio-inguinalis en iliohypogastricus, die over de musculus quadratus lumborum lopen, gemakkelijk beschadigd worden.

Tijdens de ademhaling bewegen de nieren op en neer over een afstand van 4 tot 5 cm tussen ongeveer de twaalfde thoracale en derde lumbale wervel. De mate van beweeglijkheid hangt af van de hoeveelheid omgevend vetweefsel, de lengte van de vaatsteel, de massa van de omgevende spieren en de omgevende organen. Bij sommige mensen kan deze beweging soms zeer extreem zijn (ptosis), wat op zichzelf niet pathologisch is. Aan de andere kant kan afwezigheid van de mobiliteit wijzen op een doorgemaakte perinefrische ontsteking.

Aan de craniolaterale zijde van de linkernier ligt de milt, de pancreasstaart ligt over de nierhilus, de flexura duodenojejunalis en het colon descendens liggen over de onderpool. Deze structuren kunnen door hun nauwe relatie met de nier ook betrokken zijn bij ontstekingsprocessen of maligniteiten of eventueel beschadigd worden bij een operatie aan de linkernier. De voorzijde van de rechternier wordt voor een groot deel bedekt door de lever, het duodenum ligt over de nierhilus aan de mediale zijde van de nier, het colon ascendens bedekt de onderpool van de rechternier. Aan de mediale zijde van de linkernier ligt de aorta en aan de mediale zijde van de rechternier de vena cava. Tumoren die van de nier uitgaan (niercelcarcinoom) kunnen met name aan de rechterzijde nog wel eens een tumortrombus vormen, die via de korte vena renalis in de vena cava uitloopt, soms tot in het rechteratrium. Mediaal en boven op beide nieren liggen de bijnieren. Aan de linkerzijde ligt de bijnier meer aan de mediale zijde.

Er bestaat een groot aantal anatomische variaties van de nieren; er zijn echter variaties die nooit symptomatisch worden, zoals die van het aantal bloedvaten of de zogenaamde hoefijzernier.

2 Anatomie van de nier

Macroscopisch heeft de nier de vorm van een boon met een bruinrode kleur ten gevolge van de goede vascularisatie. Bij een volwassene heeft hij een lengte van 10 tot 12 cm, een dikte van 3 tot 5 cm en weegt dan ongeveer 150 gram.

Op een longitudinale snede door de nier herkent men het nierkapsel, een soort membraan dat de nier bedekt, direct gelegen over de cortex (nierschors, de buitenste laag van de nier), een centrale medulla, de calices en het pyelum (figuur 1.1).

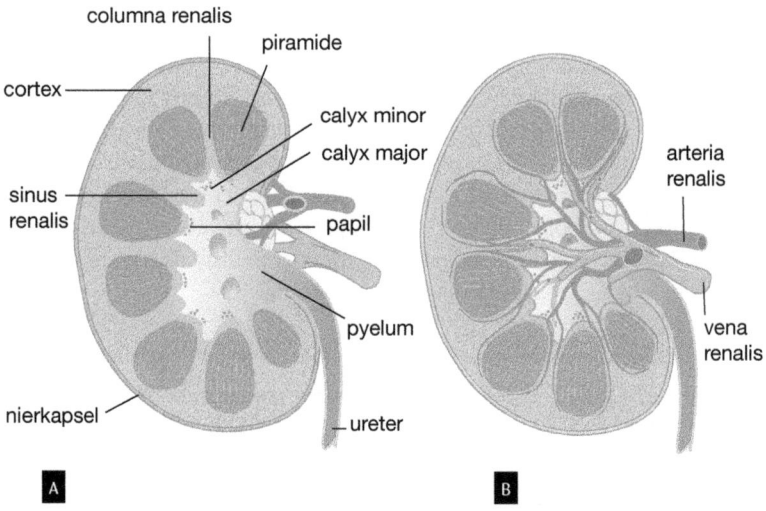

Figuur 1.1
Anatomie van de nier. a Verzamelsysteem ureter. b Vaatvoorziening.

De cortex heeft een homogeen aspect en delen ervan stulpen uit in het pyelum tussen de papillen en de fornices en deze vormen de columnae van Bertin.

De medulla bestaat uit meerdere papillae, die gevormd worden door de verzameling van niertubuli, die draineren op de calices minores, vier tot twaalf in aantal. Deze calices minores komen weer samen en vormen dan twee tot drie calices majores, die uitmonden in het pyelum. Het pyelum kan geheel intrarenaal, gedeeltelijk intrarenaal of geheel extrarenaal gelegen zijn. Met name een geheel intrarenaal gelegen pyelum kan moeilijkheden geven bij nieroperaties in verband met onder andere urinewegstenen. Het pyelum loopt vervolgens taps toe en vormt de ureter.

De ureters vormen één geheel met het nierbekken en zijn 28 tot 34 cm lang. Zij lopen over de musculus psoas en kruisen de iliacale vaten ter hoogte van de bifurcatie van de interne en externe iliacale vaten. Dit is dan ook de plek waar de ureter bij operatieve ingrepen gemakkelijk kan worden opgezocht. De rechterureter ligt onder het duodenum en de rechter colische en iliocolische vaten. De linkerureter wordt bedekt door de linker colische vaten. De gonadale vaten lopen van mediaal naar lateraal en zij geven ook takjes af naar de ureters voor de bloedvoorziening, hoewel de belangrijkste bloedvoorziening afkomstig is uit de arteria renalis. De pyelo-ureterale overgang, de kruising met de iliacale vaten en de uitmonding in de blaas zijn anatomische locaties waar vernauwingen in de ureter kunnen voorkomen en waar ureterstenen gemakkelijk kunnen vastlopen.

De glomerulus

In totaal zijn er ongeveer 1,5 miljoen glomeruli en deze bestaan uit een 'opgerolde' arteriole, zoals een knot wol die uitgestulpt is in een lege 'ballon', het kapsel van Bowman. Aan de basis van dit kapsel van Bowman ontspringt de proximale tubulus (figuur 1.2).

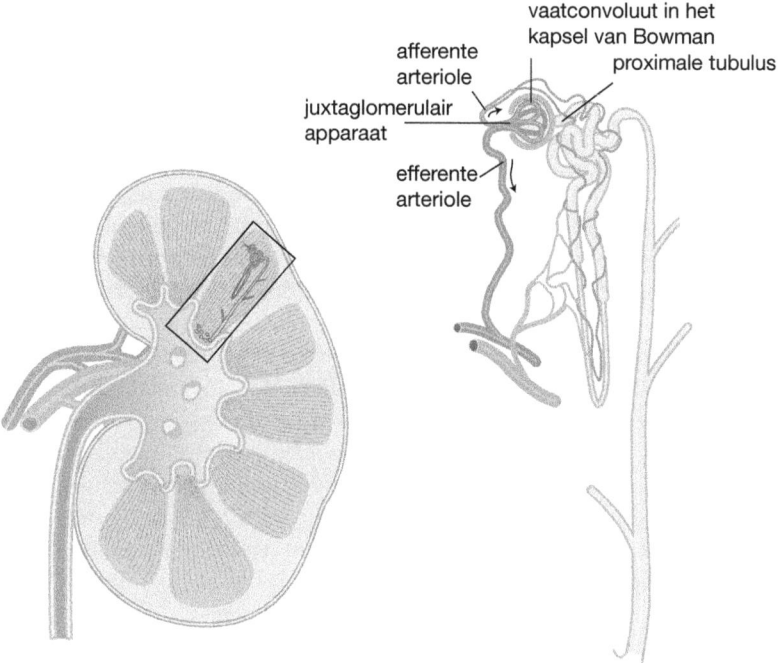

Figuur 1.2
Glomerulus en omgevende structuren.

De glomerulaire arteriole is zeer 'poreus' (ongeveer vijftigmaal meer in vergelijking met andere arteriolen in het lichaam); er bevinden zich als het ware kleine gaatjes in de wand van de capillairen. Ongeveer 20% van het hartminuutvolume van 5 l/min. stroomt door de afferente arteriole. Van deze 20% wordt circa 15-20% gefiltreerd. Dit resulteert in een enorm vloeistoftransport door de basale membraan (180 liter glomerulair filtraat per dag), het plasmawater wordt ieder halfuur gefilterd en het totale lichaamswater wordt dagelijks viermaal gezuiverd. Het ultrafiltraat passeert eerst de endotheliale cellen van de capillairen, vervolgens de basale membraan en dan de epitheliale cellen van de viscerale laag van het kapsel van Bowman. Deze cellen podocyten genoemd, worden verbonden door bijzondere verbindingen die als een filter werken, waardoor deeltjes tot een moleculair gewicht van ongeveer 60-70 kDalton kunnen passeren. Het molecuulgewicht van albumine is 65 kDa. In principe zou albumine worden gefiltreerd, ware het niet dat de filtratie niet alleen afhankelijk is van de filtratiedruk, maar ook afhankelijk is van de lading van de deeltjes. Albumine en de basale membraan zijn negatief geladen, wat maakt dat slechts een fractie van het plasma albumine wordt gefiltreerd ondanks zijn grootte. De hoeveelheid glomerulair filtraat wordt bepaald door de netto filtratiedruk, de grootte van de poriën in het endotheel, de basale membraan en de kanalen tussen de podocyten, en de flow door de arteriolen. De druk in de glomerulaire arterie is circa 60 mmHg. De plasma-oncotische druk is 25 mmHg, wat resulteert in een filtratiedruk van 35 mmHg, die tegen een druk van 10 mmHg in het kapsel van Bowman moet opwerken. De netto filtratiedruk is dus 25 mmHg. De belangrijkste taak van het nefron is het terugpompen van het ultrafiltraat. De flow in de glomeruli is niet constant, maar wordt gereguleerd onder andere door een groepje natriumgevoelige cellen, die rondom de afferente arteriole liggen en het juxtaglomerulaire apparaat heten. Indien deze een laag natrium bemerken, produceren ze renine, wat wordt omgezet in angiotensine II. Daarnaast staat de afferente arteriole onder invloed van het autonome zenuwstelsel, en houdingsverandering, emotie en inspanning kunnen de glomerulaire filtratie beïnvloeden. De goudenstandaardmeting van de glomerulaire filtratiesnelheid (GFR) maakt gebruik van inuline. Inuline is een polysacharide met een molecuulgewicht van ongeveer 5KDa, die volledig wordt gefiltreerd en niet actief door de tubuli wordt gesecerneerd of terug wordt geabsorbeerd. De inulineklaring is derhalve een goede afspiegeling van de glomerulaire filtratiesnelheid (GFR) en bedraagt afhankelijk van een aantal factoren, zoals geslacht en leeftijd, circa 80 tot 120 ml/min.

De niertubulus

Het ultrafiltraat heeft ongeveer dezelfde samenstelling als plasma met het verschil dat de grote deeltjes in het ultrafiltraat voorkomen. Reabsorptie, al dan niet passief of actief is heel belangrijk. Ongeveer 90-95% van al het gefiltreerde natrium wordt vergezeld van Cl en water in de proximale tubulus teruggeresorbeerd. Speciale cellen resorberen niet alleen water, maar ook glucose, fosfaat en aminozuren. Vervolgens passeert het filtraat de lis van Henle, waarvan enkele tot in de papil lopen. In de lis van Henle wordt door middel van osmose nog meer Na^+ en H_2O teruggeresorbeerd uit het glomerulaire filtraat. Vervolgens komt het filtraat in de distale tubulus, waar Na^+ wordt uitgewisseld met K^+ en H^+ ter regulatie van het zuur-base-evenwicht. Bij de renale tubulaire acidose is er een verstoring in dit mechanisme.

Tot slot komt het filtraat in de verzamelbuis die door de papil loopt en waarin onder invloed van het antidiuretisch hormoon (resorptie van water) de laatste hand wordt gelegd aan de urinesamenstelling.

De piramiden

De piramiden zijn de basisbestanddelen van de nier. Bij sommige dieren (o.a. bij beren) blijven ze als aparte bestanddelen bestaan (als een tros druiven), maar bij de mens vloeien ze samen en blijven er twaalf piramiden over. Zij bestaan uit een aantal verzamelbuisjes, samengesteld als een bos bloemen in een vaas, de stelen zijn dan de verzamelbuisjes en de bloemen de glomeruli en de vaas is de calix. De verzamelbuisjes eindigen schuin in de papil, waardoor er bij een verhoogde druk in de calix geen urine terugstroomt in de verzamelbuisjes.

De calix

De calices (nierkelken) omsluiten een piramide en worden onderverdeeld in calices majores en minores. Ze worden gescheiden door het sinusvet, waardoor ze vrijelijk urine kunnen wegpompen.

Het verzamelsysteem

De papillae worden bedekt met kubisch epitheel met openingen voor de verzamelbuisjes van Bellini. De calices en het pyelum worden bekleed met urotheel (gelijk aan de ureters en de blaas; er kunnen dus dezelfde typen tumoren gevonden worden als in de blaas). Het urotheel wordt omgeven door een gladde spierlaag, die door middel van peristaltische bewegingen de urine van de calices via het nierbekken richting blaas beweegt. Deze beweging is langzamer dan bij de darmen het geval is, maar er is geen zenuwvoorziening nodig voor deze peristaltiek, zodat deze ook na transplantatie intact blijft.

3 Bloedvoorziening van de nieren

De arteria renalis

De nieren zijn zeer goed doorbloede organen, die een vijfde van de totale cardiale output ontvangen. Dit gegeven is van belang bij ingrepen aan de nier, waarbij controle over de nierarterie een eerste vereiste is. Normaal gesproken is er één nierarterie aanwezig, achter de niervene gelegen, maar variaties zijn er vele en meerdere aparte arteriën kunnen separaat uit de aorta ontspringen.

De vijf hoofdtakken zijn eindarteriën en verzorgen elk apart een deel van de nier zonder dat er onderlinge communicatie bestaat. Incisies in de nier (bij steenchirurgie of partiële nefrectomie) plaatst men bij voorkeur tussen de segmentale arteriën, die men peroperatief kan lokaliseren met behulp van echo en dopplergeluid. De segmentale arteriën splitsen zich weer verder in de arteriae arcuatae, die uiteindelijk uitwaaieren op de grens tussen de medulla en de cortex. Takjes van deze arteriae arcuatae lopen langs de verzamelbuisjes en eindigen in de afferente arteriole naar de glomerulus.

Vlak voordat de afferente arterie de glomerulus bereikt, loopt deze vlak langs de lis van Henle en de distale tubulus contortus. Op deze plek zijn de cellen van dit buisje donker gekleurd (macula densa) en de spiercellen in de wand van de arterie bevatten granulae in het cytoplasma, waarschijnlijk voorstadia van het renine. Dit gebied wordt het juxtaglomerulaire apparaat genoemd, een soort thermostaat die continu de druk meet in de afferente arteriole en daarmee een belangrijke rol speelt in handhaving van de bloeddruk.

De renale bloedstroom kan bepaald worden met behulp van para-aminohippuraat, een stof die volledig uitgescheiden wordt door de tubuli bij afwezigheid van extrarenaal metabolisme, opslag of productie. In feite is het beter te spreken van een effectieve renale plasmastroom, omdat de extractie nooit compleet is ($RPF = U_{pah} \times V/P_{pah}$). Deze methode is omslachtig, onder andere door het bepalen van het para-aminohippuraat en is nu vervangen door isotopenstudies, waarbij gebruikgemaakt wordt van I-131 Ortho-iodohippuraat of hippuraan. De perfusie van de nier kan gemeten worden met behulp van ^{99m}Technetiumsamenstellingen, waarmee dan kwalitatief en kwantitatief een indruk van de perfusie verkregen kan worden. De renale bloedstroom bewerkstelligt een continue excretie van bepaalde eindproducten van de stofwisseling (ureum, creatinine, enz.), verzorgt de aanvoer van voedingsstoffen naar de nier, speelt in op snelle veranderingen in het lichaam aan vochtvolume door veranderingen in renale excretie van bijvoorbeeld H_2O, en fungeert tot slot als een hemodynamische reservefunctie in geval van shock. In het laatste geval kan de renale bloedstroom tot een zeer laag niveau teruggebracht worden, zodat de bloedstroom naar andere essentiële organen (hersenen, hart) gehandhaafd blijft. Deze situatie mag vanzelfsprekend niet te lang voortduren, omdat anders een nierbeschadiging kan optreden.

De vena renalis

In tegenstelling tot de arteriae renales is er een uitgebreide communicatie tussen de venae; het afbinden van een vene is dus niet direct schadelijk voor de nier. In sommige noodsituaties kan zelfs de vena renalis worden afgebonden, zonder dat dit een volledige uitschakeling van deze nier tot gevolg heeft. Bij een niertransplantatie met een transplantatienier met meerdere venae is het bijvoorbeeld gebruikelijk dat alleen de hoofdvene wordt ingehecht op het veneuze stelsel van de ontvanger en de overige venae worden onderbonden. De linker vena renalis splitst zich vaak in twee takken, één tak vóór en één tak achter de arteria renalis. Links heeft de vene een lengte van ongeveer 5 cm, rechts is de vene een stuk korter en mondt vrijwel direct uit in de vena cava. Om deze reden wordt bij een niertransplantatie bij voorkeur de linkernier gebruikt.

4 Fysiologie

De nieren hebben drie belangrijke functies:
1 reguleren van Na^+, K^+, Cl^- en waterhuishouding;
2 reguleren van het zuur-base-evenwicht;
3 uitscheiding van eindproducten van de stofwisseling.

Deze functies kunnen door middel van diverse onderzoeksmethoden onderzocht worden.

De glomerulaire filtratie

De aanmaak van urine begint in de glomerulus, waarbij een vrijwel eiwitvrij ultrafiltraat van plasma wordt gevormd. Vervolgens vindt op diverse plaatsen in de tubuli een proces van absorptie en secretie plaats (tabel 1.1).
  De klassieke test om de glomerulaire filtratie te bepalen is de creatinineklaring. Een stof die volledig gefiltreerd wordt en niet meer geresorbeerd of gesecerneerd, zal een klaring hebben die overeenkomt met de glomerulaire filtratie; inuline is hierbij de standaard. Indien een hogere klaring wordt gevonden, is er sprake van tubulaire secretie; bij een lagere klaring wordt er geabsorbeerd in de tubuli. De inulineklaring is echter moeilijk te berekenen en daarom wordt gebruikgemaakt van creatinine. Hiervoor is het nodig om exact het 24 uursurinevolume te meten in samenhang met de plasmacreatinine. De klaring wordt dan berekend met de formule UxV/P (U = urinecreatinine, V = urinevolume, P = plasmacreatinine). Men kan ook gebruikmaken van een eenmalige injectie of continue infusie van I-125 iothalamaat of ^{99m}Tc DTPA. Het berekenen van de creatinineklaring met behulp van 24 uursurineverzameling is in de praktijk lastig. Daarom is er een aantal formules ontwikkeld om de nierfunctie te schatten. Deze geschatte GFR-bepalingen zijn goed bruikbaar, mits men zich goed de beperkingen realiseert. De meest gebruikte formules maken gebruik van de serumconcentratie van creatinine en zijn de cockcroft-gaultformule en de verkorte MDRD (Modification of Diet in Renal Disease)-formule. Er zijn diverse internetsites waar hulp wordt geboden om deze formules op eenvoudige wijze toe te passen (www.kidney.org/professionals/KLS/gfr_calculator.cfm).
  Beide formules zijn iets minder nauwkeurig bij obesitas, bij heel jonge patiënten of juist heel oude patiënten. De MDRD-formule onderschat de gemeten GFR bij patiënten met een klaring boven de 60 ml/min. Dit laatste is belangrijk om te weten bij de nierdonorevaluatie. Daarnaast zijn deze formules minder goed gevalideerd in etnische minderheden of bij specifieke ziektebeelden. Een gezonde nier verliest minder dan 300 mg eiwit per 24 uur in de urine. De helft van dit eiwit is Tamm-Horsfall uit de renale tubuli. Min-

der dan 30 mg is albumine. Als de glomeruli zijn beschadigd, lekt er eiwit in de urine. Dit zal voor een groot deel albumine zijn, gezien de grootte van het eiwit. Sticktests op eiwit zijn in feite tests op albumine en kunnen vals-positief uitvallen bij een hoge pH of bij geïnfecteerde urine. Ze meten albuminurie boven 0,2 mg/l. Men spreekt van microalbuminurie als er tussen de 30-300 mg/l albumine in de urine zit. In de praktijk wordt vaak de albumine-creatinineratio gebruikt uit een ochtendportie urine. Microalbuminurie is gedefinieerd als een albumine-creatinineratio tussen 2,5 tot 25 mg/ml.

Aanwezigheid van microalbuminurie is een onafhankelijke risicofactor voor hart- en vaatziekten.

Tubulaire functietest

De tubulaire functie kan worden gemeten met ^{99m}Tc DMSA-test, een isotoop waarmee de functionele corticale massa berekend kan worden, omdat deze isotoop actief opgenomen wordt door de tubulaire cellen.

Het zuur-base-evenwicht

De belangrijkste bijdrage van de nieren aan het reguleren van het zuur-base-evenwicht bestaat uit het retineren van bicarbonaat. Dit bicarbonaat wordt gereabsorbeerd in de proximale en distale segmenten door excretie van protonen in de tubulaire vloeistof. De regulerende werking van de nieren met betrekking tot de zuur-basebalans treedt in werking op het moment dat lichaamsvloeistoffen een pH-verandering ondergaan. Bij een acidose worden waterstofionen uitgescheiden. De ammoniaproductie neemt toe en meer protonen kunnen uitgescheiden worden als ammonium.

De evaluatie van zuur-baseveranderingen is moeilijk, vanwege de compensatoire mechanismen van de longen en de nieren. Een verandering in de CO_2-concentratie leidt tot een compensatiemechanisme in de nieren met als gevolg een verandering in het plasmabicarbonaat en vice versa. De classificatie van zuur-baseverstoringen is gebaseerd op bepalingen in de verandering van het bicarbonaat-CO_2-systeem, de belangrijkste buffer van de extracellulaire ruimte. De intra- en extracellulaire ruimte zijn functioneel verbonden, waardoor meting van het plasmabicarbonaat inzicht geeft in het totale buffersysteem. De Henderson-Hasselbachvergelijking, pH = pK + log HCO_3/H_2CO_3, beschrijft de betrekking tussen de verschillende elementen van het bicarbonaatsysteem. Acidose wordt gedefinieerd als een fysiologische verstoring die tot gevolg heeft dat zuur toegevoegd of alkali verwijderd wordt uit de lichaamsvloeistof, terwijl bij een alkalose het omgekeerde plaatsvindt. De acidose of alkalose kan primair van respiratoire of van metabole oorsprong zijn. Bij een respiratoire oorzaak is de primaire oorzaak gelegen in veranderingen in de CO_2-concentraties en bij metabole oorsprong ligt de oorzaak in veranderingen in het bicarbonaatgehalte. Als men de Henderson-Hasselbach van het CO_2-gehalte bekijkt, dan blijkt dat een daling van het CO_2-gehalte aanleiding zal geven tot een alkalose en een stijging tot acidose.

5 Het functioneren van pyelum en ureter

Het transport van de urine via pyelum en ureter naar de blaas is een actief proces. De peristaltiek van de ureter wordt geïnduceerd vanuit bepaalde pacemakers die in het pyelum gelegen zijn. De elektrische activiteit, waarbij actiepotentialen een rol spelen onder invloed van Na^+, K^+ en Ca^{++} en contractie-eiwitten, zoals actine, myosine en troponine, wordt vervolgens voortgeleid naar distaal en geeft aanleiding tot de peristaltiek en uretercontractie.

Er zijn twee plaatsen waar terugvloed van urine naar craniaal wordt voorkomen, namelijk de pyelo-ureterale overgang en de vesico-ureterale overgang. Normaliter zijn de contracties in calices en pyelum frequenter dan in de proximale ureter, waardoor er een voortgang is van de urine naar distaal. In sommige gevallen kan er een obstructie aanwezig zijn ter hoogte van de pyelo-ureterale overgang. Dit is waarschijnlijk een functionele obstructie ten gevolge van een abnormale musculaire configuratie en zeker geen anatomische obstructie; een katheter passeert de 'stenose' namelijk zonder problemen.

De rol van de vesico-ureterale overgang is een onbelemmerde doorgang te verschaffen van de urine naar de blaas, zelfs tegen de hoge druk in van een gevulde blaas, zonder dat er urine terugstroomt tijdens vulling of evacuatie van de blaas tijdens hoge druk. De anatomische verhoudingen (schuin verlopende inmonding van de ureter door de musculus detrusor) waarborgen dat een terugvloed van urine niet mogelijk is. Om de druk in de blaas te overwinnen, is een verhoogde contractiekracht noodzakelijk in de distale ureter. Verhoogde intravesicale druk of een anatomische afwijking van de inmonding van de ureter in de blaas kunnen aanleiding geven tot dilatatie van de ureter of reflux.

De ureter en medicamenten

De urineleider kan onder verschillende omstandigheden beïnvloed worden in zijn normale functioneren. De belangrijkste functie van de urineleider is door gecontroleerde contracties de urinestroom van het pyelum naar de blaas te doen plaatsvinden.

Infecties kunnen de contracties nadelig beïnvloeden, niet alleen infecties in de urinewegen, maar ook peri-ureterale ontstekingsprocessen (appendicitis, darmontstekingen) hebben een nadelige invloed op het normale functioneren van de ureters. Daarnaast kunnen infecties aanleiding geven tot reflux van de blaas naar de hoge urinewegen.

Stenen komen frequent voor en een normale passage van de steen via de ureter naar de blaas is afhankelijk van de grootte, vorm en aanwezigheid van infectie. Een normale passage is mogelijk dankzij een verhoogde hydrostatische druk proximaal van de steen en een relaxatie van de ureter distaal van de steen. Een spontane passage van een uretersteen moet echter niet opgewekt worden door het verhogen van de hydrostatische druk (meer drinken), maar relaxatie van de ureter is belangrijker, omdat er in het eerste geval complicaties kunnen optreden, zoals een 'blow-out' ter hoogte van het pyelum.

Hormonale veranderingen die optreden tijdens de zwangerschap hebben ook een invloed op de functie van de ureters. Vanaf het tweede trimester kan er een hydro-ureteronefrose ontstaan; meestal is deze meer geprononceerd aan de rechterzijde. Progesteron kan de dilatatie van de ureter doen toenemen, hoewel er waarschijnlijk sprake is van een combinatie van hormonale factoren en obstructieve momenten ten gevolge van de groeiende uterus. Soms kan deze dilatatie ook symptomatisch zijn. Adviezen om op de linkerzij te gaan liggen, kunnen de pijnklachten wel eens doen afnemen. In het uiterste geval moet een drainage van de nier plaatsvinden door middel van een in- of uitwendige splint (JJ-katheter of nefrostomiekatheter).

Ook verschillende medicijnen kunnen het normale functioneren van de ureters beïnvloeden. Cholinerge agonisten hebben een potentiërend effect op de ureterale functie (toename van frequentie en intensiteit van de contracties). Morfine wordt nogal eens toegepast bij patiënten met koliken ten gevolge van een urinewegsteen. Middelen uit deze groep van analgetica induceren echter juist een verhoogde tonus en frequentie van de ureterale contracties en hebben geen spasmolytisch effect. Het middel van keuze ter bestrijding van koliekpijn is een medicament behorende tot de groep van de prostaglandineremmers (indomethacine, diclofenac). Deze middelen blokkeren de door prostaglandine geïnduceerde vasodilatatie, die ten gevolge van de obstructie optreedt. Vasodilatatie veroorzaakt namelijk een toegenomen glomerulaire capillaire druk en een toegenomen druk in pyelum en ureter.

Uiteraard kunnen vele andere middelen (adrenerge agonisten en antagonisten, histamineachtige stoffen en andere) ook invloed hebben op het normaal functioneren van de ureters, maar een eenduidig klinisch effect is niet duidelijk.

6 Renale hormonale regulatie

Erytropoëtine is een glycoproteïne, dat wordt gevormd onder andere onder invloed van een enzym dat in de nier wordt geproduceerd ('renal erythropoietic factor'). De nier is echter niet de enige bron voor erytropoëtine. Dit hormoon stimuleert de differentiatie van bepaalde stamcellen in het beenmerg tot pro-normoblasten, voorlopers van de rode bloedcellen. Mede onder invloed van hypoxie, gedetecteerd in het nierparenchym, wordt de productie van erytropoëtine aangezet. Tegenwoordig kan erytropoëtine ('EPO') ook therapeutisch ingezet worden bij chronische anemie (dialysepatiënten).

Renine is een proteolytisch enzym dat gevormd wordt in het juxtaglomerulaire apparaat, gelegen rond de afferente arteriole van de corticale glomeruli. Renine oefent effect uit op angiotensinogeen (afkomstig uit de lever) en zet deze stof om in angiotensine I. Onder enzymatische invloeden wordt deze stof vervolgens omgezet in angiotensine II. Dit is de meest potente stof in het lichaam die een drukverhogende invloed heeft. Het angiotensine II oefent invloed uit op de gladde spieren van de arteriole. Daarnaast stimuleert angiotensine II de vorming van aldosteron in de zona glomerulosa van de bijniercortex. Dit heeft dan weer een Na^+-retentie tot gevolg, met als resultaat een toename van het extracellulair vochtvolume. Angiotensine II wordt afgebroken door angiotensinasen, aanwezig in de wanden van bloedvaten en in het plasma. De renineproductie wordt beïnvloed door de druk in de afferente arteriole, bij een afnemende druk neemt de productie toe. Verder zijn er in specifieke cellen van de distale tubulus (macula densa) chemoreceptoren aanwezig die de Na^+-concentratie registreren. Een terugkoppeling vindt plaats met het juxtaglomerulaire apparaat. Het sympathische zenuwstelsel kan door middel van catecholaminen de renine-uitscheiding doen toenemen, daarentegen wordt de renine-uitscheiding geremd door alfa- en bèta-adrenerge blokkerende middelen. Het blijkt dus een gecompliceerd samenspel te zijn tussen intra- en extrarenale factoren die de renineproductie reguleren.

Calcium. In de lever wordt vitamine D_3 omgezet in 25-hydroxycholecalciferol, wat vervolgens in de nier weer wordt omgevormd in 1-25-hydroxycholecalciferol. Deze laatste stof is de meest potente stimulans voor absorptie van calcium en fosfaat uit de darmen. In geval van een ernstige nierinsufficiëntie zal dan ook suppletie van calcium gegeven moeten worden ter voorkoming van een bijschildklierhyperplasie of adenoom, osteodystrofie, extraskeletale calciumdeposities en ostitis fibrosa.

Tabel 1.1	Absorptie en secretie in tubuli.	
proximale tubulus	Na^+	actieve reabsorptie
	K^+	actieve reabsorptie
	Cl^-	passieve reabsorptie
	HCO_3^-	actieve reabsorptie, indirect via H^+-secretie
lis van Henle	Na^+	passieve reabsorptie
	K^+	reabsorptie
	Cl^-	actieve reabsorptie
	Ca^{++}	actieve reabsorptie (PTH)
distale tubulus	Na^+	actieve reabsorptie (aldosteron)
	K^+	passieve secretie (aldosteron)
	HCO_3^-	actieve reabsorptie, indirect via H^+-secretie
verzamelbuis	Na^+	actieve reabsorptie (aldosteron)
	H^+	actieve secretie

2 Het continentiemechanisme: functionele anatomie van blaas en urethra

Prof. dr. J.L.H.R. Bosch en prof. dr. B.L.H. Bemelmans

De kennis over de functionele anatomie van de lage urinewegen is gedurende de laatste decennia enorm toegenomen. Diagnostiek en behandeling van incontinentie en blaasontledigingsstoornissen zijn daardoor aanmerkelijk verbeterd.

1 Vullingsfase en mictiefase

De verzamelnaam 'lage urinewegen' omvat de volgende structuren in het kleine bekken: het distale derde deel van beide ureters, de urineblaas met blaasuitgang of blaashals en de urethra met afsluitmechanisme. Bij de man ligt tussen de blaashals en het afsluitmechanisme nog het deel van de urethra dat door de prostaatklier loopt, de zogenaamde urethra prostatica.

Tijdens de vullingsfase moet urine opgeslagen worden bij een lage intravesicale druk. Tijdens de mictiefase (het plassen) moet het lichaam zich op een geschikt moment en plaats ontdoen van de tijdelijk opgeslagen urine. Tijdens de vullings- en mictiefase zijn de processen in blaas en afsluitmechanisme tegengesteld.

2 Blaaskoepel en blaasuitgang

De blaas functioneert als reservoir en is een hol, musculair orgaan dat grotendeels is opgebouwd uit glad spierweefsel. De musculus detrusor vesicae is aan de binnenkant bekleed met slijmvlies en aan de buitenkant gedeeltelijk bedekt door het peritoneum (en gedeeltelijk door vet en bindweefsel).

Macroscopisch is de blaas onder te verdelen in twee segmenten: de blaaskoepel en de blaasuitgang met daarin de driehoekige blaasbodem (trigonum). Het trigonum is relatief gefixeerd in het kleine bekken. De blaaskoepel is het beweegbare deel van de blaas dat kan uitzetten bij toenemende vulling. Het trigonum vormt de inmondingsplaats van de beide ureters en de trechtervormige uitmonding in de urethra, waardoor het duidelijk te onderscheiden is van de rest van de blaas.

De spier in de blaaswand (musculus detrusor vesicae) bestaat uit drie lagen; de binnenste en buitenste laag bestaan uit spiervezels die overwegend longitudinaal verlopen, terwijl de vezels in de middelste laag overwegend een circulaire oriëntatie hebben. De samenstellende spierbundels vertakken zich veelvuldig en komen op andere plaatsen weer bij elkaar; hierdoor ontstaat een vlechtwerk van spierbundels, dat macroscopisch moeilijk in afzonderlijke lagen te verdelen is. Functioneel vormt dit vlechtwerk een eenheid die bij contractie tot een verkleining van het lumen leidt.

Tussen het ongeordende netwerk van gladde spiervezels liggen bindweefselelementen (collageen en elastine) en zenuwbundels. De gladde spiervezels leveren door hun contractie de benodigde kracht voor het ledigen van de blaas tijdens de mictie. Tijdens de vullingsfase zijn deze spiervezels waarschijnlijk inactief, hoewel het mogelijk is dat zij een minimale tonus behouden om de vorm van de blaas optimaal te houden voor de mictie. Het collageen- en elastinenetwerk zorgen ervoor dat de blaas meegeeft tijdens de vulling. Deze bindweefselelementen hebben in de normale situatie een grote mate van elasticiteit. Fibrose van de blaaswand – ofwel verlies van elastine en verandering van elastisch collageen type I in stug type III – kan onder andere veroorzaakt worden door blaasontstekingen, tuberculose, bestraling of langdurig hoge intravesicale druk. Fibrose kan voorkomen bij neurogeen blaaslijden en outflowobstructie door benigne prostaatvergroting.

De buitenste laag van de blaas bestaat uit losmazig bindweefsel en vet. De structuur ervan is zodanig dat de blaas soepel langs andere organen en structuren in het kleine bekken kan schuiven. Dit is noodzakelijk voor het ongehinderd uitzetten van de blaas tijdens vulling en verkleinen tijdens de mictie. Tijdens de vullingsfase moet de blaas een redelijk volume kunnen bevatten, zodat het plassen enige tijd uitgesteld kan worden. Ook moet de druk in de blaas laag blijven. Zou tijdens de vulling de druk langzaam toenemen – zoals gebeurt bij het oppompen van een bal – dan zou op een gegeven moment de druk in de blaas hoger worden dan het afsluitmechanisme aankan. Dit zou onherroepelijk tot urinelekkage leiden. Dit aanpassingsvermogen van de blaas wordt 'compliantie' (soepelheid) genoemd. Deze compliantie heeft naast haar grote betekenis voor het continentiemechanisme nog een andere belangrijke functie.

De nieren produceren urine, die via de ureters naar de blaas getransporteerd wordt. Dit transport wordt gewaarborgd door de peristaltiek in de ureters. Dit proces is niet afhankelijk van de zwaartekracht. De maximale druk die deze ureterperistaltiek kan overwinnen bedraagt 30 tot 40 cm H_2O. De blaas zal er door zijn compliantie voor moeten zorgen dat de intravesicale druk altijd lager blijft dan 40 cm H_2O. Zodra de druk hoger wordt dan deze grenswaarde zou het urinetransport naar de blaas kunnen stagneren en ontstaat hydronefrose; in een latere fase kan ook de nierfunctie verstoord raken. Tijdens de mictiefase moet de blaas een zodanig krachtige contractie kunnen opwekken dat voldoende druk ontstaat om de urine snel en volledig naar buiten te pompen. De functie van het afsluitmechanisme is evident: tijdens de vulling zorgt het voor voldoende afsluitdruk om urineverlies tegen te gaan en tijdens de mictiefase moet het voldoende ontspannen om de urine ongehinderde doorgang naar buiten te verlenen.

De binnenzijde is bekleed met een slijmvlieslaag ofwel mucosa. De belangrijkste functie van de mucosa is een barrière te vormen tussen de urine met daarin hypertone en toxische producten en de rest van het lichaam. Daarvoor bestaat de mucosa uit speciale cellen, urotheel genaamd. Dit urotheel werd voorheen als een eenvoudige beschermlaag gezien. Onderzoek wijst er echter meer en meer op dat het een belangrijke functie kan hebben in het doorgeven van signalen aan de diepere lagen van de blaas en zodoende een rol kan spelen bij het ontstaan van blaasfunctiestoornissen.

De blaasbodem ofwel het trigonum is in tegenstelling tot de rest van de blaas relatief stug. In principe is de opbouw van de trigonumwand gelijk aan de rest van de blaas, met als belangrijke uitzondering de oriëntatie van de spiervezels. Waar de spiervezels in de blaaskoepel een volledig willekeurig patroon vormen, zijn deze in het trigonum zodanig gerangschikt dat, bij samentrekking van deze vezels bij het begin van de mictie, het trigonum de vorm van een trechter aanneemt en de uitgang van deze trechter (de blaashals) geopend wordt. Zo wordt het transport van urine vanuit de blaaskoepel in de urethra vergemakkelijkt (figuur 2.1).

3 Afsluitmechanisme

Sommige spiervezels van de buitenste laag van de musculus detrusor vesicae lopen over de blaashals heen door naar het prostaatkapsel of de voorste vaginawand.

Bij de vrouw lopen de gladde spiervezels ter hoogte van de blaashals schuin spiraliserend of longitudinaal door in de wand van de urethra. In tegenstelling tot de situatie bij de man is er bij de vrouw dus geen duidelijke circulaire sfincter ter plaatse van de blaashals. Om deze reden wordt de sfincter internus bij de man ook wel omschreven als een genitale sfincter met als belangrijkste functie het afsluiten van de blaashals bij de ejaculatie.

Bij man en vrouw zijn in de urethrawand twee spierlagen te onderscheiden: een binnenste laag bestaande uit glad spierweefsel met een schuine tot longitudinale oriëntatie, en een buitenste circulaire laag bestaande uit dwarsgestreept spierweefsel. Deze circulaire dwarsgestreepte laag ofwel intrinsieke sfincter externus is het dikst in het middelste een derde deel van de urethra bij de vrouw en ter plaatse en net onder de apex van de prostaat bij de man. Dit is een dwarsgestreepte spier die *niet* onder willekeurige controle staat en ook wel de rhabdosfincter genoemd wordt. Deze rhabdosfincter of externe sfincter ligt als een hoefijzer met de open zijde naar dorsaal (vagina of rectum) om de urethra heen, waardoor hij dus aan de voorzijde dikker is dan aan de achterzijde.

De term 'dwarsgestreepte spiervezels' verwijst naar het fenomeen dat in dit type vezels de eiwitten die verantwoordelijk zijn voor de contractie (het zgn. actine en myosine) bandvormig gerangschikt zijn, waardoor onder de micro-

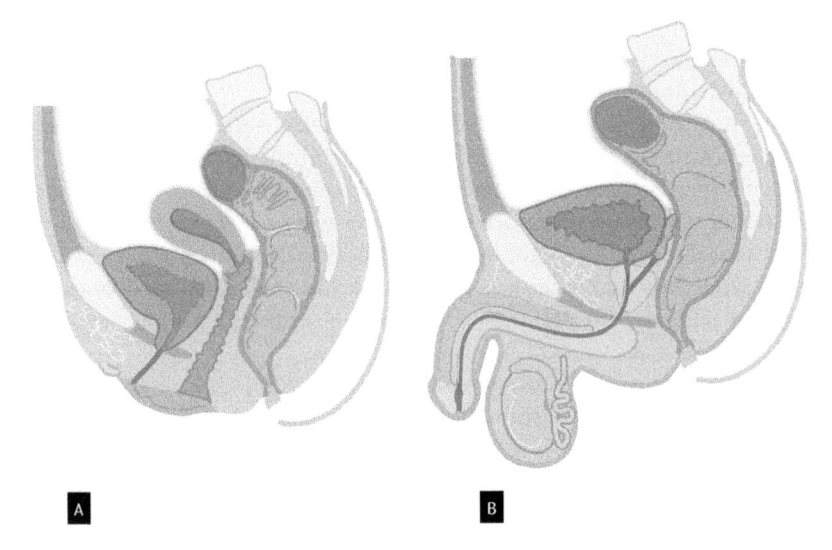

Figuur 2.1
Ligging lage urinewegen. a Bij de vrouw. b Bij de man.

scoop het beeld van zebrastrepen ontstaat. Gladde spiervezels daarentegen hebben deze streping niet. De belangrijkste kenmerken van dwarsgestreepte spieren zijn dat zij in alle willekeurige skeletspieren en in het hart voorkomen, dat zij snel en krachtig kunnen samentrekken waarbij veel zuurstof en energie verbruikt wordt en dat zij in de meeste gevallen (behalve in het hart en in enkele andere spiergroepen) snel vermoeibaar zijn. De urethrale rhabdosfincter is de enige dwarsgestreepte spier in het lichaam die niet onder willekeurige controle staat.

Gladde spiercellen worden gezien in de meeste inwendige organen zoals darmen, bloedvaten, blaas, ureters, urethra, enzovoort. Gladde spieren kenmerken zich door het feit dat zij niet willekeurig maar autonoom geïnnerveerd zijn; zij kunnen langdurige contracties onderhouden zonder vermoeid te raken, de contracties zijn traag en gebruiken weinig energie.

De rhabdosfincter is vooral van belang voor handhaving van de continentie op momenten van intra-abdominale drukverhoging, zoals bij hoesten, tillen of persen. Het gladde spierweefsel is meer van belang bij het langdurig handhaven van tonus.

De urethrale mucosa bestaat uit een slijmvlies en direct daaronder een netwerk dat rijk is aan bloedvaten. Zowel slijmvlies als vaatplexus is bij vrouwen sterk afhankelijk van de oestrogeenstatus. In de vruchtbare levensfase, wanneer het oestrogeengehalte hoog is, is de mucosa rijk aan slijmcellen en is de vaatplexus goed doorbloed. Beide factoren dragen bij aan het afsluiten van de urethra: ze vormen de zogenaamde mucosale verzegeling. De functie ervan neemt duidelijk af na de menopauze. Dit kan bijdragen aan het ontstaan van incontinentie.

Het urethrale afsluitmechanisme is opgenomen in een 'dubbele' bindweefselplaat (de endopelviene of pubocervicale fascia) en in spiergroepen die samen de bekkenbodem worden genoemd. Wanneer we de bekkenbodem vanaf de binnenzijde bezien, dan zijn de volgende spieren belangrijk om te vermelden:
- m. obturatorius internus die via de arcus tendineus overgaat in de m. ileococcygeus en de m. levator ani;
- m. pubococcygeus die van ventraal naar dorsaal als een lus om de urethra, vagina en anus heen ligt.

Vanaf de onderzijde gezien, kunnen aan de bekkenbodem de volgende spieren onderscheiden worden:
- m. bulbocavernosus, m. transversus perinei en m. ischiocavernosus;
- m. sfincter ani externus;
- m. levator ani.

De spiergroepen en bindweefselplaten ondersteunen de urethra en de blaashals en dragen zo bij aan het continentiemechanisme.

De proximale urethra of blaashals is door de pubo-urethrale (man) of pubovesicale (vrouw) ligamenten aan het os pubis verankerd. De urethra is bij de vrouw verder stevig verankerd aan de voorste vaginawand. De voorste vaginawand wordt op zijn beurt gesteund door vezels van de levator ani die hierop aanhechten en door de ligamenta cardinalia en sacro-uterina.

De ophanging van de lage urinewegen en interne geslachtsorganen is belangrijk voor het behoud van continentie tijdens plotselinge intra-abdominale drukverhoging. De 'hammock theory' (hangmattheorie) van deLancey beschrijft de structuren in het kleine bekken, en met name de vaginavoorwand, als een hangmat waarin de urethra en blaashals opgehangen zijn. In de zogenaamde 'integrale theorie' kennen Petros en Ulmsten belang toe aan structuren zoals het midurethraal gelegen pubo-urethrale ligament (PUL), de externe sfincter en de m. pubococcygeus (PCM) (figuur 2.2).

De 'hangmattheorie' en de 'integrale theorie' zijn twee recente theorieën die stressincontinentie als gevolg van hypermobiliteit kunnen verklaren. In eenvoudige termen komt het er bij deze theorieën op neer dat het urethra-blaashalscomplex tegen een stevige gefixeerde ondergrond wordt dichtgedrukt of afgeknikt bij een plotse drukverhoging. Wanneer die ondergrond niet stevig is of wanneer de verankering door hypermobiliteit niet goed functioneert, kan stressincontinentie optreden. Reflexmatige afsluiting van de urethra tijdens momenten van intra-abdominale drukverhoging vindt ook plaats door (onwillekeurige) contractie van de in de wand van de urethra gelegen rhabdosfincter.

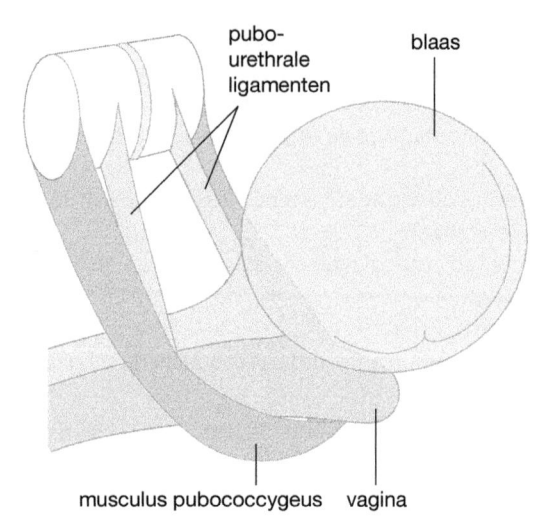

Figuur 2.2
Het mechanisme van de blaasafsluiting.

Door middel van MRI-technieken kunnen de organen van het kleine bekken, inclusief de weke delen, gedetailleerd in beeld gebracht worden. De spiermassa van de sfincters en links-rechtsverschillen tussen bijvoorbeeld de delen van de levator ani kunnen op deze manier bijzonder fraai afgebeeld worden. Het is goed voorstelbaar dat deze manier van beeldvorming in de toekomst ook invloed zal gaan hebben op de therapiekeuze.

3 Neurofysiologie van de lage urinewegen

Prof. dr. B.L.H. Bemelmans en prof. dr. J.L.H.R. Bosch

1 Inleiding

Voor de besturing van mictie en afsluitmechanisme is de rol van het centrale en perifere zenuwstelsel van eminent belang. Zonder een goed functioneren van alle zenuwbanen in de hersenen, hersenstam, ruggenmerg en kleine bekken zijn mictie en continentie onmogelijk. Controle en coördinatie van blaas en continentiemechanisme vindt plaats door een complex neurologisch mechanisme dat sensorische (afferente) en motorische (efferente) paden omvat. De signalen worden doorgegeven via perifere zenuwen en via zenuwbanen in het ruggenmerg aan kernen in de hersenstam, basale hersenkernen en hersenschors. In het ruggenmerg bevinden zich kernen die via efferente vezels in contact staan met het doelorgaan. De efferente vezels kunnen in zogenaamde ganglia (schakelstations) buiten het centrale zenuwstelsel contact leggen met andere vezels waardoor fijnregulatie van het systeem mogelijk wordt. Afferente vezels uit blaas en urethra transporteren informatie naar het ruggenmerg, waarvandaan het signaal ofwel direct doorgeschakeld wordt naar een efferent motorneuron (reflexboog) ofwel verder geleid wordt naar hogere centra in de hersenstam en hersenschors. De hogere hersencentra hebben een coördinerende functie voor het subtiele samenspel tussen blaas en afsluitmechanisme. Ook het initiëren van de mictie (de 'aan/uit'-schakelaar) bevindt zich hier.

2 Somatisch en autonoom zenuwstelsel

De innervatie van de blaas en het afsluitmechanisme is complex. De blaas en het afsluitmechanisme ontvangen zenuwvezels van zowel het somatische als het autonome zenuwstelsel. Het somatische zenuwstelsel is dat deel van het zenuwstelsel dat contacten onderhoudt tussen het organisme en de buitenwereld. Alle zenuwbanen die te maken hebben met de zintuigen (visus, gehoor, smaak, geur, tast) zijn somatisch. Ook alle skeletspieren zijn somatisch geïnnerveerd. Autonoom geïnnerveerd zijn alle organen en processen die te maken hebben met de handhaving van de inwendige homeostase. Hieronder vallen het op peil houden van de bloeddruk (hartfrequentie, pompkracht van het hart, nierfunctie, spiertonus in de wand van bloedvaten), het op peil houden van de hoeveelheid proteïnen, suikers en vetten (voedselopname, spijsvertering) maar ook het reguleren van blaas- en seksuele functie. Het autonome zenuwstelsel is weer onder te verdelen in een sympathisch en een parasympathisch deel. De anatomie van deze beide systemen is duidelijk verschillend, hun werking is per definitie tegengesteld. Het sympathische zenuwstelsel is actief bij 'flight, fight and fright' (vlucht-, vecht- en vrees)-reacties. Het zorgt in tijden van stress voor een toename van hartfrequentie en bloeddruk. Het opent de luchtwegen voor meer zuurstoftoevoer en het induceert het mobiliseren van suikers ten behoeve van acute energieleverantie. Verder verhoogt het de alertheid, of anders gezegd: het induceert 'stress'. Alle organen die tijdens een episode van stress minder belangrijk zijn, zoals darmen en blaas, worden door het sympathische zenuwstelsel geremd. Het parasympathische zenuwstelsel daarentegen is actief bij processen die zich juist in rust afspelen. Het verlaagt de hartprestaties, vernauwt de luchtwegen en stimuleert de opslag van suikers en vetten. Het verlaagt de alertheid en stimuleert de spijsvertering (speeksel- en maagsapproductie, darm- en galblaasperistaltiek) en de blaasfunctie.

3 De sympathische en parasympathische innervatie

Het verschil in functie van sympathisch en parasympathisch zenuwstelsel is ook weerspiegeld in verschillen in anatomie en neurotransmitters. Voor de overzichtelijkheid wordt hier alleen de situatie voor de innervatie van blaas en afsluitmechanisme weergegeven. Voor andere orgaansystemen, zoals hart, longen en darmen, kan de situatie belangrijk anders zijn (figuur 3.1).

Efferente sympathische innervatie (figuur 3.2)

De sympathische motorneuronen verlaten het ruggenmerg via de voorhoornen van het tiende thoracale (Th_{10}) tot en met het tweede lumbale (L_2) segment. Direct buiten het ruggenmerg bevinden zich schakelstations, ganglia genaamd (E). Hier kan het eerste sympathische motorneuron overschakelen op een tweede sympathisch neuron of het verloopt direct verder via vezels die langs de aorta naar het kleine bekken lopen in een bundel die de plexus hypogastricus (A) genoemd wordt. In het kleine bekken bevinden zich vele ganglia in de zogenaamde plexus pelvicus (B). In deze ganglia kunnen de sympathische zenuwvezels opnieuw overschakelen op een volgend neuron, maar hier zijn ook synaptische verbindingen met parasympathische vezels. Een volgende orde sympathische zenuwvezels innerveert ten slotte de blaaskoepel (C), blaashals en urethra (D). Nadat de sympathische zenuwvezels het ruggenmerg ter hoogte van Th_{10} tot L_2 verlaten hebben, kunnen zij op meerdere locaties een synapsreceptorsysteem vormen. Op al deze locaties is de belangrijkste sympathische neurotransmitter het (nor)adrenaline (NA).

3 Neurofysiologie van de lage urinewegen

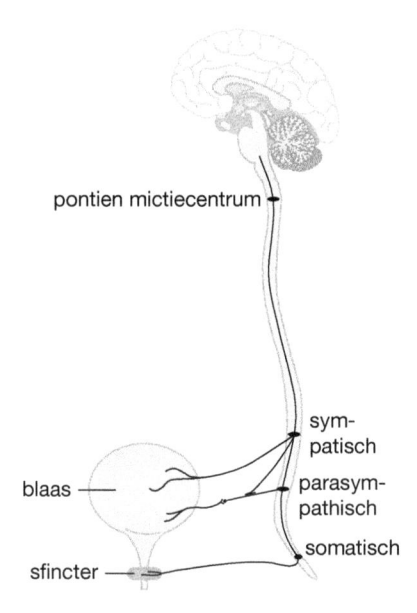

Figuur 3.1
Innervatie van de blaas en de sfincter.

We spreken dan ook van 'adrenerge' transmissie. Wat betreft de postsynaptische receptoren zijn er verschillen tussen de blaaskoepel enerzijds en de blaashals/urethra anderzijds. De blaaskoepel (C) bevat zogenaamde bètareceptoren, terwijl de blaashals en urethra (D) met name alfareceptoren bevatten. De effecten van NA op alfa- en bètareceptoren in blaaskoepel en urethra zijn verschillend in die zin dat adrenerge stimulatie van alfareceptoren de spiercel doet contraheren en dat adrenerge stimulatie van bètareceptoren de spiercel doet relaxeren. In het geval dat het centrale zenuwstelsel (czs) tijdens de vullingsfase efferente activiteit via de sympathische zenuwvezels in de plexus hypogastricus naar de organen in het kleine bekken zendt, zal het netto-effect zijn dat de blaaskoepel ontspant (bèta-adrenerge inhibitie) terwijl tegelijkertijd de blaashals en urethra samenknijpen (alfa-adrenerge stimulatie). Deze situatie is exact wat gewenst is om continentie te waarborgen. In de praktijk lijkt de functie van het sympathische zenuwstelsel bij de mens (in tegenstelling tot wat we bij verschillende diersoorten zien) minder belangrijk te zijn. Na een lumbale sympathectomie of bij beschadiging van de sympathicus bij retroperitoneale lymfeklierverwijdering treden namelijk geen mictiestoornissen op. Wel zien we retrograde ejaculatie; om die reden wordt de sympathisch aangestuurde interne sfincter bij de man (de blaashals) ook wel genitale sfincter genoemd, met als belangrijkste functie het afsluiten van de blaashals tijdens de ejaculatie (figuur 3.2).

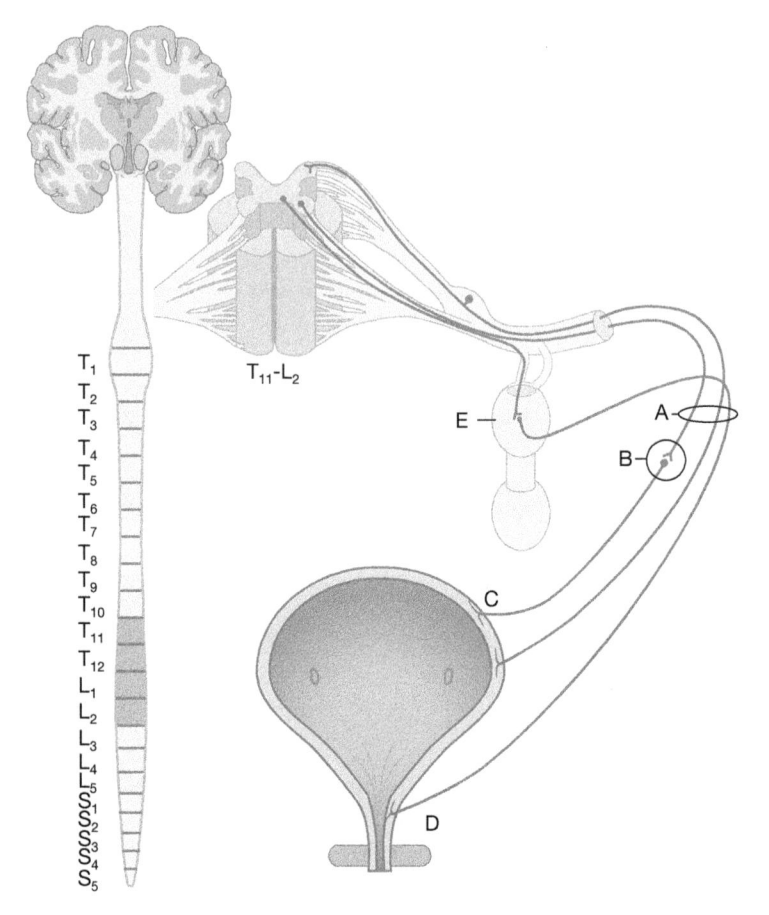

Figuur 3.2
Efferente sympatische innervatie van de blaas (voor verklaring, zie tekst).

Efferente parasympathische innervatie (figuur 3.3)

De parasympathische zenuwtakken naar de blaas ontspringen uit de ruggenmergsegmenten S_2 tot en met S_4. De axonen van de parasympathische zenuwvezels verlaten de motorische voorhoorn en verlopen via de nervus pelvicus en de plexus pelvicus (A) direct naar de blaas. Slechts een klein aantal vormt synaptische verbindingen met de sympathische vezels in de ganglia van de plexus pelvicus (B). Toch innerveren de primaire parasympathische vezels de blaasspiercellen niet direct. In de blaaswand bevinden zich intramurale ganglia (C). Hier schakelen de parasympathische vezels over op zeer korte secundaire vezels, die vervolgens synaptisch contact maken met de blaasspiervezels (D). Voor de parasympathicus geldt dus dat er op twee locaties synaptische verbindingen bestaan. Voor de synapsen in de ganglia, zowel in de plexus pelvicus als in de blaaswand, is de neurotransmitter opnieuw (nor)adrenaline. De neurotransmissie in de synapsspleet tussen de secundaire parasympathische zenuwvezel en de blaasspiercellen geschiedt door acetyl-

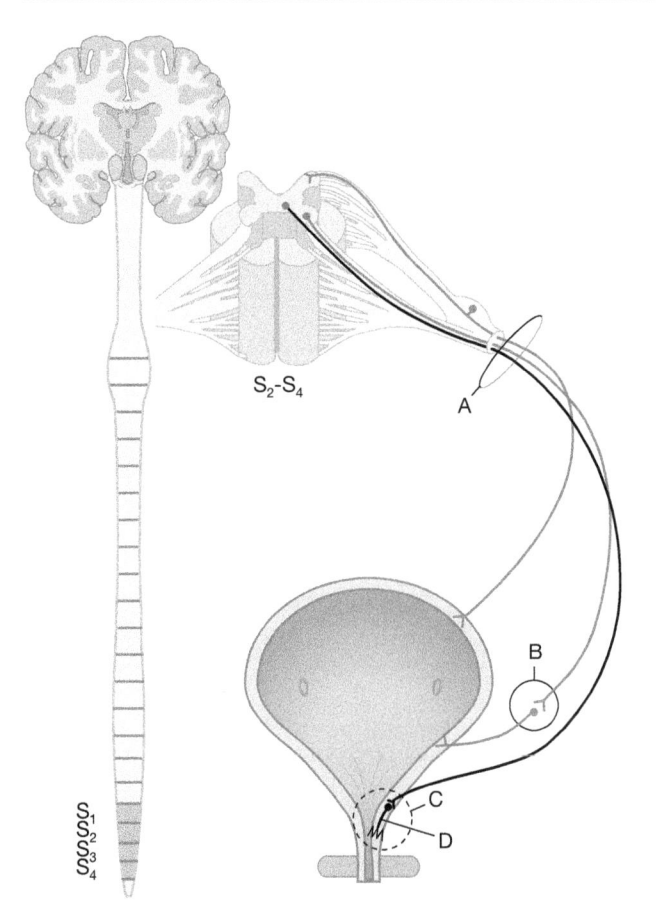

Figuur 3.3
Efferente parasympatische innervatie van de blaas (voor verklaring, zie tekst).

choline (ACh). Bij de innervatie van de blaas wordt dan ook gesproken over 'cholinerge' transmissie. Alleen de blaaskoepel en de blaasuitgang zijn cholinerg geïnnerveerd. Voor de urethra is de cholinerge innervatie waarschijnlijk verwaarloosbaar. Cholinerge stimulatie in de mictiefase via de parasympathicus heeft een contractie van blaaskoepel en blaasuitgang tot gevolg. Contractie van de blaaskoepel veroorzaakt intravesicale drukverhoging, terwijl contractie van de blaasuitgang door het specifieke verloop van de spiervezels voor trechtervormige opening zorgt.

Samengevat komt het erop neer dat tijdens de vullingsfase de sympathicus actief is, waarbij de blaaskoepel geïnhibeerd wordt en de blaashals en urethra gestimuleerd worden. Tegelijkertijd wordt de parasympathicus in deze fase geremd via connecties in de ganglia van de plexus pelvicus. In de mictiefase is de sympathicus inactief en zorgt activering van de parasympathicus voor de blaascontractie, opening van de blaasuitgang en zodoende voor evacuatie van de blaasinhoud (figuur 3.3).

Afferente parasympathische en sympathische innervatie (figuur 3.4)

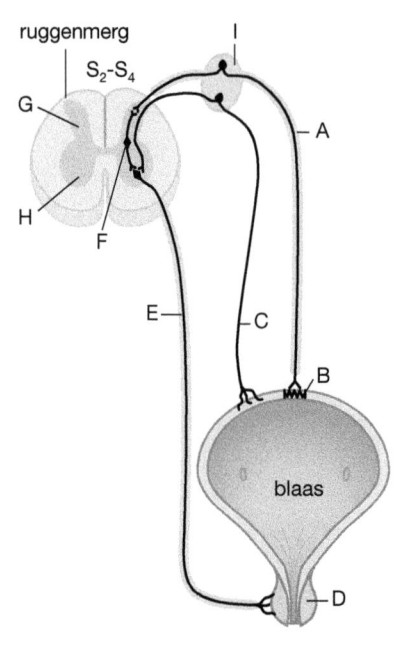

Figuur 3.4
Afferente parasympatische en sympatische innervatie van de blaas (voor verklaring, zie tekst).

Tot zover werden alleen de motorische (efferente) takken van het autonome zenuwstelsel besproken. Toch kan het autonome zenuwstelsel niet functioneren als het niet beschikt over informatie betreffende de toestand van de organen die het innerveert. Daarvoor zijn de sensorische (afferente) takken van het parasympathische en in mindere mate van het sympathische zenuwstelsel verantwoordelijk. De blaas is sensibel geïnnerveerd door twee typen zenuwvezels: middelmatig dikke A-delta-vezels (A) en dunne C-vezels (C). A-delta-vezels hebben als kenmerk dat ze informatie sneller transporteren dan C-vezels. In de blaas zijn de C-vezels onder normale omstandigheden inactief. Ze worden alleen geactiveerd door ziekteprocessen zoals infectie, prikkeling door agressieve stoffen, blaasuitgangobstructie en hyperreflexie. De A-delta-vezels zijn van eminent belang voor de blaasfunctie, omdat ze informatie verschaffen over blaasvulling en aandrang. Het is niet zeker of er een speciale structuur bestaat die deze prikkels opneemt, zoals tast- of vibratiereceptoren in de huid. Waarschijnlijk is er toch wel een specifieke mechanoreceptor in de blaaswand, die gevoelig is voor rek en die bij krachtiger prikkeling sensaties van aandrang of pijn kan doorgeven (B).

De afferente parasympathische vezels verlopen via de plexus pelvicus en de n. pelvicus direct naar het sacrale ruggenmerg (S_2-S_4). Er zijn geen synaptische verbindingen buiten het czs, zoals in de ganglia van het efferente systeem. Wel is het zo dat de cellichamen van de meeste sensorische cellen niet in het czs liggen maar net erbuiten in ganglia in de sensorische achterwortel (I). Eenmaal in het ruggenmerg aangekomen, kunnen de parasympathische afferenten direct of via interneuronen (F) contact maken met somatische efferenten. Dit wordt een reflexboog genoemd. Afferente parasympathische neuronen schakelen over op motorneuronen van de somatische nervus pudendus (E), waardoor een prikkel vanuit de blaas direct kan leiden tot samentrekking van de bekkenbodem. Deze reflex heeft een nuttige functie in het continentiemechanisme en wordt ook wel 'ophoudreflex' genoemd. Het merendeel van de afferente informatie vanuit de blaas wordt echter niet op sacraal niveau in een reflexboog verwerkt, maar wordt verder naar craniaal getransporteerd naar de pons en hogere hersencentra. Hier vindt de bewustwording van de blaasvulling plaats.

Sympathische afferentie bereikt het cns op dezelfde manier als de parasympathische, via zenuwvezels, die zonder synapsen via de achterwortel van de segmenten Th_{10}-L_2 overschakelen op sacrale parasympathische kernen en opstijgen naar de hogere hersencentra. Waarschijnlijk spelen de sympathische afferente vezels een rol bij de intravesicale pijnperceptie.

4 Somatische innervatie

De somatische innervatie van de rhabdosfincter geschiedt via de nervus pudendus, die ontspringt uit de ruggenmergsegmenten S_2 tot en met S_4. De cellichamen van de motorneuronen van de n. pudendus liggen in de motorische voorhoorn van het ruggenmerg, de 'nucleus van Onuf'. De axonen lopen via de motorische voorwortel direct, zonder onderbreking tot aan de dwarsgestreepte spiervezels van de externe sfincter. Hier vertakken de axonen zich en vormen de synaptische verbindingen met dwarsgestreepte spiercellen in de motorische eindplaat. De neurotransmitter is hier het acetylcholine. De mictie wordt geïnitieerd doordat de bekkenbodemspieren bewust ontspannen worden.

De somatische afferenten ontspringen met name uit de urethra waar ze de passage van urine en pijn registreren. Het verloop is parallel aan de motorische nervus-pudendusvezels.

5 Hersenstam en hogere hersencentra

De 'aan/uit'-schakelaar

Mictie en continentie voor urine worden geregisseerd vanuit supraspinale kernen in de hersenstam en hogere hersencentra, zoals de hersenschors, hypothalamus en het limbisch systeem. Deze supraspinale systemen omvatten twee belangrijke functies. De eerste functie is de 'aan/uit'-schakelaar van de mictie. Het mictie- en continentiemechanisme staat gedurende 97% van een etmaal in de 'uit'-stand. Gedurende deze periode geven de supraspinale kernen commando's aan blaas en continentiemechanisme om blaasspiercontracties tegen te gaan en voldoende afsluitdruk in de blaasuitgang en urethra te handhaven. Een aantal malen per dag schakelt het systeem naar de 'aan'-stand. Dan worden processen aangestuurd waardoor de rhabdosfincter en urethra zullen relaxeren en de blaaskoepel zal contraheren. De kernen die betrokken zijn bij het 'aan/uit'-schakelmechanisme bevinden zich in de pons. Het gebied dat correspondeert met 'aan' heet de M-regio en is meer in de mediaanlijn van de pons gelokaliseerd. Meer naar lateraal ligt de L-regio, dit is het gebied dat correspondeert met 'uit'. Of de M- of L-regio aangestuurd wordt, wordt bepaald door de hogere hersencentra en is daardoor willekeurig bepaald. Dit is dan ook de tweede belangrijke functie van de hogere hersencentra: het bewust uitstellen, starten en stoppen van de mictie.

De 'uit'-reflexen tijdens de vullingsfase (figuur 3.5)

Tijdens het vullen van de blaas geven de mechanoreceptoren in de blaaswand continu signalen aan het czs over de vullingstoestand via de afferente parasympathische vezels (1). In het sacrale merg schakelen deze vezels over op interneuronen, die opstijgen naar het thoracolumbale niveau (2). Ter hoogte

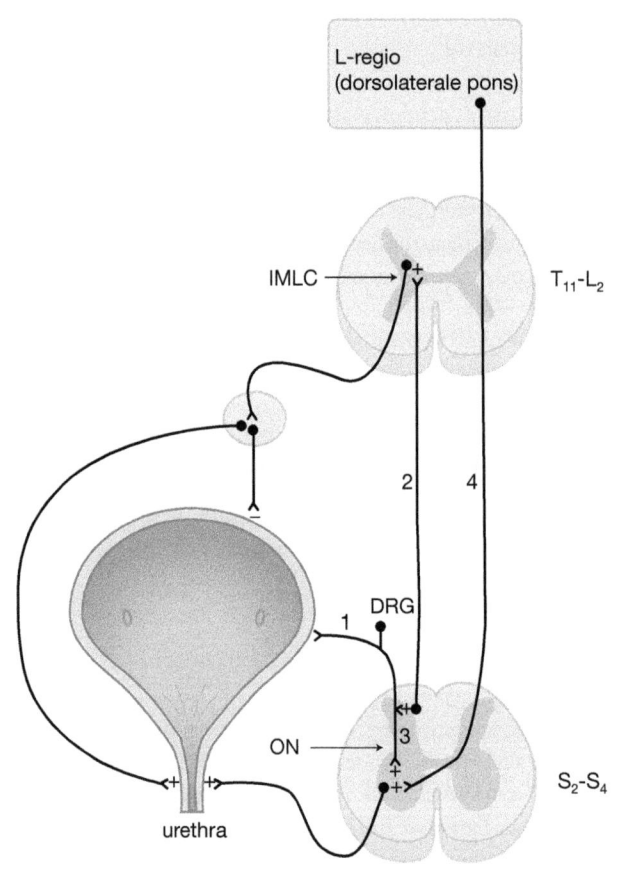

Figuur 3.5
De 'uit'-reflexen tijdens de vullingsfase (voor verklaring, zie tekst).

van Th_{11}-L_2 synapteren deze interneuronen op cellichamen van sympathische neuronen (IMLC) en veroorzaken hier een positief (stimulerend) signaal. Daardoor zullen de efferente sympathische neuronen via de plexus hypogastricus hun alfa- en bèta-adrenerge activiteit uitoefenen op de blaaskoepel en blaashals. Zoals eerder reeds opgemerkt, zullen de efferente sympathische vezels in de ganglia van de plexus pelvicus de efferente parasympathische vezels remmen. In de vullingsfase zendt de L-regio, daartoe aangezet door de impulsen vanuit de blaas, stimulerende impulsen naar de nucleus van Onuf (4), waardoor de rhabdosfincter aanspant. Ook zendt de L-regio steeds krachtiger remmende impulsen naar de parasympathische kern in het sacrale merg. De continentie wordt verder gewaarborgd doordat de afferente parasympathische vezels via een directe sacrale reflexboog (bewakingsreflex) efferente pudendusneuronen in de nucleus van Onuf (ON) stimuleren (3) (figuur 3.5).

De 'aan'-reflexen tijdens de mictiefase

Wanneer het czs voldoende sterke afferente prikkels uit de blaas gekregen heeft (1) en daarom heeft besloten dat de mictie niet (veel) langer meer uitgesteld kan worden, wordt de M-regio geactiveerd (via 2) en tegelijkertijd de L-regio geïnhibeerd. De M-regio geeft vervolgens een inhiberende impuls aan de nucleus van Onuf in het sacrale ruggenmerg (3). Hierdoor ontspant de rhabdosfincter. Ook geeft de M-regio stimulerende impulsen aan de parasympathische motorneuronen (SPN) in het sacrale merg (4). Hierdoor contraheert de blaas. Het fraaie samenspel tussen rhabdosfincter en blaas tijdens de mictie wordt 'synergie' genoemd. Deze synergie gaat verloren wanneer het contact tussen sacrale merg en M-regio verstoord wordt, zoals bij een traumatische dwarslaesie. Deze patiënten vertonen 'dissynergie' omdat de sacrale ophoudreflex behouden is gebleven.

Het stimuleren van de sacrale parasympathische kern wordt krachtiger naarmate de aandrang om te plassen (het afferente parasympathische signaal) heviger is. Het mictieproces wordt onderhouden door het gevoel van urinepassage door de plasbuis (het afferente somatische signaal) (figuur 3.6).

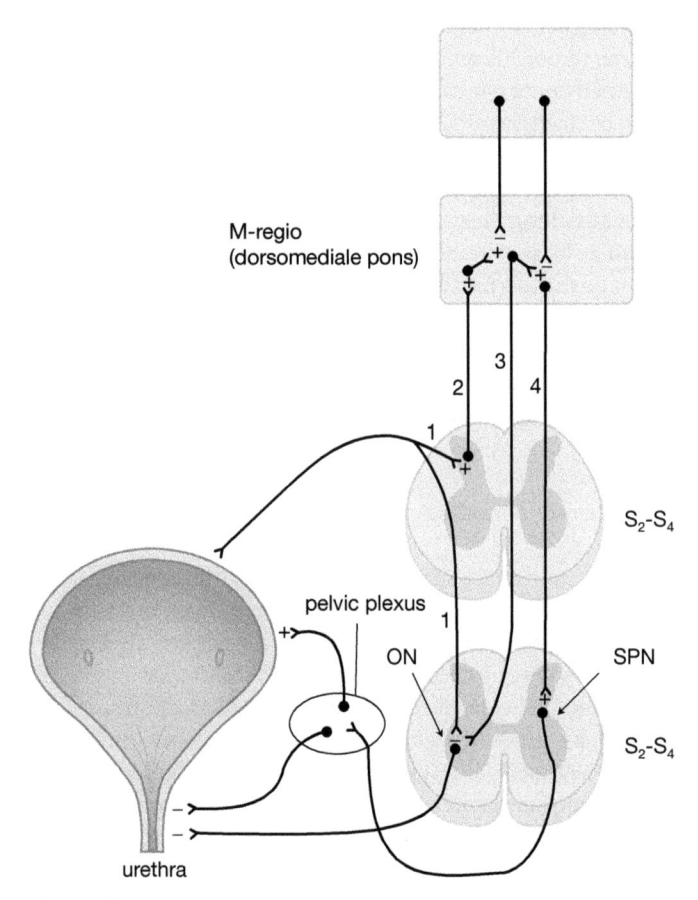

Figuur 3.6
De 'aan'-reflexen tijdens de mictiefase van de blaas (voor verklaring, zie tekst).

4 De prostaat

Drs. B.W. Lagerveld

1 Inleiding

De prostaat, ofwel de voorstanderklier, is een typisch orgaan van het genitale systeem en is aanwezig bij alle mannelijke zoogdieren. Alleen bij de mens en de hond omgeeft de prostaat een deel van de urethra. In het menselijk lichaam heeft deze klier naast een endocriene en paracriene, voornamelijk een exocriene functie. In respons op een endocriene stimulus tijdens de foetale ontwikkeling en in de puberteit ondergaat de prostaat een groei. Daarna houdt hij zijn gewicht, om in sommige gevallen vanaf het veertigste levensjaar weer te groeien.

2 Embryologie

De gang van Wolff, ofwel ductus mesonephricus, ontwikkelt zich onder invloed van testosteron tot de epididymis, vas deferens, vesicula seminalis en ductus ejaculatorius en is compleet na de dertiende week van de zwangerschap. De groei en ontwikkeling van de prostaat is vanaf de achtste week afhankelijk van de androgene productie van de foetale testis. Testosteron wordt door het enzym 5-alfareductase omgezet in het intracellulair actieve dihydrotestosteron (DHT). Onder invloed van het DHT groeien, aan de posterieure zijde van de urogenitale sinus, vijf tot zes gepaarde epitheliale knopen uit in het mesenchym om zo de prostaat te vormen. De bovenste paren zijn van mesodermale origine en vormen de binnenste zones van de prostaat. De onderste paren zijn van entodermale oorsprong en vormen de perifere zone van de prostaat. In totaal worden ongeveer veertig tot vijftig ductus gevormd die vertakt uitgroeien en acini vormen. Wanneer het 5-alfareductase ontbreekt, is er sprake van mannelijk pseudohermafroditisme. Deze adolescenten hebben een normale mannelijke musculatuur, normaal ontwikkelde mannelijke externe genitaliën, normale libido en erecties, die testosteronafhankelijk zijn. De prostaat is dan echter rudimentair door het ontbreken van DHT.

3 Morfologie

Door zijn ligging speelt de prostaat een grote rol in de pathologie van de lage urinewegen. Om de klinische betekenis te kunnen begrijpen, is inzicht in de relatie van de prostaat met de omgevende organen van essentieel belang.

Anatomie

Bij de mens ligt de prostaat, caudaal van blaas en ventraal van het rectum, onder in het kleine bekken waar het op de bekkenbodemspieren (m. levator ani) rust. Ventraal is hij gefixeerd aan de inferieure zijde van het os pubis door middel van twee puboprostatische ligamenten. De dorsale zijde ligt voor het rectum en wordt hiervan gescheiden door de rectovesicale fascia. Laterodorsaal is hij gefixeerd via de zogenaamde prostaatpijlers. De basis van de prostaat begint onder de blaas. De overgang van blaas naar prostaat heet blaashals en fungeert als sfincter. De apex is caudaal gelegen. Door de prostaat heen loopt de urethra en het deel van de urethra dat door de prostaat wordt omgeven heet de urethra prostatica. De urethra prostatica loopt niet recht; van distaal gezien maakt de urethra een hoek van ongeveer 35 graden en loopt dus schuin naar voren. In het distale deel van de urethra prostatica bevindt zich de colliculus seminalis of verumontanum. Deze ligt aan de dorsale zijde van de urethra en vormt een heuvelachtige prominentie. In de colliculus seminalis monden de ductus ejaculatorii uit die vanuit craniodorsaal schuin door de prostaat lopen. Tussen de uitmonding van deze ductus ligt de utriculus prostaticus, een flesvormig blaasje als restant van de gangen van Müller. Juist caudaal van de colliculus ligt de extrinsieke sfincter. De prostaat wordt omgeven door een dunne bindweefsellaag die het 'ware' kapsel wordt genoemd. Het 'valse' kapsel aan de buitenzijde wordt gevormd door een condensatie van de endopelviene fascia. Hiertussen loopt een veneuze plexus. Ook lopen hier de neurovasculaire bundels die essentieel zijn voor het verzorgen van de erectiele functie. Die lopen laterodorsaal van de prostaat en verder caudaal hiervan vlak naast de urethra. De vesiculae seminales liggen craniaal van de prostaat en achter de blaas. De vasa deferentia lopen tussen de vesiculae door en monden, apart of na samenkomen met de ductus afkomstig van de vesicula seminalis, uit als ductus ejaculatorii.

Innervatie

De prostaat heeft een autonome innervatie van zowel sympathische (noradrenerge) als parasympathische (cholinerge) zenuwvezels. Sympathisch wordt de prostaat voorzien vanaf de hypogastrische (presacrale) zenuwbanen (Th_{10}-L_2). De parasympathische voorziening loopt vanaf het ruggenmerg via de sacrale segmenten S_2 tot en met S_4. De autonome zenuwen die de prostaat verzorgen komen van de pelviene plexus en lopen samen met hun vasculaire voorziening. Deze komen van links en rechts en worden de neurovasculaire bundels genoemd (figuur 4.1).

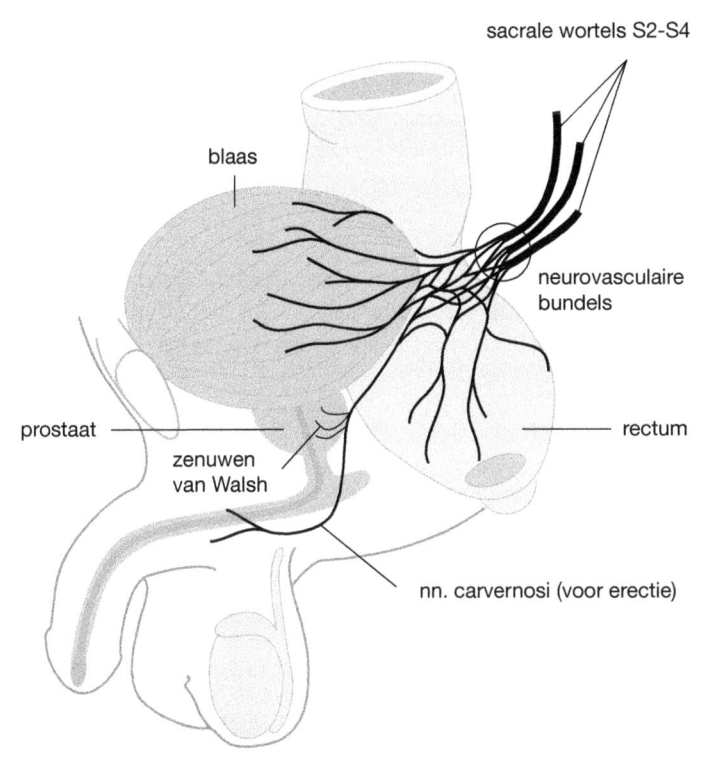

Figuur 4.1
De parasympatische zenuwvoorziening van blaas, vesicula seminalis, prostaat en urethra.

De autonome voorziening via deze bundels verzorgt ook de vesicula seminalis, urethra en corpora cavernosa. De zenuwen waaieren uit over de prostaat en vertakken zich in het parenchym van de prostaat. Hierin liggen kleine vertakkingen langs de klierbuizen en in het gladde spierweefsel. Parasympathische prikkels stimuleren de secretie van prostaatvocht door de epitheliale cellen, terwijl de sympathische prikkels ervoor zorgen dat het secreet afgegeven wordt aan de urethra, zoals tijdens een ejaculatie. Het prostaatweefsel bevat alfa-adrenerge receptoren, waarvan het subtype alfa-1a het meest voorkomt. De alfa-1a-adrenerge receptoren zijn in belangrijke mate aanwezig in het stromale weefsel, en dus de gladde spiercellen, van de prostaat. Medicijnen die deze receptoren blokkeren, zogenaamde alfa-adrenoreceptorantagonisten ofwel alfablokkers, kunnen worden gebruikt bij mannen die een bemoeilijkte mictie hebben, ofwel prostatisme.

Vascularisatie en lymfedrainage

De arteriële bloedvoorziening komt van een prostatische tak van de arteria vesicalis inferior, tesamen met takken van de middelste rectale en pudendusarteriën, die het caudale deel van de prostaat verzorgen. De prostaatvenen vormen een veneuze plexus ventraal van de prostaat gelegen tussen het ware kapsel en het buitenste fibreuze blad. De lymfebanen draineren allereerst naar de pelviene para-iliacale lymfeklierstations. In geval van een klierdissectie voor disseminatieonderzoek bij prostaatcarcinoom worden de klieren uit de fossa obturatoria weggenomen. Deze wordt aan de ventrale zijde begrensd door de vena iliaca externa en aan de achterzijde door de nervus obturatorius.

Histologie

De volwassen prostaat bestaat voor 50% uit stromaweefsel. De acinaire ruimte bedraagt 30% en het epitheliale volume 20%.

De prostaat is ingedeeld in een viertal zones volgens het concept van McNeal (figuur 4.2).
1 perifere zone;
2 centrale zone;
3 overgangszone;
4 fibromusculaire zone.

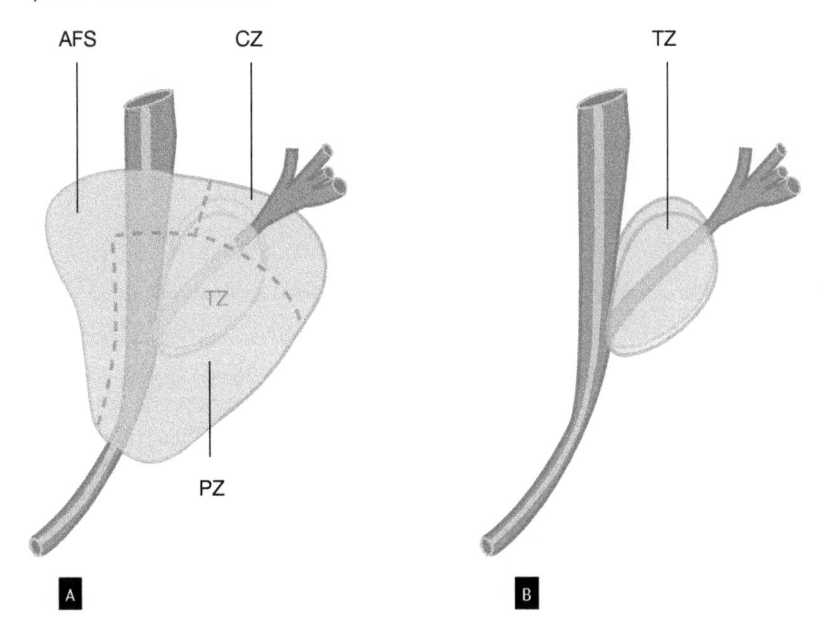

Figuur 4.2
Zones van McNeal. a Zijaanzicht met AFS = anterieur fibromusculair stroma, CZ = centrale zone, PZ = perifere zone. b Ligging van de transitiezone (TZ) ten opzichte van de urethra. Zie ook fig. 17.1.

De fibromusculaire zone vormt het ventrale oppervlak van de prostaat en neemt ongeveer een derde van het totale volume van de prostaat in. Het bestaat voor een groot deel uit gladde spiercellen en bindweefsel. Het glandulaire deel van de prostaat wordt gevormd door de overige drie zones.

De perifere zone neemt ongeveer 70% van het volume van de glandulaire prostaat in. Het vormt het postero-inferieure deel van de prostaat. In deze zone ontstaan 65 tot 70% van de carcinomen.

De centrale zone ligt met zijn basis onder de blaashals en neemt ongeveer 25% van de glandulaire prostaat in. De apex van deze zone loopt tot de colliculus seminalis. Hierdoor lopen de vasa deferentia en uitvoergangen van de vesicula seminalis.

De urethra prostatica wordt omgeven door de transitionele zone of overgangszone die 5 tot 10% van het glandulaire volume uitmaakt. De zone bestaat uit een tweetal lobben. In de transitiezone ontwikkelt zich de benigne prostaathyperplasie terwijl prostatitis en prostaatkanker zich voornamelijk voordoen in de perifere zone.

Epitheel van de glandulaire prostaat

Het ductale en acinaire systeem van de glandulaire prostaat is, behalve aan het begin van de buisjes dicht bij de urethra, bekleed met cilindrische secretiecellen. De urethra prostatica en het begin van de klierbuisjes zijn weer bekleed door epitheel dat histologisch niet verschilt van het epitheel van de blaas. De secretiecellen zijn gescheiden van de basale membraan door basale cellen. Deze zorgen voor de proliferatie van het prostaatepitheel en waarschijnlijk ook voor de ontwikkeling van het prostaatcarcinoom. Deze secretiecellen geven verscheidene stoffen af aan het semen, zoals citroenzuur, zure fosfatase en fibrinolysine, die zorg dragen voor de vloeibaarheid ervan. Ook produceren zij prostaatspecifiek antigeen (PSA) en prostaatzure fosfatase (PAP). Neuro-endocriene cellen, of APUD-cellen (amine-precursor-uptake and decarboxylation cells), liggen verspreid tussen de secretiecellen. Na een neurogene impuls reguleren zij de cellulaire activiteit door secretie van serotonine en hormonale polypeptiden. Neuro-endocriene cellen spelen een belangrijke rol in de regulatie van prostaatgroei en secretieactiviteit.

Stroma van de glandulaire prostaat

Het prostaatstroma is een mix van cellen, zoals gladde spiercellen en fibroblasten, ingebed in een extracellulaire matrix. Het speelt een intrinsieke inductieve rol in de groei van de prostaat. Dit wordt bereikt door groeifactoren en cytokinen. Andere in het stroma aanwezige cellen zijn zenuw-, endotheliale en bloedgerelateerde cellen (T-lymfocyten). De extracellulaire matrix omgeeft de prostaatcellen en heeft hiermee interacties. Het cellulaire cytoskelet, de plasmamembranen en de matrix vormen een dynamisch complex dat ontwikkeling, gedrag en functie van de prostaat beïnvloedt. De componenten van de matrix bestaan voornamelijk uit glycoproteïnen. De belangrijkste hiervan is het collageen.

Epitheel-stroma-interactie

De ductale gangen van de prostaat zijn bekleed met epitheel en liggen ingebed in een matrix van stromale componenten. De stromale elementen spelen een rol in de functionele activiteit van de epitheliale cellen en omgekeerd. Tussen de epitheliale secretiecellen en het stroma liggen de basale membraan en de basale cellen. Voedingsstoffen, hormonen en andere factoren die er via de bloedcirculatie komen, moeten het stroma passeren om de epitheliale cellen te kunnen bereiken.

4 Functie

Celregulatie vindt plaats op meerdere niveaus door middel van communicatie tussen cellen onderling, groeifactoren, steroïdhormonen en interactie met de extracellulaire matrix (figuur 4.3).

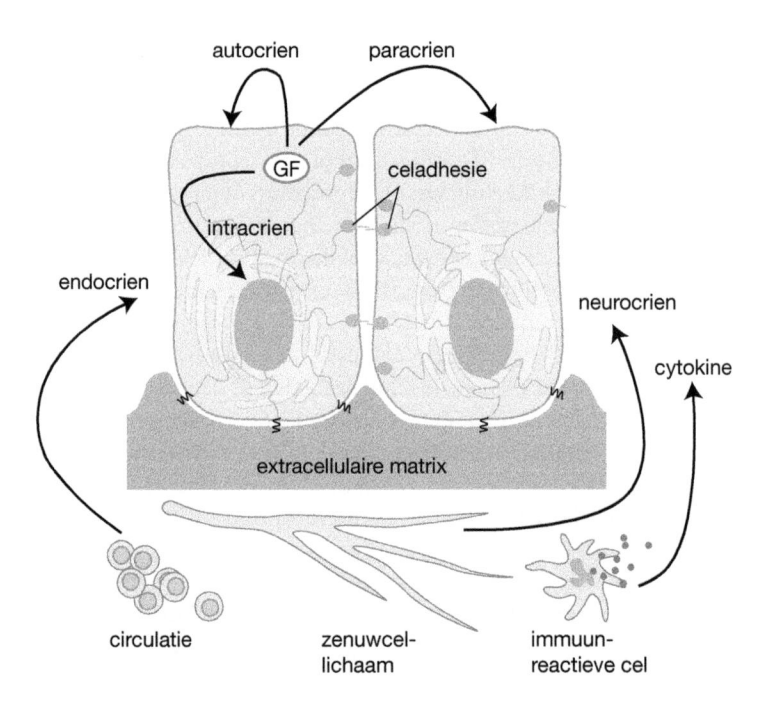

Figuur 4.3
Niveaus van celregulatie in de prostaat. GF = groeifactor.

De exocriene functie van de prostaat bestaat uit het toevoegen van een alkalisch secreet aan het ejaculaat. Het draagt ongeveer 25 tot 30% bij aan het totaalvolume van het ejaculaat. De substantie is melkachtig en de bestanddelen bestaan voornamelijk uit citroenzuur, zure fosfatase, prostaatspecifiek antigeen (PSA), zink, magnesium en andere metalen. Het prostaatvocht fungeert, evenals het vocht uit de vesicula seminalis, als transportmiddel en voedingsmedium voor de spermatozoën.

Men spreekt van een endocriene functie wanneer hormonen worden gesynthetiseerd door een orgaan en via de bloedcirculatie worden getransporteerd naar de doelwitcel. De endocriene factoren die de functie van de prostaat bepalen zijn de androgene hormonen, prolactine en gonadotropinen. Een paracriene functie bestaat wanneer factoren door een cel geproduceerd en afgegeven worden aan de naastliggende cel om een intracellulair biologisch effect te bevorderen. Voorbeelden van deze functie in de prostaat zijn de epidermale groeifactor (EGF) en de fibroblastgroeifactor (FGF).

Een autocriene functie bestaat wanneer een cel een factor maakt en uitscheidt die door receptoren op de celmembraan van dezelfde cel wordt waargenomen en een respons initieert.

Een intracriene functie is eigenlijk een autocriene functie waarbij de factor niet door de cel wordt uitgescheiden, maar direct binnen de cel een respons oproept.

5 Ontwikkeling en groei

Zowel intrinsieke als extrinsieke factoren spelen een rol bij de groei van de prostaat, zoals bij prostaathyperplasie. De extrinsieke factoren kunnen worden ingedeeld in testiculaire, niet-testiculaire, genetische en milieufactoren. Testiculaire invloeden zijn bijvoorbeeld de androgenen en oestrogenen. Niet-testiculaire factoren komen van andere endocriene organen, neurotransmitters en het immunologisch systeem. Milieufactoren zijn bijvoorbeeld micro-organismen en dieet. De intrinsieke factoren worden bepaald door het epitheel, stroma en de interactie tussen beide. De effecten van extrinsieke factoren op de prostaatgroei komen tot stand na tussenkomst van de intrinsieke factoren (figuur 4.4).

Androgenen

Androgenen spelen een belangrijke rol in de groei en ontwikkeling van de prostaat en dus in de pathogenese van benigne prostaathyperplasie (BPH) en het maligne adenocarcinoom van dit orgaan. Toch neemt de prevalentie van beide aandoeningen toe, vooral vanaf de levensperiode waarin de plasmaspiegels van de androgenen aan het afnemen zijn. De concentratie van het testosteron neemt ongeveer vanaf het 45e levensjaar af. De functionele activiteit van de prostaat is primair afhankelijk van continue concentratie van het testosteron. Totaal wordt ongeveer 6-7 mg testosteron per dag geproduceerd. Hiervan wordt 90 tot 95% gesynthetiseerd door de testiculaire leydigcellen. De overige productie staat onder controle van de bijnier en bestaat uit een directe synthese van door de bijnier geproduceerde androgenen (dehydro-epiandrosteron en androsteron) in het vet- en spierweefsel. De testiculaire

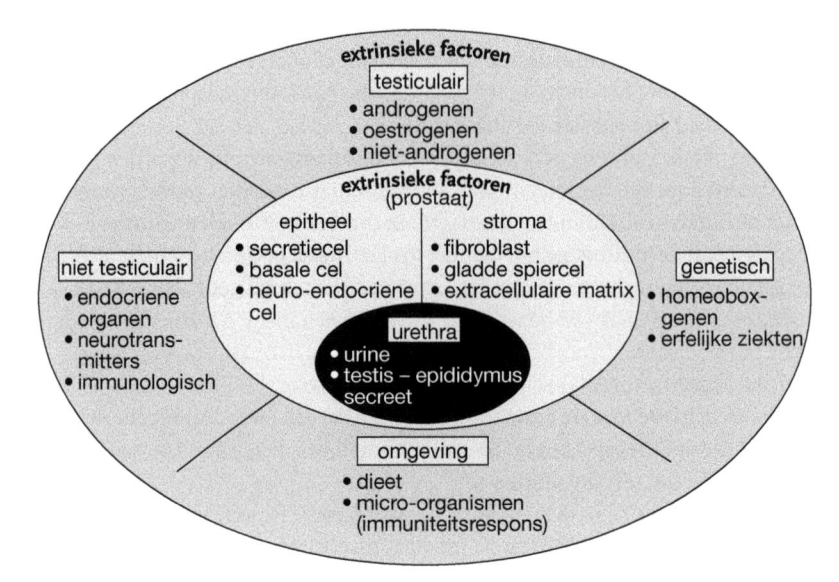

Figuur 4.4
Indeling van extrinsieke en intrinsieke factoren die prostaatgroei kunnen beïnvloeden.

testosteronproductie staat onder controle door negatieve feedbackregulatie van het hypofysaire LH en hypothalamaire LHRH. De secretie van de adrenale androgenen wordt gecontroleerd door het adrenocorticotroop hormoon (ACTH). Het testosteron is voor ongeveer 57% gebonden aan het sex-hormone-binding globuline (SHBG) en voor 40% gebonden aan het serumalbumine. Ongeveer 1% is gebonden aan het corticosteroïdbindend globuline (CBG). Het vrije testosteron, dus 2% van het totale testosteron, is biologisch actief in de doelwitcellen van de prostaat nadat het onder invloed van 5-alfareductase is omgezet in dihydrotestosteron (figuur 4.5). De epitheelcellen en de stromale fibroblasten bezitten dit enzym. De omzetting naar DHT is irreversibel. Het DHT is het belangrijkste androgeen voor de groei en functie van de prostaat. De potentie van DHT is veel groter dan die van het testosteron, omdat het een veel grotere affiniteit (7×) heeft met de androgeenreceptor. Het lagere vrije testosteron in het plasma bij de oudere man is een gevolg van het afnemende aantal leydigcellen en een verminderde respons op het luteïniserend hormoon (LH).

Oestrogenen kunnen door de aanwezigheid van oestrogeenreceptoren en het stromaweefsel ook bijdragen aan hyperplastische celgroei.

Groeifactoren

Homeostase, dat wil zeggen: het constant blijven van vorm en samenstelling van het prostaatweefsel, wordt bereikt door een evenwicht tussen de biologische effecten van stimulerende en remmende factoren. Wanneer de genen die deze proteïnen coderen overactief zijn of mutaties bevatten, is het mogelijk

4 De prostaat

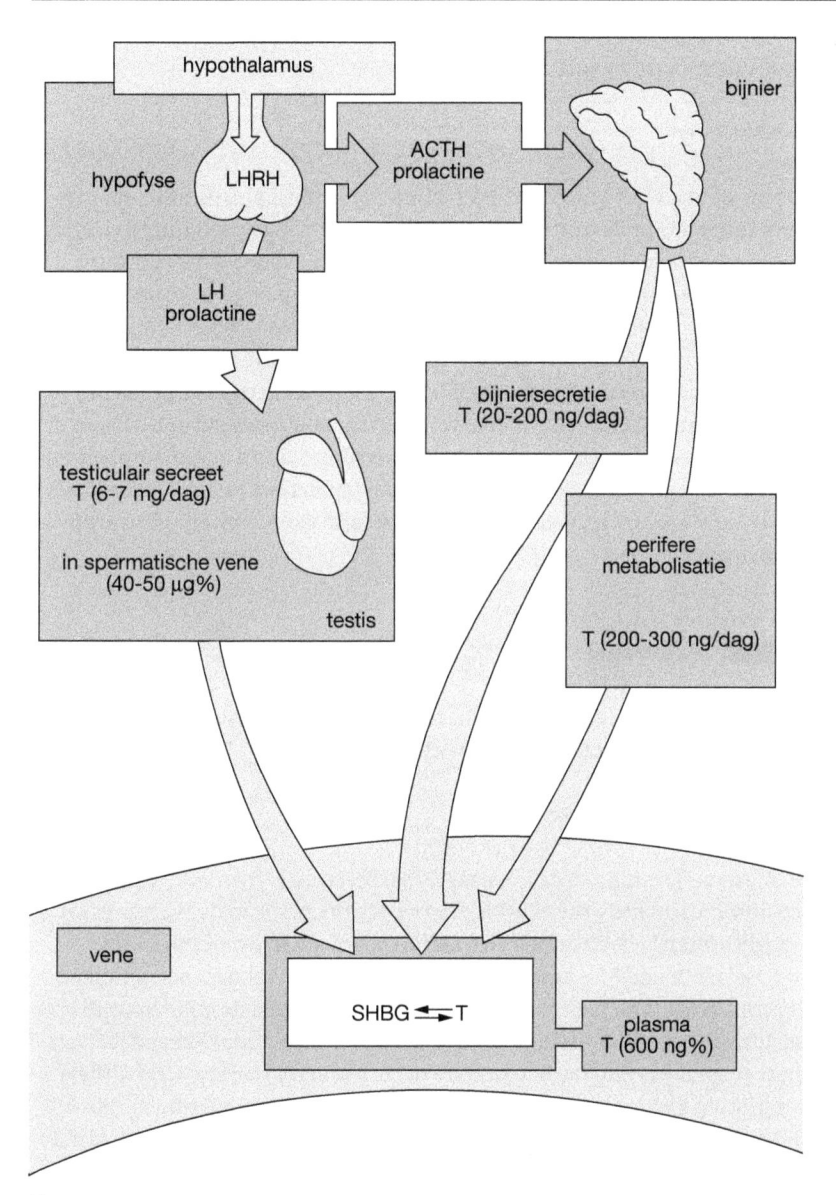

[Diagram showing testosterone production pathway with the following labels:
- hypothalamus
- hypofyse, LHRH
- ACTH prolactine
- bijnier
- LH prolactine
- testiculair secreet T (6-7 mg/dag)
- in spermatische vene (40-50 µg%)
- testis
- bijniersecretie T (20-200 ng/dag)
- perifere metabolisatie T (200-300 ng/dag)
- vene
- SHBG ⇌ T
- plasma T (600 ng%)]

Figuur 4.5
Testosteron (T)-productie in de man; LHRH = luteinizing-hormone-releasing hormone, ACTH = adrenocorticotroop hormoon, T = testosteron, SHBG = sex hormone-binding globulin.

dat een niet-gecontroleerde groei zoals prostaatkanker of BPH ontstaat. Er zijn diverse groeifactoren die invloed hebben op de prostaat. Dit groeiregulatieproces is zeer complex en voor een groot deel nog onbekend. Stimulerende groeifactoren zijn de epidermale groeifactor (bij BPH), de transformerende groeifactor alfa (TGF-alfa), de insulinegelijkende groeifactor (IGF) en de fibroblastgroeifactor (FGF). Remmende groeifactoren zijn de transformerende groeifactoren bèta (TGF-bèta 1-3).

Dieetfactoren

De incidentie van klinische BPH en klinisch manifest prostaatcarcinoom is verschillend voor de westerse en oosterse samenlevingen. Dit suggereert dat dieetcomponenten een rol zouden kunnen spelen. Voeding die rijk is aan vezels, groenten en peulvruchten bevatten zogenaamde zwakke oestrogenen die biologisch werken als antiandrogenen. Sojabonen bevatten isoflavonoïden die ook wel fyto-oestrogenen worden genoemd. De microflora van de maag kan ook precursors omzetten in zogenaamde dieetoestrogenen die worden geabsorbeerd. De zwakke oestrogenen zijn aanwezig onder andere in plasma, urine, prostaatsemen en speeksel en lijken de groei van fibroblasten te kunnen remmen. Ook werken zij als 5-alfareductaseremmers. Vitaminen, zoals A en D, kunnen zich binden met de steroïdreceptoren en prostaatgroei beïnvloeden.

6 Pathologie

De drie voornaamste pathologische processen van de prostaat zijn het carcinoom, benigne prostaathyperplasie en prostatitis.

Benigne prostaathyperplasie

Benigne vergroting van de prostaat (BPH) bestaat uit groei van het epitheliale en fibromusculaire weefsel. BPH zien we voornamelijk in de overgangszone van de prostaat. Ook kunnen zich noduli voordoen in het periurethrale weefsel ter hoogte van de blaashals van de prostaat. Wanneer het nodulaire weefsel in het lumen van de blaas prolabeert, wordt dat de middenkwab genoemd. Zelden wordt nodulaire groei in de perifere zone gevonden. Wanneer er sprake is van fibromusculaire hyperplasie zien we een meer diffuse vergroting zonder duidelijke noduli. Degeneratieve veranderingen als calcificatie en infarcering kunnen worden waargenomen. Doordat de prostaat de urethra omgeeft, kan nodulaire groei leiden tot obstructieve mictieklachten. Er is een zwakke correlatie tussen de grootte van de prostaat en klinische symptomatologie van mictieklachten. De prostaat maakt in de puberteit een groeifase door waarbij zijn gewicht in drie jaar verdubbelt. Vanaf veertigjarige leeftijd kan hyperplastisch weefsel exponentieel gaan groeien met een verdubbelingstijd van 4,5 jaar. Vanaf 55 jaar neemt de snelheid van de groei weer af. De proliferatieve groei van het epitheel en stroma is respectievelijk 9 en 37 maal zo groot bij BPH als bij de normale prostaat.

De prevalentie van histologische BPH is laag vanaf het veerstige levensjaar, maar is 100% bij een man van 90 jaar. De kans op ontwikkeling van klinische BPH is voor een eerstegraadsfamilielid verhoogd en suggereert een erfelijke factor. Epidemiologische studies hebben geen andere risicofactoren dan alleen de leeftijd kunnen aantonen.

De ontwikkeling van BPH behelst een drietal pathologische vormen: nodulaire formatie, diffuse vergroting van de overgangszone en van peri-urethraal weefsel, en groei van het nodulaire weefsel. Bij mannen onder de 70 jaar is er voornamelijk sprake van diffuse vergroting. Boven de 70 jaar vindt epitheliale proliferatie en expansieve groei van de bestaande noduli plaats. De pathogenese is niet helemaal bekend. Er bestaan verschillende theorieën. De hyperplastische groei zou een gevolg kunnen zijn van toename van het 5-alfareductase of de DHT-concentratie. De ratio tussen het plasmaoestrogeen en het testosteron neemt toe met de leeftijd, wat door de aanwezigheid van meer hormoonreceptoren in het stromaweefsel zou resulteren in een sterkere groei van dit weefsel. Regressie van BPH kan reversibel worden beïnvloed door LHRH-agonisten. Dit suggereert dat de androgene stimulans een belangrijke rol speelt in de pathogenese van BPH.

De ratio tussen het stroma en het epitheel van de prostaat bij mannen met symptomatische BPH is veelal veranderd. De proportie van het stroma is groter. Het is aannemelijk dat dominantie van de stromale dan wel de epitheliale component een therapiekeuze zou kunnen beïnvloeden. Het lijkt dan ook logisch om klinische symptomatische BPH met voornamelijk stromale noduli te behandelen met alfablokkers, terwijl epitheliale noduli voornamelijk zijn te beïnvloeden door afname van de androgene stimulans via LHRH-agonisten, anti-androgenen of 5-alfareductaseremmers. Fibreuze noduli zijn relatief ongevoelig voor medicamenteuze behandeling.

Prostaatcarcinoom

Het prostaatcarcinoom is de meest frequent voorkomende maligniteit in de urologie. Op dit moment is het ook de meest frequente oorzaak van oncologische mortaliteit bij mannen. De incidentie stijgt met het ouder worden van de man. De incidentie bedraagt ongeveer 30 per 100.000 persoonsjaren. De kans op aanwezigheid van een histologisch bewezen prostaatcarcinoom bij een man van 50 jaar is ongeveer 15%, terwijl dit bij een man van 90 jaar nagenoeg 100% is. Er sterven nog altijd meer mannen in het bezit van een asymptomatisch prostaatcarcinoom dan aan de gevolgen van een prostaatcarcinoom. Risicofactoren zijn leeftijd, positieve familiehistorie en negroïde ras. Een vet dieet zou de productie van sekshormonen en daardoor het risico van het krijgen van prostaatkanker beïnvloeden. Dit betekent dat vetoplosbare vitaminen als A, D en E ook een verhoogd risico inhouden. Tumorsuppressorgenen en oncogenen spelen een rol, hoewel hierover tot op heden nog geen volledige duidelijkheid bestaat. Moleculen die de celadhesie bepalen, zoals E-cadherine, worden momenteel onderzocht.

Het prostaatcarcinoom kan histologisch worden ingedeeld in graad van differentiatie. De meeste pathologen gebruiken tegenwoordig echter de gleasonscore. Deze is gebaseerd op het glandulaire groeipatroon van de tumor. De herkende architectonische patronen worden gescoord en ingedeeld van 1 tot en met 5. De gleasonscore van een carcinoom bestaat dan uit de som van het dominante en het daarnaast meest voorkomende patroon. De score loopt dus van 2 tot en met 10 en is gecorreleerd met de kans op metastasering en overleving. De gleasonscores 2 en 3 zijn goed, 4 tot en met 6 zijn matig en 7 tot en met 10 zijn slecht gedifferentieerd.

Het prostaatcarcinoom ontstaat voor 65 tot 70% in de perifere zone. Het kan ook ontstaan in de overgangszone (25%) of de centrale zone (5%). Aanvankelijk is de groei langzaam, met een celverdubbelingstijd van twee jaar. Lokale extensie van het carcinoom vindt meestal plaats door het kapsel langs de lymfatische banen die uiteindelijk de neurovasculaire bundels volgen. Wanneer een tumor aan één zijde is gelokaliseerd, kan het daarom raadzaam zijn, in het geval van een radicale prostatectomie, de neurovasculaire bundel aan de aangedane zijde niet te sparen. Lokale extensie kan ook plaatsvinden naar de vesicula seminalis. Dit is gecorreleerd aan een slechte prognose. Uiteindelijk kan een tumor de blaasbodem infiltreren en de uitmondingen van de ureters in de blaas afsluiten. Een afsluiting van het rectum wordt weinig gezien. Daarentegen komen obstructieve mictieklachten wel voor, maar pas wanneer het carcinoom over het algemeen al langer bestaat, aangezien het voornamelijk in de perifere zone ontstaat.

Het prostaatcarcinoom metastaseert voornamelijk naar de regionale lymfeklieren en het skelet. De skeletmetastasen zijn osteoblastisch van aard en geven daardoor aanleiding tot pijnklachten. Beenmerginvasie kan aanleiding geven tot een pancytopenie. Longmetastasen komen weinig frequent voor.

Leesadvies

McConnell J, Abrams P, Denis L, Khoury S, Roehrborn C. Male. Lower Urinary Tract Dysfunction – Evaluation and Management. 6th International Consultation on New Developments. In Prostate Cancer and Prostate Diseases. Parijs: Health Publications, 2006.

Kirby R, McConnell JD, Fitzpatrick JM, Roehrborn CG, Boyle P. Textbook of benign prostatic hyperplasia. Londen: Taylor & Francis, 2009.

Patiëntenvoorlichting

www.kwfkankerbestrijding.nl

5 Scrotum, testikel, epididymis en ductus deferens

Dr. M.F. van Driel en prof. dr. H.J.A. Mensink

1 Inleiding

De naam *scrotum* is een middeleeuwse afleiding van *scortum*, vel of huid. De scrotumhuid wordt, evenals die van de oogleden, gekenmerkt door afwezigheid van onderhuids vet en aanwezigheid van vele kleine bloedvaten. In combinatie met de werking van de direct onder de huid gelokaliseerde musculus dartos kan een constante, voor de spermatogenese optimale temperatuur in de testes worden gehandhaafd. Deze is 2 tot 3 °C lager dan de centrale lichaamstemperatuur. Bij warmte ontspant de musculus dartos en zet het scrotum uit en bij koude treedt krimp op. Bij het ouder worden neemt de tonus van de musculus dartos af, waardoor bij de meeste mannen het scrotum groter en gladder wordt.

Midden over het scrotum loopt de raphe, een soort lasnaad. Pas op het moment dat bepaald wordt dat een embryo zich in mannelijke richting zal ontwikkelen, groeien de embryonale schaamlippen aan elkaar en vormen zo het scrotum met de raphe als sluitlijn.

Een bindweefselseptum scheidt het scrotum in twee compartimenten.

De bloedvoorziening van het scrotum vindt plaats vanuit de arteria femoralis, pudenda interna en epigastrica inferior. De lymfedrainage vindt plaats naar de oppervlakkige inguinale lymfklieren.

Zwellingen uitgaand van de scrotumhuid zijn vrijwel altijd atheroom- of epidermoïdcysten. Behandeling is alleen noodzakelijk als er ontsteking optreedt. Zwellingen van de scrotuminhoud, testes en epididymis komen veel vaker voor (zie hoofdstuk 27).

2 De testikels

Breed perspectief

Het woord *testis* betekent *getuige*, getuige van mannelijkheid. De legende verhaalt dat er in de Heilige Stoel een groot gat zit. Tot 1913 diende dit om vast te stellen of degene die door het conclaaf van kardinalen verkozen was de troon van Petrus te bestijgen, inderdaad een man was. In 855 hadden de kardinalen zonder dat zij het wisten een vrouw, Johanna, gekozen en die vergissing mocht nooit meer gemaakt worden. Als een van de kardinalen daarom door het stoelgat bevonden had dat de paus in spe inderdaad een man was, sprak hij de woorden: 'Testiculos habet et bene pedentes.'

In het bijbelboek Genesis staat dat men bij het afleggen van een eed de hand op zijn geslachtsdelen hield. 'Hij die door kneuzing ontmand is, zal niet in de gemeente des Heren komen', schreef Mozes verderop in Deuteronomium. Een nogal cryptische zin, die echter verduidelijkt wordt. Men had in die tijd namelijk de gewoonte om, net als otters, bij onderlinge vechtpartijen elkaar bij de geslachtsdelen te grijpen. Zelfs de echtgenotes kwamen eraan te pas. Onder het kopje *Tegen schaamteloosheid* staat in Deuteronomium 25:11-12: 'Wanneer mannen met elkander vechten en de vrouw van de een komt tussenbeide om haar man te bevrijden uit handen van die hem slaat, en zij steekt haar hand uit en grijpt hem bij zijn schaamdelen, dan zult gij haar hand afhakken; gij zult haar niet ontzien.' Volgens medisch-forensische rapportages over de laatste oorlog op de Balkan, geldt ook nu nog dat bij onderlinge strijd castratie wordt toegepast om de tegenstander maximaal te vernederen en in menig dictatuur vinden blijkens onderzoeken bij asielzoekers martelingen aan de geslachtsdelen plaats. Gelukkig zijn er mensen die tegen dit soort praktijken in het geweer komen; in Nederland onder andere binnen de door artsen opgerichte Johannes Wier Stichting.

Embryologie

Ver voor de geboorte worden de testikels annex epididymis aangelegd op een plek hoog achter in de buikholte, in de nabijheid van de oernieren. Gedurende de eerste twaalf weken na de conceptie dalen de testikels via de achterzijde van het uitzakkende buikvlies af naar het lieskanaal (figuur 5.1). In het derde trimester van de graviditeit, doorgaans in de achtste maand, vindt de eigenlijke indaling plaats. Bij ongeveer 95% van de à terme geboren jongetjes zijn de testikels rond de geboorte op de juiste plek.

Vascularisatie

De bloedvoorziening van de testikels is nauw verwant aan die van de nieren, vanwege de gezamenlijke embryologische oorsprong. De arteria testicularis ontspringt uit de aorta even onder het niveau van de aftakking van de arteria renalis (figuur 5.2). Deze wordt ook wel arteria spermatica interna genoemd. Via het retroperitoneum loopt de arterie door het lieskanaal naar de testikel, alwaar anastomosering met de arterie van de ductus deferens plaatsvindt. Laatstgenoemde is een tak van de arteria iliaca interna.

In de funiculus bevindt zich de plexus pampiniformis van waaruit de veneuze terugvloed plaatsvindt. Ter hoogte van de annulus inguinalis internus vormt deze plexus de vena spermatica interna. Aan de rechterzijde

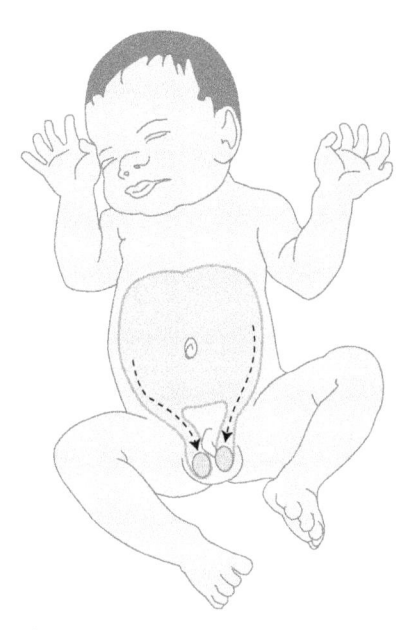

Figuur 5.1
Indaling van de testes.

mondt deze direct in de vena cava inferior uit, aan de linkerzijde in de vena renalis. Dit verschil maakt dat een varicokèle veel vaker aan de linker- dan aan de rechterzijde voorkomt.

De lymfedrainage vanuit de testikels vindt in eerste instantie plaats naar de lumbale retroperitoneale klieren.

Innervatie

De zenuwvoorziening van de testikels is ingewikkeld. De sympathische zenuwvoorziening is afkomstig uit de segmenten Th_{10-12}. Deze zenuwen lopen parallel aan de testiculaire vaten. Ze penetreren de tunica albuginea en lopen vervolgens uit tussen de tubuli seminiferi. De belangrijkste functie lijkt het beïnvloeden van de tonus van het gladde spierweefsel in de tunica albuginea. De vrije sensorische zenuwuiteinden bevinden zich in het interstitiële compartiment.

Wanneer men de scrotumhuid en de tunica vaginalis verdooft en vervolgens fysiologisch zout in de testikel injecteert, wordt geen pijn in het scrotum, maar diep in de fossa iliaca gevoeld. Waarschijnlijk gaat het om 'referred pain' via somatische segmenten.

De somatische zenuwvoorziening verloopt via de nervus genitofemoralis en is afkomstig uit de segmenten L_{1-2}. Het meest distale deel, de genitale tak, loopt eerst over de cremasterspier, perforeert deze en innerveert vervolgens de tunica vaginalis en tunica albuginea testis. Als men de tunica vaginalis verdooft en vervolgens de tunica albuginea bekrast, wordt een doffe pijn in de testikel gevoeld (Brown, 1949). Wanneer bij orchidopexie met funiculolyse

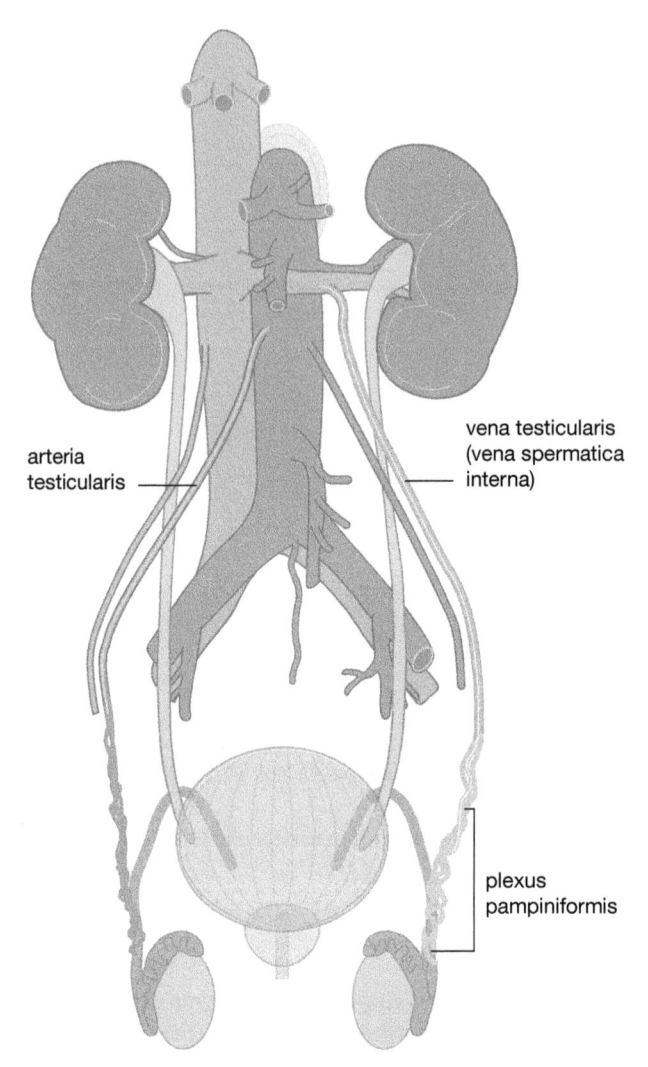

Figuur 5.2
Bloedvoorziening van de testikels.

(het afprepareren van cremasterspiervezels) de nervus wordt doorgenomen, wordt nadien bij hard knijpen in de testikel alleen pijn in de fossa iliaca gevoeld. Bij spinale anesthesie tot niveau L_1 verdwijnt het 'testikelgevoel' eveneens (de scrotumhuid wordt voorzien vanuit S_{2-3}).

Genoemde bevindingen wijzen erop dat alleen bij forse stimulatie, bijvoorbeeld hard knijpen, autonome zenuwpijn optreedt, een pijn die moeilijk te lokaliseren is en gelokaliseerd wordt in gebieden van Th_{10-12}. Als pijn duidelijk in het scrotum wordt gevoeld, wordt deze doorgegeven via somatische zenuwen, ook al bevindt de primaire laesie zich in de testikel of de epididymis.

Referred pain in het scrotum (via de nervus genitofemoralis) kan het gevolg zijn van onder andere een distale uretersteen, een aneurysma van de arteria iliaca, een kleine nog niet zichtbare hernia inguinalis en degeneratieve laesies in de laag-thoracale en hoog-lumbale wervelkolom.

Fysiologie

Bij de meeste mannen hangt, als zij rechtop staan, de linkertestikel lager dan de rechter. Dit wordt waarschijnlijk veroorzaakt door het feit dat meestal de linkertestikel iets groter en zwaarder is dan de rechter. Het volume kan geschat worden door middel van een orchidometer, een snoer met plastic modellen van verschillende omvang. Daarbij blijkt de waarde voor een volwassen man meestal groter dan 15 ml. Een volume van 17 tot 25 ml wordt als normaal beschouwd. De lengte varieert van 3,5 tot 5,5 cm, de breedte van 2,1 tot 3,2 cm. Het grootste deel van de testikel wordt ingenomen door de tubuli seminiferi, de buisjes waarin de spermatozoa gedurende een maand of twee tot ontwikkeling komen. De tubuli zijn verdeeld over ongeveer 250 lobjes. Per dag worden tussen de tien en honderd miljoen zaadcellen aangemaakt.

Tussen de tubuli seminiferi bevindt zich het interstitiële compartiment waarin zich behalve de bloedvaten de leydigcellen bevinden (figuur 5.3). De leydigcellen maken ongeveer 5% van het totale testisvolume uit. Zij maken uit cholesterol ongeveer 7 mg testosteron per dag. De sertolicellen, de steuncellen, maken deel uit van de bloed-testikelbarrière. Deze laten de zaadcellen als het ware passeren. Alle voedingsstoffen voor de rijpende zaadcellen moeten eveneens langs de sertolicellen. Zaadcellen zijn haploïd, dat wil zeggen dat ze het erfelijk materiaal in enkelvoud bevatten. Alle andere lichaamscellen zijn diploïd. Het lichaam beschouwt zaadcellen derhalve als vijandig en zal antistoffen aanmaken zodra de bloed-testikelbarrière wordt doorbroken.

Vanaf de puberteit produceren de leydigcellen het mannelijk geslachtshormoon testosteron. Daarin worden zij aangestuurd door het in de hypofyse aangemaakte luteïniserend hormoon (LH). De andere gonadotrope hypofysaire regelstof is het follikelstimulerend hormoon (FSH) dat via de sertolicellen de spermatogenese reguleert.

Volume en stevigheid van de testikel kunnen informatie geven of er sprake is van endocriene afwijkingen. Zo kunnen kleine, rubberachtige testikels bij een volwassen man een aanwijzing zijn voor onvoldoende gonadotrope stimulatie. Vóór de puberteit is dit echter normaal.

Afwezigheid van een testikel in het scrotum wijst op cryptorchisme. Er kan echter ook sprake zijn van een retractiele testikel door een aangespannen cremasterspier. Daarbij wordt de testikel telkens naar de annulus inguinalis externus of zelfs het lieskanaal in getrokken. De cremasterreflex verloopt via de nervus genitofemoralis en kan worden opgewekt, niet alleen door de huid aan de binnenzijde van het bovenbeen te prikkelen, maar ook door kou. Bij oudere mannen is de reflex minder goed opwekbaar.

De spiraalvormige cremastervezels lopen in de funiculus door tot aan de basis van de penis en kunnen bij plotse samentrekking een torsio veroorza-

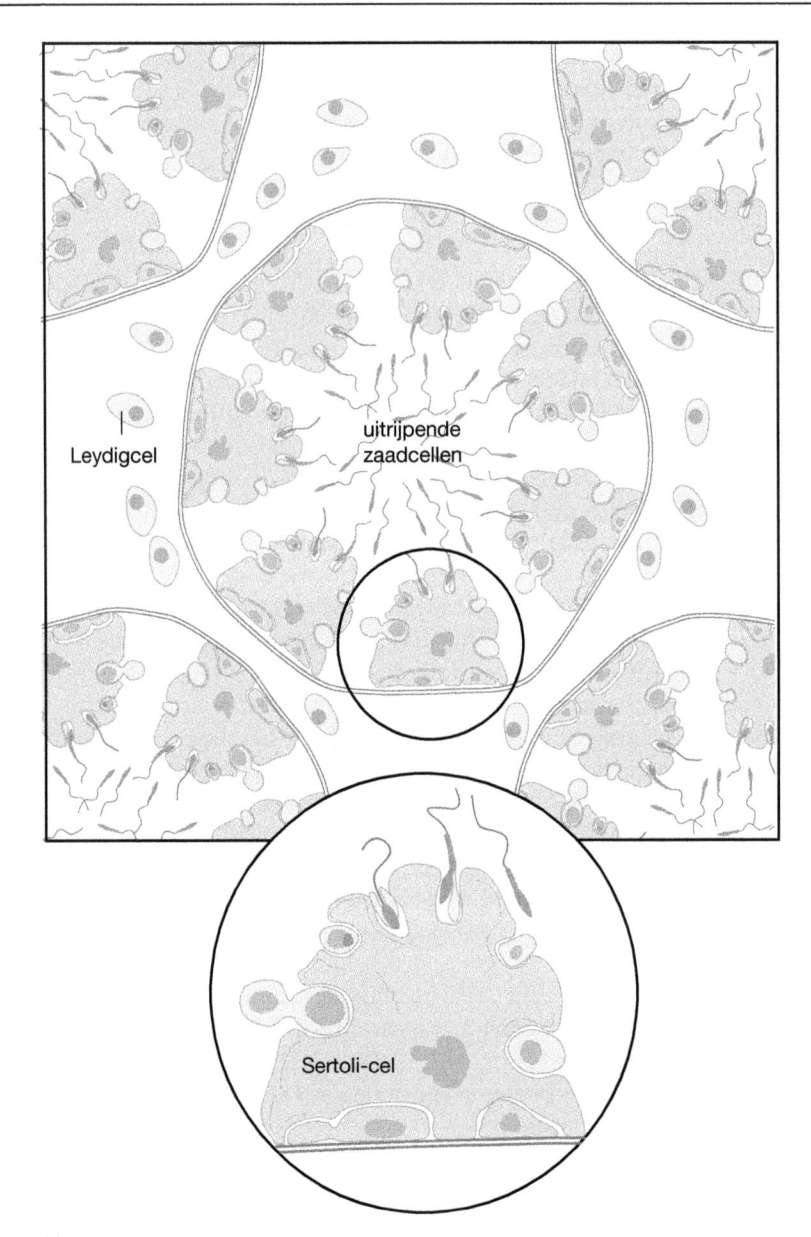

Figuur 5.3
Tubuli seminiferi en interstitiële ruimte.

ken. Relaxatie van deze spiervezels vormt de verklaring voor het hoge percentage spontane detorsies na narcose van patiënten met een torsio.

De testikel is aan de caudale zijde met het scrotum verbonden door het gubernaculum, een brede band, waardoor in principe voorkomen wordt dat de testikel om zijn verticale as kan draaien.

Tijdens seksuele opwinding neemt door vasocongestie het volume van de testikel toe (maximaal 50%). Bij zeer langdurige seksuele opwinding zou de congestie aanleiding kunnen geven tot orchialgie, dat wil zeggen: pijn in de testikel. Doordat bij seksuele opwinding de cremasterspieren worden aangespannen, treedt ook een elevatie van de testikels op.

3 De epididymis

De epididymis ligt kommavormig achter de testikel (figuur 5.4). Onderscheiden worden caput, corpus en cauda. In het caput sluit de ductus epididymis (in totaal een vijf tot zes meter lange buis) aan op het netwerk van afvoerbuisjes van de testikel, de cauda sluit aan op de ductus deferens.

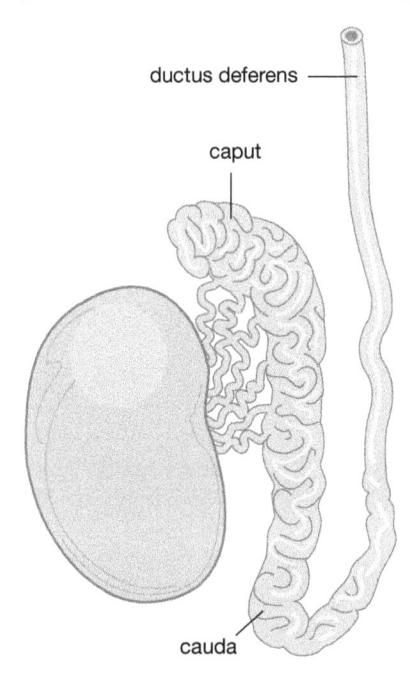

Figuur 5.4
Epididymis.

De arteriële vaatvoorziening is afkomstig uit de a. spermatica interna en de arterie van de ductus deferens. De veneuze afvloed vindt plaats via de plexus pampiniformis.

De lymfe wordt gedraineerd naar de inguinale lymfeklieren.

De sympathische zenuwvoorziening is afkomstig uit de segmenten Th_{10}-L_1. De tonus van het gladde spierweefsel van de epididymis en de ductus deferens en dat van de bijbehorende bloedvaten wordt zo gereguleerd.

In de epididymis neemt het fertiliserende vermogen van zaadcellen toe. Een van de meest opvallende veranderingen is een toename van het percentage motiele zaadcellen alsmede hun zwemsnelheid. Door biochemische veranderingen in het oppervlak wordt het vermogen van zaadcellen om zich te kunnen binden aan de stugge zona pellucida van de eicel versterkt.

Bij emissie worden de in de cauda epididymis opgeslagen spermatozoa in de ductus deferens geperst. De kracht wordt geleverd door het samentrekken van de gladde spieren in de wand van dit lange buisvormige orgaan.

4 De ductus deferens

De 35 tot 50 cm lange ductus deferens verbindt de epididymis met de urethra (figuur 5.5). Tijdens de emissie vinden ritmische contracties plaats van het gladde spierweefsel van de wand, waardoor spermatozoën naar de urethra worden geperst. De gespierde buis met een diameter van 3,5 tot 4 mm is palpabel tussen cauda epididymis en annulus inguinalis externus. De ductus maakt in dit gebied deel uit van de funiculus spermaticus, die verder bestaat uit arteriën (onder andere de a. testicularis), een netwerk van venen (de plexus pampiniformis), zenuwen en lymfebanen.

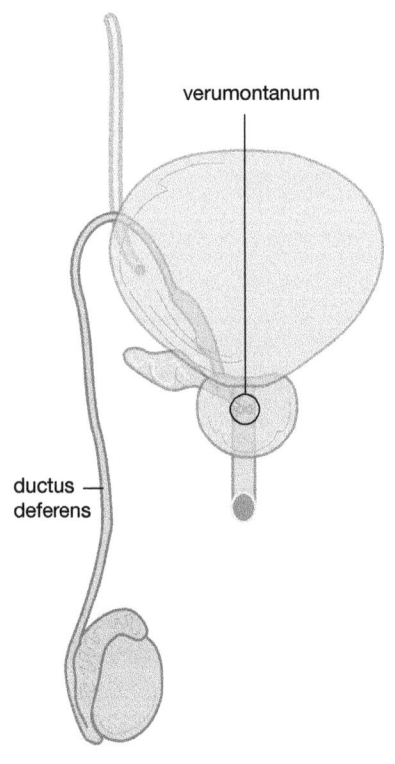

Figuur 5.5
Ductus deferens.

De funiculus spermaticus wordt bekleed door structuren afkomstig van de buikwand, de fascia spermatica interna, de fascia cremasterica en de fascia spermatica externa. In deze bekleding bevindt zich de musculus cremaster, een dwarsgestreepte spier (figuur 5.6).

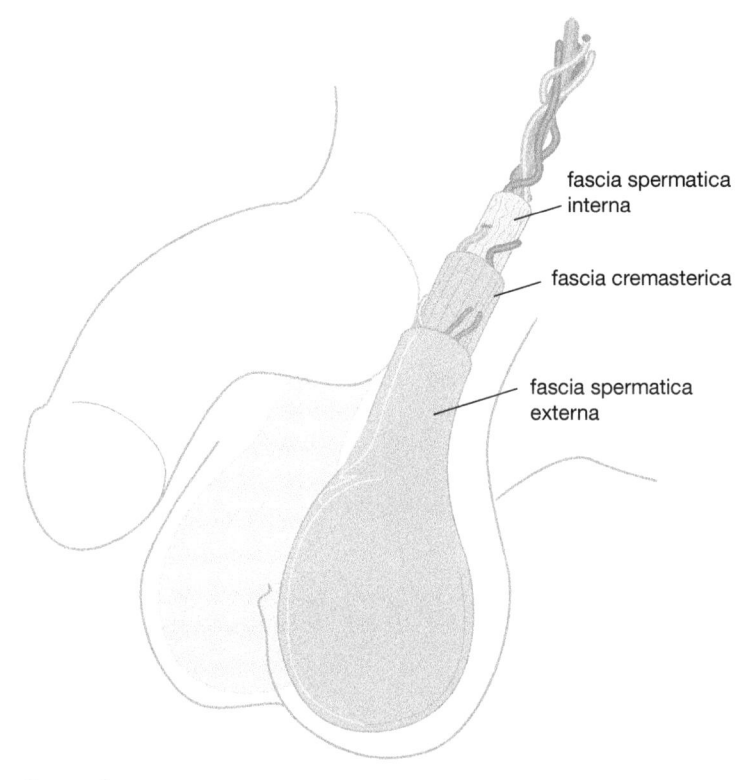

Figuur 5.6
Funiculus spermaticus.

Vanaf de annulus inguinalis internus verloopt de ductus deferens bedekt door peritoneum langs de binnenzijde van de buikwand, achter de urineblaas langs naar de pars prostatica van de urethra. In de nabijheid van de prostaat, tussen blaas en rectum, is de ductus verwijd tot ampul (ampulla ductus deferentis). Binnen de prostaat is de ductus vernauwd tot ductus ejaculatorius (spuitbuisje). De twee spuitbuisjes monden uit bij de colliculus seminalis, een verdikking in de dorsale wand van de pars prostatica urethrae.

5 Appendices

Aan de testikel, epididymis en funiculus komt een aantal appendices voor die een poliepachtige vorm hebben met een lengte tot 1 cm en een diameter tot 2 mm. Onderscheiden worden (figuur 5.7):
– de appendix testis ('hydatide van Morgagni');

- appendix epididymis;
- de paradidymis (orgaan van Giraldés);
- superior vas aberrans van Haller;
- inferior vas aberrans van Haller.

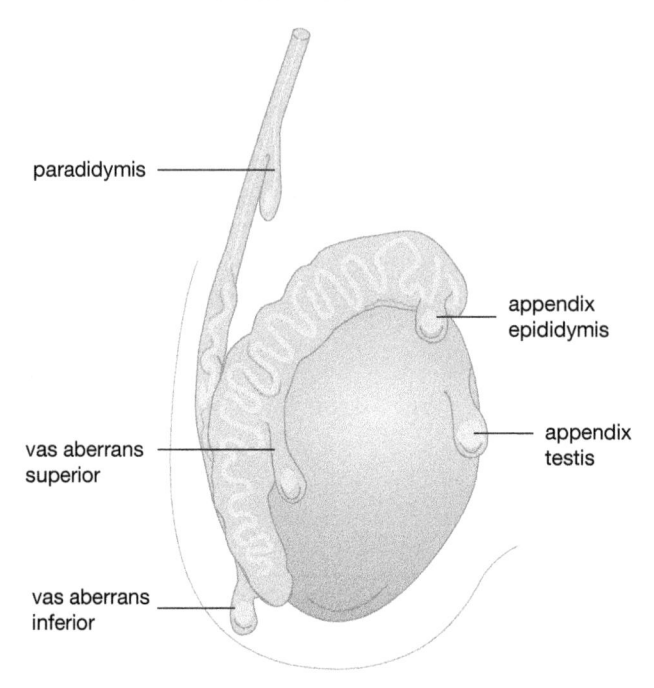

Figuur 5.7
Appendices van testes, epididymis en funiculus.

Een appendix testis is afkomstig uit resten van de buis van Müller en komt bij 90% van de mannen voor. De overige appendices zijn rudimenten van mesonefrische tubuli en komen veel minder frequent voor. Bij 30% van de mannen vindt men een appendix epididymis, de drie laatstgenoemde hooguit bij 1 tot 5%. Torsie met secundaire infarcering kan bij deze gesteelde orgaantjes (vrijwel altijd gaat het echter om een appendix testis) aanleiding geven tot klachten van acute scrotale pijn (zie hoofdstuk 26).

Leesadvies

Rolnick D, Kawanode S, Szanto P. Anatomical incidence of testicular appendages. J Urol 1969;100: 755-6.

Weber RFA, Dohle GR, Vreeburg JTM. Klinische Andrologie. Houten/Diegem: Bohn Stafleu van Loghum, 2001.

6 De penis

Dr. M.F. van Driel en prof. dr. H.J.A. Mensink

1 Inleiding

Al in de Griekse en Latijnse taal bestond er een grote verscheidenheid aan benamingen voor het mannelijk geslachtsorgaan. Slechts enkele bleven gehandhaafd. Het is moeilijk te achterhalen waarom de ene benaming wél en de andere niet is blijven bestaan. De meeste woorden zijn een metafoor ontleend aan de lengte, de cilindrische vorm of de verticale stand. Soms stond de steel van een plant, de schacht van een speer, of de kling van een zwaard model, dan weer de met brons beslagen scheepssneb, waarmee in de oudheid tijdens zeeslagen schepen elkaar trachten te rammen (Grieks *embolon*). De classici Horstmanshoff en Beukers wijdden er enkele jaren geleden een studie aan. De gangbare anatomische naam voor het vrouwelijk geslachtsorgaan, vagina ('schede'), sluit prachtig aan bij de kling van het zwaard. Datzelfde geldt voor de term *ejaculatie* (zaadlozing, afgeleid van het Latijnse *iaculum* = 'speertje') bij de schacht van een speer. Een *eiaculatio* betekent dan eigenlijk het wegslingeren van het zaad, als een speer.

Het woord *penis* werd uiteindelijk het meest gangbaar. De precieze afkomst ervan is echter onduidelijk. Sommige taalgeleerden leiden het woord af van het Latijnse werkwoord *pendere* ('hangen'). In dat geval is het Nederlandse 'lul' een toepasselijke vertaling, omdat 'lullen' oorspronkelijk ook 'neerhangen' betekent. Woorden die van oorsprong een neutrale betekenis hebben, kunnen zo door allerlei factoren in status stijgen of dalen, van obsceen tot wetenschappelijk en van neutraal beschrijvend tot platvloerse metafoor.

De Nederlander of Vlaming die schuttingtaal wil vermijden, zal ongetwijfeld de wetenschappelijke aanduiding penis gebruiken. Het archaïsche woord *roede* wordt zelden meer gebruikt. Volgens de eerder genoemde classici is dat een zusterwoord van het Duitse *Ruthe*, het Franse *verge* en het Engelse *mansyard*. Het zijn volgens hen allemaal vertalingen van het Arabische *al-kamarah*. Dat woord werd in de oudheid in de invloedrijke Arabische medische literatuur gebruikt. Via het Latijn (*virga* = 'twijg, tak') werd het in de West-Europese talen opgenomen.

2 Historische aspecten

Een van de eersten die zich op wetenschappelijke wijze met de penis en de erectie bezighield was Leonardo Da Vinci (1452-1519). Volgens hem waren zowel de geslachtsorganen van de man als die van de vrouw zo afstotend dat de mens allang uitgestorven zou zijn wanneer de schoonheid van het menselijk lichaam als geheel en het onstuitbare geslachtelijke verlangen niet bestonden. Door zijn anatomische studies kwam Da Vinci in conflict met het verbod secties op lijken te verrichten. Hij weerlegde het middeleeuwse idee dat een erectie zou ontstaan als gevolg van de ophoping van lucht. Na onderzoek bij opgehangen misdadigers concludeerde hij dat bij de mens de erectie tot stand kwam door stuwing van bloed.

Overigens is dit bij alle zoogdieren het geval; bij vogels daarentegen is de erectie het gevolg van lymfestuwing. De meeste vogels zijn dan ook niet in het bezit van een echte penis, dat wil zeggen: van een orgaan met zwellichamen. Alleen de *Ratiten*, waartoe onder andere de struisvogel behoort en de *Anseres* (zwanen, ganzen en eenden, die onder water copuleren) hebben een soort penis met zwelweefsel.

De anatoom Varolio (1543-1575) publiceerde enkele decennia later dan Da Vinci over de penis en de erectie. Een van zijn conclusies luidde dat voor een erectie spieren aan de onderzijde van de penis aangespannen worden. Reinier de Graaf (1641-1673), de wereldberoemde Delftse onderzoeker, vond een soort injectiespuit uit waarmee hij allerlei onderzoek deed bij overledenen. Toen hij bij een van hen water in de arteria iliaca interna spoot, zag hij tot zijn verbazing dat de zwellichamen van de penis zich vulden. Daarmee bevestigde hij de conclusie van Da Vinci. Pas in 1863 toonde de Duitser Eckhardt aan dat een erectie kon worden opgewekt door het sacrale ruggenmerg te prikkelen. Na zijn onderzoek stond vast dat het erectiecentrum zich in het laagste deel van het ruggenmerg bevindt. Het zou echter nog vele jaren duren voordat er meer bekend werd over de penis en de erectie.

3 Huidige inzichten in anatomie en fysiologie

Het erectiele weefsel in de penis bevindt zich in een drietal zwellichamen: de twee dorsaal gelegen corpora cavernosa en het ventraal gelegen corpus spongiosum dat de urethra omsluit (figuur 6.1a). De glans penis (eikel) kan worden beschouwd als distale voortzetting van het corpus spongiosum. De glans wordt gekenmerkt door speciale zenuwuiteinden. Tussen de glans en het corpus penis bevindt zich een groeve, de collum glandis. Aan de basis van de glans bevinden zich kleine kliertjes die het smegma produceren (de glandulae preputiales). Het frenulum (toompje), de aanhechtingsplooi van het preputium, is het meest gevoelige deel van de penis.

De proximale uiteinden van de corpora cavernosa – de crura – zijn gefixeerd aan de onderrand van de ramus inferior van het os pubis en het os ischium (figuur 6.1b). Naar distaal toe komen de beide corpora cavernosa samen ter

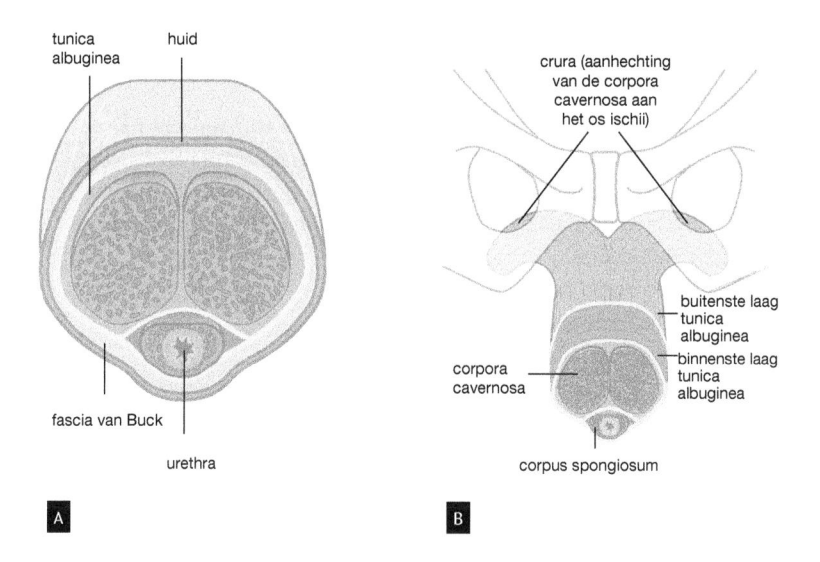

Figuur 6.1
a Dwarsdoorsnede van de penis. b Schematische weergave van heat intracorporele deel van de penis.

hoogte van de onderrand van het os pubis. De basis van het corpus spongiosum en beide corpora cavernosa worden bekleed door de musculus bulbospongiosus en de mm. ischiocavernosi. Deze dwarsgestreepte spieren, die zowel reflexmatig als bewust aangespannen kunnen worden, zijn betrokken bij zowel de erectie als de ejaculatie. Voor de ophanging van de penis zijn er twee ligamenten: het ligamentum suspensorium en het ligamentum fundiforme.

Elk van de drie corpora wordt omgeven door een tunica albuginea. Die rond het corpus spongiosum is veel dunner dan die rond de corpora cavernosa. De tunica albuginea van de corpora cavernosa (2 tot 4 mm dik) bestaat uit twee lagen. De buitenste bestaat voornamelijk uit elastische vezels, de binnenste uit collageen (figuur 6.1b). De corpora cavernosa zijn gescheiden door een incompleet septum en zijn zo met elkaar verbonden. De dunnere fascia van Buck omhult alle drie de corpora. Tussen de gepigmenteerde penishuid en de fascia van Buck bevindt zich een laagje losmazig bindweefsel.

Microscopisch bestaan de corpora cavernosa en het corpus spongiosum uit caverneuze ruimten – gescheiden door trabeculae – die opgebouwd zijn uit glad spierweefsel, fibroblasten, collageen en elastische vezels. De trabeculae zijn bekleed met endotheel.

Arteriën

Van de arteria iliaca interna splitsen zich achtereenvolgens af:
– de arteria gluteae inferior;
– de arteria obturatoria;
– de arteria vesicalis superior;

– de arteria vesicalis inferior;
– de arteria pudenda interna.

De arteria pudenda interna loopt via het foramen ischiadicum vanuit het bekken naar het perineum en vervolgens via de laterale wand van de fossa ischiorectalis evenwijdig aan de ramus inferior van het os pubis. Vlak voordat zij de symphysis pubica bereikt, splitst de arteria pudenda interna zich in twee takken (figuur 6.2):
– de arteria cavernosa;
– de arteria dorsalis penis.

Tevoren heeft de arteria pudenda interna al enkele takken afgegeven:
– posterieure scrotale takken;
– de arteria perinei;
– de arteria bulbi penis.

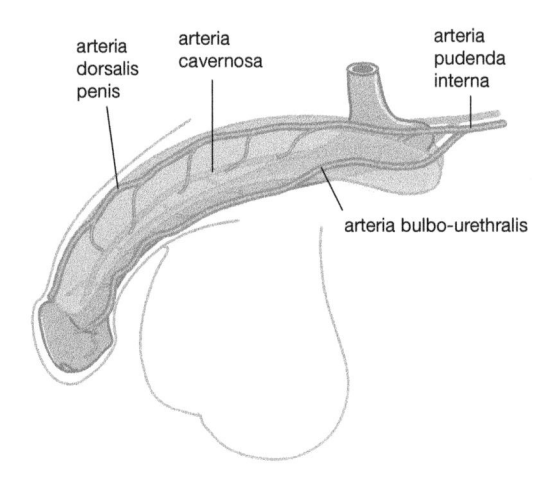

Figuur 6.2
Arteriële bloedvoorziening van de penis.

De arteria bulbo-urethralis treedt binnen in de bulbus en verzorgt het corpus spongiosum. De arteriae cavernosae komen de corpora binnen op de plaats waar deze samenkomen en lopen centraal in de lengterichting naar distaal. Direct na intrede in het corpus geven ze een tak af die teruggaat naar het corpus.

De arteriae dorsales penis lopen onder de fascia van Buck over het dorsum van de penis en verzorgen de bloedtoevoer naar de glans. Er zijn meerdere circumflexe verbindingen met takken van de arteriae bulbo-urethralis penis en de arteriae cavernosae.

Venen

De afvloed van bloed vindt plaats via drie venen (figuur 6.3):
- de vena dorsalis superficialis draineert de huid en subcutis en mondt via de vena pudenda superficialis externa uit in de vena saphena magna;
- de vena dorsalis profunda ligt onder de fascia van Buck en draineert de corpora cavernosa, het corpus spongiosum, de glans en het preputium; de eerst ongepaarde vene splitst zich in een rechter- en een linkertak die uitmonden in de plexus van Santorini;
- veneuze takken uit het proximale deel van de corpora komen samen in de venae cavernosae, die weer uitmonden in de venae pudendae interna.

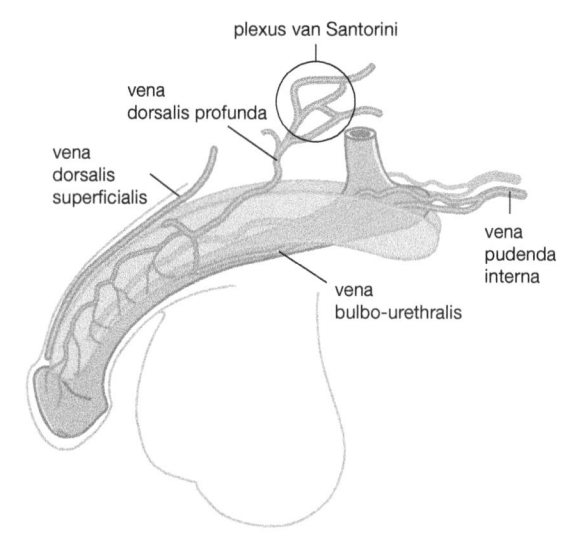

Figuur 6.3
Veneuze afvloed van de penis.

3.3 Innervatie

Onderscheid wordt gemaakt tussen de somatische en de autonome innervatie (figuur 6.4).
De somatische zenuwvoorziening vindt plaats via:
- de nervus dorsalis penis, een tak van de nervus pudendus, die de glans en de penishuid verzorgt;
- takken van de nervi perinei, eveneens uit de nervus pudendus, die ter hoogte van de bulbus binnenkomen en het corpus spongiosum en de urethra innerveren;
- de nervus ilio-inguinalis die takken afgeeft naar de huid van de basis van de penis.

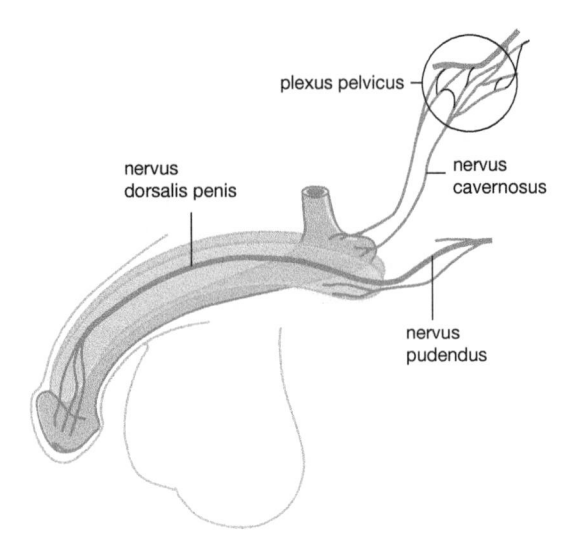

Figuur 6.4
Innervatie van de penis.

De autonome zenuwvoorziening vindt plaats via de de nervi cavernosi. Deze zenuwen verzorgen de zwellichamen motorisch en daarmee de totstandkoming en handhaving van een erectie. Waarschijnlijk bevatten ze niet alleen preganglionaire parasympathische vezels maar ook sympathische en afferente. De nervi cavernosi komen voort uit de plexus pelvicus, die op zijn beurt voortkomt uit autonome componenten van zenuwen die vanuit laag lumbaal en hoog sacraal komen. Hierbij voegt zich de nervus hypogastricus, die uit de plexus hypogastricus superior stamt. De nervi cavernosi vervolgen hun weg lateraal langs de wand van het rectum en dorsolateraal van de prostaat, over de musculus levator ani, in de richting van de basis van het corpus cavernosum.

4 De hemodynamiek van de erectie

Erectie is het gevolg van bloedstuwing in de caverneuze ruimten. De stijfheid komt vooral van de corpora cavernosa, de druk in het corpus spongiosum blijft relatief laag, omdat anders de urethra zou worden gecomprimeerd, waardoor het ejaculaat niet op de juiste plek zou kunnen worden geloosd.

Hoe een erectie tot stand komt, is echter niet tot in alle details bekend. Tijdens de eerste fase van de erectie neemt de flow in de arteria pudenda met 25% toe. Deze toename gaat gepaard met een afname van de druk in de arterie met 20 mmHg. Tijdens de erectie neemt de flow langzaam af en bij volledige erectie wordt een evenwicht bereikt waarbij de druk in het corpus cavernosum ongeveer 10 mmHg boven de arteriële druk ligt. In deze evenwichtssituatie is de flow in het corpus cavernosum weliswaar sterk verminderd, maar niet afwezig.

Erectie is echter niet alleen een gevolg van de toegenomen arteriële flow in de arteria pudenda en arteria cavernosa. De relaxatie van glad spierweefsel in de trabeculae sluit erop aan. Beide processen leiden tot vulling van de caverneuze ruimten. Of de veneuze afvloed uit het corpus al of niet verminderd wordt, is lange tijd onduidelijk geweest. Men neemt nu over het algemeen aan dat het een passief proces is: de subtunicale venen worden bij erectie dichtgedrukt tegen de weinig rekbare tunica albuginea (figuur 6.5a en b).

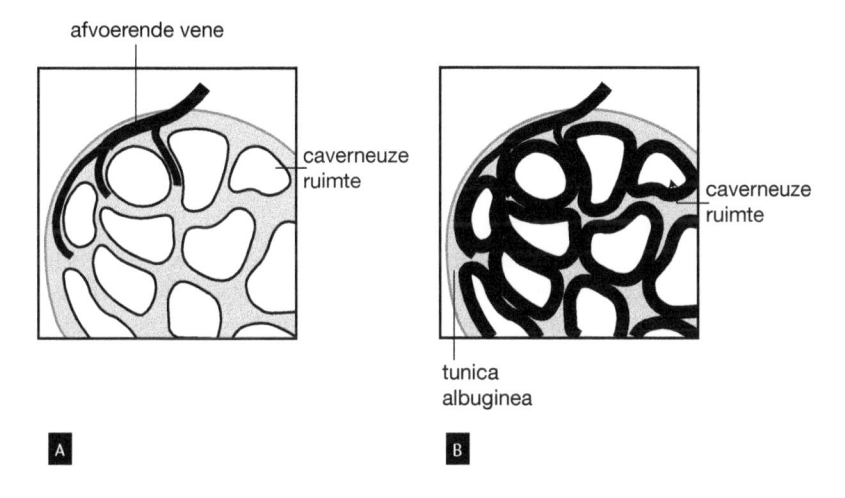

Figuur 6.5
a Vulling caverneuze ruimte. b Vulling caverneuze ruimte tijdens erectie.

5 Neurofarmacologie van de erectie

Aanvankelijk meende men dat de erectie volledig door het cholinerge parasympathische systeem werd gereguleerd, maar dat bleek niet het geval. Zo kan een intracaverneuze injectie met fentolamine of fenoxybenzamine, stoffen die alfa-adrenerge receptoren blokkeren, aanleiding geven tot langdurige erectie. Ook het gegeven dat een langdurige erectie (priapisme) tegengegaan kan worden door het activeren van deze receptoren (inspuiten van adrenaline) suggereert dat de penis onder meer slap wordt gehouden door een adrenerg systeem, bijvoorbeeld via verhoogde tonus van het spierweefsel van de arteriolen die in de caverneuze ruimten uitkomen. Als psychogene erectie mede tot stand komt via sympathische beïnvloeding vanuit het thoracolumbale ruggenmerg, zouden naast de remmende sympathische adrenerge neuronen ook neuronen voorkomen die onder bepaalde omstandigheden stimulerend werken. Tegenwoordig denkt men echter dat erectie bewerkstelligd wordt via het parasympathische systeem door middel van relaxatie van het gladde spierweefsel in de zwellichamen. De activering berust niet alleen op de klassieke cholinerge transmissie op muscarinereceptoren, maar ook op remming van adrenerge transmissie en op niet-adrenerge, niet-cholinerge transmissie. Tot de laatste rekent men verscheidene neuropeptiden (endotheline, neuropeptide Y, vaso-intestinaal polypeptide, peptide-histidine-methionine, calcitonine gene related peptide, substance P), prostaglandinen, histamine, serotonine en ATP. Mede door de komst van PDE5-remmers als sildenafil, vardenafil en tadalafil, is de laatste jaren veel onderzoek gedaan naar de betekenis van stikstofoxide (NO) voor het initiëren van erectie. Evenals de eerder genoemde neuropeptiden geeft NO afkomstig uit het terminale zenuwuiteinde relaxatie van het gladde spierweefsel in de zwellichamen, waardoor de erectie geïnduceerd wordt. Voor het onderhouden van de erectie komt er NO vrij uit het endotheel van de caverneuze ruimten.

In het centrale zenuwstelsel acht men voor het tot stand komen van een erectie vooral het dopaminerge systeem van belang.

6 De lengte van de penis

Adequate gegevens over afmetingen van de penis zijn onder meer van belang voor pediaters en voor condoomfabrikanten. Seksuologen kennen er betekenis aan toe aan bij klachten over dyspareunie. De gemiddelde lengte van de mannelijke penis in erectie is ongeveer vijf keer die van een volwassen gorilla. De naar verhouding grote penis van de homo sapiens geeft indirect een aanwijzing over het seksleven van onze voorouders. Een relatief lange penis zou bedoeld kunnen zijn om andere mannen af te schrikken. Weliswaar is dit bij een enkele apensoort het geval, maar bij de mens was daar waarschijnlijk geen sprake van. Evolutiebiologen stellen dat van alle mannen die met dezelfde vrouw paarden, de zaadcellen van de man met de langste penis de grootste kans op nageslacht opleverden. Deze 'spermacompetitietheorie' biedt dan ook de beste verklaring voor de relatief grote menselijke penis.

De in de literatuur genoemde waarden aangaande lengte en omtrek van de penis variëren sterk. Redenen zijn onder andere de manier waarop werd gemeten en verschillen tussen bestudeerde populaties. De variatie in lengte en omtrek wordt goed weergegeven door de gegevens van Schonfeld en Beebe (1942). Zij maakten gebruik van de lengte van de slappe, volledig gerekte penis. Als P10 vonden zij 11,3 en als P90 15,5 centimeter (de P10 is de waarde waar slechts 10% van de gemeten waarden onder blijft, de P90 waar 90% onder blijft). Voor de penisomtrek vonden zij als P10 en P90 7,2 respectievelijk 9,8 centimeter. De door hen gebruikte lengtemaat (slappe maar volledig gerekte penis) blijkt goed overeen te komen met de lengte van de penis in erectie. De lengte van de slappe, niet-gerekte penis zegt weinig over de lengte in erectie.

Uit Frans onderzoek is gebleken dat tussen het 25e en 75e levensjaar de penis 10% korter wordt en 9% in omtrek afneemt. Verbindweefseling van het zwelweefsel wordt als mogelijke oorzaak genoemd.

De eigenlijke lengte van de corpora cavernosa (15 tot 23 centimeter, gemeten bij overledenen) verschilt aanzienlijk van de penislengte. Dit komt doordat een deel van de corpora cavernosa zich niet in de penis bevindt maar in het perineum.

Leesadvies

Belt E. Leonardo the Florentine. Investigative Urology 1965; 3: 1.
Driel MF van. Geheime Delen. Amsterdam/Antwerpen: De Arbeiderspers, 2008.

7 Aangeboren afwijkingen van de tractus urogenitalis

Prof. dr. J.M. Nijman

1 Obstructieve uropathie

Obstructie kan op verschillende plaatsen in de urinewegen voorkomen: op de overgang van het pyelum naar de ureter, van de ureter naar de blaas en infravesicaal. De eerste twee kunnen enkel- of dubbelzijdig voorkomen, de laatste kan bilaterale afwijkingen tot gevolg hebben.

Subpelviene stenose

Bij een subpelviene stenose is sprake van een obstructie tussen het pyelum en het proximale deel van de ureter. In veruit de meeste gevallen is geen sprake van een echte anatomische obstructie maar van een functionele obstructie, omdat de peristaltische golf vanuit het pyelum naar de ureter niet wordt voortgeleid. Hierdoor kan een sterk uitgezet nierbekken ontstaan, dat lang niet in alle gevallen gepaard hoeft te gaan met hoge druk en functieverlies van de aangedane nier.

Ook kan het pyelum zozeer zijn uitgezet dat de wanden niet goed tegen elkaar komen, zodat voortstuwing van urine in de richting van de ureter onmogelijk is. De oorzaak hiervan kan bijvoorbeeld zijn dat de ureter te laat doorgankelijk wordt. Normaal gesproken is de ureter na de geboorte doorgankelijk, maar blijft de dilatatie bestaan. Pas na enkele jaren zal de verwijding langzaam verdwijnen. Het probleem is dat na de geboorte op een echo een verwijd nierbekken wordt geconstateerd, maar op dat moment nog niet duidelijk is of er een echte obstructie in het spel is of een resttoestand van een eerdere (inmiddels verdwenen) obstructie.

Bij een antenataal vastgestelde hydronefrose wordt pas na een aantal dagen na de bevalling echografie van de nieren uitgevoerd: vanwege de geringe diurese vlak na de partus heeft het geen zin deze eerder te verrichten. Wordt de dilatatie bevestigd, dan zal bij een eenzijdige afwijking verder onderzoek plaats kunnen vinden als het kind ongeveer vier weken oud is. Dit verdere onderzoek bestaat uit een nierscan (renogram met MAG3) en een mictiecystouretrogram (MCUG). Dit laatste onderzoek wordt uitgevoerd ter uitsluiting van reflux of een infravesicale obstructie (urethrakleppen); met name de mictiefoto's zijn belangrijk. Wanneer het renogram een functie van meer dan 40% toont, dan is het verstandig voorlopig af te wachten.

Bij een slechte functie of progressieve dilatatie zal een beslissing moeten worden genomen of het nodig is een percutane nefrostomiedrain in te brengen. Blijft de functie na een aantal weken slecht (minder dan 10%), dan wordt meestal een nefrectomie verricht. Bij een verbeterde functie zal een pyelumplastiek worden uitgevoerd.

In alle andere gevallen is het niet nodig overhaast te werk te gaan: ten minste een derde van de antenataal vastgestelde uitgezette nieren blijkt niet op een obstructie te berusten. Regelmatige echografische controles en van tijd tot tijd een diureserenogram zijn noodzakelijk om te beoordelen of de functie goed blijft en de dilatatie afneemt.

Bij afgenomen nierfunctie (minder dan 40%) wordt een pyelumplastiek verricht. Hierbij wordt een deel van het gedilateerde pyelum samen met het vernauwde pyelo-ureterale overgangssegment verwijderd. Daarna wordt een brede anastomose gemaakt tussen het resterende pyelum en de ureter (pyelumplastiek volgens Anderson-Hynes). Een dergelijke ingreep kan al een paar weken na de geboorte plaatsvinden en gaat gepaard met minimale morbiditeit. De meeste kinderen kunnen na een week weer naar huis. De resultaten van een pyelumplastiek zijn goed: tot 98% succes. De follow-up bestaat uit regelmatige echografische controle en een diureserenogram na bijvoorbeeld een jaar.

Prevesicale obstructie

Bevindt de obstructie zich op de overgang van de ureter in de blaas, dan ontstaat het beeld van de mega-ureter: een sterk verwijde ureter, die soms geslingerd kan verlopen. Door deze distale obstructie ontstaat meestal ook een hydronefrose. Ook de combinatie van reflux en obstructie is mogelijk. In de meeste gevallen is sprake van een primair functioneel obstructieve mega-ureter doordat het distale deel van de ureter onvoldoende contraheert, waardoor de peristaltiek niet wordt voortgeleid. Dit leidt tot toenemende dilatatie van de in feite gezonde proximale ureter. Het vaststellen van de mate van obstructie is bij deze vorm van obstructieve uropathie zeer moeilijk. Door de enorme elasticiteit van de urinewegen kunnen deze zonder noemenswaardige drukverhoging fors uitzetten. Het diureserenogram (met Lasix) kan ons om die reden in de steek laten.

Een combinatie van factoren zal bepalend zijn voor het al dan niet chirurgisch corrigeren in de vorm van inkorten, reven en opnieuw implanteren van de ureter in de blaas, zoals:
– de functie van de nier (renogram);
– de mate van dilatatie (echografie);
– de aanwezigheid van reflux (mictiecystogram);
– het optreden van infecties ondanks antibiotische profylaxe (doorbraakinfecties);
– het al dan niet progressief zijn van de afwijkingen in de loop van de tijd.

Wanneer de dilatatie een secundair gevolg is van een infravesicale obstructie (urethrakleppen) of een blaasfunctiestoornis (bijvoorbeeld bij een neurogene blaas) dan zal de behandeling bestaan uit evaluatie en eliminatie van de primaire oorzaak.

Gebleken is dat vele van de zogenaamde primair obstructieve mega-ureters in de loop der jaren een spontane verbetering tonen. In de praktijk betekent dit dat een mega-ureter in de meeste gevallen niet operatief wordt behandeld. Het accent ligt op infectiepreventie en nauwgezette controle.

Ureterokèle

Een ballonvormige dilatatie van het intravesicale uretersegment wordt een ureterokèle genoemd. In de regel hoort de ureterokèle bij de bovenpoolsureter van een verdubbeld systeem, maar ook een niet verdubbeld systeem kan in een ureterokèle uitmonden. Het ostium van de kèle is nauw (obstructie) en kan zelfs buiten de blaas liggen, zodat er sprake is van ectopie. De bovenpool van de nier die op de ureterokèle draineert is meestal dysplastisch en niet of nauwelijks functionerend. Bij het 'adult orthotopic type' is sprake van een ureterokèle en een niet-verdubbeld systeem. De mate van obstructie is dan vaak minder ernstig en de afwijking komt meestal pas later aan het licht door infecties of steenvorming.

De ureterokèle kan echoscopisch gemakkelijk worden aangetoond. Bij zeer grote ureterokèles kan obstructie optreden van de contralaterale kant. Soms wordt reflux in een van de andere ureters gezien. Bij meisjes kan de ureterokèle via de urethra naar buiten prolaberen.

De behandeling kan bestaan uit een transurethrale incisie of punctie van de kèle, waarbij rekening moet worden gehouden met de mogelijkheid dat er reflux ontstaat in de ureter. Velen prefereren excisie van de ureterokèle met re-implantatie van de onderpoolureter in combinatie met verwijdering van de afunctionele bovenpool en bijbehorende ureter. Aangezien de ureterokèle dikwijls deel uitmaakt van een dubbele nieraanleg met slecht functionerende bovenpool (dysplasie) kan men ook besluiten alleen een bovenpoolresectie uit te voeren, de kèle te laten collaberen en in situ te laten. In die gevallen zal eventuele reflux in de onderpoolureter vaak spontaan verdwijnen en in meer dan de helft van de gevallen is verdere behandeling niet noodzakelijk. De excisie van de ureterokèle met re-implantatie van de ureter is een uitgebreide operatie die tot goede resultaten kan leiden, mits het bijbehorende nierdeel goed functioneert. Het grote risico van een dergelijke ingreep is het ontstaan van blijvende incontinentie door beschadiging van het sfinctermechanisme.

Ureterectopie

Wanneer een ureter niet op de normale plaats in de blaas uitmondt, spreken we van ectopie: in de meeste gevallen gaat een ureterectopie gepaard met een dubbelsysteem. Tijdens de embryonale ontwikkeling verandert de loop van de ureters: de ureter behorend bij het bovenpoolsegment zal langer 'meelopen' met de gang van Wolff. Het ostium van deze ureter zit daardoor vaak in de blaashals, de urethra, het vestibulum vaginae en soms zelfs in de uterus. Bij jongens kan het ostium zich bovendien in de vesiculae seminales bevinden. Het ostium van de onderpoolureter bevindt zich te lateraal in de blaas en deze ureter heeft een kort intravesicaal segment en toont daardoor vaak reflux.

Bij jongens treden meestal geen of pas laat klachten op, met name infecties. Meisjes daarentegen presenteren zich ofwel met infecties, ofwel met urine-incontinentie. Het mictiepatroon is normaal, maar tussendoor verliezen ze continu urine.

Het bijbehorende bovenpoolsegment van de nier is dikwijls dysplastisch en gedilateerd en functioneert niet of nauwelijks. De behandeling bestaat daarom in eerste instantie uit een bovenpoolresectie. De ureter wordt dan in situ gelaten. Alleen als de functie van de bovenpool goed is kan óf een ureterre-implantatie worden verricht, óf een pyelo-pyelostomie.

Vesico-ureterale reflux

Het onderste deel van de ureter loopt schuin door de blaaswand naar het trigonum: dit intravesicale deel is van essentieel belang om terugstromen van urine uit de blaas naar boven te voorkomen. Hoe verder het ostium zich naar lateraal bevindt, hoe groter de kans op reflux. Het exacte mechanisme van het ontstaan is nog niet bekend, maar we weten inmiddels wel dat lichte vormen van reflux spontaan verdwijnen met het ouder worden van het kind. Mogelijk is er sprake van een nog niet voltooide rijping van de ureter-blaas-overgang.

Reflux wordt geclassificeerd op grond van de bevindingen van het mictiecystogram: graad 1 tot en met 5. Bij graad 1 is er alleen sprake van reflux in de ureter. Bij graad 2 komt het contrast tot in het pyelum en bij graad 5 is zowel de ureter als de nier gedilateerd en zijn de calices niet meer afzonderlijk herkenbaar.

Is er sprake van reflux, dan zal tijdens vulling van de blaas en mictie een deel van de urine terug in de ureter stromen en na de mictie weer in de blaas komen. Gaat de mictie gepaard met hoge druk in de blaas, dan wordt deze druk ook naar de nieren voortgeleid. De combinatie van infectie en hoge druk is uiteindelijk funest voor de nieren. Inadequate therapie leidt uiteindelijk tot nierfunctieverlies.

Soms gaat de reflux gepaard met blaasfunctiestoornissen. Met name het optreden van blaasinstabiliteit met of zonder incontinentie wordt regelmatig gevonden. Hierbij treden contracties van de blaas op bij wisselende vulling van de blaas. De blaas is erg 'onrustig' en niet zelden zal de patiënt met klachten van zeer frequente mictiedrang (en soms zelfs incontinentie) komen. Urodynamisch onderzoek kan dit gemakkelijk aantonen en de behandeling bestaat dan in eerste instantie uit het verhelpen van de instabiliteit. De reflux verdwijnt dan meestal ook.

Met name bij ernstiger vormen van reflux wordt nogal eens *dysplasie* van de nieren gezien. Dit is wat de prognose op langere termijn betreft een sombere aangelegenheid. Ook al wordt de reflux adequaat behandeld, dan is de kans op geleidelijke achteruitgang van de nierfunctie een reële mogelijkheid. Is de nierfunctie ten tijde van het stellen van de diagnose reflux al slecht, dan zal een al dan niet succesvolle ureter-re-implantatie niet kunnen verhinderen dat nierinsufficiëntie optreedt na verloop van tijd.

Op dit moment wordt onderscheid gemaakt tussen twee groepen kinderen met reflux: kinderen bij wie antenataal een reflux wordt gevonden en kinderen die op iets latere leeftijd recidiverende urineweginfecties krijgen.

De eerste groep bestaat voornamelijk uit jongens met een congenitale, vaak antenataal ontdekte reflux. Het betreft vaak een ernstige graad van reflux met dilatatie van de hogere urinewegen (graad 4 en 5). Er wordt een hoge incidentie van abnormale of dysplastische nieren gevonden. Bij ruim de helft is sprake van een abnormale blaasfunctie. Bij de geboorte worden in 30% van de gevallen afwijkingen op de DMSA-scan (nierscintigrafie met diureserenografie) waargenomen: na een doorgemaakte urineweginfectie stijgt dit percentage tot 70% van de patiënten. Het voorkomen van infecties is bij deze groep dus van groot belang. Opmerkelijk is dat bij ongeveer de helft de reflux spontaan verdwijnt: om die reden is operatieve correctie in het eerste levensjaar niet geïndiceerd.

Bij de tweede groep vinden we meestal meisjes die zich op jonge leeftijd presenteren met een UWI (urineweginfect). De graad van reflux is vaak minder ernstig. Ook bij deze groep worden vaak blaasinstabiliteit en dysfunctional voiding gevonden die behandeld moeten worden, waarna de reflux meestal verdwijnt.

In de praktijk komt het erop neer dat bij reflux graad 1 tot en met 3 ruim 70% zonder operatie verdwijnt, mits ervoor wordt gezorgd dat er geen infecties optreden en dat een eventuele blaasdisfunctie wordt behandeld. Een ureter-re-implantatie wordt tegenwoordig alleen nog verricht bij reflux graad 4 en 5 en bij de overige vormen als zich doorbraakinfecties voordoen. Als alternatief voor een chirurgische re-implantatie wordt in toenemende mate de endoscopische antirefluxbehandeling toegepast. Door middel van cystoscopie kan via een dunne naald een bulking agent onder het slijmvlies van het ostium worden gespoten, waardoor dit op een heuveltje komt te liggen. Meestal wordt hiervoor Deflux® gebruikt. De behandeling vindt meestal in dagbehandeling onder narcose plaats en kan eventueel worden herhaald.

In alle gevallen zijn een zorgvuldige evaluatie (echo, DMSA-nierscan en/of MAG3-renogram en nierfunctie) en langdurige follow-up een eerste vereiste. Voorafgaand aan een open chirurgische behandeling moet eerst een urodynamisch onderzoek worden uitgevoerd om een blaasfunctiestoornis uit te sluiten. Bij veel kinderen worden de recidiverende infecties veroorzaakt door een blaasdisfunctie en niet per se door de reflux. Door de reflux zal wel eerder een pyelonefritis kunnen optreden met littekenvorming als gevolg.

Wanneer littekenvorming is opgetreden, is in principe levenslange controle noodzakelijk, in verband met het risico op het ontstaan van hypertensie en progressieve nierinsufficiëntie.

Urethrakleppen

Kleppen in de urethra posterior komen alleen bij jongens voor. Zij worden gevormd door halvemaanvormige membranen die meestal ontspringen aan de colliculus seminalis en zich langs de zij- en voorwand van de urethra naar distaal uitbreiden en die in de mediaanlijn aan de ventrale zijde met elkaar zijn vergroeid.

Meer dan de helft van de jongens met urethrakleppen heeft ernstige vesico-ureterale reflux. Dikwijls wordt deze vorm van obstructieve uropathie al tijdens de zwangerschap ontdekt met behulp van echoscopisch onderzoek. Indien er sprake is van een oligohydramnion dreigt longhypoplasie met ernstige problemen na de geboorte. Met name wanneer de diagnose vóór 24 weken zwangerschap wordt gesteld, is de prognose zeer slecht en kan vroegtijdige afbreking worden overwogen.

Postpartum dient eerst zorg te worden gedragen voor een goede blaasdrainage, waarna zorgvuldige evaluatie van de urinewegen moet worden verricht door middel van echografie, mictiecysto-uretrografie en renografie. Na stabilisatie van elektrolyten en andere metabole afwijkingen (bijvoorbeeld als gevolg van sepsis), zullen de kleppen transurethraal worden geïncideerd en zal in de meeste gevallen het resultaat hiervan worden afgewacht. Na de klepresectie zal zowel hydronefrose als reflux bij een groot aantal jongens verbeteren of verdwijnen. Bij een ernstg bedreigde nierfunctie is het soms noodzakelijk een ureterocutaneostomie of vesicostomie aan te leggen. Bij circa een derde van de jongens zal vroeg of laat een terminale nierinsufficiëntie ontstaan. Dit gebeurt vaak tegen de puberteit wanneer de jongens een groeispurt doormaken. Ze groeien als het ware uit hun nierfunctie. Dit kan ook optreden bij jongens die in de eerste jaren een normale nierfunctie hebben. Blaasfunctiestoornissen lijken hierbij een belangrijke rol te spelen. Langdurige en zorgvuldige controle, inclusief urodynamisch onderzoek, is van essentieel belang.

Cysteuze nierafwijkingen

Er zijn vele vormen van cysteuze nierafwijkingen: hier wordt alleen de multicysteuze nierdysplasie besproken.

Wanneer de ureter ondoorgankelijk is, zal de ontwikkeling van de nier sterk worden beïnvloed. Een bekende combinatie is de ontwikkeling van een multicysteuze nier en atresie van een deel van de ureter. Er is dan sprake van een cysteus gedegenereerde afunctionele nier, bestaande uit grotere en kleinere cysten die met elkaar zijn verbonden door dysplastisch weefsel, bestaande uit bindweefsel, primitieve tubuli en kraakbeeneilandjes. De aandoening is meestal enkelzijdig. Dubbelzijdig voorkomen is beschreven en niet met het leven verenigbaar. Antenataal is de afwijking duidelijk vast te stellen, maar niet altijd te onderscheiden van een subpelviene stenose. Na de geboorte is het beeld meestal vrij duidelijk echoscopisch te zien. In verband met het kunnen voorkomen van reflux (15%) en andere afwijkingen van de niet-aangedane nier, is zorgvuldig onderzoek (mictiecystogram en nierscan) noodzakelijk. Een enkele maal gaat de multicysteuze nier vrij snel in regressie en kan hij na enkele maanden nauwelijks meer worden teruggevonden. Blijft de afwijking onveranderd bestaan, dan zal op de leeftijd van 3 tot 6 maanden een nefrectomie worden verricht. Het niet-verwijderen betekent levenslange controle in verband met de kans op ontwikkeling van hypertensie en het pas laat optreden van symptomen bij maligne degeneratie van de 'nier'.

Polycysteuze nieren leiden, afhankelijk van het type, tot het vroeg of laat optreden van terminale nierinsufficiëntie: antenatale diagnostiek is hierbij van grote waarde, omdat dan in een vroeg stadium van de zwangerschap besloten kan worden tot vroegtijdige abortus (met name van belang bij het infantiele type) (zie ook hoofdstuk 31).

Vorm- en liggingsafwijkingen van de nier

De bekendste afwijking is wel de hoefijzernier: tussen de onderpolen van beide nieren is een parenchymbrug aanwezig. Meestal is het een toevalsbevinding die, als er geen klachten zijn, geen behandeling behoeft.

Wanneer een van de ureters door de brug wordt afgeknikt, ontstaat obstructie, met als gevolg:
– dilatatie;
– stase van urine;
– kans op infecties en stenen;
– soms achteruitgang van de nierfunctie.

In die gevallen zal de behandeling bestaan uit het klieven van de brug en het verrichten van een pyelumplastiek.

Verder zijn er vele vormafwijkingen van de nieren die meestal geen nadelige gevolgen hebben. Ook liggingsafwijkingen (bekkennier, gekruiste ectopie) hoeven niet altijd aanleiding te zijn tot klinische verschijnselen.

Meningomyelokèle: spina bifida

Kinderen met een spina bifida hebben eigenlijk allemaal een neurogeen gestoorde blaasfunctie. De enkeling die dat niet heeft, bevestigt deze regel. In het verleden werd bij velen een urineafleiding (stoma) aangelegd in verband met incontinentie of verslechtering van de nierfunctie. Nierinsufficiëntie en ernstige urineweginfecties waren vroeger de meest voorkomende oorzaak van overlijden van deze groep patiënten.

Door veranderde inzichten en betere diagnostische en therapeutische mogelijkheden is het toekomstperspectief van deze kinderen aanzienlijk verbeterd. Met name de kinderen met een 'hogedrukblaas' lopen het risico dat zij ernstige nierfunctiestoornissen krijgen. Om dit te voorkomen wordt al vrij snel na de geboorte urodynamisch onderzoek verricht. Door de introductie van het intermitterend (zelf) katheteriseren en het geven van anticholinergica (drukverlaging) kan bij velen zowel continentie als bescherming van de hoge urinewegen worden bereikt. Als dit onvoldoende soelaas biedt, is het bijvoorbeeld mogelijk de capaciteit te vergroten en de druk te verlagen door een vergroting van de blaas met behulp van een darmsegment (augmentatiecystoplastiek).

Ook wanneer de druk in de blaas geen bedreiging vormt, maar het sfinctermechanisme niet functioneert kan, via bijvoorbeeld het implanteren van een sfincterprothese, continentie worden bewerkstelligd. Omdat het transurethraal katheteriseren nogal eens problemen oplevert, wordt vaak de voorkeur gegeven aan een continente urineafleiding ('continent stoma'; hierbij wordt het stoma op de plaats van de navel aangelegd om vervolgens via de navel te katheteriseren). Incontinentie is een groot sociaal probleem. Het belangrijkste aspect bij alle vormen van therapie is dat de patiënt zo min mogelijk een beroep moet hoeven doen op mensen in zijn of haar omgeving. Het katheteriseren van een jong kind is voor de ouders meestal geen enkel probleem, maar het via de urethra katheteriseren van een 18-jarige jongen die ruim zeventig kilo weegt en niet zittend in de rolstoel kan worden gekatheteriseerd, vormt een steeds groter wordend probleem. Bij het op de kinderleeftijd uitvoeren van operaties aan de blaas om bijvoorbeeld de capaciteit te vergroten en de druk in de blaas te verlagen, dient hierbij al rekening te worden gehouden. Om die reden wordt dan ook in toenemende mate geanticipeerd op de latere situatie en een mogelijkheid geschapen om zittend in de rolstoel zelfstandig te katheteriseren, door een gemakkelijk bereikbaar katheteriseerbaar stoma aan te leggen.

Alle kinderen die een blaasvergroting met darmweefsel hebben ondergaan, moeten levenslang worden gecontroleerd: er is een hoger risico op het ontstaan van stenen (meestal in de blaas, maar soms ook in de nieren, dus jaarlijks een echo van nieren en blaas) en er kunnen metabole ontregelingen optreden.

2 Aangeboren afwijkingen van blaas en genitalia externa

Blaasextrofie

Een van de meest dramatische afwijkingen van de urinewegen is de open blaas.

In geval van een blaasextrofie ligt de blaas als het ware opengeklapt en is ook de voorste buikwand ter plaatse niet gesloten. Er is geen blaashals en ook de urethra ligt open. Het is meestal een geïsoleerde afwijking, dat wil zeggen dat er geen andere aangeboren afwijkingen aanwezig zijn. De eerste operatie, waarbij de blaas wordt gesloten, wordt binnen 48 uur na de geboorte uitgevoerd, omdat op dat moment de symfyse nog is te sluiten zonder dat een bekkenosteotomie noodzakelijk is. In dezelfde operatie kan een blaashalsreconstructie en, bij jongens, een penisverlenging worden verricht. Bij meisjes wordt een reconstructie van het vestibulum en de clitoris uitgevoerd.

Verdere reconstructie van de epispadie bij jongens kan rond het 2e levensjaar plaatsvinden. Herstel van het sfinctermechanisme vindt, indien noodzakelijk, doorgaans plaats rond het 4e of 5e levensjaar. Daarbij wordt een blaashalsplastiek met re-implantatie van de ureters verricht. Indien deze continentiebevorderende ingreep niet tot het gewenste resultaat leidt, kan eventueel rond het 10e jaar een sfincterprothese worden geplaatst. Met de huidige technieken is het in ruim de helft van de gevallen mogelijk vrijwel normale continentie te bereiken. Bij de andere kinderen zal op wat oudere leeftijd een blaasvergrotende ingreep, meestal in combinatie met een continent stoma, worden uitgevoerd.

Epispadie

Nagenoeg alle kinderen met een blaasextrofie hebben ook een epispadie. Ook kan de afwijking, zowel bij jongens als bij meisjes, zelfstandig voorkomen. Doordat de urethra aan de bovenzijde niet is gesloten, is er bij meisjes altijd sprake van een gespleten clitoris. Bij jongens zijn de corpora cavernosa van de penis naar buiten geroteerd, waardoor de penis tijdens erectie een verkromming naar dorsaal vertoont.

Indien het voornemen tot reconstructie bestaat, zal daarom, behalve het sluiten van de urethra en het maken van een meatus aan de ventrale zijde van de glans, ook een rotatieplastiek van de corpora cavernosa moeten worden verricht. Deze ingreep vindt in de regel plaats in het 2e levensjaar. Bij kinderen met een epispadie is het sfinctermechanisme dikwijls deficiënt. Dit betekent dat niet alleen cosmetische correcties noodzakelijk zijn, maar dat ook aandacht moet worden besteed aan complicaties zoals incontinentie en psychosociale problemen.

Hypospadie

Bij een hypospadie mondt de urethra ventraal op de penis, in het scrotum of in zeldzame gevallen in het perineum uit. De afwijking wordt toegeschreven aan onvolledige of te late omzetting van het testosteron in dihydrotestosteron tijdens de embryonale ontwikkeling. Hierdoor kan geen fusie plaatsvinden van de urethrale plaat. Het glandulaire deel van de urethra ontstaat door apoptose: blijft deze achterwege, dan zal het distale deel niet doorgankelijk worden en resulteert in een coronair gelegen meatus. Naarmate de stoornis vroeger in de embryonale ontwikkeling optreedt, zal de mate van hypospadie ernstiger zijn. In vele gevallen van hypospadie is er ook sprake van een verkromming van de penis in erectie naar ventraal. Dit kan het gevolg zijn van een huidtekort aan ventrale zijde, een verkromming van de corpora cavernosa zelf of van een bindweefselplaat tussen de meatus en de glans. In het laatste geval spreken we van een chorda.

Definitieve reconstructie, inclusief verwijderen van de chorda, vindt tegenwoordig plaats tussen 6 en 18 maanden, waarbij indien mogelijk de gehele reconstructie in één operatie wordt uitgevoerd. Er wordt daarbij gestreefd de nieuw te vormen meatus op de top van de glans te positioneren.

Voor uitgebreidere vormen van hypospadie, zoals de schachthypospadie, wordt het binnenblad van het preputium gebruikt om een nieuwe urethra te maken. Het is daarom van groot belang dat jongens met een hypospadie geen circumcisie ondergaan. Doordat ook uitgebreide vormen van hypospadie nu in één operatie kunnen worden gecorrigeerd, is de kans op het ontstaan van een huidfistel of strictuur wel iets groter dan bij de klassieke technieken. Deze complicaties kunnen, evenals het merendeel van de primaire reconstructies, meestal in dagbehandeling worden verholpen.

Cryptorchisme

Letterlijk betekent cryptorchisme 'verborgen testis'. In de praktijk wordt van cryptorchisme gesproken wanneer één of beide testes intra-abdominaal zijn gelegen. De testes kunnen dan tijdens onderzoek niet worden gepalpeerd. Het merendeel van de niet of onvolledig ingedaalde testes zijn echter in het liesgebied te zien of te voelen (ruim 80%).

Normaal zullen de testes in de achtste maand van de zwangerschap indalen in het scrotum; bij prematuur geboren jongens zal dit echter pas na een aantal weken tot maanden gebeuren. Bij voldragen jongens is de prevalentie ten tijde van de geboorte rond de 3%. Na zes weken is nog maar bij 1% sprake van een niet-ingedaalde testis. Op de leeftijd van 1 jaar is de prevalentie verder gedaald naar 0,8%. In geval van prematuur geboren jongens is de prevalentie veel hoger, namelijk 30%, terwijl bij jongens met een geboortegewicht beneden 1500 gram in 70% sprake is van nog niet ingedaalde testes.

Bij 20% is er een bilaterale aandoening en bij nog eens 20% niet-palpabele intra-abdominaal gelegen testes. De overige testes zijn ofwel *ectoop*, dat wil zeggen: ze zijn buiten het normale indalingskanaal komen te liggen, ofwel tijdens de indaling blijven steken (*retentio testis*). Bij ruim de helft van alle patiëntjes wordt een open processus vaginalis gevonden, zodat in feite sprake is van een liesbreuk.

Histologisch onderzoek van niet-ingedaalde testes toont irreversibele afwijkingen van het kiemepitheel vanaf zes maanden na de geboorte. Bij testes die intra-abdominaal zijn gelegen, worden in meer dan de helft van de gevallen afwijkingen gevonden van de epididymis. Beide factoren zijn uiteraard van invloed op latere fertiliteit. Het relatieve risico dat een maligniteit ontstaat in een niet-ingedaalde testis is tien- tot twintigmaal groter dan in een normale testis. Het absolute risico is echter op zichzelf vrij klein. Intra-abdominale testes hebben een viermaal zo groot risico op maligne ontaarding als inguinale testes.

Op dit moment is het beleid erop gericht de testes vóór het einde van het eerste levensjaar (tussen 6 en 12 maanden) in het scrotum te brengen. In een klein aantal gevallen kan dit door middel van hormonale stimulatie (LHRH of HCG) worden bereikt, hoewel een chirurgische orchidopexie in het merendeel van de gevallen de voorkeur verdient.

Is sprake van een niet-palpabele testis, dan kan eerst een laparoscopie worden verricht om de testis te lokaliseren. Bevindt de testis zich hoog in de buik, dan is de afstand naar het scrotum te groot en is het mogelijk endoscopisch een clip te plaatsen op de testiculaire vaten. De bloedvoorziening van de testis wordt dan overgenomen door de vaten langs het vas deferens. Na zes maanden wordt dan een tweede ingreep uitgevoerd om de testis scrotaal te positioneren en te fixeren (operatie volgens Fowler-Stephens). Ook deze tweede ingreep kan tegenwoordig laparoscopisch worden gedaan. Ook bestaat de mogelijkheid van autotransplantatie van de testis.

Wanneer na de geboorte beide testes niet voelbaar zijn en er bijvoorbeeld ook een hypospadie bestaat, is sprake van een ambigue genitaal. Bij deze kinderen is het van groot belang zo snel mogelijk na de geboorte het geslacht vast te stellen. Meestal wordt dan in multidisciplinair overleg besproken welke onderzoeken moeten worden verricht (chromosomaal onderzoek, endocrinologische evaluatie, echografisch onderzoek onderbuik, enzovoort) om op zo kort mogelijke termijn uitsluitsel te kunnen geven. Zowel anatomische als genetische en metabole afwijkingen kunnen hieraan ten grondslag liggen.

Voor alle jongens geldt dat het belangrijk is de positie van beide testes direct na de geboorte op de zogenaamde 'ballenkaart' vast te leggen. Het is minder waarschijnlijk dat een eerst in het scrotum gelokaliseerde testis later intra-abdominaal komt te liggen. Met name voor het stellen van de diagnose *retractiele testis* is deze kaart een belangrijke aanwinst. Vanwege slechte scrotale fixatie en een overactieve m. cremaster kan de testis worden teruggetrokken in het lieskanaal. Tijdens onderzoek in gehurkte houding van de patiënt kan de testis wel in het scrotum worden gebracht, maar wordt even later door de m. cremaster teruggetrokken in de lies. Kort na de geboorte is de contractiliteit van de cremaster nihil en tegen de puberteit neemt de contractiliteit ook weer af, waardoor vrijwel al deze retractiele testes tegen de puberteit spontaan scrotaal komen te liggen. Behandeling is derhalve niet noodzakelijk, wel regelmatige controle om te beoordelen of de testis zich normaal ontwikkelt en ook inderdaad indaalt. Bij een klein aantal jongens moet later alsnog orchidopexie worden verricht.

Fimose

De glans penis is bedekt met het preputium: een als het ware dubbelgeklapte huidplooi. Het binnenblad van het preputium is gefixeerd even proximaal van de sulcus coronarius, bedekt de glans en gaat dan over in het buitenblad dat continu is met de penishuid. De binnenkant van het preputium is erg glad, zeer sensibel en vrij van haargroei. Bij de meeste jongens is het binnenblad na de geboorte nog verkleefd met de glans. Het smegma zal zich vanaf de sulcus coronarius naar de top van de glans bewegen en weekt hierdoor het binnenblad als het ware los van de glans. Dit losweken kan soms een paar jaar duren: het geforceerd terugschuiven van de voorhuid veroorzaakt beschadigingen en littekenweefsel. Een vaste fixatie van het preputium aan de glans kan hiervan het resultaat zijn en moet dus worden vermeden. Rond de leeftijd van 3 jaar is het losweken bij het merendeel van de jongens voltooid. Pas daarna kan worden overwogen een verkleving op chirurgische wijze op te heffen.

Een heel andere aandoening is de fimose. Hierbij is sprake van een te nauwe voorhuid. Op de overgang van binnen- (ook wel fimose genoemd) naar buitenblad is een circulaire vernauwing ontstaan, waardoor het terugschuiven onmogelijk is. Vaak wordt een nog vastgekleefd preputium aangezien voor een te nauwe voorhuid. Een echte fimose zal echter nooit spontaan verdwijnen. Tijdens het plassen kan het preputium opbollen en er blijft meestal wat urine achter, waardoor gemakkelijk een balanitis kan ontstaan. De eerste behandeling van een balanitis is het schoon masseren van de ruimte tussen glans en binnenblad. Het tweemaal daags in bad doen is doorgaans voldoende. Als de balanitis verdwenen is, kan worden overwogen een circumcisie (besnijdenis) of een Z-plastiek te verrichten, waarbij de nauwe ring zodanig wordt verwijd, door middel van een huidplastiek, dat terugtrekken van het preputium daarna gemakkelijk kan geschieden. Behandeling van een fimose met corticosteroïdzalf (tweemaal daags insmeren gedurende 3-4 weken) is eveneens een goede behandeling, met een succespercentage van ongeveer 80%. De behandeling kan eventueel na een onderbreking van twee weken worden herhaald.

Wanneer tijdens een erectie het preputium wordt teruggeschoven, terwijl de overgang tussen binnen- en buitenblad eigenlijk te nauw is, is het mogelijk dat de veneuze afvoer van het binnenblad wordt belemmerd. Dit zal gaan zwellen, waardoor het weer reponeren van de voorhuid niet meer mogelijk is: er ontstaat een 'Spaanse kraag' of parafimose. Dit is een uiterst pijnlijke aangelegenheid, die vooral voor jongens in de puberteit erg emotioneel beladen is (schaamtegevoel). Het insmeren met een lokaal anestheticum en voorzichtig wegmasseren van de zwelling is een betere behandeling dan het preputium met enige kracht terugschuiven (meestal lukt dit ook niet). In het uiterste geval kan de circulaire nauwe ring worden geïncideerd (dorsal slit). Later moet dan alsnog een circumcisie of andere correctie worden uitgevoerd.

Bij kinderen die om religieuze redenen een circumcisie moeten ondergaan, moet tevoren goed naar de positie van de meatus worden gekeken. Het verwijderen van de voorhuid bij een jongen met een hypospadie moet als een kunstfout worden beschouwd, aangezien die nodig kan zijn voor de urethrareconstructie.

Sinus urogenitalis en cloacale malformaties

Bij een *sinus urogenitalis* is er een gemeenschappelijke uitvoergang van urinewegen en inwendige geslachtsorganen, terwijl er een aparte anus is. Er zijn vele variaties mogelijk en niet alle afwijkingen behoeven te worden gecorrigeerd. Is een operatieve reconstructie wel noodzakelijk, dan wordt deze in multidisciplinair verband uitgevoerd. In veel gevallen is er sprake van een insufficiënt sfinctermechanisme. Het bereiken van continentie vergt een grote mate van reconstructieve vaardigheid.

Bij een *cloacale malformatie* is sprake van een gemeenschappelijke uitmonding van urinewegen, inwendige geslachtsorganen en darm.

Bij een *cloacale extrofie* is niet alleen de blaas niet gesloten, maar is er ook sprake van een sluitingsdefect van de darmen. De blaas is meestal in twee helften gedeeld en ligt dan ter weerszijden van de niet-gesloten darm. De uitwendige genitalia zijn eveneens gespleten. Gelukkig komt de aandoening slechts zeer zelden voor, want behandeling van deze kinderen is zeer gecompliceerd.

Leesadvies

Hack WWM, Sijstermans K, Voort-Doedens LM van der, Meijer RW, Heij HA, Delemarre-van de Waal HA, et al. De niet-scrotale testis: huidige inzichten en advies voor behandeling. Ned Tijdschr Geneeskd 2008; 152: 246-52.

Herndon CDA, McKenna PH, Kolon TF, Gonzales ET, Baker LA and Docimo SG. A multicenter outcomes analysis of patients with neonatal reflux presenting with prenatal hydronephrosis. J Urol 1999; 162: 1203-8.

Horst HJR van der, Gier RPE de, Jong TPVM de, Hoek J van den, Callewaert PRH, Feitz WFJ. De niet-scrotale testis: argumenten vóór vroeg behandelen, mits retractiele testis en verworven niet-scrotale testis zijn uitgesloten. Ned Tijdschr Geneeskd 2008; 152: 253-8.

Nijman JM. Vesicoureteric reflux: to operate or not? The Lancet 2001; 357: 1309-10.

Peters CA. Lower urinary tract obstruction: clinical and experimental aspects. Br J Urol 1998; 81(suppl. 2): 22-33.

Scholtmeijer RJ, Nijman RJM. Vesicoureteral reflux and Videourodynamic studies: Results of a prospective study after three years of follow-up. Urology 1994; 43: 714-7.

Scott JES, Renwick M. Screening for fetal urological abnormalities: how effective? BJU Int 1999; 84: 693-700.

Sillén U, Bachelard M, Hermanson G et al. Gross bilateral reflux in infants: Gradual decrease of initial detrusor hypercontractility. Br J Urol 1996; 155: 668-72.

Thomas DFM. Prenatally detected uropathy: epidemiological considerations. Br J Urol 1998; 81(suppl. 2): 8-12.

Deel II Diagnostische methoden

8 Diagnostische methoden bij urologische problemen

Dr. R.A.G. Winkens en drs. C. van de Beek

1 Inleiding

Van oudsher vormen anamnese en lichamelijk onderzoek de belangrijkste pijlers in het diagnostische proces van de huisarts. In de meerderheid der gevallen maakt de huisarts uitsluitend gebruik van deze diagnostische tests, zonder aanvullende onderzoeksmethoden waarvoor het heil elders moet worden gezocht.

Ongetwijfeld hebben anamnese en lichamelijk onderzoek de grootste invloed op het veranderen van kansen op een (reeks van) mogelijke onderliggende aandoening(en).

Waar nog moeilijk een betrouwbare werkhypothese kan worden geformuleerd op basis van de ingangsklacht (en de incidentie van bepaalde aandoeningen in de open-praktijkpopulatie), lukt het na anamnese en lichamelijk onderzoek van de patiënt in veel gevallen wel om een risico op een bepaalde aandoening redelijk in te schatten. Van alle diagnostische faciliteiten die de huisarts ter beschikking heeft, hebben anamnese en lichamelijk onderzoek een grotere invloed op de verandering van pretestkans naar posttestkans dan laboratoriumdiagnostiek en beeldvormende diagnostiek. De kracht en de waarde van anamnese en lichamelijk onderzoek moeten derhalve niet worden onderschat.

Waar nu in de afgelopen decennia de diagnostische mogelijkheden aanzienlijk zijn uitgebreid (en ook in veel gevallen ruimschoots ter beschikking zijn gekomen van de huisarts), vertonen professionals in de zorg de neiging vooral gebruik te maken van nieuwe, geavanceerde technieken. Desondanks dienen anamnese en lichamelijk onderzoek de hoekstenen te blijven in het diagnostische proces van de huisarts, ook bij urologische problemen.

Dit hoofdstuk gaat in op anamnese en lichamelijk onderzoek door de huisarts. Daarnaast gaat het in op de meest eenvoudige, aanvullende diagnostiek die de huisarts ter beschikking staat en in veel gevallen in de eigen praktijk kan plaatsvinden, namelijk het urineonderzoek. Speciale aandacht krijgt in dit verband het uitvoeren van de urinekweek in de eigen praktijk.

2 Anamnese

Tot de voor de eerste lijn relevante en meest voorkomende ingangsklachten bij urologische problemen behoren pijnklachten in het gebied rond de urinewegen, door de patiënt zelf gesignaleerde afwijkingen van urine of sperma en functionele klachten. Een deel van deze klachten wordt in dit hoofdstuk behandeld; de functionele klachten zoals urineverlies of bemoeilijkte mictie komen in andere hoofdstukken aan de orde.

Daarnaast kan een reeks algemene klachten zoals moeheid, malaise, gewichtsverlies of koorts uiteindelijk berusten op – of verband houden met – een achterliggend urologisch probleem. In dit hoofdstuk wordt daarop niet of slechts in beperkte mate ingegaan.

Pijnklachten

Een aantal urologische problemen gaat met pijn gepaard. Het voert te ver deze afzonderlijk te benoemen. De in de huisartspraktijk meest voorkomende urologische afwijking die pijn veroorzaakt betreft een urineweginfectie. In de meeste gevallen treedt daarbij pijn op tijdens de mictie.

De gemiddelde huisarts ziet per jaar zo'n 85 patiënten met een (bewezen) urineweginfectie. Maar het aantal patiënten dat zich in de praktijk meldt met (pijn)klachten die zouden kunnen wijzen op een urineweginfectie is een veelvoud daarvan.

De kans op een urineweginfectie bij pijn bij het plassen lijkt in het algemeen te worden overschat en slechts een minderheid van de betrokkenen heeft een urineweginfectie. Zelfs bij de meest typische anamnese, het zogenaamde syndroom van de acuut pijnlijke frequente mictie, heeft uiteindelijk 'slechts' 64% een urineweginfectie. In gevallen waarin geen urineweginfectie wordt aangetoond, is de diagnose een acuut urethraal syndroom, feitelijk een symptoomdiagnose.

Pijn in combinatie met koorts bij een urineweginfectie kan wijzen op een invasieve ontsteking van het blaasweefsel, dieper dan het blaasepitheel of in het nierparenchym of in de prostaat. Men spreekt in dat geval in de huisartsgeneeskundige nomenclatuur van een gecompliceerde infectie.

Bij urineweginfecties is het een misverstand te denken dat de lokalisatie van pijn een verband kent met de lokalisatie van de infectie. Zo wordt pijn in de blaasregio in verband gebracht met een infectie gelegen in de lage urinewegen en pijn in de flanken met een hoger gelegen infectie. Tot dusver heeft onderzoek nog geen verband tussen de plaats van de pijn en de lokalisatie van de infectie aan kunnen tonen.

Een specifieke pijnklacht is koliekpijn. Koliekpijn kan worden omschreven als een aanvalsgewijs optredende hevige pijn die gepaard kan gaan met bewegingsdrang, misselijkheid en braken. Hevige aanvalsgewijze pijn in een flank, veelal met uitstraling naar de liesstreek, is vrij typisch voor de aanwezigheid van urinewegstenen. Bij hevige pijn dient echter ook aan andere, niet-urologische, afwijkingen te worden gedacht, zeker als het patiënten betreft die niet bekend zijn met een eerdere episode van een niersteen. Hematurie of erytrocyturie ondersteunt weliswaar de diagnose nierstenen, maar is niet bewijzend.

Een aantal scrotale problemen leidt tot (in veel gevallen hevige) scrotale pijn, zoals bij een torsio testis of een epididymitis. Bij deze laatste is kenmerkend dat de pijn vaak afneemt bij ondersteuning van het scrotum. De patiënt merkt verlichting door strak ondergoed te dragen of door te liggen.

Gesignaleerde afwijkingen van urine of sperma

Een aantal patiënten meldt zich met zichtbare veranderingen in urine of sperma. De belangrijkste visueel waarneembare afwijkingen zijn bloedbijmenging in de urine (macroscopische hematurie), troebele urine en bloed in het sperma (hematospermie).

Met uitzondering van macroscopische hematurie hebben kleur- en geurveranderingen slechts ten dele betekenis. Hoewel normale urine in principe lichtgeel en helder is, dient men op te passen met het toekennen van al te veel betekenis aan met name troebele of onaangenaam ruikende urine. Zo kan volstrekt normale urine troebel zijn door amorfe zouten (uraat of fosfaat). Troebele urine heeft hooguit betekenis bij patiënten met klachten die passen bij een urineweginfectie (vertroebeling door pus).

De geur van urine wordt mede bepaald door de voeding (bijvoorbeeld asperges). Urine kan door koorts of uitdroging donker zijn zonder dat dit wijst op een urologische afwijking. Rode urine kan worden veroorzaakt door voeding en geneesmiddelen.

De voornaamste kleurverandering van de urine betreft die door bijmenging van bloed, de macroscopische hematurie. Pijnloze macroscopische hematurie is bij oudere mannen een alarmsignaal; 10% van de patiënten boven de 60 jaar met pijnloze macroscopische hematurie heeft een maligniteit.

3 Lichamelijk onderzoek

Van oudsher vormen inspectie, auscultatie, palpatie en percussie de basale onderdelen van het lichamelijk onderzoek. Bij urologisch onderzoek hebben vooral inspectie, palpatie en percussie betekenis. Speciaal bij urologische problemen zijn tevens van belang het rectaal toucher, het vaginaal toucher bij vrouwen, eventueel aangevuld met speculumonderzoek. In voorkomende gevallen zal ook oriënterend neurologisch onderzoek gewenst zijn.

Inspectie

Bij inspectie kan – afhankelijk van de klacht van de patiënt – in de pubisstreek, liezen, genitalia en buik worden gekeken naar zichtbare zwellingen, littekens, lokale verkleuring of roodheid, ulceraties en eventuele krabeffecten.

Varicokèles zijn vooral zichtbaar als de patiënt staat. Vermeldenswaardig is nog de transilluminatie bij scrotale zwellingen. Met een lampje (bijvoorbeeld een penlight) wordt een lichtbundel door het scrotum gezonden. Hydrokèles en spermatokèles zijn daarbij translucent. Bij jonge kinderen is beoordeling van de glans in veel gevallen onmogelijk door fysiologische fimose.

Palpatie

Ook bij palpatie richt men zich op de pubisstreek, liezen, genitalia en buik. In de buik kunnen de nieren worden gepalpeerd, echter hooguit bij magere patiënten. Bij palpatie dient de patiënt diep in te ademen om zo de nier naar beneden te doen schuiven. Een vergrote nier past bij een grote cystenier of niertumor.

Op urologisch gebied behoort een vergrote blaas (bijvoorbeeld door overvulling) tot de oorzaken van een zwelling in de onderbuik.

Palpatie van het scrotum en zijn inhoud vindt plaats bij een liggende patiënt. Scrotale afwijkingen zijn voelbaar met één hand terwijl de andere hand het scrotum ondersteunt. Bij een hydrokèle en hematokèle zijn testikel en epididymis niet meer van elkaar te onderscheiden, bij een spermatokèle wel. Een typisch patroon is voelbaar bij een varicokèle. De funiculus spermaticus voelt dan bij drukverhoging als een pot met wormen. Palpatie is zeer pijnlijk bij een epididymitis, orchitis of torsio testis.

Percussie

Percussie speelt uitsluitend een rol bij diagnostiek van een vergrote blaas. Een overvolle blaas is percutoir goed af te grenzen van de omgeving. Indien bij percussie de blaas kan worden afgetekend, duidt dit altijd op residuvorming zoals bij een overloopblaas of acute urineretentie. Specifiek bij verdenking op nierafwijkingen past vooral onderzoek naar drukpijn in de lendenstreek. Drukpijn wijst op een niersteen of een pyelonefritis.

Het rectaal toucher

Bij de man geeft het rectaal toucher een indruk van de vorm, grootte, consistentie en eventuele drukpijnlijkheid van de prostaat. Een nadeel is echter dat via het rectaal toucher slechts een deel van de prostaat kan worden beoordeeld. Hoewel een vergrote gladde elastische prostaat suggestief is voor een prostaathyperplasie, kan een maligniteit onvoldoende worden uitgesloten gezien de kans op foutnegatieve bevindingen. Daarentegen is een afwijkend toucher wel suggestief voor een maligniteit, hoewel het voelen van een nodus ook een benigne nodus, granulomateuze prostatitis of prostaatsteen kan betekenen. In zoverre heeft het rectaal toucher een grote invloed op de diagnostische besluitvorming door de huisarts. Een drukpijnlijke en mogelijk zelfs weke prostaat wijst op een prostatitis.

De waarde en plaats van de PSA-bepaling bij de diagnostiek van prostaataandoeningen bij patiënten met mictieklachten is een onderwerp waarover momenteel nog veel discussie bestaat. Overwegingen die daarbij een rol spelen, worden uitvoerig besproken in hoofdstuk 17.

Over de keuze van de belangrijkste screeningstest, het toucher of toch de PSA-bepaling is momenteel veel discussie gaande. In een recente publicatie over onderzoek van eigen bodem werd een voorkeur voor de PSA uitgesproken. (zie hiervoor ook hoofdstuk 10). Een ander controversieel doch niet onbelangrijk onderwerp betreft de mogelijkheid van een verhoogd PSA-gehalte in het bloed door het vrijkomen van PSA na een rectaal toucher. Literatuurgegevens hierover zijn tegenstrijdig. Hoewel de kans op significante beïnvloeding van de PSA-bepaling door het toucher klein is, kan in de praktijk het risico daarop worden uitgesloten door het toucher pas te verrichten nadat een bloedmonster is afgenomen.

Het vaginaal toucher

Het vaginaal toucher bij vrouwen is met name van belang bij klachten van ongewild urineverlies. Men lette onder meer op atrofie, cystokèles, of descensus uteri.

Om het vermogen van de bekkenbodem om aan te spannen te onderzoeken, vraagt men bij het toucher de onderzoeksvingers bijeen te knijpen.

Speculumonderzoek

Bij vrouwen kan speculumonderzoek gewenst zijn om postmenopauzaal-atrofie van vagina-epitheel vast te stellen. Speculumonderzoek zal in de meeste gevallen echter weinig bijdragen aan de diagnostische besluitvorming.

Neurologisch onderzoek

Neurologisch onderzoek behoort niet tot het standaardonderzoek bij urologische problemen. Slechts bij een aantal functionele klachten kan de oorzaak liggen bij een onderliggend neurologisch probleem en is onderzoek in die richting zinvol. Met name van belang is onderzoek van de sensibiliteit in het sacrale gebied, bijvoorbeeld via de anale reflex en het testen van de sensibiliteit van het perineum.

4 Urineonderzoek

Bij klachten (en vermoedelijke aandoeningen) op urologisch vlak neemt naast anamnese en lichamelijk onderzoek urineonderzoek een belangrijke plaats in. In principe kan het eenvoudig worden uitgevoerd in de eigen praktijk en kan het snel belangrijke aanvullende informatie verstrekken. Sinds jaar en dag wordt urineonderzoek nagenoeg dagelijks in de huisartsenpraktijk uitgevoerd.

Bij urineonderzoek is het van belang te letten op een zorgvuldige uitvoering. Voor een aantal testprocedures geldt zelfs dat een uitvoering lege artis van het onderzoek fundamenteel is voor het verkrijgen van een betrouwbare uitslag. Voor het onderzoek van het urinesediment, in het bijzonder bij verdenking op een urineweginfectie, geldt zelfs dat dit onderzoek wordt ontraden als niet aan de voorwaarden voor een zorgvuldige uitvoering kan worden voldaan.

Het urinemonster

Uitgangspunt bij urineonderzoek is het verkrijgen en onderzoeken van een vers urinemonster in een huishoudelijk schoon potje. Voor een betrouwbare uitkomst van urineonderzoek is het allereerst van belang dat de urine binnen twee uur na mictie wordt nagekeken. Met name onderzoek van het sediment op cellen is hiervan afhankelijk. Een uur na mictie begint reeds een proces van celafbraak. Het onderzoek van 'oude' urine betekent dus een met het uur toenemende kans op foutnegatieve uitslagen. Vooral voor het onderzoek van een urinesediment is dit van belang. Is het niet mogelijk urine binnen een uur na mictie te beoordelen, dan dient deze zo lang in een koelkast te worden bewaard.

*Ochtend*urine wordt in de huidige NHG-Standaard Urineweginfecties aanbevolen, maar is niet beslist nodig. Indien urine langer in de blaas heeft gezeten, neemt weliswaar de kans op foutnegatieve uitslagen af, de kans op foutpositieve uitslagen neemt echter weer toe. Men spreekt immers pas van een urineweginfectie bij aanwezigheid van minstens 10^4 bacteriën per ml urine. Vermoedelijk vloeit het aanleveren van ochtendurine door patiënten voort uit het gebruik van ochtendurine voor zwangerschapstests. Opvang van urine in een steriel potje is alleen nodig voor het inzetten van een kweek, al dan niet in de eigen praktijk.

Al met al valt te overwegen patiënten met klachten op urologisch terrein waarbij urineonderzoek wordt gewenst, te vragen (eventueel in de praktijk zelf) een vers urinemonster te produceren in een daarvoor bestemd potje en terstond af te geven.

Opvang van zogenaamd gewassen midstreamurine is overbodig gebleken. De invloed hiervan op de betrouwbaarheid van de testuitslagen is gering. Bovendien is het verkrijgen van gewassen midstreamurine dermate omslachtig voor arts en patiënt dat de mate waarin daadwerkelijk een gewassen midstreamurine wordt verkregen (te) sterk varieert. Over een mogelijke invloed van het terugschuiven van de voorhuid bij mannen alvorens een urinemonster op te vangen, is in de literatuur nog geen informatie gevonden.

Urineonderzoek met behulp van teststroken

Er is een veelvoud aan teststroken verkrijgbaar. In principe gaat het deels om kwalitatieve, deels om semikwantitatieve bepalingen. Helaas zijn de betrouwbaarheid en validiteit van deze teststroken in veel gevallen lager dan werd aangenomen. Met name de invloed van verstorende factoren is in de literatuur beschreven, zoals van een hoge concentratie vitamine C in de urine op de testzones voor erytrocyten en nitriet of van hoge concentraties glucose op de meting van leukocyt-esteraseactiviteit. Een relatief gunstige uitzondering op deze regel vormt de nitriettest, vooral vanwege de hoge specificiteit. Nadeel is echter dat de nitriettest alleen reageert op bacteriën die nitraat omzetten in nitriet. De sensitiviteit is daardoor laag, waardoor een negatieve uitslag geenszins een urineweginfectie uitsluit.

Het urinesediment

Onderzoek van het urinesediment begint met het afdraaien van 10 cc urine in een centrifuge op 550 tot 600 G. Voor de meest gangbare centrifuges in de huisartspraktijk komt dit neer op 1500 toeren per minuut. Bij een hogere snelheid worden cellen in de centrifuge kapot geslingerd. Na vijf minuten afdraaien laat men de centrifuge spontaan tot stilstand komen; niet met de hand afremmen omdat voorkomen moet worden dat het sediment in de centrifugebuis opnieuw wordt opgeschud. Na afschudden van de overtollige urine wordt het sediment opgeschud. Met een hoek van een dekglaasje kan een kleine hoeveelheid sediment op een objectglas worden aangebracht. Dit sediment wordt onder de microscoop bekeken bij een vergroting van eerst 100×, daarna 400×. In totaal worden vijf willekeurige gezichtsvelden bekeken, één centraal en vijf aan de rand. In die gezichtsvelden wordt gekeken naar de aanwezigheid van leukocyten, erytrocyten, bacteriën en eventueel cilinders. Als er cellen aanwezig zijn, wordt het gemiddelde aantal per gezichtsveld bepaald.

Een helaas veel gemaakte fout is selectie van gezichtsvelden op het vóórkomen van cellen waarbij cellen worden geteld in gezichtsvelden met de hoogste opbrengst. Overschatting van het aantal cellen met daardoor meer foutpositieve uitslagen is het gevolg.

Aanwezigheid van leukocyten in de urine kan wijzen op een ontstekingsproces, infectie of corpus alienum in de urinewegen. Bij aanwezigheid van meer dan vijf leukocyten per gezichtsveld spreekt men van pyurie. Dit geldt als een kenmerk van een urineweginfectie.

Aanwezigheid van erytrocyten kan wijzen op een bloedingsbron, bijvoorbeeld door een niersteen, een urineweginfectie, trauma, of een papillaire tumor. Ook lichamelijke inspanning kan hematurie veroorzaken. Bij mensen met rugpijn anders dan in de flanken en hematurie dient een (lekkend) aneurysma van de aorta te worden overwogen. Menstruaties kunnen een foutpositief beeld veroorzaken. De geoefende beoordelaar kan onderscheid maken tussen uroteliale erytrocyten (rond en regelmatig van vorm) en glomerulaire erytrocyten (onregelmatig van vorm).

De betekenis van hematurie bij een urineweginfectie is gering; hematurie kent talloze oorzaken en lang niet iedere urineweginfectie leidt tot hematurie. In richtlijnen is hematurie inmiddels niet meer als criterium voor een urineweginfectie opgenomen.

Urine is in principe steriel. Het vinden van bacteriën betekent echter niet dat automatisch sprake is van een urineweginfectie. Pas bij aanwezigheid van ten minste twintig bacteriën per gezichtsveld spreekt men van een urineweginfectie.

Aanwezigheid van cilinders is in principe pathologisch en duidt veelal op een glomerulaire afwijking. De betekenis van kristallen in de urine is zeer beperkt. Bij patiënten met een bekend steenlijden kan het type kristal een aanwijzing zijn voor het soort steen en op die manier preventieve dieetadviezen mogelijk maken. Bij patiënten zonder stenen heeft kristalurie geen betekenis, met uitzondering van cystinekristallen bij de zeldzame cystinurie.

5 Urinekweek

Bij het urineonderzoek neemt de urinekweek een bijzondere plaats in. Feitelijk betreft het onderzoek dat in principe op aanvraag van de huisarts in de tweede lijn wordt verricht. De urinekweek heeft uitsluitend een plaats bij de diagnostiek van urineweginfecties, te weten het definitief uitsluiten of vaststellen van een urineweginfectie (significante bacteriurie). Echter, ook de huisarts kan eenvoudig beschikken over een eigen semikwantitatieve kweekmethode, namelijk de dip slide. Nadeel van de dip slide ten opzichte van de kweek in het ziekenhuislab is dat hiermee noch identificatie van de verwekker noch resistentiebepaling mogelijk is. Desondanks is de dip slide een uitstekende methode om in de huisartspraktijk de diagnose urineweginfectie voldoende betrouwbaar te stellen of uit te sluiten. In deze paragraaf wordt de dip slide besproken, de kweek in het ziekenhuis wordt buiten beschouwing gelaten.

De dip slide wordt in de NHG-Standaard Urineweginfecties aanbevolen als tweede diagnostische test bij een negatieve uitslag van de nitriettest bij mensen met klachten die passen bij een urineweginfectie. Kweken (kweek in het laboratorium of dip slide) wordt standaard aanbevolen bij een gecompliceerde infectie zoals een nierbekken- of een prostaatontsteking; ook urineweginfecties bij mannen, kinderen, zwangeren en bij patiënten met aandoeningen van de nieren of urinewegen, een verminderde weerstand of een verblijfskatheter worden daarbij tot de gecompliceerde urineweginfecties gerekend.

Het vervaardigen van een dip slide is eenvoudig: een strook met daarop aangebracht twee kweekbodems (een CLED-bodem voor alle soorten bacteriën en een McConkey-bodem voor gramnegatieve bacteriën) wordt in verse urine gedompeld. Vervolgens wordt deze strook gedurende 24 uur in een broedstoof geplaatst bij 37 °C. Na afloop wordt het aantal bacteriële kolonies (CFU = colony forming units) afgelezen. Internationaal wordt 10^5 bacteriën per ml urine aangehouden als grens voor een positieve kweek (significante bacteriurie). Voor de huisartspraktijk geldt echter dat door de selectiefunctie van de huisarts slechts patiënten met een hoge pretestkans voor deze diagnostische test in aanmerking komen. Hiermee rekening houdende wordt in de NHG-Standaard geadviseerd bij de dip slide in de huisartspraktijk de grens van 10^4 bacteriën per ml aan te houden.

Leesadvies

Arndt UP, Koningsbruggen PJW van, Salden NMA ,Visser HS, Wal J van der, Lieshout J van. NHG-Standaard Urinesteenlijden. Huisarts Wet 2007; 50(5): 215-21.

Bangma CH (red.). Urologie. Houten: Bohn Stafleu van Loghum, 2008.

Bangma CH, Roobol MJ, De Koning HJ, Denis L, Schröder FH. Screening vermindert sterfte aan prostaatkanker. Huisarts Wet 2009; 52(7): 353-60.

Haaren KAM van, Visser HS, Vliet S van, Timmermans AE, Yadava R, Geerlings SE, Ter Riet G, Pinxteren B van. NHG-Standaard Urineweginfectie. Huisarts Wet 2005; (8): 341-52.

Kunin CM. Detection, prevention and management of urinary tract infections. 4th ed. Philadelphia: Lea & Febiger, 1986.

Lagro-Janssen ALM, Breedveldt Boer HP, Dongen JJAM van, Lemain TJJ, Teunissen D, Pinxteren B van. NHG-Standaard Incontinentie voor urine. Huisarts Wet 2006; 49(10): 501-10.

Lisdonk EH van de, Bosch WJHM van den, Huygen FJA, Lagro-Janssen ALM. Ziekten in de huisartspraktijk. Utrecht: Elsevier-Bunge, 2008.

Wolters RJ, Spigt MG, Van Reedt Dortland PFH, Gercama AJ, Klomp MLF, Romeijnders ACM, Starreveld JSl. NHG-Standaard Bemoeilijkte mictie bij oudere mannen. Huisarts Wet 2004; 47(12): 571-86.

9 Het nut van vragenlijsten en het plasdagboek

Dr. M.H. Blanker, drs. J. Prins en dr. J.C. van der Wouden

1 Inleiding

Wanneer de huisarts gegevens van een patiënt verzamelt, kan onderscheid worden gemaakt tussen verschillende soorten gegevens. Allereerst zijn er gegevens uit de anamnese: vragen rond de aard van de klachten, de ernst en de ervaren hinder. Het zijn vragen die alleen door de patiënt zelf kunnen worden beantwoord. De antwoorden worden als subjectief beschouwd en laten zich niet gemakkelijk in maat en getal weergeven.

Om subjectieve klachten toch te registreren en in een getal te vatten, zijn veel vragenlijsten ontwikkeld in het kader van epidemiologisch onderzoek naar incidentie, prevalentie of beloop van bepaalde klachten en aandoeningen. Ook zijn vragenlijsten ontwikkeld voor de beoordeling van effectiviteit van behandelmethoden. Goede vragenlijsten zijn uitgebreid getest in verschillende patiëntengroepen. Van deze vragenlijsten is ook vastgesteld of ze daadwerkelijk meten wat ze beogen te meten (de zogenaamde validiteit). Dit betekent echter niet dat vragenlijsten ook direct toepasbaar zijn in de algemene huisartspraktijk. Het gebruik ervan hangt af van het doel dat de huisarts nastreeft. Dit doel kan variëren van louter diagnostiek (doorgaans een eenmalige meting) tot de effectiviteit van behandeling (doorgaans herhaalde metingen).

De tweede soort gegevens zijn meetwaarden, zoals gewicht en bloeddruk, of de concentratie van een bepaalde stof in urine of bloed. Dit soort gegevens is meestal objectief vast te stellen en wordt veelal cijfermatig weergegeven. Meetwaarden die belangrijk zijn bij urologische klachten zijn onder andere de grootte en consistentie van de prostaat, resultaten van urineonderzoek en prostaatspecifiek antigeengehalte in het bloed. Tevens kunnen meetwaarden geregistreerd worden in een plasdagboek.

De waarde van het plasdagboek en de waarde van enkele veelgebruikte vragenlijsten worden in dit hoofdstuk besproken.

2 Vragenlijsten

Er zijn verschillende vragenlijsten voor plasklachten en seksuele disfunctie ontwikkeld. In het algemeen geldt dat deze vragenlijsten niet gebruikt worden in de huisartspraktijk. De belangrijkste argumenten hiervoor zijn de bewerkelijkheid van het afnemen van een lijst met vragen en de onvolledigheid of uitgebreidheid ervan. In de dagelijkse praktijk zijn veel vragenlijsten meestal niet voldoende toegespitst op de individuele patiënt.

Het is van belang van enkele vragenlijsten op de hoogte te zijn om informatie van bijvoorbeeld de farmaceutische industrie te kunnen beoordelen. In vele studies wordt namelijk wel van deze vragenlijsten gebruikgemaakt.

Vragenlijsten voor plasklachten

De belangrijkste vragenlijsten voor plasklachten bij oudere mannen zijn de Internationale prostaatsymptoomscore, de International Continence Society *Male*-vragenlijst en de BPH Impact Index.

Internationale prostaatsymptoomscore

De Internationale prostaatsymptoomscore, afgekort IPSS (figuur 9.1), is de meest gebruikte vragenlijst in de recente urologische literatuur. De IPSS bestaat uit zeven vragen over verschillende aspecten van de functie van de lage urinewegen. De zeven vragen overlappen elkaar niet en omvatten zowel irritatieve als obstructieve klachten. Incontinentie is niet als klacht opgenomen in deze vragenlijst. Elke vraag heeft zes antwoordmogelijkheden, die worden gescoord als 0 tot en met 5, waardoor na optelling een totaalscore van minimaal 0 tot maximaal 35 kan worden behaald. Hoewel afkappunten arbitrair zijn, wordt gewoonlijk een onderscheid gemaakt in drie groepen: geen klachten (score 0), milde klachten (score 1-7), matige klachten (score 8-19) en ernstige klachten (score 20 en hoger).

Een verandering van drie punten op de IPSS wordt beschouwd als een subjectief waarneembare verbetering of verslechtering. In het algemeen ondervinden mannen met matige of ernstige klachten wel hinder van deze klachten, terwijl mannen met milde klachten minder hinder ondervinden en zelden hulp zoeken voor deze klachten. Wanneer deze mannen toch behandeld worden, is slechts weinig verbetering te verwachten.

De zeven vragen van de IPSS worden aangevuld met een vraag naar de kwaliteit van leven als gevolg van de plasproblemen: 'Als het plassen uw hele leven zou blijven zoals het nu is, hoe zou u zich daarbij voelen?' De antwoordmogelijkheden lopen uiteen van 'uitstekend' tot 'afschuwelijk'.

Hoewel de naam van de vragenlijst suggereert dat de klachten voornamelijk aan de prostaat zijn gerelateerd, blijkt de vragenlijst niet seksespecifiek: ook vrouwen scoren positief op de verschillende vragen.

9 Het nut van vragenlijsten en het plasdagboek

Zoals u waarschijnlijk weet, krijgen veel mannen met het vorderen van de leeftijd plasproblemen. Er volgt nu een aantal vragen dat hiermee samenhangt.
Kruis het antwoord aan dat het beste bij uw situatie past.

1. Als het plassen uw hele leven zou blijven zoals het nu is, hoe zou u zich daarbij voelen?
   - ☐ 0. uitstekend
   - ☐ 1. erg tevreden
   - ☐ 2. over het algemeen tevreden
   - ☐ 3. gemengd (even tevreden als ontevreden)
   - ☐ 4. over het algemeen ontevreden
   - ☐ 5. ongelukkig
   - ☐ 6. afschuwelijk

2. Hoe vaak had u in de afgelopen maand het gevoel dat uw blaas nog niet leeg was, nadat u had geplast?
   - ☐ 0. nooit
   - ☐ 1. ongeveer 1 op de 5 keer
   - ☐ 2. minder dan de helft van de keren
   - ☐ 3. ongeveer de helft van de keren
   - ☐ 4. meer dan de helft van de keren
   - ☐ 5. bijna altijd

3. Hoe vaak moest u in de afgelopen maand binnen 2 uur nadat u geplast had alweer plassen?
   - ☐ 0. nooit
   - ☐ 1. ongeveer 1 op de 5 keer
   - ☐ 2. minder dan de helft van de keren
   - ☐ 3. ongeveer de helft van de keren
   - ☐ 4. meer dan de helft van de keren
   - ☐ 5. bijna altijd

4. Hoe vaak kwam het de afgelopen maand voor dat de urinestraal een paar keer achter elkaar stopte en weer begon?
   - ☐ 0. nooit
   - ☐ 1. ongeveer 1 op de 5 keer
   - ☐ 2. minder dan de helft van de keren
   - ☐ 3. ongeveer de helft van de keren
   - ☐ 4. meer dan de helft van de keren
   - ☐ 5. bijna altijd

5. Hoe vaak kostte het u de afgelopen maand moeite het plassen uit te stellen als u aandrang voelde?
   - ☐ 0. nooit
   - ☐ 1. ongeveer 1 op de 5 keer
   - ☐ 2. minder dan de helft van de keren
   - ☐ 3. ongeveer de helft van de keren
   - ☐ 4. meer dan de helft van de keren
   - ☐ 5. bijna altijd

6. Hoe vaak had u de afgelopen maand een slappe straal tijdens het plassen?
   - ☐ 0. nooit
   - ☐ 1. ongeveer 1 op de 5 keer
   - ☐ 2. minder dan de helft van de keren
   - ☐ 3. ongeveer de helft van de keren
   - ☐ 4. meer dan de helft van de keren
   - ☐ 5. bijna altijd

7. Hoe vaak moest u de afgelopen maand persen om het plassen op gang te helpen?
   - ☐ 0. nooit
   - ☐ 1. ongeveer 1 op de 5 keer
   - ☐ 2. minder dan de helft van de keren
   - ☐ 3. ongeveer de helft van de keren
   - ☐ 4. meer dan de helft van de keren
   - ☐ 5. bijna altijd

8. Hoe vaak moest u de afgelopen maand gemiddeld 's nachts het bed uit om te plassen?
   - ☐ 0. nooit
   - ☐ 1. 1 maal
   - ☐ 2. 2 maal
   - ☐ 3. 3 maal
   - ☐ 4. 4 maal
   - ☐ 5. 5 of meerdere malen

Figuur 9.1
IPSS: International Prostate Symptom Score.

International Continence Society Male-vragenlijst

De International Continence Society (ICS) *Male*-vragenlijst bestaat uit twintig vragen, waaronder vijf vragen over incontinentie. Negentien vragen hebben tevens een subvraag over de ervaren hinder van de klacht. De ICS-vragenlijst kent geen totaalscore; de verschillende vragen moeten apart worden beoordeeld.

BPH Impact Index

Hoewel de naam van de BPH Impact Index suggereert dat de impact van benigne prostaathyperplasie (BPH) wordt gemeten, bevat deze vragenlijst vier vragen over de invloed van mictieklachten (dus zonder verwijzing naar een mogelijke oorzaak) gedurende de voorgaande maand. De mate van lichamelijk ongemak, de zorgen om de gezondheid vanwege plasklachten en de ervaren hinder van plasklachten worden nagevraagd. Ook wordt gevraagd hoe vaak de patiënt dagelijkse dingen niet heeft kunnen doen vanwege zijn plasklachten.

Er wordt een totaalscore berekend die varieert van 0 tot en met 13. Er is geen indeling naar ernst gemaakt, noch is bekend welke verandering in de score als relevant kan worden beschouwd.

Vragenlijsten voor seksuele disfunctie

De meest gebruikte vragenlijsten voor seksuele disfunctie zijn de Internationale Index voor Erectiele Functie, de International Continence Society (ICS) *Male*-vragenlijst en losse vragen naar erectiestoornissen. De laatste zijn voornamelijk gebruikt in onderzoek naar de prevalentie van erectiestoornissen in de algemene populatie. De Leidse Impotentiescreeningstest is in Nederland ontwikkeld. De vragenlijsten omvatten verschillende aspecten van de seksuele functie: van libidostoornissen tot ejaculatiestoornissen.

Internationale Index voor Erectiele Functie

De Internationale Index voor Erectiele Functie, afgekort IIEF (figuur 9.2), is ontwikkeld voor de beoordeling van de effectiviteit van medicamenteuze therapie voor erectiestoornissen. De IIEF bestaat uit vijftien vragen, betreffende de erectiele functie (zes items), orgasmefunctie (twee items), seksuele zin (twee items), tevredenheid bij gemeenschap (drie items) en tevredenheid in het algemeen (twee items).

In het bijzonder is het domein van de erectiele functie nader bestudeerd. Dit domein bevat vragen naar de erectiefrequentie, hardheid van de penis bij erectie, mogelijkheid tot penetratie, frequentie en mogelijkheid de erectie te behouden en het vertrouwen een erectie te krijgen en te behouden. Antwoorden worden gegeven op een vijfpuntsschaal (1 tot en met 5), waardoor een totaalscore van 6 tot maximaal 30 wordt behaald. De ernst van de erectie-

De volgende vragen gaan over de invloed die uw erectieproblemen hebben gehad op uw seksleven *gedurende de afgelopen 4 weken*. Beantwoord deze vragen a.u.b. zo eerlijk en zo duidelijk mogelijk. Als u een vraag niet precies kunt beantwoorden, geef dan het best mogelijke antwoord.

Bij het beantwoorden van deze vragen zijn de volgende definities van toepassing.
* Geslachtsgemeenschap: hieronder wordt verstaan de penetratie (binnengaan) van de vagina van de partner.
** Seksuele activiteit: hiertoe behoren geslachtsgemeenschap, strelen en kussen, voorspel en masturbatie (zelfbevrediging).
*** Zaadlozing: hieronder wordt verstaan het hebben van een zaadlozing of het gevoel hiervan.
**** Seksuele stimulatie: hieronder verstaan we bijvoorbeeld erotisch spel met partner, erotische afbeeldingen bekijken, enzovoort.

1. Hoe vaak kon u *de afgelopen 4 weken* een erectie krijgen terwijl u seksueel actief** was?
☐ 0. niet seksueel actief geweest
☐ 1. bijna altijd of altijd
☐ 2. meestal (veel meer dan de helft van de tijd)
☐ 3. soms (ongeveer de helft van de tijd)
☐ 4. een paar keer (veel minder dan de helft van de tijd)
☐ 5. bijna nooit of nooit

2. Hoe vaak is het *de afgelopen 4 weken* voorgekomen dat, terwijl u een erectie had door seksuele stimulatie****, uw penis stijf genoeg was om te penetreren (binnen te gaan)?
☐ 0. niet seksueel actief geweest
☐ 1. bijna altijd of altijd
☐ 2. meestal (veel meer dan de helft van de tijd)
☐ 3. soms (ongeveer de helft van de tijd)
☐ 4. een paar keer (veel minder dan de helft van de tijd)
☐ 5. bijna nooit of nooit

De volgende 3 vragen gaan over de erecties die u mogelijk heeft gehad tijdens de geslachtsgemeenschap*.

3. Hoe vaak was u *de afgelopen 4 weken* in staat om te penetreren (binnen te gaan) bij uw partner als u probeerde geslachtsgemeenschap* te hebben?
☐ 0. niet geprobeerd geslachtsgemeenschap te hebben
☐ 1. bijna altijd of altijd
☐ 2. meestal (veel meer dan de helft van de tijd)
☐ 3. soms (ongeveer de helft van de tijd)
☐ 4. een paar keer (veel minder dan de helft van de tijd)
☐ 5. bijna nooit of nooit

4. Hoe vaak kon u *de afgelopen 4 weken* tijdens de geslachtsgemeenschap* uw erectie behouden, nadat u bij uw partner was gepenetreerd?
☐ 0. niet geprobeerd geslachtsgemeenschap te hebben
☐ 1. bijna altijd of altijd
☐ 2. meestal (veel meer dan de helft van de tijd)
☐ 3. soms (ongeveer de helft van de tijd)
☐ 4. een paar keer (veel minder dan de helft van de tijd)
☐ 5. bijna nooit of nooit

5. Hoe moeilijk was het *de afgelopen 4 weken* tijdens de geslachtsgemeenschap* uw erectie te behouden tot de geslachtsdaad voltooid was?
☐ 0. niet geprobeerd geslachtsgemeenschap te hebben
☐ 1. heel erg moeilijk
☐ 2. erg moeilijk
☐ 3. moeilijk
☐ 4. een beetje moeilijk
☐ 5. niet moeilijk

6. Hoe vaak heeft u *de afgelopen 4 weken* een zaadlozing*** gehad wanneer u seksueel gestimuleerd werd of geslachtsgemeenschap* had?
☐ 0. geen seksuele stimulatie of geslachtsgemeenschap gehad
☐ 1. bijna altijd of altijd
☐ 2. meestal (veel meer dan de helft van de tijd)
☐ 3. soms (ongeveer de helft van de tijd)
☐ 4. een paar keer (veel minder dan de helft van de tijd)
☐ 5. bijna nooit of nooit

Figuur 9.2
IIEF: International Index of Erectile Function (alleen vragen m.b.t. het 'erectiel domein').

stoornis wordt als volgt gegradeerd: geen (score 26-30), mild (22-25), mild tot matig (17-21), matig (11-16) en ernstig (6-10). Met behulp van de vragenlijst is het mogelijk klinisch relevante veranderingen vast te stellen.

International Continence Society Male-vragenlijst

De International Continence Society (ICS) *Male*-vragenlijst bevat vier vragen over de seksuele functie, te weten een vraag over de invloed van plasklachten op het seksuele functioneren, de mogelijkheid erecties te krijgen (met gradering van stijfheid), de mogelijkheid te ejaculeren (met gradering van het ejaculaatvolume) en pijn bij ejaculatie. Iedere vraag heeft een subvraag naar de ervaren hinder van de klacht. Er wordt bij deze vragenlijst geen totaalscore berekend, maar alle vragen worden afzonderlijk beoordeeld.

Leidse Impotentiescreeningstest (LIST)

De Leidse Impotentiescreeningstest werd in het begin van de jaren negentig van de vorige eeuw ontwikkeld. De vragenlijst maakt het mogelijk onderscheid te maken tussen psychogene en organische erectiestoornissen. Nader onderzoek naar de waarde van de lijst door Slob en medeonderzoekers heeft uitgewezen dat de uitkomsten van deze vragenlijst veel overeenkomsten vertonen met de bevindingen van uitgebreid psychofysiologisch onderzoek. Volgens deze auteurs zou de vragenlijst mogelijk geschikt zijn voor gebruik in de eerste lijn, maar hier is voor zover ons bekend nog geen ervaring mee opgedaan.

3 Plasdagboek

Reeds lange tijd wordt het plasdagboek, ook wel mictielijst genaamd, gebruikt bij het inventariseren van plasklachten (vooral incontinentie) bij vrouwen. De waarde van het plasdagboek bij mannen met plasklachten is in verschillende studies beschreven, maar kent nog geen uitgebreid gebruik in de dagelijkse huisartspraktijk. In de laatste herziening van de NHG-Standaard wordt aandacht besteed aan het plasdagboek, al wordt niet aangegeven in welke gevallen de huisarts dit zou moeten inzetten. In de richtlijn voor urologen wordt het gebruik van een plasdagboek actief aanbevolen als standaarddiagnostiek.

Het dagboek kan informatie leveren over mictiefrequentie en geplaste volumes en een indicatie geven van de urineproductie over de dag. Het plasdagboek is een nauwkeurig meetinstrument voor deze aspecten van de functie van de lage urinewegen.

Casus

De heer T., een 57-jarige man zonder noemenswaardige gezondheidsproblemen, bezoekt zijn huisarts in verband met klachten van een frequente mictie overdag en 's nachts. De klachten bestaan al enkele jaren en hij vraagt zich af of dit door zijn prostaat komt en of er misschien medicijnen bestaan die dit kunnen verhelpen.

Hij schat dat hij zo'n vijftien keer naar het toilet gaat overdag. 's Nachts moet hij er tweemaal uit om te plassen. Zijn vorige huisarts had hem aanbevolen voldoende te drinken. De directe aanleiding voor dit advies weet patiënt zich niet te herinneren. Hij heeft geen toegenomen dorstgevoel. Patiënt denkt niet dat het vele drinken iets te maken heeft met de hoge plasfrequentie.

De huisarts verricht lichamelijk onderzoek; het rectaal toucher levert geen aanwijzingen voor pathologie op en er is geen afscheiding uit de urethra. Algemeen urineonderzoek (verricht met een urinestick) toont geen aanwijzingen voor een urineweginfectie of glucosurie.

De huisarts verzoekt patiënt om gedurende drie dagen een plasdagboek in te vullen, waarop hij per mictie het volume en het tijdstip van plassen bijhoudt, in tijdvakken van één uur. Hij vraagt hem na ongeveer een week terug te komen.

Varianten

Het plasdagboek kent verschillende vormen, variërend van het aangeven van alleen de mictiefrequentie in tijdvakken van één uur tot een registratie van de vochtinname en de uitgeplaste volumes op precieze tijden. Het gebruik is afhankelijk van het gestelde doel.

In de casus zegt patiënt dat hij veel drinkt (op advies van de vorige huisarts) en een hoge plasfrequentie heeft, vooral overdag. Een plasdagboek waarin de volumes van de micties worden geregistreerd per één uur tijdseenheid levert in dit geval de nodige informatie op. Een voorbeeld van zo'n dagboek is gegeven in figuur 9.3. De patiënt moet worden geïnstrueerd de plas op te vangen in een maatbeker en het volume van iedere plas te noteren op de tijdsbalk. Indien een plas gemist wordt, moet een kruisje gezet worden op de tijdsbalk. Eventuele episoden van incontinentie kunnen met een ander teken worden aangegeven. Deze instructies moeten bij het plasdagboek (schriftelijk) gegeven worden. Het bijhouden van vochtinname wordt voor de huisartsenpraktijk in het algemeen niet zinvol geacht; het is bovendien erg bewerkelijk voor patiënten en weinig betrouwbaar.

Instructies

Door de onderstaande tijdbalken willen wij erachter komen op welke tijdstippen van de dag en de nacht u plast. Bovendien zouden we ook graag willen weten hoeveel u plast. U ziet dan ook drie tijdbalken. U kiest drie voor u normale dagen, liefst opeenvolgend. U vult de data van de drie dagen in bij de tijdbalken. Daarna vult u elke keer dat u heeft geplast de hoeveelheid urine in op de tijdbalk in het hokje dat overeenkomt met het tijdstip waarop u heeft geplast. Zet een pijl wanneer u naar bed gaat en opstaat in de morgen. U kunt met een maatbeker de hoeveelheid urine per keer meten.

Dag 1: in betreffende tijdvakje de hoeveelheid urine die u per keer plast invullen

datum: ....

0 1 2 3 4 5 6 7 8 9 10 11 12 13 14 15 16 17 18 19 20 21 22 23 24

Dag 2: in betreffende tijdvakje de hoeveelheid urine die u per keer plast invullen

datum: ....

0 1 2 3 4 5 6 7 8 9 10 11 12 13 14 15 16 17 18 19 20 21 22 23 24

Dag 3: in betreffende tijdvakje de hoeveelheid urine die u per keer plast invullen

datum: ....

0 1 2 3 4 5 6 7 8 9 10 11 12 13 14 15 16 17 18 19 20 21 22 23 24

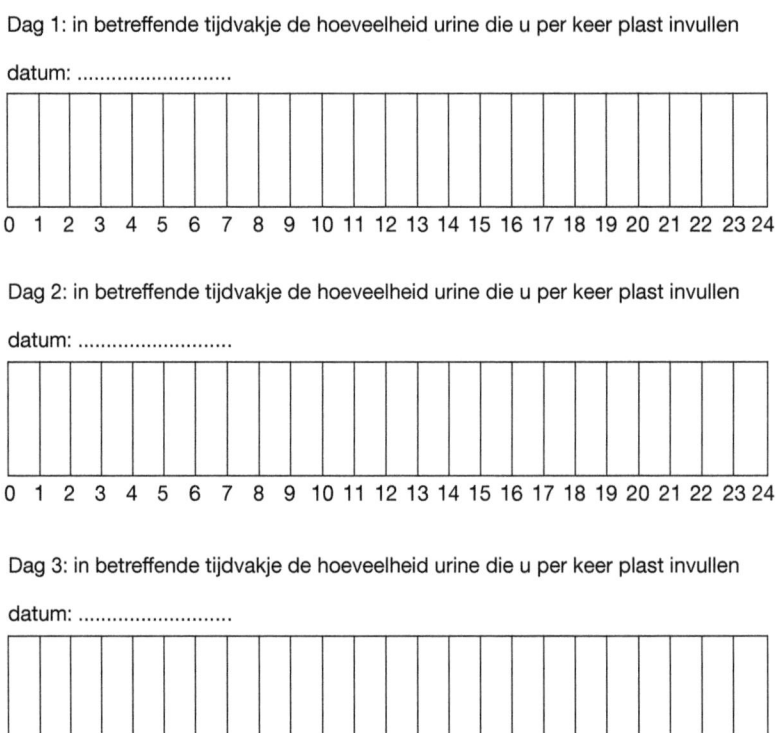

Figuur 9.3
Voorbeeld plasdagboek.

De tijden van naar bed gaan en opstaan moeten genoteerd worden of er moet een pijltje worden getekend op de tijdsbalk. Door drie dagen het dagboek bij te houden, wordt informatie verkregen over twee volledige nachten.

Vervolg casus

Patiënt T. heeft na een week zijn plasdagboek ingeleverd (zie figuur 9.4). Omdat hij volgens eigen zeggen een pietje precies is, heeft hij een week lang het dagboek bijgehouden en uitgewerkt op zijn computer. Op enkele momenten heeft hij het volume niet kunnen meten en heeft hij een kruis gezet in het

9 Het nut van vragenlijsten en het plasdagboek

dagboek. Hij heeft geen slaaptijden ingevuld, maar meldt altijd om 23.00 uur naar bed te gaan en tussen 6.00 en 7.00 uur op te staan.

Eerste dag van invullen: 11 juni

1		1		1		1		1		1		1	x	
2		2		2	150	2		2		2	150	2		
3	150	3	x	3		3		3		3		3		
4		4		4		4	200	4	250	4		4	250	
5		5		5		5		5		5		5		
6	350	6	350	6	300	6	350	6	350	6		6	250	
7		7		7		7		7		7	350	7		
8	200	8	250	8	x	8	150	8	200	8		8	200	
9		9	200	9		9	200	9	100+150	9	9	9	250	
10	150	10	100	10	150	10	200	10		10		10		
11		11	150	11		11	200+100	11	200	11	100	11	200	
12		12		12	150	12		12	200	12		12	100	
13		13	200	13		13	200	13	150	13	300	13	200	
14	300	14	100	14	200	14		14		14		14	150	
15		15		15		15	150	15	200	15		15		
16		16	150	16		16		16		16	150	16	250	
17	150	17		17	x	17	200	17	150	17		17		
18		18	250	18		18		18		18	200	18	350	
19	200	19		19	250	19	250	19	250	19		19	150	
20	100	20	200	20		20		20		20		20	100	
21		21	150	21	200	21	250	21	150	21	150	21		
22	250	22	250	22		22		22		22		22	200	
23		23		23	250	23	200	23	200	23	200	23		
24		24	200	24		24	150	24	100	24		24		

Werkaantekeningen huisarts

volume	1850	2550+?	1650+??	2800	1750	2650+?
frequentie	9	14	10	14	9	14

Figuur 9.4
Gegevens uit het plasdagboek van de heer T.

Interpretatie plasdagboek
Alle dagen zijn te beoordelen op de plasfrequentie. De 24 uursplasfrequentie varieert van negen tot veertien keer per dag. De nachtelijke plasfrequentie varieert van één (twee nachten) tot twee (vier nachten).

Bij de geplaste volumes ontbreken op drie dagen enkele micties: bij deze micties kan een getal worden ingevuld tussen het grootste en het kleinste volume van de overige micties, waardoor voor alle dagen een totaalvolume berekend kan worden. Het grootste geplaste volume van één mictie (de functionele blaascapaciteit) is 350 ml en werd steeds 's ochtends gemeten. Het kleinste geplaste volume is 100 ml; het gemiddelde volume per mictie is ongeveer 200 ml. De totale geplaste volumes per dag variëren van 1850 tot 2850 ml.

Op de dagen dat de plasfrequentie hoog is, is het 24 uursvolume groter dan op de dagen met een lagere plasfrequentie.

Tabel 9.1 Referentiewaarden bij gebruik van het plasdagboek.		
	50-65 jaar	65+
plasfrequentie (gemiddeld)		
- 24 uur	6,3	6,9
- overdag	5,0	5,0
- 's nachts	1,1	1,5
nachtelijke plasfrequentie		
- eenmaal	80%	90%
- tweemaal	36%	55%
- drie en meer	7%	18%
- functionele blaascapaciteit	430 ml	395 ml
- gemiddeld geplast volume	267 ml	247 ml

Informatie uit het plasdagboek

Plasfrequentie

Van het plasdagboek wordt een plasfrequentie afgelezen; zowel een 24 uursfrequentie als de frequentie overdag en 's nachts worden bepaald. Deze gegevens worden vergeleken met de referentiewaarden (tabel 9.1).

In de casus komt de inschatting van de plasfrequentie overdag niet overeen met de gegevens van het plasdagboek: patiënt overschatte de frequentie aanzienlijk. De overeenkomst tussen de anamnese en het plasdagboek is bij plasfrequenties in het algemeen matig tot slecht, hetgeen verklaard kan worden door de zogenaamde recall bias: de herinnering van patiënten vertekent de werkelijkheid. Ook de ervaren hinder van klachten kan hierop van invloed zijn. In het plasdagboek worden prospectief, dus zonder deze vertekening, gegevens verzameld.

De nachtelijke plasfrequentie schatte hij redelijk in. Het plasdagboek geldt ook bij de nachtelijke plasfrequentie als het meest betrouwbare instrument. De nachtelijke frequentie wordt door patiënten namelijk zowel overschat als onderschat.

Geplast volume in 24 uur

Het totale geplaste volume per dag zegt iets over de vochtinname, ervan uitgaande dat 'dat wat er uitkomt er ook moet zijn ingegaan'. Het 24 uursvolume is niet afhankelijk van de leeftijd.

Gemiddeld plassen mannen 1400 ml per dag (interkwartielspreiding 1200-1900). Een volume groter dan 2500 ml wordt gedefinieerd als 24 uurspolyurie. Het totale geplaste volume heeft een duidelijke relatie met de plasfrequentie, zoals geïllustreerd is in de casus.

Functionele blaascapaciteit en gemiddeld volume per mictie

Het plasdagboek is een betrouwbare, goedkope en non-invasieve methode voor het bepalen van de functionele blaascapaciteit en het gemiddelde volume per mictie in de natuurlijke omgeving van de patiënt. De functionele blaascapaciteit is het grootste volume van één mictie. Het gemiddelde geplaste volume per mictie wordt bepaald door het 24 uursvolume te delen door de plasfrequentie.

Zowel de blaascapaciteit als het gemiddelde volume per mictie neemt af met de leeftijd, hetgeen terug te vinden is in de referentiewaarden van tabel 9.1. De waarden van de heer T. vallen binnen de normaalwaarden voor zijn leeftijd.

De functionele blaascapaciteit heeft een duidelijke relatie met de aanwezigheid van plasklachten: mannen met een blaascapaciteit kleiner dan 300 ml hebben tweemaal zo vaak matige tot ernstige plasklachten als mannen met een blaascapaciteit groter dan 500 ml.

De blaascapaciteit is groter bij mannen met een verminderde urine-uitstroomsnelheid en bij mannen die meer dan twee eenheden alcohol per dag drinken, maar niet afhankelijk van prostaatvergroting.

Urineproductie

Uit het plasdagboek kan ook de urineproductie worden berekend, door het volume van een mictie te delen door de tijd die verstreken is sinds de vorige mictie. Dit is een betrouwbare methode, echter wel zeer bewerkelijk. Om voor een patiënt nauwkeurige gegevens te reproduceren zijn rapportages per eenuurstijdseenheden niet voldoende, maar moet de patiënt de precieze tijden van alle micties noteren. De plaats van de urineproductiebepaling in de huisartspraktijk is nog niet onderzocht.

Vervolg casus

Samen met de huisarts bekijkt de heer T. de gegevens van het plasdagboek. Patiënt is gerustgesteld dat de meeste waarden normaal zijn voor zijn leeftijd.

Hij krijgt inzicht in de duidelijke relatie tussen de vochtinname en de plasfrequentie en heeft daarmee een duidelijk handvat om zelf iets aan zijn klachten te doen. Hij zegt op zijn drinkgewoonten te zullen letten. De initiële vraag van patiënt om medicamenteuze therapie is vervallen.

10 Bloedonderzoek bij urologische problemen in de huisartspraktijk

Prof. dr. C.H. Bangma

1 Inleiding

Van alle vormen van aanvullende diagnostiek naast de anamnese en het lichamelijk onderzoek zijn het urineonderzoek en het bloedonderzoek veelal het snelst toegankelijk. Terwijl het basisurineonderzoek in de huisartspraktijk zelf gebeuren kan, dient het bloedonderzoek in een erkend laboratorium verricht te worden. Uitslagen zijn meestal dezelfde dag reeds beschikbaar en vormen derhalve een belangrijk element in het opstellen van de voorlopige diagnose, de behandeling, en het verwijspatroon. Binnen de huidige defensieve geneeskunde nodigt de procedure van het laboratoriumonderzoek uit tot het aanvragen van een basispakket (screen) van bepalingen. Dit kan leiden tot informatievervuiling en onnodige kosten. Het is dan ook van belang voor een laboratoriumbepaling kennis te hebben van:
– wat getest wordt (de fysiologie);
– welke de indicaties zijn;
– hoe de uitslag geïnterpreteerd dient te worden: wat de referentiewaarden zijn, en wat de variatie;
– welke storende factoren op kunnen treden.

Ofschoon van enkele diagnostische tests de indicatie beperkt en helder is (bijvoorbeeld voor de tumormarkers bèta-HCG en alfafoetoproteïne), bestaat er over andere soms onduidelijkheid, veroorzaakt door de variabiliteit van de uitslag en de waarde van de bepaling voor gebruik in de algemene kliniek (bijvoorbeeld het PSA; prostaatspecifiek antigeen). De richtlijnen van de Nederlandse beroepsverenigingen kunnen bij de indicatiestelling behulpzaam zijn. Deze richtlijnen worden regelmatig bijgesteld aan de hand van de laatste ontwikkelingen en inzichten door specialisten met verschillende achtergronden.

2 Indeling

In tabel 10.1 staat een ruwe indeling voor de te behandelen diagnostische tests, gebaseerd op een specifiek anatomische en een functionele benadering. In de andere hoofdstukken worden indicaties nader besproken. Aangezien de behandeling van specifieke aandoeningen en de daarbij behorende diagnostiek elders in dit boek aan de orde komen, wordt in dit hoofdstuk uitsluitend het gebruik van PSA behandeld.

Tabel 10.1	Bloedonderzoek bij urologische aandoeningen.		
	functietest	tumormarker	hormonale test
nier	- nierfunctie (creatinine- en ureumklaring - zuur-base-evenwicht (Na, K, chloor, bicarbonaat) - urinewegstenen (elektrolyten, calcium, fosfaat, magnesium, urinezuur)	- paraneoplastische syndromen (calcium)	- botstofwisseling (calcium, fosfaat, parathormoon) - hematopoëse (Hb, Ht, trombocyten, EPO)
blaas			
prostaat	PSA	PSA	- androgeenstatus (testosteron)
testis		- bèta-HCC - alfafoetoproteïne	- infertiliteit (inhibine, testosteron, FSH, LH, prolactine, SBG)

3 Prostaatspecifiek antigeen: PSA

Fysiologie

Het PSA wordt een van de meest belangrijke tumormarkers van de afgelopen twee decennia genoemd. Eigenlijk is het geen tumormarker in strikte zin: het is een merkstof gerelateerd aan prostaatweefsel, aangezien het ook in normale epitheliale cellen van de prostaat gevormd wordt. In eerste instantie is PSA geïsoleerd uit het semen, alwaar het geacht wordt een rol te spelen bij de vervloeiing van het ejaculaat door proteolyse.

Veel aspecten van de stofwisseling van PSA zijn nog onbekend. Het PSA behoort tot een familie van eiwitsplitsende enzymen die de kallikreïnen genoemd worden. In zijn werking lijkt PSA op chymotrypsine. Het enzym zoals dat in serum aangetroffen wordt, bestaat uit 237 aminozuren die gekoppeld zijn aan suikerketens tot een glycoproteïne dat 33 kDalton weegt (ongeveer tweemaal zo zwaar/groot als albumine). Intracellulair wordt PSA uit een voorloper gevormd, het pro-PSA. Dit pro-PSA bestaat uit 244 aminozuren, waarvan door afsplitsing van een enzym steeds een kortere voorloper gevormd wordt tot uiteindelijk de 237-vorm ontstaat. Nieuwste ontwikkelingen kunnen de verschillende voorlopers onderscheiden en het onderzoek van vandaag richt zich op het ontwikkelen van assays en antistoffen voor de bepaling van deze vormen en het belang voor met name prostaatkankerdetectie.

Vanuit de epitheliale cel wordt het PSA in het prostaatvocht gebracht voor zijn normale functie. In het semen is de concentratie PSA een miljoenvoud hoger dan in het bloed. Er lekt derhalve onder normale omstandigheden maar een kleine hoeveelheid PSA door de basale membraan via het interstitium naar de bloedbaan. Bij nieuwvorming en woekering van epitheliale cellen is de genoemde barrière wellicht minder hoog, of wordt er door de nieuwvorming misschien meer PSA per cel gevormd, met als gevolg een verhoogd serum-PSA. In de bloedbaan wordt het PSA in een ongebonden 'vrije' vorm aangetroffen, of gebonden aan eiwitten als het alfa-2-macroglobuline, alfa-1-protease-inhibitor, proteïne-C-inhibitor, en het alfa-1-antichymotrypsine (ACT), eiwitten die in grote hoeveelheden in de lever aangemaakt worden. Het PSA is, gebonden of ongebonden, niet enzymatisch actief. De plaats waar de binding en inactivatie optreden, is vooralsnog onbekend.

Indicatie

Ofschoon PSA als merkstof hoogstens in de forensische geneeskunde een rol speelde (in geval van analyse van de vagina-inhoud), is de ontwikkeling van assays voor bepaling van de serum-PSA-concentratie met name gericht op detectie en volgen van prostaatkanker. De rol van PSA-veranderingen bij prostaat- en blaasontsteking is klinisch niet relevant in zoverre het gaat om bevestiging van de klinische diagnose. Obstructieve en irritatieve mictieklachten berusten meestal op benigne prostaathyperplasie (BPH). Hierbij kan de prostaat vergroot zijn en het PSA derhalve verhoogd. Voor diagnose en behandeling van BPH is de informatie geleverd door de hoogte van het PSA eveneens niet relevant. Alleen in die situatie waarin bewust gezocht wordt naar aanwezigheid van een prostaatcarcinoom (waarbij op een behandeling geanticipeerd wordt), speelt de bepaling van het PSA een rol. Plasklachten zijn zelden een symptoom van prostaatkanker, maar veelal een verschijnsel van begeleidende BPH: de asymptomatische kanker bevindt zich in de meeste gevallen in de perifere zone van de prostaat op afstand van de plasbuis. Bij onbegrepen klachten van skeletpijn bijvoorbeeld kan het PSA aanleiding geven verdere analyse naar het bestaan van een prostaatcarcinoom in te zetten.

Het op bevolkingsniveau systematisch screenen met behulp van PSA heeft de potentie om de mortaliteit ten gevolge van prostaatkanker met ten minste 20% te verlagen. Dit is recentelijk aangetoond door een grote gerandomiseerde studie (ERSPC) uitgevoerd in acht Europese landen met meer dan 250.000 deelnemers, met een follow-up van gemiddeld negen jaar. Het screeningprotocol bestond hoofdzakelijk uit het verrichten van prostaatbiopten bij een PSA gelijk aan of boven de 3,0 ng/ml. Analyses van de kosten van screening naar prostaatkanker en de effecten op de kwaliteit van leven zijn nog niet verricht. Het is daarom te vroeg om prostaatkankerscreening op bevolkingsniveau in te voeren. Ook heeft deze screening belangrijke nadelen, met als grootste het vinden van een tumor die geen klachten had gegeven gedurende het leven van een patiënt (overdiagnose) en deze vervolgens te behandelen met de kans op bijwerkingen (overbehandeling). Het verzoek van een patiënt het PSA te laten bepalen, behoeft daarom dan ook een uitvoerige uitleg omtrent de potentiële gevolgen van het starten van een diagnostisch proces (zie hoofdstuk 17). Benadrukt dient te worden dat een relatief laag PSA de aanwezigheid van een prostaatcarcinoom niet uitsluit.

De NHG-Richtlijn Bemoeilijkte mictie bij oudere mannen adviseert vooralsnog het gebruik van PSA bij asymptomatische mannen alleen indien er een uitdrukkelijk individueel screeningsverzoek bestaat. De voor- en nadelen van vroegdetectie dienen voldoende toegelicht te worden. Bij plasklachten wordt een rectaal toucher aangeraden, en het verrichten van een PSA-bepaling bij afwijkende toucherbevindingen. Deze handelwijze is nog steeds te rechtvaardigen indien een uitdrukkelijk screeningsverzoek bestaat. PSA is een bruikbare parameter bij de behandeling van bewezen prostaatkanker. Voor het vervolgen van prostaatkanker wordt de hoogte van het PSA in directe relatie gebracht met het tumorvolume, en de effectiviteit van de behandeling. Na chirurgische of radiotherapeutische therapie met curatieve intentie zal het PSA na radicale prostatectomie moeten dalen tot onder de detectiegrens van de assay ('nul'), of na bestraling tot een laagste waarde (nadir) bij voorkeur onder 1,0 ng/ml. In gemetastaseerde stadia zal bij instellen van een endocriene behandeling het PSA normaliter reageren met een scherpe daling. In hormoononafhankelijke stadia fungeert het PSA als responsparameter voor tweedelijns- en experimentele therapie.

Interpretatie

Vanuit de fysiologie is gemakkelijk te beredeneren dat de hoogte van de PSA-concentratie in bloed theoretisch afhankelijk is van verscheidene factoren, zoals: de hoeveelheid epitheliale cellen (of: de grootte van de prostaat), de barrière voor diffusie naar de bloedbaan (of: de verstoring daarvan bij nieuwvorming, trauma, ontsteking, of atrofie) en de afbraak (of: de binding aan eiwitten die het PSA onherkenbaar maken). Aangezien enkele van deze factoren gerelateerd zijn aan de leeftijd, is ook een leeftijdsafhankelijkheid van de PSA-concentratie aan te geven. Het klinische probleem ligt in de differentiatie tussen benigne en maligne aandoeningen van de prostaat in geval van verhoging van het serum-PSA.

Wat is nu een verhoging van PSA? Of beter: welke waarde van het PSA dient te leiden tot verder onderzoek van de prostaat, met name een prostaatbiopsie, wetende dat de consequentie van het vinden van een prostaatcarcinoom altijd leidt tot een actieve behandeling (inclusief watchful waiting – uitgestelde palliatieve behandeling op het moment van het optreden van symptomen – en active surveillance – uitgestelde curatieve behandeling op het moment van progressie tijdens actief monitoren). Deze vraag kan op verschillende manieren benaderd worden, waarbij de essentie blijft dat vanwege de natuurlijke aanwezigheid van het PSA men altijd te doen heeft met een kansuitspraak over de aanwezigheid van prostaatkanker.

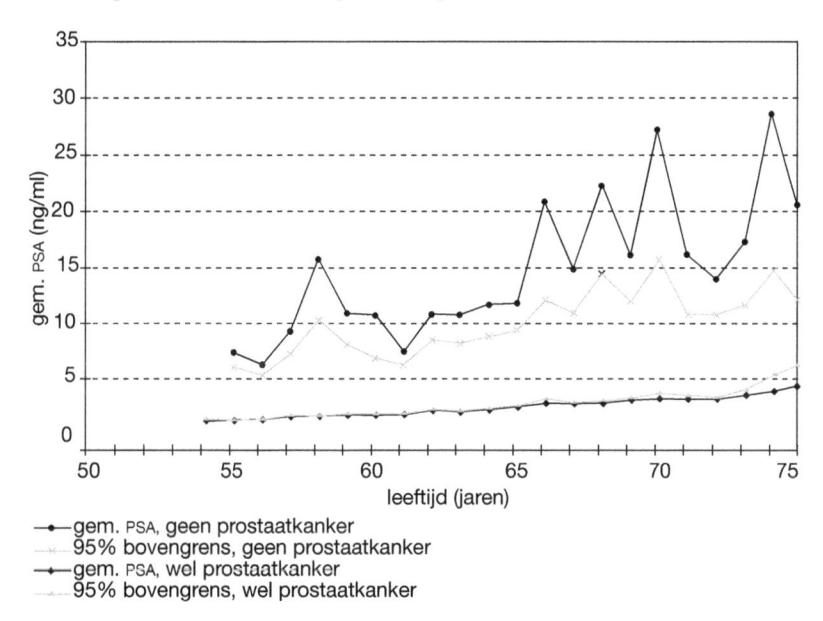

Figuur 10.1
Gemiddelde PSA-waarde per leeftijdsjaar.

Als uitgangspunt dient bij voorkeur de beschrijving van het PSA bij de algemene bevolking, waarbij in elke deelpopulatie (bijvoorbeeld mannen met mictieklachten in de huisartspraktijk) de verdeling van het voorkomen van prostaatvergroting of kanker afwijkt van de referentiepopulatie. Figuur 10.1 toont de gemiddelde hoogte van het PSA in de algemene bevolking, gemeten tijdens de gerandomiseerde studie over de waarde van vroege detectie van prostaatkanker (ERSPC) anno 2002. De gemiddelde PSA-waarde neemt toe met de leeftijd en blijkt bij mannen met een gedetecteerde prostaattumor nauwelijks te verschillen van de mannen zonder tumor. De arbitraire historische waarde van 4 ng/ml of hoger als indicatie voor het verrichten van verder onderzoek blijkt bij 8% van de mannen tussen 55 en 74 jaar aanwezig te zijn, waarvan een kwart bij biopsie kanker blijkt te hebben. Anderszins blijkt, van alle mannen met een histologisch vastgestelde prostaatkanker, circa driekwart een PSA van 4 ng/ml of meer te hebben. Benadrukt dient te worden dat het hier gaat om mannen bij wie ten gevolge van vooronderzoek (transrectale echografie, PSA, rectaal onderzoek) een serie van zes prostaatbiopsieën verricht is: zou de prostaat minutieus histologisch bekeken zijn, dan is het waarschijnlijk dat, conform autopsiestudies, de carcinoomincidentie ten minste het zesvoudige zou zijn.

Gezien de relatie van serum-PSA met prostaatvolume en leeftijd, kan een 'normale' waarde voor het PSA ook berekend worden uit het leeftijdsafhankelijke gemiddelde vermeerderd met tweemaal de standaarddeviatie. Dit is weergegeven in figuur 10.1 door het gebied dat ligt onder de 95%-bovengrens. Ook hier blijkt een grote overlap tussen mannen met en mannen zonder een gedetecteerde tumor: weliswaar ligt de 95%-bovengrens van mannen met een tumor lichtelijk hoger dan van de mannen zonder tumor, maar gezien de waarde van de gemiddelde serum-PSA-concentraties van beide groepen kan geen specifiek onderscheid gemaakt worden met PSA alleen. Geconstateerd kan worden dat er reden bestaat voor een leeftijdsafhankelijke drempelwaarde voor prostaatbiopsie, die bij het jongere deel van de populatie iets lager zou moeten liggen dan bij de ouderen (PSA 2,5 ng/ml in het zesde decennium tot 4,5 ng/ml in het achtste decennium).

Om bij zo veel mogelijk mannen prostaatkanker te kunnen detecteren en tegelijkertijd een zo beperkt mogelijk aantal mannen prostaatbiopsieën aan te doen met een negatieve uitslag (een strategie van een zo hoog mogelijke sensitiviteit bij een optimalisatie van de specificiteit), zijn methoden overwogen het serum-PSA te corrigeren voor het volume van benigne hyperplastisch weefsel in de prostaat. Hiertoe is gebruikgemaakt van het prostaatvolume, bepaald door een meting met behulp van transrectale echografie. Deze zogenoemde PSA-density (PSAD, PSA gedeeld door het prostaatvolume) verbeterde de specificiteit, en werd zelfs nog overtroffen door de correctie van met name het echografische adenoomvolume (transition zone van de prostaat, leidend tot het PSAT). Dit bleek echter een geringe winst in de dagelijkse praktijk, terwijl de routinematige transrectale echografie (TRUS) arbeidsintensief bleek. Ook de beeldvorming en carcinoomdetectie door TRUS bleken weinig betrouwbaar. Statistisch gesproken leek hetzelfde resultaat voor de verhoging van specificiteit behaald te kunnen worden met de bepaling van isovormen van het serum-PSA. Het voordeel van het verrichten van een bloedtest boven een transrectale echografie is evident.

In een beperkt aantal laboratoria in Nederland is de bepaling van de vrije en aan ACT gebonden fractie van het PSA mogelijk. Voor de huisarts heeft deze bepaling geen waarde. Zelfs voor de uroloog is het nut van deze informatie maar beperkt, en betekent deze in de praktijk slechts een geringe steun om de indicatie tot (een herhaling van) een prostaatbiopsie te bevestigen.

PSA-velocity

Ofschoon er geen bioritme beschreven is van het PSA, is bekend dat het PSA per individu kan variëren over een periode van twee tot drie weken met 30%. Deze biologische variabiliteit kan versterkt worden door andere storende invloeden van fysische, pathologische, of iatrogene aard. Veranderingen van de serum-PSA-concentratie over een bepaalde periode kunnen gerelateerd worden aan veranderingen in de klinische conditie van een patiënt. Het meest duidelijk is een PSA-daling na behandeling met curatieve intentie (radiotherapie, chirurgie), of na het begin van hormonale therapie.

Gedurende andere stadia van het ziektebeloop kan een stijging van het PSA gebruikt worden om een recidief, dan wel toename van de tumorbelasting en progressie van de ziekte aan te tonen. Indien na radicale chirurgie het PSA stijgt boven de analytische detectiegrens van 0,1 ng/ml en er op achtereenvolgende metingen een continue stijging waar te nemen is, dan is er óf sprake van een biochemisch recidief dat berust op een lokaal recidief, óf van groei van een metastase. Dit is eveneens het geval indien na het bereiken van de PSA-nadir na radiotherapie het PSA progressief stijgt in ten minste drie achtereenvolgende metingen. In latere ziektestadia verloopt ziekteprogressie in het algemeen parallel aan een toename van het PSA (en bij ossale metastasering parallel aan de alkalische fosfatase). Ofschoon de verdubbelingstijd van het PSA een maat lijkt te zijn voor groeisnelheid van de tumor, is de absolute hoogte van het PSA niet direct gerelateerd aan de individuele kliniek. Soms worden zeer hoge PSA-waarden bereikt in asymptomatische patiënten. Dit is waarschijnlijk afhankelijk van de individuele samenstelling van de prostaattumoren, waarin zich slecht gedifferentieerde androgeenonafhankelijke tumorcellen kunnen bevinden die weinig PSA produceren, naast goed gedifferentieerde PSA-producerende celklonen.

De rol van de toename van het serum-PSA in de tijd (de PSA-velocity genoemd) bij patiënten in een situatie van intensief vervolgen van een kanker zonder invasieve therapie (active surveillance) is nog niet duidelijk. Het gaat hierbij meestal om geringe veranderingen van de PSA-concentratie, die sterk beïnvloed worden door de biologische variatie van het PSA. Studies omtrent de waarde van de PSA-bepaling in combinatie met biopsieparameters voor een strategie van uitgestelde behandeling zijn gaande. Het is evenwel duidelijk dat PSA geen surrogaat is voor stagering: dit betekent dat de hoogte van het PSA niet aan kan geven of er sprake is van beginnende metastasering. Het moment van keuze voor curatieve therapie ligt daardoor veelal nog steeds bij het moment van diagnose.

PSA-waarden geïntegreerd met andere parameters: de prostaatwijzer

Gebaseerd op de gegevens van de grote groep deelnemers aan de Europese screeningstudie naar prostaatkanker (ERSPC) is de zogenaamde prostaatwijzer ontwikkeld (www.prostaatwijzer.nl). De prostaatwijzer biedt een evidence-based leidraad voor patiënten en artsen in het diagnostische en behandelproces bij prostaatkanker, met als doel overdiagnose en overbehandeling van deze ziekte te voorkomen.

De wijzer bestaat uit meerdere 'schijven', waarin verschillende parameters ingevuld dienen te worden. Schijf 1 geeft op basis van de leeftijd, familiaire belasting en plasklachten de kans op het vinden van prostaatkanker bij verder onderzoek en biedt dus hulp bij de afweging of de PSA-waarde wel of niet gemeten dient te worden. Schijf 2 heeft dezelfde uitkomst maar dan gebaseerd op de PSA-waarde. Ook schijf 3 geeft de kans op het vinden van prostaatkanker, maar dan gebaseerd op PSA, bevindingen bij rectaal toucher en echo en het prostaatvolume, en biedt zo hulp bij de keuze tussen het wel of niet verrichten van prostaatbiopten.

4 Storende invloeden

Assay-variatie en storende invloeden

Het PSA bestaat uit een molecule met een structuur die voldoende mogelijkheden biedt om verschillende antistoffen op te wekken. Dit is een van de redenen waardoor vele commerciële assays ontworpen zijn voor de bepaling van het serum-PSA. Er zijn meer dan twintig assays beschikbaar in Nederland, waartussen aanzienlijke verschillen kunnen bestaan. Door introductie van gestandaardiseerde serummonsters voor de kalibratie van assays, is een poging gedaan de variatie tussen assays te verkleinen. Dit bleek echter commercieel niet haalbaar en ook met het gebruik van omrekenfactoren tussen assays is het niet mogelijk de verschillen volledig glad te strijken. In de praktijk is dit wel degelijk relevant. Een van de historische marktleiders op dit gebied (Beckman Coulter) biedt zijn assay zowel met de WHO-calibrator aan, als met de robuuste traditionele Hybritech-standaard waarop vele internationale publicaties (inclusief het ERSPC screeningsonderzoek) gebaseerd zijn. Aangezien er tussen de uitkomsten van een meting met één serummonster bepaald met de twee verschillende standaarden 20% verschil ligt, is het van belang te weten welke assay en standaard het routinelaboratorium gebruikt. Een PSA-waarde van 4,0 ng/ml met de traditionele Beckman Coulter assay zal bij een andere assay gecalibreerd op de WHO-standaard een waarde geven van 3,2 ng/ml.

Van groter belang echter bij het gebruik van het PSA in de differentiatie tussen benigne en maligne condities is het optreden van acute tijdelijke verhoging van het serum-PSA ten gevolge van ontsteking (prostatitis en cystitis), trauma (lokale druk op het perineum na bijvoorbeeld fietsen, of iatrogeen na een rectaal onderzoek, prostaatbiopsie, of cystoscopie), en blaasretentie (stuwing, een verblijfskatheter). In dergelijke omstandigheden is het niet zinvol een PSA-bepaling te verrichten en dient ten minste drie weken afgewacht te worden na het verwijderen van de oorzakelijke prikkel van de verhoging.

Een artificiële en iatrogene verlaging van het PSA treedt eigenlijk alleen op ten gevolge van toediening van medicamenten, en na drogisterijmiddelen waarin zich fyto-oestrogenen bevinden. 5-alfa-reductaseremmers (finasteride (Proscar) en dutasteride (Avodart)), die de omzetting van het testosteron tot het veel actievere dihydrotestosteron remmen, kunnen na gebruik van vier tot zes weken het PSA-gehalte halveren ten opzichte van de uitgangswaarde. Endocriene anti-androgene behandeling blokkeert de transcriptie van het PSA-gen en kan derhalve tot veel lagere PSA-concentraties leiden.

Uitvoering van het onderzoek, herhaling

Het PSA kan op elk willekeurig tijdstip van de dag bepaald worden, maar bij voorkeur voorafgaand aan elke willekeurige manipulatie van de prostaat of de lagere urinewegen. Indien sprake is van storende factoren dient na correctie daarvan een periode van ten minste drie weken in acht genomen te worden alvorens het PSA weer te bepalen. Bij twijfel anderszins, of als controle op een verhoogd PSA dat invasieve consequenties heeft, geeft herhaling van de bepaling meer zekerheid over de gemeten waarde.

Leesadvies

Blijenberg BG, et al. Discordant performance of assays for free and total prostate-specific antigen in relation to the early detection of prostate cancer. BJU Int 2001; 88(6): 545-50.

Gerber GS, et al. Evaluation of changes in prostate-specific antigen in clinically localized prostate cancer managed without initial therapy. J Urol 1998; 159(4): 1243-6.

Mikolajczyk SD, et al. Free prostate-specific antigen in serum is becoming more complex. Urology 2002; 59(6): 797-802.

Rietbergen JB, et al. Comparison of prostate-specific antigen corrected for total prostate volume and transition zone volume in a population-based screening study. Urology 1998; 52(2): 237-46.

Schröder FH, et al. Prostate-specific antigen-based early detection of prostate cancer-validation of screening without rectal examination. Urology 2001; 57(1): 83-90.

Schröder FH, et al. Screening and prostate cancer mortality in a randomized European study. New Engl J Med 2009; 360(13): 1320-8.

Van den Bergh RC, et al. Prospective validation of active surveillance in prostate cancer: the PRIAS study. Eur Urol 2007; 52(6): 1560-3.

11 Renografie

Prof. dr. J.M. Nijman

1 Isotopenonderzoek

Functioneel onderzoek van de nieren kan op verschillende manieren plaatsvinden. In alle gevallen wordt er een radioactief gelabelde stof intraveneus toegediend die door de nieren selectief uit het bloed wordt weggevangen. We onderscheiden een statische nierscan, waarbij het radioactieve materiaal gedurende langere tijd in de nier blijft, en een dynamische nierscan (renogram), waarbij de stof actief door de nieren wordt uitgescheiden in de urine en uiteindelijk weer wordt uitgeplast.

Om een indruk te krijgen van slecht functionerende delen van de nier (bijvoorbeeld littekens na een pyelonefritis) of om een ectopisch gelegen nier te lokaliseren, wordt bij voorkeur een statische nierscan gemaakt. Wanneer een nier sterk is uitgezet, zal een dynamisch onderzoek worden gedaan om te beoordelen of er echt sprake is van een obstructie. Ditzelfde onderzoek geeft een goed beeld van de relatieve functieverdeling van beide nieren, de zogenaamde split renal function.

Nierscan

Om een afbeelding te krijgen van functioneel nierweefsel wordt gebruikgemaakt van een ^{99m}Technetium dmsa-scan. Het ^{99m}Technetium dimercaptosuccinic acid (dmsa) bindt zich aan de proximale tubulus en wordt maar voor 10% uitgescheiden in de urine. Hierdoor wordt een beeld verkregen van het (nog) functionerende nierparenchym, met procentuele verdeling van de functie over linker- en rechternier. Afwijkende beelden worden gezien bij een hoefijzernier, agenesie en ectopie. Bij refluxnefropathie wordt met name gekeken naar disfunctionele gebieden die het gevolg zijn van littekenvorming of van afunctionele dysplastische delen. Ook doorbloedingsproblemen zoals ischemie bij hypertensie, hypoperfusie bij arteriële vasculitis en nierventrombose kunnen hiermee in kaart worden gebracht.

Na injectie van het radiofarmacon duurt het een aantal uren voordat de opnames worden gemaakt.

Renografie

Om een indruk te krijgen over een eventuele obstructie tussen nier en blaas wordt een renogram gemaakt, meestal in combinatie met hyperhydratie en een diureticum.

Bij het uitvoeren van een isotopenrenografie met geforceerde diurese (toediening extra vocht + Lasix) is het belangrijk ervoor te zorgen dat de blaas vooral aan het eind van het onderzoek leeg is. Men kan overwegen een blaaskatheter te geven: een alternatief is om aan het eind van het onderzoek de patiënt een plas te laten doen en nog een opname bij lege blaas te maken. Ook kan het zinvol zijn de patiënt enige tijd te laten lopen of overeind te houden.

Bij neonaten wordt een renogram in principe uitgesteld tot de leeftijd van 4 weken, in verband met nog onvoldoende rijping van de nierfunctie. Beoordeling van het renogram op deze leeftijd is moeilijk door de grote hoeveelheid achtergrondactiviteit.

Voor het onderzoek wordt tegenwoordig meestal ^{99m}TC-MAG3 (mercaptoacethyltriglycine) als radiofarmacon gebruikt.

Er worden drie fasen onderscheiden:
1 de opnamefase: de snelheid waarmee de nieren het isotoop uit het bloed opnemen. In de tweede minuut wordt de hoeveelheid opgenomen isotoop bepaald als maat voor de relatieve functieverdeling ('split renal function');
2 de transit time: de passagetijd van het isotoop door het nierparenchym naar het verzamelsysteem;
3 de excretiefase: de snelheid waarmee het isotoop het verzamelsysteem verlaat.

Door deze fasen in een curve weer te geven kan, naast de relatieve functieverdeling, een visuele indruk van de dynamiek van het afvoersysteem in de tijd worden verkregen (zie figuur 11.1).

Bij MAG3 bedraagt de excretiefactor 80% per nierpassage.

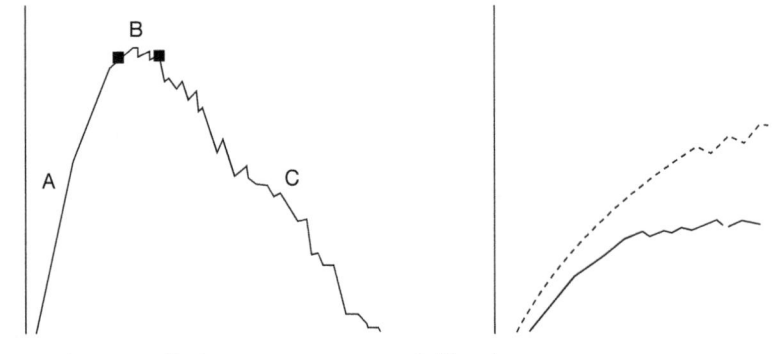

normale renografische curve:
A: accumulatiefase
B: opname gelijk aan excretie.
C: excretie

afwijkende curves:
accumulerend:obstructie
plateauvormig:obstructie of stasis in een wijd systeem

Figuur 11.1 Normale renografische curve en afwijkende curves.

De opnamefase kan in combinatie met bloedmonsters worden gebruikt als parameter voor de glomerulaire filtratiesnelheid (GFR). De transit time kan informatie geven over de mate waarin een obstructie de nier belemmert voordat een meetbaar functieverlies van de nier is opgetreden. Vooral bij kleine kinderen is de transit time onvoldoende nauwkeurig, door de relatief hoge achtergrondactiviteit. De excretiefase geeft informatie over het al dan niet aanwezig zijn van een obstructie.

Als er een uitgezet systeem bestaat, blijft de radioactiviteit daarin hangen en kan het moeilijk zijn onderscheid te maken tussen een wijd maar niet geobstrueerd verzamelsysteem en een echt geobstrueerd systeem. De differentiatie wordt gemaakt door tijdens het onderzoek een diureticum (Lasix) te geven. Bij een niet-geobstrueerde afvloed zal het isotoop alsnog snel verdwijnen naar de blaas; bij een obstructie blijft het hangen.

Bij een sterk gestoorde nierfunctie, een massaal verwijd systeem en bij zeer kleine kinderen kan het renogram als diagnosticum tekortschieten en moet de diagnostiek aangevuld worden met bijvoorbeeld een antegrade drukmeting.

Voorbereiding

Behalve een ruime vochttoediening is specifieke voorbereiding voor isotopenrenografie niet nodig.

Als voorzorg tegen radioactieve straling wordt geadviseerd om 4 tot 24 uur na het onderzoek intensief contact tussen patiënt en zwangeren te vermijden.

De stralingsbelasting van een dynamische scan is gelijk aan die van een eenvoudige röntgenfoto.

Bij twijfel over de blaasfunctie moet een blaaskatheter tijdens het onderzoek de blaas leeghouden.

Onderzoek met intraveneus röntgencontrast moet bij voorkeur niet binnen 48 uur voor een isotopenrenogram worden verricht.

Bij onvoldoende hydratie van de patiënt kan bij obstructie ten onrechte een slechte nierfunctie worden gevonden.

Bij volle blaas kan ten onrechte het beeld van obstructie worden verondersteld.

12 Echografie en röntgenonderzoek

Prof. dr. J.A. Witjes

1 Echografie

Echografie is bij uitstek een diagnostische methode die door urologen wordt gebruikt. Dit komt onder andere omdat de met vocht gevulde urinewegen zich goed voor echografie lenen. Verder is het scrotum bijzonder toegankelijk voor echografie, en is bijvoorbeeld de prostaat goed in beeld te brengen met transrectale echografie. Ook worden enkele interventies aan de urinewegen met behulp van echografie gedaan, zoals het draineren van de blaas door middel van het echogeleid inbrengen van een suprapubische katheter, en het aanprikken van het nierbekken bij obstructie of voor het endoscopisch benaderen van de nier in het geval van stenen. Het zal dan ook niet verwonderlijk zijn dat vrijwel elke uroloog zelf over een echoapparaat beschikt, waarmee in de spreekkamer diagnostiek en interventie kan worden bedreven. Ook voor de huisarts is echografische diagnostiek via de afdeling röntgenologie van het ziekenhuis waardevol. In dit hoofdstuk zullen de echografische onderzoeksmethoden van nieren, blaas, scrotum en penis de revue passeren.

Nierechografie

De nier is door zijn ligging zowel van anterieur als posterieur in beeld te brengen. Voor interventies zoals het inbrengen van een nefrostomiekatheter, wordt de nier vanuit de rug benaderd. Bij een normale nierechografie zullen nierkapsel, nierschors en niermerg goed zichtbaar te maken zijn. Onregelmatigheden in en van de niercontour, zoals bij niertumoren, zijn goed te onderscheiden. De ondergrens van detectie ligt ongeveer op 1 cm. Door toename van het gebruik van abdominale echografie voor verschillende indicaties is het aantal per toeval ontdekte tumoren toegenomen, waardoor ook juist kleinere tumoren worden ontdekt die beter te behandelen zijn. Het nierbekkenkelksysteem zal onder normale omstandigheden niet te zien zijn. Indien dit wel het geval is, is er sprake van dilatatie van de nier, wat overigens niet synoniem is met obstructie, net zoals een niet-gedilateerde nier wel degelijk geobstrueerd kan zijn (figuur 12.1).

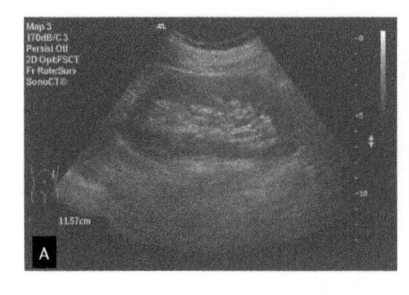

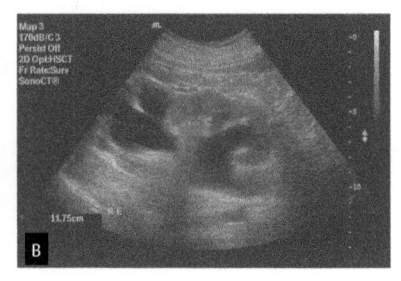

Figuur 12.1
a Echo van een normale nier. b Echo van een nier met een gedilateerd verzamelsysteem.

Een specifieke echografische diagnose is een niercyste. Kan de diagnostiek van een cyste bij andere methoden van beeldvorming nog wel eens aanleiding zijn tot problemen, bij echografisch onderzoek is een met vocht gevulde holte zeer goed van een solide afwijking te onderscheiden (figuur 12.2). Stenen kunnen eveneens goed worden onderscheiden met echografie, door een duidelijke witte vlek met daarachter de karakteristieke zwarte (echolege) 'slagschaduw'. Hoewel stenen van enkele millimeters al kunnen worden ontdekt, is het meten van dergelijke kleine stenen niet eenvoudig en is voor het vervolgen van groei van stenen echografie minder geschikt dan röntgenonderzoek. Wel kan met behulp van echografie natuurlijk dilatatie worden gecontroleerd bij patiënten met stenen. Dit kan goed door de uroloog zelf gebeuren. Alle andere echografische afwijkingen aan de nieren worden over het algemeen door de radiodiagnost in beeld gebracht en vastgelegd.

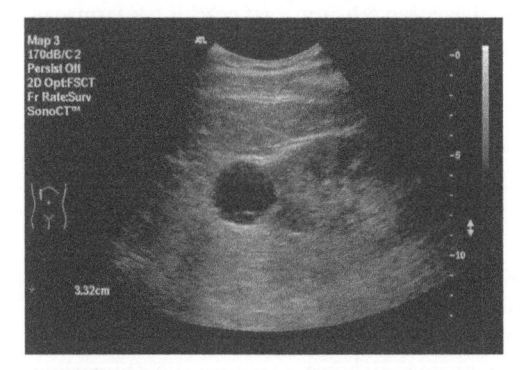

Figuur 12.2
Echo van een 3,3 cm grote cyste in de bovenpool van de rechternier.

Het inbrengen van een nefrostomiekatheter kan zowel met behulp van echografie (bijvoorbeeld in geval van dilatatie van het nierbekkenkelksysteem) als op röntgengeleide diagnostiek, bijvoorbeeld bij een niet-gedilateerd systeem met stenen (figuur 12.3a en b).

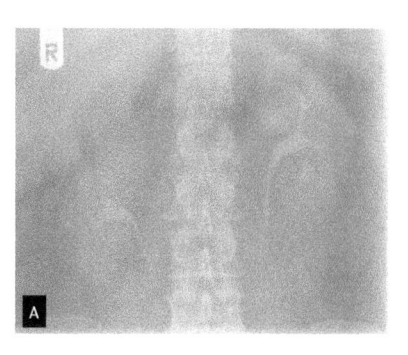

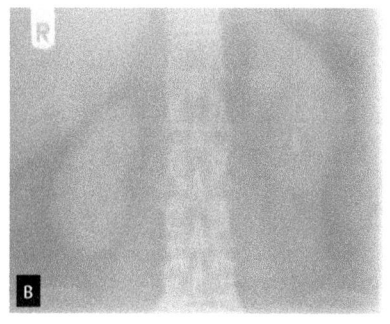

Figuur 12.3
a Steen in de onderpool van de linkernier zonder dilatatie, mooi te zien in combinatie met figuur 12.3b. b Dezelfde nier in een eerdere fase van het IVP, ofwel één minuut na inspuiten van intraveneus contrastmiddel.

Echografisch onderzoek van het scrotum

Door de anatomische ligging is het scrotum bij uitstek geschikt voor echografische benadering. Daarnaast is uiteraard het voorkómen van stralenbelasting bij beeldvorming van de testikels een groot voordeel. De voornaamste indicatie van echografisch onderzoek van de testikels is diagnostiek van testistumoren. Omdat de differentiaaldiagnose tussen een epididymo-orchitis of een gemiste torsio testis en een testistumor bij lichamelijk onderzoek niet altijd duidelijk is, moet bij verdenking op een testistumor een scrotale echografie volgen, die met bijna 100% zekerheid de diagnose geeft (figuur 12.4). Een andere bevinding bij echografisch onderzoek van de testikels kan microlithiase zijn. Dit typische patroon van vele kalkspatjes (witte vlekjes) in het anders zo egale echografische beeld van de testikel betekent een risicofactor voor carcinoma in situ van de testis, wat op zijn beurt weer een risico van 50% op een testiscarcinoom inhoudt.

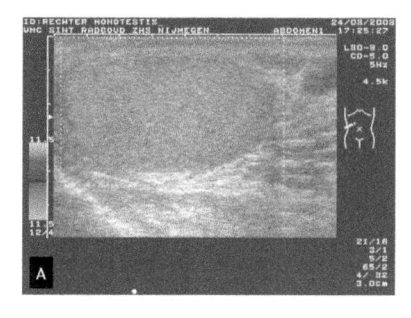

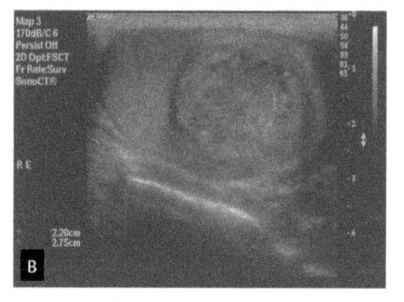

Figuur 12.4
a Echo van een normale testis. b Echo van een testistumor.

Indien echografie van de testikel gebruikt wordt om een torsio testis aan te tonen of uit te sluiten, is het in ieder geval raadzaam dit te combineren met duplexscanning, zodat ook de doorbloeding van de testis in beeld kan worden gebracht. Bij duplexscanning wordt statische echografie gecombineerd met dopplerkleurscanning ('color Doppler ultrasound'), waardoor bloedstroom niet alleen in beeld kan worden gebracht, maar ook met kleuren gecodeerd wordt om een verschil te maken tussen arteriële en veneuze flow. Zonder duplexscanning, dus met alleen statische echografie, zullen ischemische veranderingen van de testikel op zijn vroegst na zes uur, maar veelal pas later zichtbaar worden. Voor een vruchtbaarheidsparende behandeling van een torsio testis is dit dus te laat. De gevoeligheid en specificiteit van duplexscanning bij verdenking op een torsio testis blijkt in ervaren handen rond de 90%. Bij twijfel verdient het aanbeveling nucleair onderzoek te doen of, indien dit te lang dreigt te duren, chirurgisch te exploreren. Ook in hoofdstuk 13 wordt echodiagnostiek van het scrotum nader besproken.

Echografisch onderzoek van de paratesticulaire organen kan vocht aantonen, zoals dat voorkomt bij een hydrokèle (figuur 12.5) of een spermatokèle. Het onderscheid tussen deze twee is niet altijd echografisch goed te maken, maar voor de verdere behandeling ook weinig relevant. Eveneens een indicatie om scrotale echografie te verrichten is een varicokèle. Variceuze scrotale venen groter dan 2 mm zijn uitstekend echografisch in beeld te brengen. Het doen van duplexscanning voor, tijdens en na persen (valsalvamanoeuvre) kan de kortdurende veranderingen in de veneuze flow en de bijbehorende variaties in de diameter van de venen bij een varicokèle goed in beeld brengen.

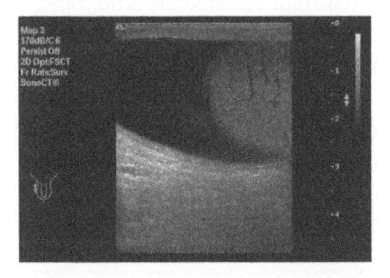

Figuur 12.5
Echo van een hydrokèle.

Echografisch onderzoek van de blaas

Doordat de blaas doorgaans met vocht is gevuld, is een aantal aspecten van de blaas vooral geschikt voor echografisch onderzoek. Een simpel maar veel toegepast voorbeeld is de transabdominale echografische bepaling van het blaasresidu na mictie. Uiteraard is dit niet invasief, in tegenstelling tot katheterisatie. Hoewel de foutenmarge enkele tientallen procenten bedraagt, geeft het een goede indicatie van de grootte van een residu. Verder is met behulp van echografie van een gevulde blaas zonder problemen gericht een suprapubische katheter in te brengen. Een derde toepassing van transabdominale echografie is de diagnostiek van blaasstenen. Net als nierstenen zijn blaasstenen goed in beeld te brengen. Vaginale echografie kan bij vrouwen worden toegepast om bij persen een eventuele cystokèle (verzakking) bij stressincontinentie te objectiveren en te kwantificeren. De aanwezigheid en ernst van de cystokèle zijn mede bepalend voor de aard van een ingreep bij incontinentiechirurgie.

Ook blaaswandafwijkingen zijn transabdominaal in beeld te brengen. Bij kinderen met verdenking op bijvoorbeeld urethrakleppen wordt op die manier de blaaswanddikte gemeten als maat voor de obstructie. Bij volwassenen kan op die manier een blaastumor worden gezien, maar kleine tumoren worden gemist en bepaling van de invasie van een blaastumor in de blaaswand is met abdominale echografie onbetrouwbaar. Hiervoor zijn CT-scanning en met name MRI beter geschikt, hoewel uiteraard het uiteindelijke stadium vastgesteld zal worden na transurethrale resectie en histologisch onderzoek.

Echografisch onderzoek van de penis

Hoewel ook de penis uitstekend bereikbaar is voor echografisch onderzoek, zijn er slechts weinig afwijkingen van de penis die met echo in beeld te brengen zijn. Een van deze afwijkingen is de ziekte van Peyronie. De kromstand wordt uiteraard klinisch beoordeeld, maar de oorzaak van de kromstand, fibrose of een plaque van het corpus cavernosum, kan redelijk in beeld worden gebracht met echografisch onderzoek. Dit echografisch onderzoek (uitgebreidheid van de afwijking) zal mede bepalend zijn voor de keuze van een eventuele chirurgische behandeling.

2 Röntgenonderzoek

Röntgenonderzoek van de hoge urinewegen

Tot voor enkele jaren was het IVU (intraveneus urogram) nog het standaardröntgenonderzoek om de hoge urinewegen in beeld te brengen. Het is echter langzaam maar zeker vervangen door contrast-CT van de urinewegen, omdat dit onderzoek met de huidige generatie CT-scanners minder tijd kost dan een IVU, en omdat de CT uiteraard meer informatie oplevert dan alleen een afbeelding van de inhoud van het nierbekken, de nierkelkjes, de ureters en de blaas. Bij een CT-urografie wordt een blanco CT van de urinewegen gemaakt, en na inspuiting van een contrastmiddel tevens een vroege opname (arteriële fase) en een latere opname (veneuze fase) van de urinewegen. Opnieuw kunnen zo de hele urinewegen in beeld worden gebracht. Je ziet ligging en contour en doorbloeding van de nieren, parenchymafwijkingen zoals tumoren en cysten, stenen en het verzamelsysteem van de nier met eventueel dilatatie of ruimte-innemende processen (fig 12.6a). Van de ureters en de blaas kun je de ligging, de vulling en wandafwijkingen beoordelen (fig 12.6b). Daarnaast kun je uiteraard over de rest van de buikorganen informatie verkrijgen, bijvoorbeeld informatie over lymfeklieren indien er sprake is van een invasieve blaastumor. Een nadeel van de CT-scan is de wat hogere stralenbelasting in vergelijking met een IVU. Bij onvoldoende nierfunctie (creatinineklaruing < 60 ml/min) kan het intraveneus contrastmiddel de nierfunctie beschadigen. In dat geval is intraveneuze hydratie rondom het onderzoek aan te raden. Ten slotte is met CT-scans een aantal technische trucjes mogelijk, zoals het driedimensionaal reconstrueren van bepaalde organen of orgaansystemen (bijvoorbeeld de niervascularisatie bij een potentiële nierdonor om de vaatstructuren beter in beeld te krijgen).

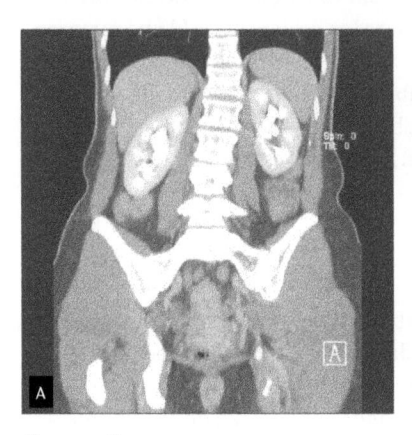

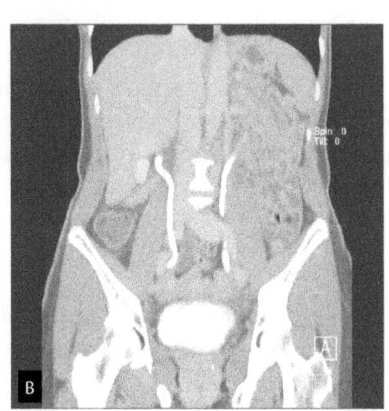

Figuur 12.6
Normale CT-urografie
a Nieren: aankleuring van schors en verzamelsysteem. b Contrast in ureteren en blaas.

MR-onderzoek van de urinewegen geeft vergelijkbare plaatjes en mogelijkheden als CT-onderzoek. Een voordeel is dat het een onderzoek zonder stralenbelasting is. Nadelen zijn de lange tijd van het onderzoek, het is minder comfortabel voor de patiënt, de beschikbaarheid van MRI-scans is nog beperkt, en de expertise voor beoordeling van MRI-scans is nog minder verbreid dan voor CT-scans

Indien bij (bijna) niet-functionerende nieren of bij allergie voor intraveneus contrast toch informatie over de hoge urinewegen verkregen moet worden, kan een retrograde pyelografie (RP) of zelfs ureterorenoscopie uitkomst bieden. Bij een RP wordt onder cystoscopische controle een ureterkatheter opgevoerd, waardoor rechtstreeks contrastmiddel in de hoge urinewegen wordt gespoten. De afbeeldingen geven dezelfde informatie als bij een IVU, met uitzondering van de vasculaire fase.

Venografie voor het bekijken van de uitgebreidheid van een cavathrombus kan uitstekend worden vervangen door duplexechografie.

Röntgenonderzoek van de lage urinewegen

Een cystogram wordt vervaardigd door met een (ballon)katheter een bepaalde hoeveelheid contrastmiddel in de blaas te spuiten. Naast informatie over blaasvorm en -volume kan worden gekeken of er tijdens vulling reflux optreedt naar een of beide hoge urinewegen, de voornaamste indicatie voor dit onderzoek. Reflux wordt geclassificeerd van graad 0 (geen reflux) tot en met graad 5 (reflux tot in het pyelum met vervorming van het bekkenkelksysteem en het nierparenchym). Bij een stresscystogram wordt de patiënt bij volle blaas gevraagd te persen om zo de ernst van een eventuele verzakking in beeld te brengen. Opnames in zijwaartse richting zijn hierbij uiteraard onmisbaar. Bij een mictiecystogram wordt de patiënt na het vullen van de blaas en verwijdering van de katheter gevraagd te plassen. Opnieuw wordt gekeken naar reflux, en naar het begin van de urethra bij mictie, bijvoorbeeld voor de aanwezigheid van urethraklepjes bij jongetjes. Andere indicaties voor een cystogram zijn blaasdivertikels en controle van lekkage.

Voor adequate beeldvorming van de urethra, met een strictuur als voornaamste indicatie, kan een retrograad urethrogram worden gemaakt. Een dunne katheter wordt in de fossa navicularis gebracht en het ballonnetje wordt opgeblazen om lekkage van contrastmiddel te voorkomen. Voorzichtig wordt contrastmiddel ingespoten en de urethra afgebeeld, waarbij in principe geen overloop naar de blaas wordt nagestreefd.

3 Conclusie

Echografisch onderzoek van de hoge en lage urinewegen, al dan niet gecombineerd met doppleronderzoek van de bloedvaten, heeft de laatste tien jaar door technische verbeteringen een enorme vlucht genomen. Veel onderdelen van de urinewegen zijn ook bijzonder geschikt voor echografisch onderzoek door hun ligging of vanwege het feit dat het orgaan urine bevat. Een spiraal-CT met contrast heeft de laatste vijf jaar het IVU in de meeste ziekenhuizen vervangen.

Leesadvies

Horstman WG. Scrotal imaging. Urol Clin N Amer 1997; 24: 653-671.

Kravchick S, Cytron S, Leibovici O, Linov L, London D, Altshuler A, Yulish E. Color doppler sonography: its real role in the evaluation of children with highly suspected testicular torsion. Eur Urol 2001; 11: 1000-5.

13 Computertomografie en magnetic resonance imaging

Prof. dr. G.P. Krestin en drs. N.S. Renken

Dit zijn onderzoeksmodaliteiten toegepast in de tweedelijnsgeneeskunde.

1 Computertomografie

Sinds de computertomografie (CT) in 1970 werd geïntroduceerd als onderzoeksmodaliteit in de kliniek heeft haar toepasbaarheid een enorme vlucht genomen. Dit is met name te danken aan haar robuustheid, snelheid en superieure weergave van de anatomie in een vlak, zeker met de komst van de spiraal-CT en multislice-CT. Door de driedimensionale data-acquisitie bij deze CT-machines, met bijna isotrope voxels (beeldvolume-elementen), is het mogelijk geworden het vlak van waarneming vrij te kiezen. Ook is de benodigde tijd voor de data-acquisitie in sterke mate verkort.

De werking van de CT is gebaseerd op de verschillen in weefsels met betrekking tot het vermogen tot afzwakking van röntgenstraling. Deze verschillen worden vervolgens in een foto als verschillende grijswaarden weergegeven. Met betrekking tot de nieren is het een uitstekend middel om de aard en uitbreiding van solide laesies te bepalen, schade aan de nieren na een trauma vast te stellen, vascularisatie van nieren in kaart te brengen of calcificaties en concrementen aan te tonen. Een CT-onderzoek van de nieren duurt gemiddeld tien minuten.

Het CT-apparaat maakt gebruik van röntgenstraling, wat schade kan veroorzaken aan het genetisch materiaal. Er moet derhalve altijd een goede indicatie zijn voor een CT om de stralingsbelasting zo veel mogelijk te beperken. Bij zwangeren is een CT gecontra-indiceerd. Volwassenen zijn veel minder gevoelig voor de schadelijke effecten van röntgenstraling dan kinderen.

Bij de meeste indicaties voor CT-onderzoek zal gebruik worden gemaakt van jodiumhoudende contrastmiddelen. Deze contrastmiddelen behoren tot de veiligste geneesmiddelen, met een incidentie van toxiciteit < 5%. Deze middelen hebben een intrinsieke nefrotoxiciteit en bij een creatinine van > 200 μmolair wordt het gebruik ervan afgeraden.

Na toediening van het jodiumhoudende contrastmiddel krijgt 3 à 4% van de patiënten een allergische reactie bestaande uit milde klachten, zoals misselijkheid, jeuk, braken, hoofdpijn, opvliegers en urticaria. Bij 0,04% à 0,004% ontstaan er levensbedreigende allergische reacties met convulsies, bewustzijnsverlies en/of asystolie.

De contra-indicaties voor CT en jodiumhoudende contrastmiddelen staan vermeld aan het eind van dit hoofdstuk.

2 Magnetic resonance imaging

Magnetic resonance imaging (MRI) wordt sinds de jaren 1980 voor klinische doeleinden gebruikt.

In tegenstelling tot de CT, die gebruikmaakt van het meten van verschillen in afzwakkingen van röntgenstraling in het lichaam, maakt de MRI gebruik van het fenomeen waarbij specifieke atomen in een magnetisch veld geplaatst, energie kunnen absorberen en uitzenden in de vorm van elektromagnetische golven. Het spectrum van de geabsorbeerde en uitgezonden elektromagnetische golven is afhankelijk van zijn ligging en de chemische samenstelling van de omgeving. Daardoor is het zeer weefselspecifiek. Het is een techniek die volop in ontwikkeling is, ook wat betreft de toepassingsmogelijkheden. Dit komt met name door het gebruik van steeds sterkere magneten en de ontwikkeling van nieuwe technieken om geabsorbeerde en uitgezonden elektromagnetische golven te manipuleren. De indicaties voor de MRI verschillen niet zoveel van de CT. Ook MRI is een uitstekend middel om de aard en uitbreiding van afwijkingen te bepalen en de vaatvoorziening van nieren in kaart te brengen. In sommige centra wordt de MRI ook toegepast voor het opsporen van traumatische letsels. De techniek is niet geschikt om calcificaties of concrementen aan te tonen. Een gemiddeld MRI-onderzoek van de nieren duurt ongeveer 30 à 45 minuten.

De MRI maakt gebruik van zeer sterke magneten. Deze trekken sommige metalen aan die door verplaatsing schade kunnen veroorzaken in het lichaam, zoals vaatclips in het hoofd of metaalsplinters in het oog bij lassers. (Metalen die tegenwoordig bij operaties worden gebruikt zijn veelal niet gevoelig voor een magneetveld. Echter, voorzichtigheid is geboden.)

Met betrekking tot zwangerschap zijn geen schadelijke effecten bekend. Toch wordt een MRI afgeraden in de eerste drie maanden van de zwangerschap mits uitstel van het onderzoek medisch verantwoord is..

Bij de meeste MRI-indicaties is het geven van contrast geïndiceerd. MRI-contrastmiddelen in hoeveelheden die gebruikt worden bij klinisch onderzoek zijn niet toxisch.

Na het toedienen van MRI-contrastmiddel ontwikkelt < 1% van de patiënten een allergische reactie op het contrastmiddel, veelal bestaande uit milde klachten, zoals misselijkheid, jeuk, braken, hoofdpijn, opvliegers en urticaria. Levensbedreigende allergische reacties met convulsies, bewustzijnsverlies, en/of asystolie zijn zeer zeldzaam. Tot nu toe is er één casus bekend in de literatuur van een fatale reactie na het toedienen van een MRI-contrastmiddel.

De contra-indicaties voor MRI en MRI-contrastmiddelen staan vermeld aan het eind van dit hoofdstuk.

3 Indicaties voor het verrichten van CT of MRI

Hematurie

Hematurie is de aanwezigheid van bloed in de urine. Dit kan microscopisch en macroscopisch zijn. Mogelijke oorzaken van hematurie zijn urineweginfecties, interstitiële nierziekten, glomerulaire nierziekten, urolithiasis, trauma, zware lichamelijke inspanning, maligniteiten, prostaathypertrofie, vaatafwijkingen, sikkelcelanemie, stollingsstoornissen, gebruik van anticoagulantia, cystenieren, infarceringen en vasculitis (tabel 13.1).

Als beeldvormend onderzoek geïndiceerd is, zal veelal in eerste instantie een echografie en een röntgenfoto van de buik (X-BOZ) worden verricht.

Tabel 13.1	Oorzaken van (recidiverende) hematurie door afwijkingen van de hoge urinewegen zichtbaar met CT.
	sensitiviteit (%)
stenen	96
dilatatie	100
tumoren	91
cysten	> 99
infecties	98
vaatafwijkingen van grote vaten	98
traumatische afwijkingen die medisch ingrijpen behoeven	100
anatomische variaties van de nieren	> 95

Indicaties voor nader onderzoek met CT

– Vanwege hematurie is er een echografie verricht. Hierbij is een afwijking te zien van de hoge urinewegen die niet met zekerheid als benigne kan worden geïdentificeerd.
– Er is bij echografie en X-BOZ geen verklaring gevonden voor de hematurie en een cystoscopie laat ook geen afwijkingen zien. Voor het definitief uit-

sluiten of bevestigen van pathologie is de CT de onderzoeksmethode van keuze.

Er wordt altijd een CT uitgevoerd zonder contrast (= blanco CT). Hierop kunnen kleine hoeveelheden vet (bijvoorbeeld bij angiomyolipomen) en concrementen in de nieren en ureters worden vastgesteld. Als er alleen concrementen moeten worden aangetoond of worden uitgesloten, wordt de laatste jaren een CT zonder contrast het meest geschikt geacht. Het is door zijn hoge sensitiviteit (96%) en specificiteit (100%) kosteneffectief.

In alle andere gevallen moet er tevens een CT mét contrast worden verricht. Met contrast wordt de aankleuring van nieren en vaten beoordeeld en de aankleuring van mogelijk aanwezige laesies. Door het verrichten van een blanco CT en een CT met contrast wordt er informatie verkregen over de anatomie van de nieren, over de aanwezigheid van eventueel bloed, vet, calcificaties en laesies en over hun vascularisatie.

De CT heeft een sensitiviteit van 92% en een specificiteit van 94% voor het vaststellen van de aan- of afwezigheid van pathologie. Oppervlakkige blaasafwijkingen die hematurie veroorzaken, zoals een cystitis, hebben met CT een sensitiviteit van 81%. Als alleen naar de hogere urinewegen wordt gekeken, liggen de percentages van sensitiviteit en specificiteit een stuk hoger. Bij 45% van de patiënten bij wie IVP, echografie en cystoscopie geen afwijkingen laten zien, wordt met de CT een verklaring gevonden.

Indicatie voor MRI

Voor hematurie wordt alleen een MRI verricht als er een contra-indicatie is voor een CT met contrast, bijvoorbeeld bij een patiënt met een allergie voor een jodiumhoudend contrastmiddel, bij zwangerschap of als er sprake is van een slechte nierfunctie. Soms is een MRI geïndiceerd als aanvulling op een reeds eerder uitgevoerde CT. Door een betere weefselspecificiteit is bijvoorbeeld ingroei in een spier of darm beter te beoordelen met MRI dan met CT. Er wordt altijd een contrastmiddel gegeven. Een groot nadeel is dat met MRI geen calcificaties en concrementen kunnen worden gedetecteerd.

Pyelonefritis

Primair is een CT bij een verdenking op een pyelonefritis niet geïndiceerd. Bij verdenking op een onderliggende oorzaak zijn in eerste instantie andere onderzoeksmodaliteiten geïndiceerd. Bij atypische buikklachten waarbij een CT wordt verricht, wordt soms een pyelonefritis als toevalsbevinding gevonden. De sensitiviteit bij een pyelonefritis is 97,5%. Behandeling bestaat uit het geven van antibiotica.
   Kenmerkend zijn:
– vergroting van de nier;
– perirenale vetinfiltratie;

- al dan niet gedilateerd verzamelsysteem;
- wigvormige of niet-homogene vertraagde aankleuring van (delen van) de aangedane nier.

Indicatie voor MRI

Soms wordt pyelonefritis als toevalsbevinding gevonden met een MRI.
Afwijkingen die MRI te zien geeft bij een pyelonefritis zijn vergelijkbaar met de karakteristieken die worden gevonden met CT.

Nierabces

Een nierabces ontstaat in 80% hematogeen en in 20% als complicatie bij een pyelonefritis. Een ruptuur van een nierabces in de vrije buikholte kan een zeldzame oorzaak zijn van een acute buik.

Indicatie voor CT

Een CT is geïndiceerd bij verdenking op een nierabces. Het kan de exacte lokalisatie, grootte en uitbreiding vaststellen van een abces. Dit is met een echografie minder goed mogelijk. Met de CT kan een juiste therapiekeuze worden gemaakt. Bij abcessen die kleiner zijn dan 3 cm wordt veelal alleen een antibioticum gegeven. Bij grotere abcessen is meestal een drainage geïndiceerd naast het antibioticum. Deze kan CT- of echogestuurd worden ingebracht.
Kenmerk van een nierabces is naast de ontstekingskenmerken, genoemd bij pyelonefritis, een ronde hypodense laesie met een dikke aankleurende wand.

Indicatie voor MRI

Voor verdenking op een nierabces wordt alleen een MRI verricht als er een contra-indicatie is voor een CT of allergie voor jodiumhoudende contrastmiddelen (bijvoorbeeld: de patiënt is zwanger, bekend met een allergie voor jodiumhoudende contrastmiddelen of een slechte nierfunctie.)
Afwijkingen die met MRI zijn te zien, zijn vergelijkbaar met afwijkingen die waarneembaar zijn met CT.

Traumata

Traumatische afwijkingen van de nieren worden bij 90% van de gevallen veroorzaakt door stompe traumata en bij 10% door penetrerende traumata. Bij 95% van de patiënten is er een hematurie, bij 5% niet. Van de patiënten met een traumatische nierafwijking heeft 75% ook traumatische letsels van andere organen in de buik.
Bij grote traumata wordt veelal initieel een echografie verricht. Als daar intraperitoneaal of retroperitoneaal vrij vocht op te zien is, wordt CT verricht

als de patiënt hemodynamisch stabiel is. Als er hematurie is en geen vrij vocht in de buik is te zien en een retrograad urethrogram laat zien dat de urethra intact is, is een CT geïndiceerd om de oorzaak te traceren.

Bij traumatische afwijkingen aan de nieren die medisch ingrijpen behoeven, heeft de CT een sensitiviteit van bijna 100% (tabel 13.2 en 13.3).

Tabel 13.2		Indeling van traumata op basis van CT.
categorie	voorkomen (%)	omschrijving
I	80	conclusie, intrarenaal of subcapsulair hematoom met een kleine laceratie niet reikend tot de medulla of het verzamelsysteem, met of zonder urine-extravasatie, kleine segmentale nierinfarcering
II	10	laceratie reikend tot de medulla of het verzamelsysteem, met of zonder urine-extravasatie, segmentale nierinfarcering
III	5	multipele laceraties reikend tot de medulla of het verzamelsysteem, vasculair letsel
IV	5	avulsie (d.w.z. volledige afscheuring) of laceratie van de verbinding tussen de ureter en de nier

Tabel 13.3	Behandeling afhankelijk van met CT gevonden letsel.
categorie	behandeling
I	expectatief
II	veelal expectatief; een klein deel behoeft echter chirurgisch ingrijpen vanwege thermodynamische instabiliteiten ten gevolge van het nierletsel
III	veelal chirurgische exploratie, niet zelden leidend tot een nefrectomie; een ingreep voor herstel van de vascularisatie leidt bij circa 15% tot volledig herstel van de nierfunctie
IV	conservatief bij laceratie van de verbinding tussen ureter en nier; chirurgisch bij avulsie

Indicatie voor MRI

Bij een kleine minderheid van centra in de wereld wordt bij traumapatiënten initieel een MRI verricht. Veelal zal voor CT worden gekozen, vanwege de snelheid, robuustheid en beschikbaarheid ervan. Alleen bij bekende contra-indicaties voor CT of allergie voor jodiumhoudende contrastmiddelen zal MRI worden ingezet.

Afwijkingen die met MRI te zien zijn, zijn vergelijkbaar met afwijkingen die waarneembaar zijn met CT.

Hypertensie

Hypertensie is gedefinieerd als een diastolische druk van 95 mmHg of hoger of als een systolische druk van 140 mmHg of hoger. Primaire of essentiële hypertensie is een bloedrukverhoging waarbij de oorzaak niet bekend is. Secundaire hypertensie is hypertensie waarbij een oorzaak te vinden is. Dit is bij minder dan 5% van de patiënten met hypertensie het geval.

Secundaire hypertensie met een renale oorzaak moet overwogen worden bij patiënten met hypertensie en:
– leeftijd < 40 jaar;
– achteruitgang van de nierfunctie na Captoprilgebruik;
– claudicatioklachten;
– CVA of myocardinfarct in de voorgeschiedenis;
– plotselinge verhoging van normale of goed gereguleerde tensie;
– souffles over de vaten bij lichamelijk onderzoek.

Bij verdenking op een nierarteriestenose als oorzaak voor hypertensie wordt soms een nucleaire scan gemaakt met diëthylcaptoacetyltriglyceride om eventueel ander onderzoek overbodig te maken. Deze test heeft echter een vrij lage sensitiviteit, van circa 70%, en wordt daarom in veel centra niet meer verricht.

Bij patiënten met een therapieresistente hypertensie voor twee of meer medicamenten wordt bij 30% een vaatafwijking gevonden. Bij 67% berust dit op een atherosclerotische stenose, bij 25% op een fibromusculaire dysplasie. Artritiden, trombose, dissecties en dergelijke zijn zeldzame oorzaken van hypertensie.

De gouden standaard voor het aantonen of uitsluiten van een nierarteriestenose is intra-arteriële substractieangiografie. Een arteriële punctie (veelal in de arteria femoralis) is noodzakelijk en er wordt gebruikgemaakt van intra-arteriële katheters. Bij < 2% ontstaan er complicaties. Een voordeel is dat er direct therapeutisch kan worden ingegrepen.

Omdat intra-arteriële substractieangiografie een vrij invasieve ingreep is en er bij 70% geen nierarteriestenose aanwezig is, is er de laatste jaren een sterke tendens de nierarteriën met echografie, CT of MRI af te beelden. Bij CT en MRI volstaat een veneuze punctie in de arm met een contrastmiddel via een drukpomp.

Een angiografische afbeelding gemaakt met behulp van een CT wordt een CTA genoemd. Voor goede afbeeldingen van de nierarteriën is een spiraal-CT nodig. De CTA heeft voor het aantonen van een stenose > 50% een sensitiviteit van 90% en een specificiteit van 97%. Voor het aantonen van een stenose > 50% in alleen de grote niervaten is dit respectievelijk 100% en 97%.

Ook met een MRI is het mogelijk nierarteriestenosen aan te tonen of uit te sluiten. Vaatafbeeldingen gemaakt met MRI worden MRA's genoemd. Ook hier moet veelal een contrastmiddel worden geïnjecteerd. De MRA heeft met gebruik van een contrastmiddel een sensitiviteit van 98% en een specificiteit tussen 90 en 100%. De resolutie van de MRA is iets lager dan bij de CTA.

Of er een CTA of een MRA wordt gemaakt in plaats van een conventioneel angiogram, hangt af van meerdere factoren. Ook spelen beschikbaarheid, lokale kosten en expertise een belangrijke rol.

Blaas

Blaascarcinomen vormen 2% van alle maligniteiten bij de mens. Hiervan zijn 90% urotheelcelcarcinomen. Bij 90% van de patiënten is er sprake van micro- of macroscopische hematurie.

Een cystoscopie is het onderzoek van keuze voor het aantonen of uitsluiten van een blaascarcinoom.

De behandeling en prognose van blaascarcinomen hangt in belangrijke mate af van de uitbreiding in de blaaswand en de aanwezigheid van metastasen. Of er aanvullend CT of MRI wordt verricht, hangt af van de bevindingen bij cystoscopie, uitslag van de biopten en behandelprotocollen in een ziekenhuis.

Indicaties voor CT

CT speelt een belangrijke rol bij stagering. Het kan de lokale uitbreiding vaststellen, bijvoorbeeld ingroei in de bekkenbodemspieren, ingroei in het rectum, enzovoort. Ook is CT geschikt voor het aantonen of uitsluiten van lokale lymfekliermetastasen en hematogene metastasen.

Het is echter niet mogelijk met CT de verschillende lagen van de blaaswand te onderscheiden. Een carcinoma in situ kan niet van een tumor met ingroei in de spierwand worden onderscheiden.

Indicaties voor MRI

MRI heeft een rol bij het stageren van blaascarcinomen. Het is geschikt voor het vaststellen van de lokale uitbreiding en voor het aantonen of uitsluiten van lokale lymfekliermetastasen en hematogene metastasen. Een voordeel van MRI ten opzichte van CT is dat MRI in meerdere of mindere mate onderscheid kan maken tussen de vier verschillende lagen van de blaaswand, namelijk epitheel, lamina propria, lamina muscularis en serosa. Een carcinoma in situ kan van een spierinvasieve tumor worden onderscheiden. De sensitiviteit en specifiteit is 80% en 90%. Of er een aanvullende MRI wordt uitgevoerd, hangt af van de bevindingen bij cystoscopie, uitslag van de biopten en behandelprotocollen in een ziekenhuis.

Prostaat

Prostaatcarcinomen vormen 9,5% van alle maligniteiten bij mannen. Hiervan zijn 95% adenocarcinomen. Bij 70% van de patiënten wordt de tumor in de perifere zone van de prostaat gelokaliseerd en bij 10% in de centrale zone. De diagnose prostaatcarcinoom wordt gesteld met behulp van echogeleide biopsieën van de prostaat (hiervoor wordt verwezen naar hoofdstuk 16).

Behandeling en prognose van prostaatcarcinomen hangen in belangrijke mate af van doorgroei door het kapsel, de eventuele ingroei in de vesicula seminalis, de uitbreiding langs c.q. in de neurovasculaire bundel en metastasering. Of er aanvullend CT of MRI wordt uitgevoerd, hangt af van de bevindingen bij lichamelijk onderzoek, de hoogte van het prostaatspecifiek antigeen (PSA), uitslag van de biopten en behandelprotocollen in een ziekenhuis.

Indicaties voor CT

CT speelt een belangrijke rol bij stagering. Het kan lokale uitbreiding vaststellen, zoals ingroei in de bekkenbodemspieren, ingroei in het rectum, enzovoort. Ook is CT geschikt voor het aantonen of uitsluiten van lokale lymfekliermetastasen en hematogene metastasen.

De mate van uitbreiding van de tumor in de prostaat, kapseldoorgroei, uitbreiding in de vesicula seminalis en neurovasculaire bundels is met CT niet goed te bepalen. Een T2 kan niet van een T3 (waarbij er ingroei in het kapsel is) worden onderscheiden.

Indicaties voor MRI

Voor het lokaal stageren van prostaatcarcinoom is MRI geschikt. Een voordeel van MRI ten opzichte van CT is dat MRI goed de centrale, transitionele en perifere zone van de prostaat onderscheidt. Hierbij wordt veelal gebruikgemaakt van een endoanale spoel. Eventuele ingroei in de vesicula seminalis is goed te detecteren, evenals uitbreiding langs, c.q. in de neurovasculaire bundel en doorgroei door het kapsel. Voor het vaststellen van doorgroei door het kapsel is de sensitiviteit 69% en de specificiteit 97% (verschil tussen T2 en T3). Voor het bepalen van uitbreiding van de tumor in de vesicula seminalis is de sensitiviteit 87% en de specificiteit 96% (verschil tussen T2 en T3). Tevens is het met MRI mogelijk zeer lokale lymfekliermetastasen en hematogene metastasen aan te tonen of uit te sluiten. Of er aanvullend MRI wordt uitgevoerd, hangt af van de bevindingen bij lichamelijk onderzoek, de hoogte van het PSA, uitslag van de biopten en behandelprotocollen in een ziekenhuis.

Testes

Bij afwijkingen aan de testes is primair echografie geïndiceerd. Dit geldt voor tumoren, ontstekingen, torsio testis, bloedingen, varicokèles, liesbreuken en cryptorchisme.

Als er een maligniteit is vastgesteld, is CT geïndiceerd voor het vaststellen van (lokale) lymfekliermetastasen en hematogene metastasen op afstand. De behandeling hangt in sterke mate af van de aan- of afwezigheid van metastasen gevonden met CT.

Een MRI bij testiscarcinomen is alleen geïndiceerd voor screening op eventuele metastasen op afstand bij contra-indicaties voor CT.

Een verdere indicatie voor MRI is cryptorchisme, waarbij met echografie de testes niet kunnen worden gevonden. Kenmerkend is een matig tot hoog signaal op T2w-beelden. De specificiteit is 92% met een sensitiviteit van 85,7%.

4 Contra-indicaties voor CT en MRI

Contra-indicaties voor CT

- De patiënt moet gedurende de scanperiode stil op de rug of buik kunnen liggen. Bij snelle multislice-CT's is dit veel beter te realiseren; bij ernstig benauwde of verwarde patiënten is de multislice-CT de aangegeven diagnostiek.
- Zeer ernstige claustrofobie.
- Zwangerschap; veelal is MRI wel mogelijk; wacht anders tot na partus.

Contra-indicaties voor jodiumhoudend contrastmiddel

- Patiënten met een effectieve glomerular filtration rate (GFR) < 60 mL/min. hebben een verhoogde kans op het ontwikkelen van contrastgeïnduceerde nefropathie. Hyperhydratie (middels een infuus) van deze patiënten voor en na het ondergaan van het onderzoek met jodiumhoudend contrast vermindert de kans op contrastgeïnduceerde nefropathie.
- Schildkliercarcinoom (waarbij geen jodiumhoudend contrastmiddel mag worden gegeven, omdat het een eventuele behandeling met radioactief jodium de eerste drie maanden onmogelijk maakt).
- Eerdere allergische reacties op jodiumhoudend contrastmiddel.
- Atopische allergie, astma of bronchospasmen.
- Dehydratie.

Contra-indicaties voor MRI

- Zwangerschap; er zijn weliswaar geen schadelijke effecten bekend, maar zolang er geen goed onderzoek is gedaan om dit te ondersteunen, moet MRI worden beschouwd als relatieve contra-indicatie met name in het eerste trimester van de zwangerschap.
- Pacemaker, neurostimulatoren en insulinepompen.
- Metalen corpora aliena zoals sommige intracraniale vaatclips, kunstkleppen, gehoorbeentjesprothesen, intraorbitale metaalsplinters (cave bij lassers en metaalbewerkers) en sfincterprothesen ten behoeve van urinecontinentie. Na overleg met een radioloog kan het onderzoek veelal wel doorgaan. Gebitsvullingen en osteosynthesemateriaal zijn geen contra-indicaties.
- Claustrofobie.

Contra-indicaties voor MRI-contrastmiddelen

– Bekende allergische reactie op MRI-contrastmiddelen.
– Patiënten met een slechte nierfunctie en dialysepatiënten: bij sommige gadoliniumhoudende contrastmiddelen die gegeven worden aan patiënten met een (pre)terminaal nierfunctieverlies is als bijwerking nefrogene systemische sclerosis beschreven (tot 0,17% bij gebruik van hoge dosis gadolinium.)

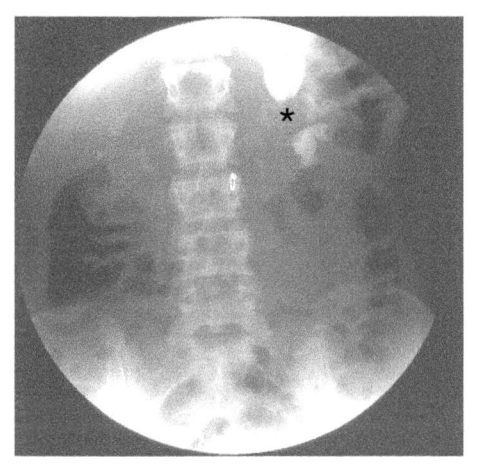

Figuur 13.1
IVP: er is een centrale contrastuitsparing te zien in de nier links (*).

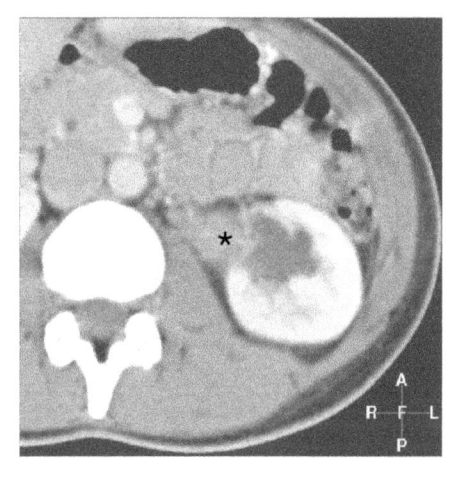

Figuur 13.2
CT met contrast: de axiale afbeelding laat een centrale tumor in de nier links zien (*).

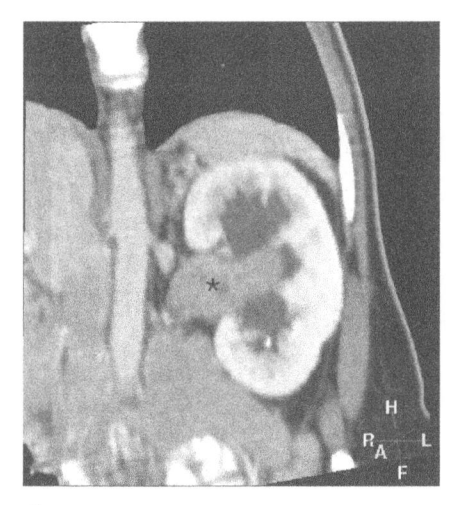

Figuur 13.3
CT met contrast: de coronale afbeelding laat een centrale tumor in de nier links zien (*).

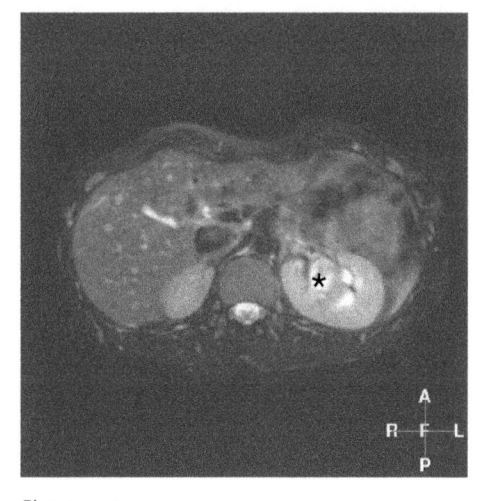

Figuur 13.4
MRI met contrast: de axiale afbeelding laat een centrale tumor in de nier links zien op deze T2-gewogen opname zonder contrast (*).

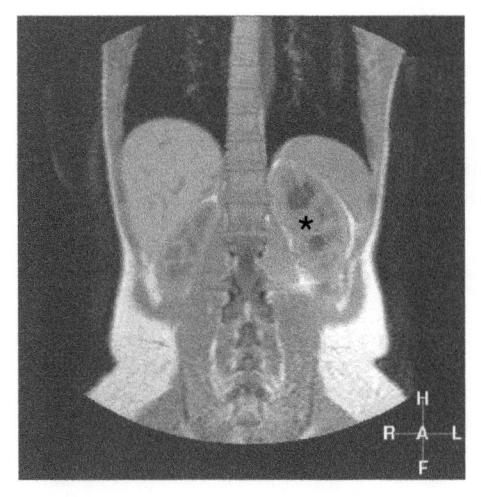

Figuur 13.5
MRI met contrast: de coronale afbeelding laat een centrale tumor in de nier links zien zonder contrast op T1W (*).

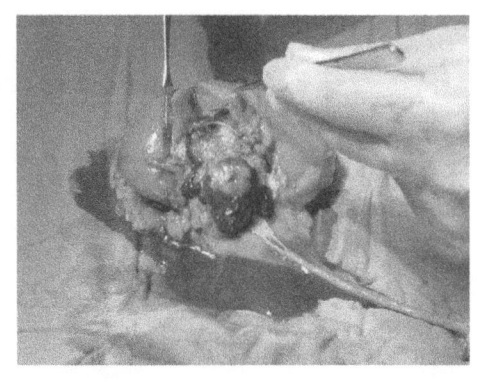

Figuur 13.6
Per operatieve opname, waarop de centrale tumormassa goed is te zien (*).

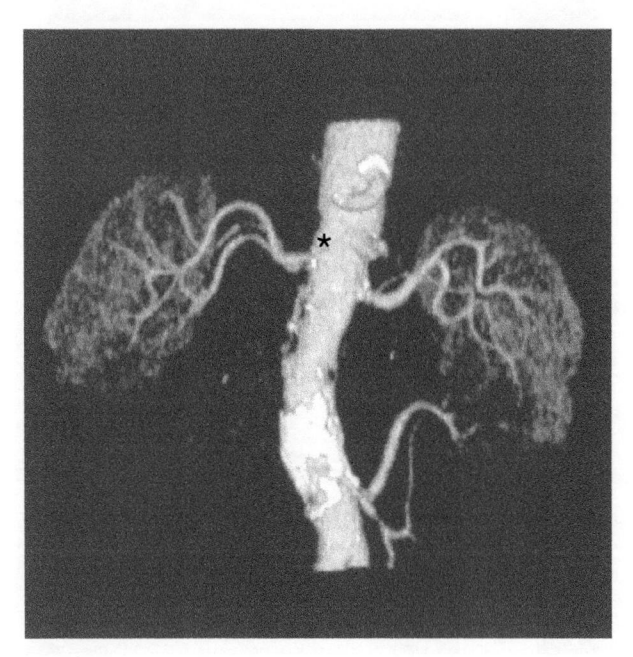

Figuur 13.7
Er is een stenose van 60% te zien op de origo van de arteria renalis aan de rechterzijde (*).

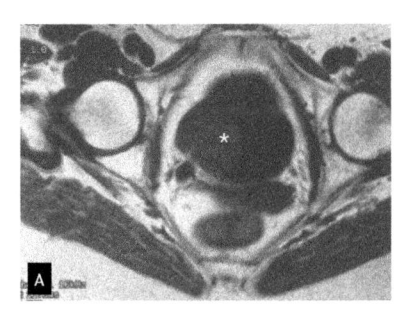

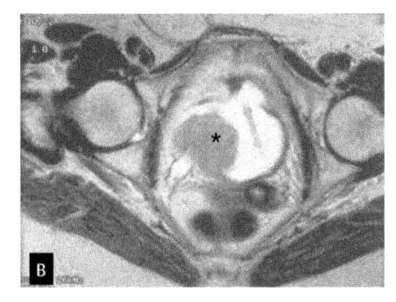

Figuur 13.8
MRI. a Een gewogen T1-opname waarop water en urine een laag signaal hebben. De tumor is niet te zien in de blaas. De ureter lijkt verwijd aan de rechterzijde (*). b Een gewogen T2-opname van hetzelfde gebied als in a. Op gewogen T2-opnames hebben water en urine een hoog signaal. De tumor heeft een laag signaal. Deze is goed te zien in de blaas (*). De ureter is verwijd aan de rechterzijde.

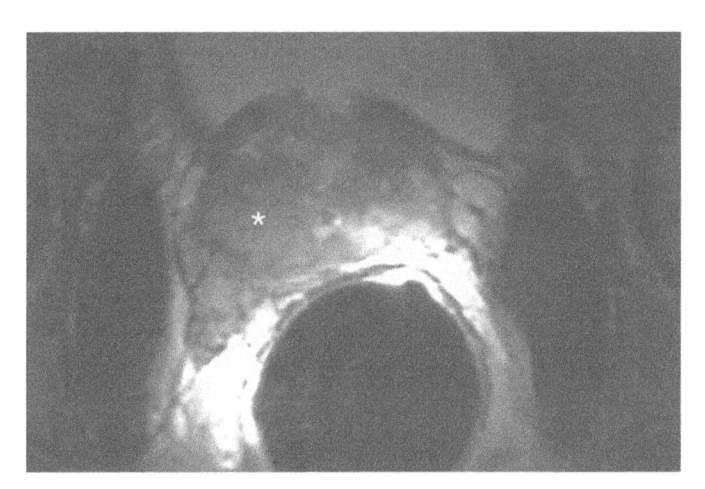

Figuur 13.9
In deze T2w-opname is een laesie te zien in de rechterhelft van de prostaat met een laag signaal (*).

Leesadvies

Bent C et al. Urological injuries following trauma. Clin Radiol 2008; 63(12): 1361-71.
Fütterer JJ et al. Imaging modalities for prostate cancer. Expert Rev Anticancer Ther 2009 Jul; 9(7): 923-37.
Heckmann M et al. Differential diagnosis of focal lesions of the kidney in CT and MRI. Röntgen praxis 2008; 56(6): 219-40.

Kamigaito T. Preoperative MRI in the evaluation of the non-palpable testis. Hinyokika Kiyo 2008; 54(2): 107-9.

Nq Cs. Radiologic diagnosis and staging of renal and bladder cancer. Semin. Roentgenal 2006; 41(2): 121-38.

Prince MR et al. Incidence of nephrogenic systemic fibrosis at two large medical centers. Radiology 2006; 248(3): 807-16.

Renken NS, Krestin GP. MRI of the kidney-state of the art. Semin Ultrasound CT MR 2005; 26: 162-171.

Rountas C et al. Imaging modalities for arteriy stenosis. Ren Fail 2007; 29(3): 295-302.

Silverman SG et al. What is the current role of CT urography and MR urography in the evaluation of the urinary tract? Radiology 2009 Feb; 250(2):3 09-323.

Stacul F et al. Strategies to reduce the risk of contast-induced Nephropathy. AMJcard 2006; 98(6A): 59-77.

Tilou X et al. Can MRI distinguish between superficial and invasive transitional cell bladder cancer? Prog Urol 2008; 18(7): 440-4.

14 Urodynamisch onderzoek

Prof. dr. A.A.B. Lycklama à Nijeholt

1 Inleiding

De urineblaas heeft twee belangrijke functies: een reservoirfunctie tijdens vulling en een ledigingsfunctie bij mictie. Tussen het plassen door, tijdens vulling, moet de gladgespierde blaas steeds meer urine bevatten. In een blaas met een goede compliance (elasticiteit) zal hierbij de druk in de blaas niet noemenswaardig stijgen. In dat geval is sprake van een normotone blaas. Bij een hypertone blaas is sprake van een lage compliance: de druk in de blaas loopt tijdens vulling te snel op. Daarentegen loopt de druk in een hypotone of atone blaas nauwelijks tot niet op, ook bij vulling ver over de normale capaciteit (400-500 ml). Naast de tonus is de mate van contractiliteit van een blaas belangrijk. De blaaswand behoort bij vulling mee te rekken zonder te contraheren. Bij mictie moet, na ontspannen van de sluitspier, de blaas juist contraheren om zo urine via de urethra te lozen. Als tijdens vulling wel (voortijdige) contracties optreden, is sprake van detrusoroveractiviteit.

2 Terminologie

De laatste jaren wordt steeds meer belang gehecht aan het adequaat beschrijven van blaasklachten met passende klinische terminologie; met name de introductie van het begrip 'overactieve blaas' is nuttig gebleken. Hiermee wordt hetzelfde bedoeld als met het lekenbegrip 'prikkelbareblaassyndroom'. In 2002 heeft de ICS (International Continence Society, de internationale urodynamisch-georiënteerde wetenschappelijke vereniging) zowel de urodynamische als de klinische terminologie aangepast. Zo wordt onder een overactieveblaassyndroom, ofwel urge-syndrome ofwel urgency/frequency syndrome verstaan: aandrang (urgency) met of zonder urge-incontinentie, als regel met frequency en nycturie. Gesteld wordt 'dat deze symptoomcombinaties suggestief zijn voor urodynamisch aantoonbare detrusoroveractiviteit'. De term 'blaasinstabiliteit' of 'detrusorinstabiliteit' is vervangen door 'idiopathische detrusoroveractiviteit'. Onder 'detrusoroveractiviteit' wordt verstaan de urodynamische observatie van onwillekeurige detrusorcontracties gedurende de vulfase, hetzij spontaan, hetzij geprovoceerd. Ook adviseert de ICS niet meer de termen 'motor urge' en 'sensory urge' te gebruiken.

In de dagelijkse praktijk spelen vooral twee blaasfunctiestoornissen, namelijk mictieklachten bij de man en urine-incontinentie bij de vrouw. Mictieklachten manifesteren zich, vanzelfsprekend, primair tijdens mictie, terwijl incontinentie, dat wil zeggen: ongewenst urineverlies, per definitie optreedt in de vulfase. Hierdoor verschilt het accent tussen urodynamisch onderzoek bij mictieklachten bij mannen van dat bij incontinentie bij vrouwen. Daarom zullen de urodynamische onderzoeken voor man en vrouw apart besproken worden. Ook wordt het urodynamische onderzoek bij neurogeen blaaslijden besproken.

3 Urodynamische onderzoeken bij de man: uroflowmetrie en watercystometrie

Mictieklachten kunnen bij een ouder wordende man optreden door prostaatvergroting. De symptomen werden in het verleden beschreven als 'prostatisme', in de NHG-Standaard wordt gesproken over 'bemoeilijkte mictie', in de internationale literatuur wordt tegenwoordig gesproken over LUTS ofwel 'lower urinary tract symptoms'. De belangrijkste obstructieve klachten zijn hesitatie (de mictie komt moeizaam op gang) en een slappere urinestraal. Hoewel prostaatvergroting primair de boosdoener is, zijn veel van de klachten die dan kunnen optreden, gerelateerd aan de blaas: deze moet, om tot een goede ontlediging te komen, hogere drukken ontwikkelen. Hierbij kunnen klachten ontstaan als een versterkt aandranggevoel (urgency) en een toegenomen mictiefrequentie (frequency), samengevat als overactieveblaasklachten. Opvallend is dat veel mannen deze irritatieve klachten, vooral als ze ook 's nachts optreden, hinderlijker vinden dan de slappe straal. De man beleeft zo prostaatklachten als waren het blaasklachten.

Het primaire urodynamische onderzoek bij dergelijke mictieklachten bij een man is gericht op het objectiveren van een slappere urinestraal (vanwege subvesicale obstructie) en betreft uroflowmetrie. Dit is een niet-invasieve registratie van de urinelozing, afgezet tegen de tijd. Bij uroflowmetrie plast de patiënt in een flowmeter. De belangrijkste parameters bij dit onderzoek zijn het mictievolume, het maximale debiet van de straal, ook wel peak flow of Q_{max} genoemd, en het gemiddelde debiet van de straal (mean flow). Dit onderzoek heeft alleen waarde als minstens 150 ml wordt uitgeplast. Dit levert in de praktijk, juist bij mannen met mictieklachten, nogal eens problemen op, ondanks het verzoek de plas extra op te houden. Bij een mictievolume van meer dan 150 ml en een Q_{max} van meer dan 15 ml/sec. is obstructie onwaarschijnlijk. Bij eenzelfde mictievolume en een Q_{max} lager dan 10 ml/sec. is obstructie waarschijnlijk. Bij een Q_{max} tussen 10 en 15 ml/sec. met een adequaat mictievolume is sprake van een grijs gebied ('equivocal'). Meestal is dan sprake van een klinisch nog irrelevante, matige obstructie.

Dit onderzoek kan behalve bij prostaatvergroting (bij mannen onder de 50 jaar kan ook sprake zijn van blaashalsobstructie in plaats van prostaatobstructie) ook nuttig zijn bij een verminderde urinestraal vanwege een urethrastrictuur. Hieraan moet vooral gedacht worden bij een slappere straal zonder bijkomende klachten als hesitatie, urgency en frequency. Uroflowmetrie levert bij een urethrastrictuur een andere curve op dan bij prostaatvergroting. In beide gevallen wordt een lagere Qmax gezien; bij prostaatvergroting vertoont de curve een piek gevolgd door een duidelijke daling, bij een strictuur is sprake van een plateaufase. Al met al is dit onderzoek vooral bruikbaar als eerste screening bij LUTS.

4 Uroflowmetrie: praktische uitvoering

De belangrijkste voorwaarde voor een adequate meting van de urineflow is voldoende blaasvulling. De patiënt moet zich hierop voorbereiden. Er bestaan verschillende mogelijkheden voor. De man kan proberen enige uren voorafgaand aan het onderzoek niet te plassen. Vaak lukt het echter niet de plas lang op te houden en kan het verstandiger zijn voor vertrek naar het ziekenhuis te plassen en vervolgens bij aankomst in het ziekenhuis enige bekers water te drinken. Als op het moment van de plasmeting weinig aandrang wordt gevoeld, is het verstandiger de meting nog even uit te stellen en door te gaan met drinken: een flowmeting bij onvoldoende blaasvulling is waardeloos. De uroflowmetrie, zoals besproken, betreft een meting na natuurlijke vulling van de blaas. Als variant hierop kan de blaas worden gevuld, bijvoorbeeld in aansluiting op cystometrie (zie hieronder) of cystoscopie, of via een katheter. Als het de patiënt, ook na meerdere pogingen, niet lukt om even een volle blaas op te houden, kan hiervoor worden gekozen.

Een verminderde flow duidt op een obstructie of een zwakke blaas (of beide). Uroflowmetrie heeft twee belangrijke nadelen: het uitgeplaste volume valt geregeld tegen en de flow kan niet gerelateerd worden aan de blaasdruk tijdens mictie. Als regel levert dit onderzoek, zeker in combinatie met ander onderzoek dat ingezet kan worden bij LUTS (anamnese, prostaatsymptoomscore, mictielijst, echografische residubepaling) voldoende informatie op om te besluiten af te wachten of een (medicamenteuze) behandeling te starten. Vanwege de twee genoemde nadelen kan uroflowmetrie echter tekortschieten. Als bij onvoldoende reactie op medicamenteuze behandeling nagedacht moet worden over operatief ingrijpen, dan bestaat een indicatie voor *watercystometrie*: bij dit onderzoek wordt via een heel dunne katheter de blaas gevuld met vloeistof. Bij mictie kunnen simultaan de blaasdruk (m.b.v. diezelfde katheter) en de urineflow worden gemeten. Met een dun kathetertje in het rectum wordt tevens simultaan de buikdruk gemeten: de detrusordruk (Pdet) is het verschil tussen de gemeten druk in de blaas (Pves = P vesica, intravesicale druk, blaasdruk) en de gemeten rectale druk (Pabd = P abdomen, druk in rectum, buikdruk). Anders gesteld: de druk in de blaas (Pves) is de optelsom van de druk vanwege de blaaswand (Pdet) + de druk die van buiten op de blaas drukt (Pabd): Pves = Pdet + Pabd.

Bij beoordeling van subvesicale obstructie is de verhouding tussen druk en flow de belangrijkste parameter.

5 Watercystometrie: praktische uitvoering

De patiënt hoeft niet met een volle blaas te komen. Antibioticabescherming is bij dit onderzoek niet nodig, tenzij een verhoogd risico bestaat op blaasontstekingen. Bij een blaasontsteking moet dit onderzoek worden uitgesteld.

Het onderzoek duurt 30-60 minuten, afhankelijk van de blaascapaciteit en het aantal keren dat de blaas wordt gevuld. Het onderzoek vindt poliklinisch plaats en wordt meestal uitgevoerd door een verpleegkundige in aanwezigheid van een arts. In een kleedkamer kan de patiënt het onderlichaam ontkleden, de kleding van het bovenlichaam blijft aan. De patiënt neemt plaats op de onderzoekstafel, half liggend half zittend, met opgetrokken, gespreide benen. Vervolgens wordt de penis of schede gereinigd met een desinfectievloeistof. Daarna wordt door de verpleegkundige met een katheter ch 14 of 16 (ch = charrière, de meeteenheid voor katheterdikte; 3 ch = 1 mm) het restant urine dat nog in de blaas aanwezig is, verwijderd en gemeten. Vervolgens wordt een dunne katheter (ch 8-12) in de blaas gebracht. Dit dunne kathetertje wordt enerzijds gebruikt om de blaas tijdens onderzoek te vullen, anderzijds kan hiermee de blaasdruk (Pves) worden gemeten. Vaak wordt ook een dun kathetertje via de anus in het rectum gebracht voor het meten van de buikdruk (Pabd). Het inbrengen van de slangetjes is niet pijnlijk, maar kan wel een onaangenaam gevoel geven. De kathetertjes worden op de huid vastgeplakt met pleisters.

In de onderzoekstafel is een uroflowmeter ingebouwd.

Het is belangrijk de patiënt bij aanvang van het onderzoek te vertellen dat hij zich geen zorgen hoeft te maken over het eventueel lozen van urine/water. Het onderzoek wordt namelijk minder betrouwbaar als de patiënt door angst of schaamte voor urinelozing te veel geremd is. Via het blaaskathetertje start de vulling van de blaas met steriel water, met een snelheid van 30-80 ml/min. Tijdens vullen wordt permanent door een computer de druk in de blaas gemeten en, via de drukkatheter in het rectum, de druk in de buik. Tijdens vullen moet de patiënt aangeven wanneer de eerste aandrang om te plassen wordt gevoeld. Tijdens het onderzoek wordt meerdere malen gevraagd te hoesten of te persen. Enerzijds wordt dit gedaan om ligging en functioneren van de kathetertjes te controleren, anderzijds is dit ook een test bij incontinentieonderzoek. De blaas wordt verder gevuld, totdat de aandrang om te plassen sterk is en de plas niet meer is op te houden. Dan wordt het vullen gestopt en krijgt de patiënt toestemming te plassen, langs het kathetertje in de urethra.

De ingebouwde flowmeter registreert de parameters, zoals boven vermeld (Q_{max}, gemiddelde flow, enz.). Tevens registreert de computer tijdens mictie de blaasdruk. Tenzij sprake is van een persmictie, vindt mictie plaats door contractie van de blaas. Het is van belang de blaasdruk (d Pdet; d = delta: symbool voor de drukstijging) tijdens Q_{max} te registreren. Ook wordt gelet op Pabd om te kijken of de patiënt tijdens mictie heeft meegeperst. Voor beoordeling van de mictiefase zijn verder het mictievolume en de flowtijd van belang. Door het mictievolume af te trekken van het vulvolume, kan het residu na mictie worden bepaald. (Residumeting in een dergelijke onderzoekssituatie is niet geheel betrouwbaar; belangrijker is de residubepaling voorafgaand aan het onderzoek. De patiënt moet daarom in de gelegenheid zijn geweest ongestoord uit te plassen, bijvoorbeeld op de wc.) De belangrijkste parameter bij watercystometrie bij verdenking op subvesicale obstructie is de druk-flowverhouding tijdens mictie. Meestal bevat de computer software die op verschillende manieren deze druk-flowverhouding kan weergeven, inclusief een conclusie: obstructie – onzeker ('equivocal') – geen obstructie.

6 Urodynamische onderzoeken bij de vrouw: watercystometrie, electrocystometrie en stress leak-point

Inleiding

Vrouwen kennen als regel weinig problemen tijdens mictie, waarbij urine een slechts 3 cm lange plasbuis moet passeren. Bij een vrouw kan juist het ophouden van urine, in de vulfase, problemen geven. Tijdens blaasvulling tot 400-500 ml behoren geen onwillekeurige blaascontracties op te treden. Gebeurt dit wel, dan wordt dit ervaren als aandranggevoel of als blaaskramp. Als dit gebeurt met een druk die de afsluitdruk in de plasbuis overschrijdt, dan resulteert dit in urge-incontinentie ofwel drangincontinentie.

Urge-incontinentie heeft te maken met ongewenste contracties van de blaasspier. Daarentegen is stressincontinentie het gevolg van ongewenst urineverlies in de vulfase als door drukverhogende momenten, zoals hoesten, lachen, persen en springen, de druk in de blaas de urethrale afsluitdruk overstijgt. Deze blaasdrukstijging is niet het gevolg van een contractie van de blaasspier, maar van de plotselinge druk op de blaas. Bij een goede kwaliteit van bekkenbodemspieren en sluitspier zal hierbij geen incontinentie optreden, omdat op dat moment de afsluitdruk ook met deze druk wordt verhoogd. Bij stressincontinentie gedraagt de blaas zich bij vulling als regel normaal, zonder overactiviteit. Bij deze vorm van incontinentie wordt vooraf geen aandranggevoel waargenomen. De anamnese is hierbij belangrijk. Als regel zijn deze patiënten 's nachts droog. Als incontinentie optreedt na aandranggevoel, en ook 's nachts incontinentie bestaat, moet sterk worden gedacht aan urge-incontinentie. Deze vorm van incontinentie gaat gepaard met klachten van versterkt aandranggevoel, frequent plassen, en nycturie. Anamnestisch blijkt in dat geval dat de patiënt bij aandrang tot mictie de plas niet lang kan ophouden.

Bij urge-incontinentie werd tot voor kort onderscheid gemaakt tussen 'motor urge' en 'sensory urge'. Het verschil hiertussen kan alleen met urodynamisch onderzoek worden bepaald: bij motor urge wordt tijdens aandrang detrusoroveractiviteit gezien, terwijl bij sensory urge tijdens aandrang geen detrusoroveractiviteit wordt gevonden. Wel wordt hierbij geregeld urethra-instabiliteit gezien, gepaard gaand met ongewenste drukdalingen in de plasbuis. Zo kan bij urge-incontinentie zowel detrusoroveractiviteit als urethra-instabiliteit een rol spelen.

Indicaties voor urodynamisch onderzoek bij de vrouw

De anamnese is bij een vrouw met incontinentie erg belangrijk. Als deze anamnese een karakteristiek verhaal oplevert van hetzij stress- of urge-incontinentie, dan kan op basis hiervan een behandelplan worden gemaakt. Bij stressincontinentie kan dan gestart worden met bekkenfysiotherapie. Bij een anamnese van urge-incontinentie kan gekozen worden voor bekkenfysiotherapie of een medicamenteuze (proef)behandeling met parasympathicolytica, na uitsluiting van sedimentsafwijkingen. Wel moet hierbij gewaakt worden voor eventuele residuvorming. Als sprake is van persisterende stress- of urge-incontinentie ondanks bekkenfysiotherapie of medicamenteuze behandeling, dan is urodynamisch onderzoek zonder meer gerechtvaardigd, omdat dan vaak sprake is van ingewikkelde urologische problematiek.

Ook is urodynamisch onderzoek bij een onduidelijke anamnese, met zowel aanwijzingen voor stress- als urge-incontinentie, in het kader van adequate besluitvorming en goede voorlichting, aan te bevelen. In dergelijke gevallen levert urodynamisch onderzoek behalve stressincontinentie, vaak detrusoroveractiviteit op. Detrusoroveractiviteit en de hiermee gepaard gaande klachten van versterkte aandrang en verhoogde mictiefrequentie kunnen na een eventuele stressincontinentieoperatie zowel verminderen als verergeren. Ook kan 'de novo' detrusoroveractiviteit na zo'n operatie ontstaan. Dit kan de waardering van patiënten voor een goed operatieresultaat (namelijk verdwijning van stressincontinentie) nadelig beïnvloeden. Toch kan bij ernstige klachten van stressincontinentie in aanwezigheid van detrusoroveractiviteit en niet of onvoldoende reageren op bekkenfysiotherapie, een operatie gerechtvaardigd zijn.

Een typische urodynamische bevinding is stressgeïnduceerde urge-incontinentie. Dit fenomeen kan gevonden worden bij klachten die anamnestisch passen bij stressincontinentie. Bij urodynamisch onderzoek blijkt dan echter dat stressmomenten zoals hoesten een blaascontractie opwekken en dat uiteindelijk deze blaascontractie de oorzaak is van (urge-)incontinentie.

Als bij lichamelijk onderzoek bij hoesten het urineverlies overgaat in een doorgaande mictie, dan kan dit pleiten voor zo'n stressgeïnduceerde detrusoroveractiviteit.

Het primaire urodynamische onderzoek bij incontinentie betreft watercystometrie (zie boven voor de praktische uitvoering). Is bij beoordeling van subvesicale obstructie de druk-flowverhouding tijdens mictie het belangrijkst, bij incontinentie is het vooral belangrijk tijdens vulling te letten op detrusoroveractiviteit. In de vulfase wordt tijdens hoesten of persen gelet op urineverlies; treedt dit op als gevolg van een stijging in de blaasdruk (P_{ves}) zonder bijkomende blaascontractie (d P_{det} = 0), dan past dit bij stressincontinentie. Hoesten en persen resulteren in dat geval in een gelijke drukstijging in de buik (P_{abd}) en in de blaas (P_{ves}) (figuur 14.1). Bij anamnestisch urge-

14 Urodynamisch onderzoek

incontinentie moet tijdens vulling worden gelet op ongewenste contracties van de blaasspier (Pdet) resulterend in een stijging van de druk in de blaas (Pves) (figuur 14.1).

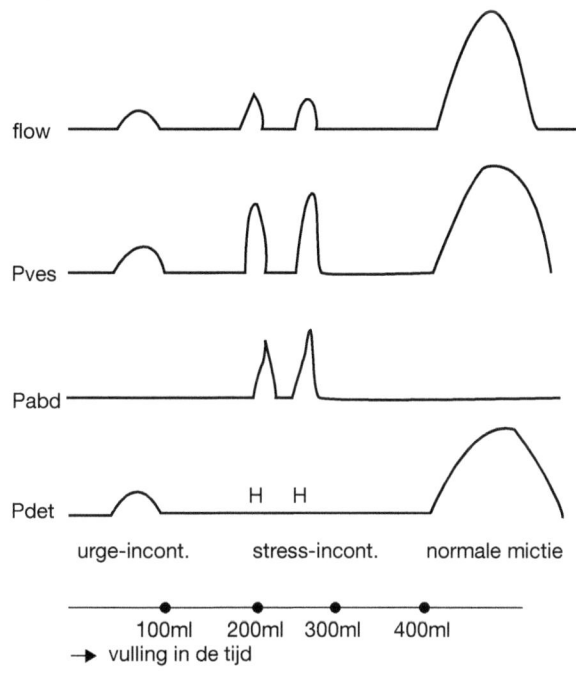

Figuur 14.1
Basisuitvoering watercystometrie met vier registraties in de tijd.
Pdet: detrusordruk = Pves − Pabd, in cm H_2O.
Pabd: buikdruk, gemeten met katheter in rectum, in cm H_2O.
Pves: druk in de blaas, gemeten met katheter in blaas, in cm H_2O.
uroflow, in ml/sec

- urge-incont: ongewenste blaascontractie (stijging Pdet) in de vulfase, leidend tot (ongewenst) urineverlies; tijdens deze episode stijgt de druk in de blaas (Pves) als gevolg van de blaascontractie.
- stress-incont: stijging buikdruk (Pabd) tijdens 2 maal hoesten (= H) in de vulfase, leidend tot 2 maal (ongewenst) urineverlies; tijdens deze episoden stijgt de druk in de blaas (Pves) als gevolg van de stijging in de buikdruk.
- normale mictie: na de vulfase, bij circa 400 ml vulling gewenste blaascontractie (stijging Pdet), leidend tot (gewenste) urinelozing = mictie; tijdens mictie stijgt de druk in de blaas (Pves) als gevolg van de blaascontractie.

Elektrocystometrie

Tijdens watercystometrie kan ook simultaan het EMG gemeten worden van de anale en/of urethrale sfincter: dan spreekt men van elektrocystometrie. Tijdens mictie moet het EMG een goede relaxatie van het urethrale afsluitmechanisme laten zien. Het EMG kan van belang zijn bij mictie met hoge detrusordruk/lage flow: dit kan duiden op een meer voor de hand liggende anatomische (prostaatvergroting, inspringende blaashals, urethrastrictuur) of een minder gangbare functionele (bekkenbodem, sfincter) obstructie. Zo'n functionele obstructie kan neurogeen bepaald zijn: bij een dwarslaesie cervicaal of thoracaal wordt het typische beeld van detrusor/sfincterdyssynergie gezien: tijdens een detrusorcontractie treedt (onwillekeurige) aanspanning in plaats van ontspanning van de sfincter op. Bij afwezigheid van zo'n ernstige neurologische stoornis zal, normaal gesproken, bij een detrusorcontractie tijdens mictie, de sfincter relaxeren. Als dit niet gebeurt, dan is sprake van een willekeurig relaxatieprobleem (dysfunctional voiding).

Stress leakpoint

McGuire introduceerde in 1981 de detrusor leak-point pressure (DLPP) bij neurogeen blaaslijden. Zo vond hij bij meer dan de helft van de patiënten met spina bifida urinelekkage bij een detrusordruk boven de 40 cm water. De DLPP vertegenwoordigt de detrusordruk waarbij urinelekkage begint op te treden en is zo een simpele maat voor de urethrale weerstand. (NB. bij spina bifida is sprake van blaaslijden door beschadiging van het sacrale mictiecentrum, vaak resulterend in een hypertone areflexblaas.)

Later is de valsalva leak-point pressure (VLPP) of abdominal leak-point pressure (ALPP) beschreven als onderzoek bij stressincontinentie. Hierbij wordt gelet op de intravesicale druk (Pves) die nodig is om stressincontinentie te provoceren. Omdat bij stressincontinentie geen detrusoractiviteit optreedt (Pdet = 0), betekent dit dat ook Pabd gemeten kan worden (Pves = Pabd indien Pdet = 0).

Voor dit onderzoek wordt de blaas van de vrouw met een dun kathetertje gevuld, overeenkomstig het cystometrieonderzoek. Gestreefd wordt naar een blaasvulling van circa 200 ml, of van de helft van de functionele blaascapaciteit. Vervolgens wordt de vrouw gevraagd geleidelijk aan steeds meer te persen (progressieve valsalvamanoeuvre). De Pves of de Pabd, waarbij voor het eerst urinelekkage wordt waargenomen, representeert de VLPP ofwel ALPP. Als tijdens een doorgaande valsalvamanoeuvre geen lekkage geprovoceerd kan worden, wordt aan patiënte gevraagd te hoesten. Als hierbij wel urineverlies wordt waargenomen, wordt de hiermee corresponderende Pves genoteerd. Het is echter lastig om Pves correct te meten, vanwege de forse, snel wisselende drukschommelingen bij hoesten. Het voordeel van de progressieve valsalvamanoeuvre is de geleidelijke drukstijging die een nauwkeurige drukmeting mogelijk maakt bij de eerste lekkage. Het vaststellen van urinelekkage kan visueel gebeuren, met behulp van doorlichting (bij gebruik van contrast) en met behulp van een weerstandsringetje op de blaaskatheter, direct distaal van de meatus. De gevonden VLPP kan indicatief zijn voor de oorzaak van de stressincontinentie: urethrale hypermobiliteit (passend bij stressincontinentie type 1 of 2) of een intrinsiek urethraprobleem ofwel intrinsieke sfincterdisfunctie (ISD) (passend bij type-3-stressincontinentie). Een VLPP boven 90 cm water wordt meestal geassocieerd met urethrale hypermobiliteit, een VLPP van minder dan 60 cm water is een indicatie voor intrinsieke sfincterdisfunctie.

Samenvatting van indicaties voor urodynamisch onderzoek bij de vrouw

- Bij klachten van stressincontinentie, voor een operatieve procedure, in geval van atypische klachten.
- Bij recidief stressincontinentie, na vroegere ingrepen, als een nieuwe operatie wordt overwogen.
- Bij gemengde stress- en urge-incontinentie.
- Bij persisterende urge-incontinentie ondanks adequate primaire behandeling (medicamenteus, bekkentherapie).
- Bij neurologische ziektebeelden.

Dankbetuiging
Met dank aan Th. J. Ouwerkerk voor de adviezen.

Leesadvies

Abrams P et al. The standardisation of terminology of lower urinary tract function: report from the Standardisation Sub-committee of the ICS. Neuro-urology and Urodynamics 2002; 21: 167-78.
Bangma CA. Het prostaat pensioen plan. Maarssen: Reed Business, 2008.
Cardozo L, Staskin D (eds.). Textbook of female urology and urogynecology, 2-volume set, 2nd ed. Informa Healthcare 2006. zie http://books.google.com/books?id=9KuCMWWG8BcC&pg.
Noordzij J. Prostaat. Houten: Het Spectrum, 2004.

15 Cystoscopie

Prof. dr. J.A. Witjes

1 Inleiding

Een cystoscopie is een procedure waarbij de arts de lage urinewegen bij man of vrouw kan inspecteren. Van buiten naar binnen passeert men de meatus externus, de urethra, de externe sluitspier, de urethra prostatica (man) en de blaashals alvorens in de blaas uit te komen. In de blaas kunnen de blaaswand en de ureterostia worden geïnspecteerd. Uitgaand van deze anatomische structuren zijn de meest voorkomende indicaties voor een cystoscopie weergegeven in tabel 15.1.

2 Voorbereiding

Patiënten die een cystoscopie moeten ondergaan, zijn voorbereid op deze procedure door een gesprek met de verpleegkundige en de arts. Bovendien hebben zij een instructiefolder gekregen waarin de indicatie, de hele procedure en mogelijke bijwerkingen worden beschreven. Voor een cystoscopie worden patiënten in principe in steensnedehouding op een speciale cystoscopietafel gelegd. De procedure kan echter ook, zeker bij een flexibele cystoscopie (zie verderop), in rugligging of, bij weinig mobiele patiënten, zelfs in een rolstoel gebeuren. De genitalia externa worden ontsmet met een zeepoplossing en steriel afgedekt met een gatdoek. Daarna wordt steriel een glijmiddel ingebracht. Veelal wordt een glijmiddel gebruikt waarin tevens een lokaal anestheticum zit, maar dit is niet essentieel. Voldoende glijmiddel, een zachte hand en een ontspannen patiënt zijn de belangrijkste voorwaarden voor een probleemloze cystoscopie zonder nawerkingen. De cystoscopie zal in de regel niet meer dan vijf à tien minuten in beslag nemen.

Tabel 15.1	Meest voorkomende indicaties voor cystoscopie naar aanleiding van de anatomische lokalisatie.	
anatomische lokalisatie	eventuele afwijking	opmerking
meatus urethrae	strictuur	indien de strictuur niet is te passeren urethrografie voor rest van urethra verrichten
	condylomata acuminata	bij glandulaire condylomata gehele lage urinewegen inspecteren
urethra	strictuur	zie strictuur meatus
urethra prostatica	prostaatvergroting	visuele beoordeling prostaatgrootte komt zeker niet altijd overeen met mate van obstructie
blaashals	middenkwabprostaat	aan- of afwezigheid van belang bij bepalen therapie voor prostaatvergroting
blaasinhoud	stenen	een blaassteen is een teken van een outflowobstructie; dat dus tegelijkertijd nakijken
blaaswand	trabeculatie	mate van trabeculatie komt niet altijd overeen met mate van obstructie
	divertikels	kunnen tumoren bevatten bij ernstige vormen van obstructie: zorgvuldig inspecteren
blaasmucosa	tumoren	toucher ter beoordeling van grootte tumor
	interstitiële cystitis	inspectie voor en na vullen blaas (puntbloedingen)
ureterostia	reflux	aspect en positie ostia

3 Procedure

Het gebruikte instrument kan star of flexibel zijn. Starre cystoscopen die voor diagnostiek worden gebruikt hebben een diameter van 17,5 charrière (ch, bijna 6 mm). Door de cystoscoop kan men vloeistof (bijvoorbeeld fysiologisch zout bij een diagnostische cystoscopie) in en uit het te onderzoeken orgaan laten lopen. Verder kan door de schacht van de cystoscoop een optiek worden geschoven. De optiek is aangesloten op een lichtbron (300 tot 400 Watt) door middel van een flexibele kabel (glasfibervezels). Hoewel dus de punt van de lichtkabel zelf geen lamp bevat, kan deze punt nog wel degelijk warm worden, zodat de benaming 'koud licht' in dit verband niet helemaal correct is. Het einde van de cystoscoop, waar het licht naartoe wordt geleid, blijft echter wel koud. De optiek bevat een lenzensysteem zoals in een verrekijker om een scherp beeld te kunnen verkrijgen van het te onderzoeken orgaan. De laatste lens staat onder een bepaalde hoek op de andere lenzen, zodat de optiek 'om een hoekje' kan kijken. Deze hoeken variëren van 0 tot meer dan 90°, zodat de onderzoeker door het eventueel wisselen van alleen de optiek bijvoorbeeld de hele blaas kan inspecteren zonder verre uitslagen met het instrument te hoeven maken. Tot slot heeft het systeem een klein werkkanaal, waardoor bijvoorbeeld een klein tangetje (voor een biopt of om iets te grijpen) kan worden opgevoerd.

Een flexibele cystoscoop die voor diagnostiek wordt gebruikt heeft een diameter van 15,5 ch (iets meer dan 5 mm), en bevat naast een klein kanaal voor in- en uitstroom van vloeistof, glasfibervezeltjes voor belichting en beeldvorming. Begrijpelijkerwijs is het uiteindelijke beeld dus opgebouwd uit vele kleine puntjes, zodat de uiteindelijke scherpte iets minder is dan die van een starre optiek. Met een hendel aan het begin van het instrument kan de punt worden gebogen tot 90° in neerwaartse richting, en meer dan 180° in opwaartse richting, zodat men in principe 'terug' kan kijken.

Ook een flexibele cystoscoop heeft een klein werkkanaal voor het opvoeren van een flexibel tangetje, waarmee bijvoorbeeld een JJ-katheter kan worden vastgepakt en verwijderd.

Niet alleen door de iets geringere diameter, maar zeker ook door het flexibele karakter (men hoeft niet veel te bewegen of te hevelen) wordt een flexibele cystoscopie als minder onaangenaam ervaren. Het tegenwoordige gebruik van een kleine videocamera op het oculair van de cystoscoop (zowel bij de flexibele als de starre scoop) maakt de procedure technisch eenvoudiger en dus weer minder belastend voor de patiënt. Daarnaast kunnen patiënten op het beeldscherm meekijken, wat door velen als positieve extra dimensie wordt ervaren, zeker door patiënten die bijvoorbeeld om redenen van oncologische follow-up regelmatig een cystoscopie krijgen. Aan de andere kant hebben starre scopen als voordeel boven flexibele scopen dat het optisch beeld scherper is en dat de blaas na het onderzoek snel geledigd kan worden. De patiëntvriendelijkheid van de flexibele cystoscopie is de reden dat starre cystoscopie, onafhankelijk van de indicatie, bij mannen poliklinisch bijna niet meer wordt toegepast. Bij vrouwen wordt deze nog wel veel gebruikt. De laatste ontwikkeling is een flexibele scoop met een kleine chipcamera (zoals in mobiele telefoons) in de tip van de scoop. Dit geeft een betere beeldkwaliteit dan een normale flexibele scoop, waar zoals aangegeven het beeld via kleine glasfibertjes wordt geleid en het beeld dus is opgebouwd uit vele kleine puntjes. Het aantal beeldpunten bij deze chipcamera's is duidelijk hoger.

4 Bijwerkingen en nadelen

De voornaamste bijwerking na de ingreep is strangurie. Dit komt vooral bij mannen, maar ook wel bij vrouwen voor. Zelfs optimale cystoscopie zal enige beschadigingen van het slijmvlies kunnen veroorzaken die de patiënt bemerkt doordat hij enkele malen pijn bij het plassen zal ervaren. Veel minder frequent, maar om dezelfde reden, zal er macroscopische hematurie optreden, eenmaal of enkele malen na de cystoscopie. Een 'echte' blaasontsteking met positieve urinekweek komt bij minder dan 10% van de procedures voor. Deze frequentie is vergelijkbaar met het risico op een blaasontsteking na een katheterisatie. Urethrastricturen als gevolg van een cystoscopie zijn, overigens net als na katheterisatie, zeldzaam.

5 Cystoscopie en tumordiagnostiek

De meest voorkomende indicatie voor een cystoscopie is de diagnostiek dan wel de follow-up van blaastumoren. Hierbij enkele kanttekeningen.

Zoals boven geschetst is een cystoscopie invasief. Een tweede nadeel is dat voor de diagnostiek van blaastumoren de cystoscopie ook niet 100% sensitief is. Uit diverse onderzoekingen is gebleken dat, indien vier weken na een transurethrale resectie van tumoren waarbij onder anesthesie de blaas kan worden bekeken, opnieuw poliklinisch een cystoscopie wordt uitgevoerd, er bij 10 tot 20% van de patiënten nog tumoren aanwezig zijn. Omdat de kans op nieuwe tumorvorming in een zo korte termijn erg klein is, ligt het voor de hand te concluderen dat deze tumoren in een eerder stadium zijn gemist. Vanwege het invasieve karakter en bovengenoemde onvolkomenheden wordt er al een jaar of tien gezocht naar urinetests om de cystoscopie bij de diagnose of follow-up van tumoren te vervangen. Na bijna twintig jaar onderzoek, onder andere door de schrijver van dit hoofdstuk, blijkt geen enkele commercieel verkrijgbare test anno 2009 voldoende gevoelig (met name voor laaggradige tumoren) en specifiek (met name bij infecties en stenen) om een cystoscopie te vervangen. Dit wordt regelmatig bevestigd door meta-analyse en nieuwe studies over dit onderwerp.

Een interessante observatie in dit kader is de mening van patiënten over nieuwe urinetests en over de voorwaarden waar een test volgens hen aan moet voldoen. Hiervoor werden 102 patiënten benaderd die sinds minstens één jaar op controle kwamen in verband met (recidiverende) oppervlakkige blaastumoren. De resultaten lieten zien dat de meeste patiënten de cystoscopie meestal als niet zeer vervelend beschouwden, zelfs 30% vond het onderzoek geheel niet vervelend. Ze ondervonden weinig klachten van bijwerkingen of complicaties. Als ernstigste bijwerking kwam dysurie naar voren: 18% had dit regelmatig en 26% had dit altijd. Patiënten ervoeren de grote zekerheid van de cystoscopie en de mogelijkheid via de monitor mee te kijken als zeer prettig. Uit de enquête bleek verder dat 18% van de patiënten pas tevreden was met een testgevoeligheid van 90 of 95% en 57% van de ondervraagden koos voor een urinetest indien deze een gevoeligheid had van 99 of 100%.

Een laatste ontwikkeling bij de cystoscopische diagnose van blaastumoren is het gebruik van bepaalde kleurstoffen (porfyrinen) die ontstaan uit protoporfyrinen door metabolisme van cellen. Deze kleurstoffen zijn met licht van een bepaalde frequentie zeer duidelijk te zien. Omdat kankercellen een hoger metabolisme hebben dan normale cellen, zullen ze meer van deze kleurstoffen bevatten en dientengevolge bij gebruik van een bepaald soort licht duidelijk onderscheiden kunnen worden van normaal weefsel. Bij de fotodynamische diagnostiek (PDD) en follow-up van blaastumoren wordt een dergelijke stof intravesicaal ingebracht via een katheter. Ongeveer één uur later wordt een cystoscopie gedaan. De cystoscopie wordt met wit licht en met blauw licht verricht. Met blauw licht lichten de tumoren rood op, terwijl sommige (vooral de vlakke) tumoren met wit licht vaak nauwelijks zichtbaar zijn. De eerste resultaten laten zien dat de gevoeligheid van de cystoscopie op deze manier significant toeneemt, de behandeling dus verbetert, en patiënten vanwege een betere behandeling minder tumor recidieven krijgen.

6 Conclusie

Urethrocystoscopie blijft de gouden standaard bij veel indicaties voor onderzoek van de lage urinewegen. Het is een betrekkelijk nauwkeurig onderzoek en met het huidige instrumentarium is de belasting voor patiënten zeer beperkt. Specifiek voor de diagnostiek en follow-up van patiënten met blaastumoren wordt de cystoscopie zelfs als zeer waardevol en weinig belastend voor (en door) patiënten beoordeeld.

Leesadvies

Poulakis V, Witzsch U, Vries R de, Becht E. Accuracy of commercially available urine bladder tumour markers in the diagnosis of bladder cancer: a meta-analysis with summary ROC-curve analysis. Eur Urol 2002(Suppl. 1); 48: 182.

Vriesema JLJ, Poucki MH, Kiemeney LALM, Witjes JA. Patient opinion about urine-bound diagnostic tests versus urethrocystoscopy in the management of bladder cancer. A utility analysis. Urology 2000; 56: 793-7.

Witjes JA, Douglass J. The role of hexaminolevulinate fluorescence cystoscopy in bladder cancer. Nature Clinical Practice Urology 2007; 4: 542-9.

16 Prostaatbiopsie

Prof. dr. C.H. Bangma

1 Inleiding

Voor het stellen van de diagnose prostaatkanker is histologie de gouden standaard. Meestal zal hiervoor weefsel afkomstig uit de prostaat zelf aangeboden worden, slechts zelden komt het voor dat weefsel uit een metastase ter beschikking staat voor de primaire diagnose. Vóór de komst van het PSA als indicator voor prostaatbiopsie werd een aanzienlijk aantal diagnosen (circa 10%) bij toeval gesteld op weefsel verkregen bij transurethrale resectie van de prostaat bij patiënten met plasklachten. Sinds enkele jaren worden bij asymptomatische patiënten in het kader van vroege detectie, in studieverband of op individueel verzoek van de patiënt, op indicatie van de serum-PSA-concentratie diagnostische prostaatbiopten genomen. De indicatie, methode, complicaties, interpretatie en beperkingen van deze diagnostiek worden besproken.

2 Indicatie

Aangezien het nemen van prostaatbiopten de diagnose prostaatkanker kan opleveren, dienen patiënt en behandelend arts zich tevoren te realiseren welke consequenties aan een diagnose verbonden zijn. Voor een groot aantal patiënten en hun partners is de tijd tussen biopsie en uitslag een spannende periode. Sommige mannen wensen met een biopsie vooral de status van een goede gezondheid te bevestigen, hetgeen op een teleurstelling kan uitlopen. Zij worden dan onverwacht geconfronteerd met het bestaan van een kwaadaardigheid, die vervolgens een groot aantal beslismomenten behoeft wat betreft keuze van behandeling.

Het verrichten van prostaatbiopsieën is een invasieve methode die in een aantal gevallen leidt tot ernstige complicaties. Deze nadelen dienen op individuele basis afgewogen te worden tegenover het nut van de histologische bevestiging van het vermoeden van aanwezigheid van prostaatkanker. Bij een 80-jarige met een hartklepvitium en een PSA van 100 bij een afwijkend rectaal toucher, kan bijvoorbeeld overwogen worden op basis van klachten een endocriene behandeling te starten zonder histologische bevestiging van prostaatkanker. Gezien de discrepantie tussen de incidentie van autopsiecarcinomen en de detectiefrequentie in screeningspopulaties (bij autopsie worden ruwweg zesmaal zoveel carcinomen aangetroffen als bij screening worden gedetecteerd, zie verder) kan gesteld worden dat een set prostaatbiopsieën de afwezigheid van kanker niet met stelligheid kan bewijzen.

Indien bij rectaal onderzoek een afwijking gevonden wordt aan de prostaat in de vorm van een nodus of opmerkelijke induratie, is verdere analyse gerechtvaardigd. Hiertoe is de bepaling van het serum-PSA cruciaal. In een screeningspopulatie van 10.000 asymptomatische mannen tussen de 55 en 74 jaar oud werd gevonden dat het rectaal onderzoek nauwelijks bijdroeg aan detectie van prostaatcarcinoom in geval van een PSA lager dan 4 ng/ml. Bij 117 mannen met kanker met een PSA van minder dan 4 ng/ml werden 40 van de 117 carcinomen gedetecteerd op basis van alleen een abnormaal rectaal onderzoek, en 39 op basis van een hypo-echogene laesie bij echografisch onderzoek. In 40% van de gevallen stemde de plaats van de histologische kanker niet overeen met die van de waargenomen afwijking. Indien het PSA hoger was dan 4 ng/ml, maar kleiner dan 6 ng/ml, vergrootte de aanwezigheid van een palpabele nodus de voorspellende waarde van het PSA van 23 naar 39% (figuur 16.1).

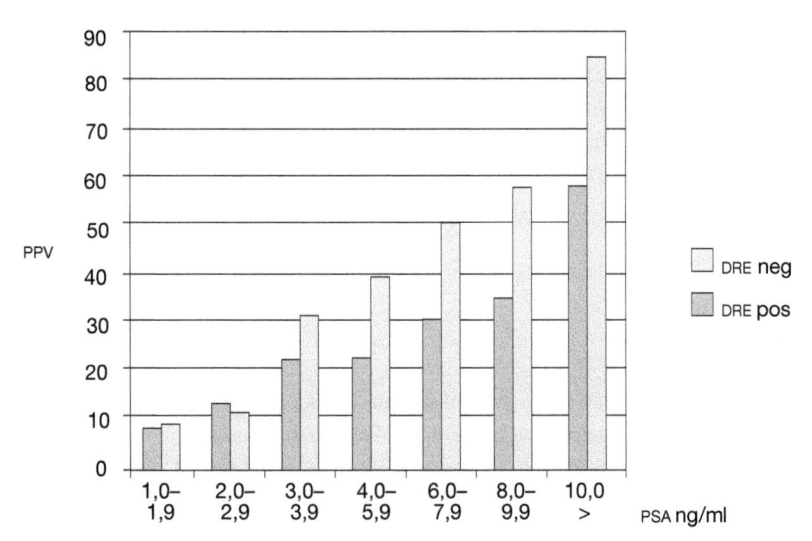

Figuur 16.1
Positief voorspellende waarde van sextantbiopsieën ten tijde van eerste screening (n = 3933) per PSA-interval met afwijkend rectaal toucher (DRE) (n = 1351).

Terwijl de NHG-Richtlijn vermeldt dat bij een palpabele afwijking bij het rectaal toucher een biopsie aangeraden wordt, zullen momenteel ook andere factoren een rol spelen om een biopsie te verrichten, omdat deze factoren het risico op het bestaan van een relevante tumor vergroten. Zo zal ook een PSA-bepaling als losstaand onderzoek gebruikt worden om dit risico te schatten, alsmede factoren zoals een positieve familieanamnese, en het volume van de prostaat. In nomogrammen, zoals de Prostaatwijzer (zie hoofdstuk 10), kunnen deze risicofactoren simultaan geëvalueerd worden om tot een geïntegreerde risicoschatting te komen.

3 Methode

Sinds de invoering van de transrectale ultrasonografie (TRUS) worden prostaatbiopsieën meestal onder geleide van het echobeeld verricht vanuit het rectum (figuur 16.2). Door, of langs, de echosonde kan een 18 gauge (1,2 mm) biopsienaald opgevoerd worden die door een biopsiegun met springveer afgevuurd wordt. Voorheen werden de biopsieën vaak transperineaal, al of niet met verdoving van de huid, op geleide van de in het rectum geplaatste wijsvinger verricht. Er werd dan gebruikgemaakt van een true-cutnaald voor biopsieën, of van een franzennaald voor aspiratiecytologie. De laatste methode is verlaten wegens de onmogelijkheid adequate gradering op het materiaal te verrichten. Bij de transperineale biopsie treedt de naald in een ander vlak en onder een andere hoek de prostaat binnen dan bij transrectale biopsieën. Het is mogelijk dat hierbij wellicht meer weefsel uit de perifere zone van de prostaat verkregen wordt.

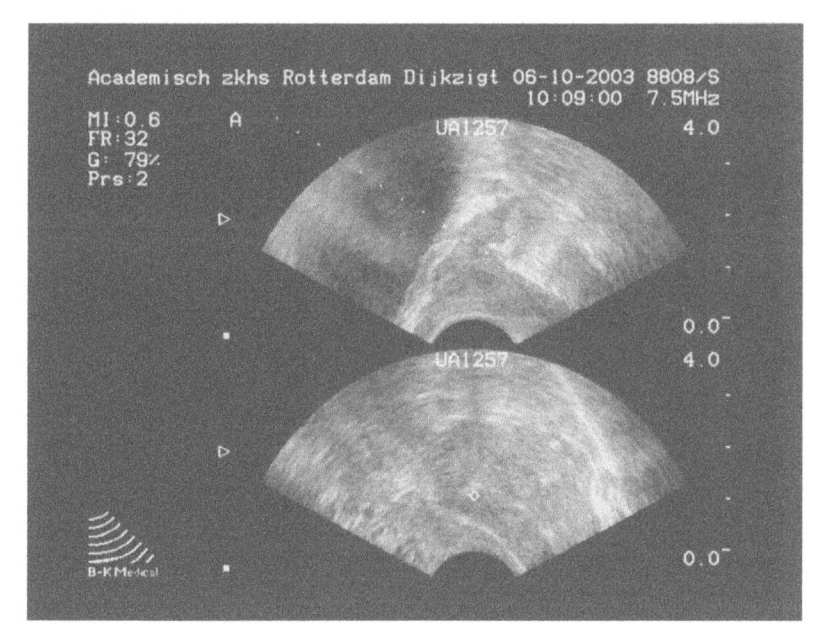

Figuur 16.2
Transrectale echografie met biopsienaald in prostaat, sagittale doorsnede (onder), dwarsdoorsnede (boven).

De patiënt wordt tevoren goed geïnstrueerd over de handelwijze. De blaas moet bij voorkeur *niet* geledigd zijn gedurende de twee uren voor het onderzoek. Ter preventie van infecties door enterale flora wordt ten minste twee uur tevoren een antibioticum toegediend. Dit antibioticum wordt circa acht uur na de biopsie herhaald (co-trimoxazol 960 mg of ciprofloxacine 500 mg per os tweemaal daags). Antitrombotische therapie dient tijdig gestopt te worden in overleg met de voorschrijvend of doserend arts. De patiënt hoeft niet nuchter te zijn.

Bij de transrectale biopsie wordt de patiënt in linker-zijligging geplaatst (figuur 16.3). (Bij de transperineale biopsie ligt de patiënt in de beensteunen op een cystoscopietafel in lithotomiepositie.) Er werd gewoonlijk geen lokale verdoving gegeven, maar met het toenemen van het aantal biopten is het niet ongebruikelijk deze vorm van anesthesie aan te bieden. Pijnklachten blijken een persoonlijk gebonden verschijnsel te zijn en werden in een serie van ruim 1600 biopten bij mannen in Nederland bij 7% gerapporteerd. Slechts 0,4% gebruikte een analgeticum. Indien dit echter noodzakelijk wordt geacht, kan 10 ml van een 2% lidocaïneoplossing via het rectum onder echogeleide een kwartier voor de biopsie gedeponeerd worden, beiderzijds lateraal van de prostaat, net buiten het prostaatkapsel ter hoogte van de neurovasculaire bundels. Er worden gewoonlijk ongeveer acht tot twaalf biopten genomen uit verschillende regio's van de prostaat, afhankelijk van de grootte van de prostaat en soms aangevuld met één of twee gerichte biopsieën naar aanleiding van een afwijking op het echografiebeeld of bij het rectaal onderzoek. In een situatie van screening naar prostaatkanker met herhaalde uitnodigingen voor screening voldoen zes biopten om de agressieve prostaatkankers adequaat op te sporen.

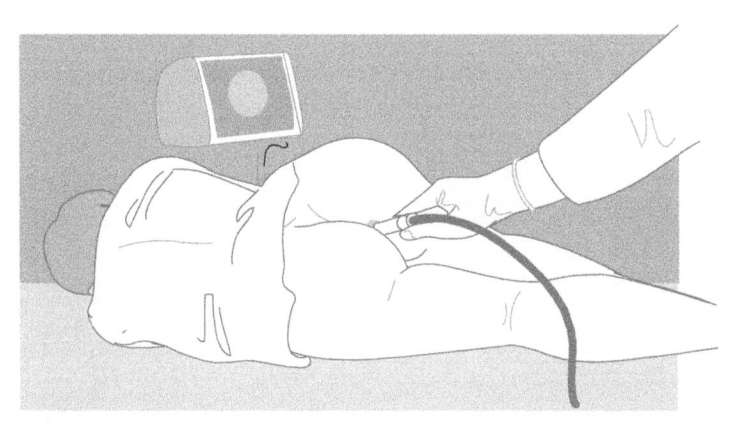

Figuur 16.3
Positie in zijligging voor transrectale biopsie.

In verband met een mogelijke hematurie na de biopsie wordt patiënten geadviseerd goed te drinken na het onderzoek (geen alcohol). Zij worden geïnformeerd over het optreden van hemospermie. Uiteraard behoren zij de noodzakelijke telefoonnummers mee te krijgen voor het geval zich calamiteiten voordoen zoals koorts en urineretentie.

4 Complicaties

In meer dan 1600 uitgevoerde sextantbiopsieën (waarbij zes biopten genomen worden) onder antibiotische profylaxe werd in bijna een kwart van de patiënten (23%) hematurie gerapporteerd die langer duurde dan drie dagen. Bij bijna de helft van de mannen trad hemospermie op (45%). Ofschoon niet ernstig, zijn deze bijwerkingen hinderlijk, ook voor de partner, zeker indien de hemospermie in sommige gevallen enkele weken aanhoudt en het ejaculaat zeer donkergekleurde afbraakproducten van hemoglobine bevat. Bloedverlies per anum wordt slechts bij 1,7% van de mannen gezien.

Koorts boven 38,5 °C deed zich in 4,2% na biopsie voor en werd behandeld met het zorgen voor een goede diurese en een antibiotische kuur van vijf tot zeven dagen. Bij 0,4% van de mannen was het klinisch beeld met koorts aanleiding tot opname voor parenterale antibioticatoediening; de helft daarvan had een sepsis. Diabetes mellitus of een eerder doorgemaakte prostatitis tonen risicofactoren te zijn. Antibiotische profylaxe blijkt het aantal infectueuze complicaties significant terug te dringen. Urineretentie trad eveneens bij 0,4% van de gebiopteerden op. Indien een urineretentie gepaard gaat met koorts, is het inbrengen van een suprapubische katheter bij verdenking op een prostatitis de beste handelwijze.

De mogelijkheid van tumorversleping ten gevolge van de bioptie door het steekkanaal, of initiatie van in de circulatie rondzwevende tumorcellen, is uitvoerig geanalyseerd, maar nooit vastgesteld.

5 Interpretatie

Gelet op de beschrijving van de techniek van biopsie is het begrijpelijk dat het nemen van biopten uit verschillende gebieden van de prostaat slechts een 'steekproef' kan zijn. Minder dan 1% van het volume van de prostaat wordt histologisch geanalyseerd, waardoor een 'sampling error' geïntroduceerd wordt. Dit wordt onderbouwd door de waarneming dat bij autopsie of bij cystoprostatectomie voor blaascarcinoom vele malen vaker een histologisch prostaatcarcinoom aangetroffen wordt. Theoretisch zou deze lage detectiefrequentie te ondervangen zijn door meer biopten te nemen, of de biopten uit de regio's in de prostaat te nemen waarvan aangetoond is dat zij vaker een carcinoom bevatten. Analyse van radicale prostatectomiepreparaten, gepaard aan computersimulaties van prostaatbiopsieën, hebben aangetoond dat beide strategieën succesvol kunnen zijn. Bij sextantbiopsieën werd in bepaalde series in 25% van de gevallen bij de eerste serie de kanker gemist. Indien ten minste tien biopten genomen worden, de biopsieplaatsen zowel de laterale randen als de mediaanlijn (gezien vanuit het rectum) bevatten, en tevens de apicale regio (vlak onder het schaambeen) includeren, dan worden significant meer prostaatkankers ontdekt. Dit wordt waargenomen in de geselecteerde patiëntengroepen die een polikliniek urologie bezoeken evenals in screeningspopulaties.

Het is echter de vraag of een strategie van meer biopten om meer kankers te ontdekken gerechtvaardigd is. Er zullen vaker kankers ontdekt worden, maar deze gedetecteerde kankers zullen vaak kleiner in volume zijn. Hiermee wordt een nog onopgelost probleem betreffende (vroege) detectie van prostaatcarcinoom aangekaart. Een groot deel van de asymptomatische bij autopsie ontdekte kankers bestaat uit tot de prostaat beperkte tumoren met een volume van minder dan 0,5 ml en histologisch goed gedifferentieerde kenmerken. Een groot deel van deze tumoren zal nooit aanleiding geven tot klachten of het overlijden van de patiënt. Deze zogenoemde 'minimale' kankers zijn mogelijk verantwoordelijk voor een vorm van overdetectie die gemakkelijk kan leiden tot overbehandeling.

Anderzijds kan bij een serie van biopsieën een onderschatting optreden van de levensbedreigende karakteristieken van carcinomen. Vooralsnog is een van de meest relevante prognostische factoren voor het beloop van prostaatkanker de histologische differentiatiegraad. De histologische differentiatiegraad wordt uitgedrukt middels de gleasonscore. Deze gleasonscore geeft de twee meest voorkomende groeipatronen aan, die variëren van patroon 1 (zeer goed gedifferentieerd) tot en met patroon 5 (zeer slecht gedifferentieerd). De scores lopen dus uiteen van minimaal een gleasonscore 2 (gleason 1 + 1 = 2) tot gleasonscore 10 (gleason 5 + 5 = 10). Onderschatting van de gradering, derhalve opwaardering van de differentiatiegraad bij analyse van het radicale prostatectomiepreparaat, treedt in 30% op. Vergroting van het aantal biopten heeft deze onderschatting nauwelijks beïnvloed. Ofschoon het verleidelijk is te denken dat slecht gedifferentieerde tumoren ontstaan door een proces van dedifferentiatie uit relatief goed gedifferentieerde tumoren, en dat kleinere (focale) tumoren derhalve wel goed gedifferentieerd en weinig agressief zullen zijn, is dit een misvatting. Slecht gedifferentieerde carcinomen worden wel degelijk ook aangetroffen in tumoren van geringe omvang.

Ook het volume van de tumor valt door de in de biopten aangetroffen kenmerken niet exact te voorspellen, maar er bestaat wel een positieve correlatie tussen het aantal positieve biopten en de grootte van de tumor. Voor een operatieve behandeling is het van belang te weten of en waar de kans op groei door het prostaatkapsel het grootst is. Indien een redelijke voorspelling gedaan kan worden over de zijde waar kapselpenetratie verwacht wordt (een T3-laesie), dan kan dit van invloed zijn in de beslissing om aan die zijde bij operatie de neurovasculaire bundel niet te sparen ten bate van de operatieve radicaliteit. Bij maximaal één biopt met aanwijzingen voor een slecht gedifferentieerd carcinoom daarin, en een PSA van minder dan 10 ng/ml, bleek de voorspellende waarde voor een aan die zijde orgaanbeperkt carcinoom 87%. Bij meer dan één positief biopt met slechte differentiatie echter verminderde die kans tot 22%. Opvallend was in dit onderzoek dat de klinische stagering, ofwel de invloed van het resultaat van het rectaal toucher, geen parameter van belang was. Nummering van de biopten om de oriëntatie van het gebiopteerde weefsel weer te geven (links, rechts, apicaal, midden, basaal) is sterk aan te bevelen.

6 Biopten uit de transitionele zone

Circa driekwart van de prostaatcarcinomen is gelegen in de perifere (aftastbare) zone van de prostaat, en maar 2% van de niet-palpabele carcinomen wordt bij minutieuze analyse van operatiepreparaten alleen aangetroffen in de transitionele zone. Het is dan ook gebruikelijk om in eerste instantie alleen de perifere zone van de prostaat te biopteren. Het verrichten van extra biopsieën voor de detectie van carcinomen in de binnenste regio van de prostaat, daar waar de adenomateuse hyperplasie optreedt (de transitionele zone), is met name in discussie wanneer bij de sterke verdenking van een verhoogd PSA geen carcinoom gevonden wordt bij de eerste reeks van biopsieën. Het percentage carcinomen dat vervolgens gevonden wordt in de transitionele zone is uiteraard iets hoger (circa 10%) bij deze groep mannen bij wie in een eerder stadium geen tumor aangetroffen werd bij biopsie uit de perifere zone. Deze cijfers illustreren ook dat prostaatcarcinomen vaak multifocaal voorkomen.

7 Biopten uit het prostaatkapsel of de zaadblazen

Het aantonen van een prostaatcarcinoom dat door het prostaatkapsel of in de zaadblazen groeit, kan gevolgen hebben voor de behandeling van de patiënt. De resultaten van de in opzet curatieve therapieën voor deze extracapsulaire (T3-)tumoren zijn aanmerkelijk slechter vergeleken met de orgaanbeperkte tumoren. De keuze tussen een chirurgische of radiotherapeutische benadering zal vaker uitvallen in de richting van laatstgenoemde therapeutische optie. Gerichte biopsieën van prostaatkapsel of zaadblazen kunnen eraan bijdragen een dergelijke keus te motiveren. Er is echter weinig winst in het routinematig verrichten van deze extra biopsieën, tenzij er bij rectaal onderzoek of bij transrectale echografie een verdenking op een T3-laesie bestaat. Ook bestaat er een aanzienlijke foutnegatieve marge: de biopsie kan het bestaan van een histologisch extracapsulair groeiend carcinoom niet uitsluiten.

8 Herhalen van biopsieën

In enkele gevallen blijkt het nodig biopsieën te herhalen op korte termijn (enkele weken), vooral indien het histologisch beeld sterke aanleiding geeft de aanwezigheid van een carcinoom te vermoeden. Herbiopsie bij 93 mannen met een sterke verdenking op basis van afwijkende histologie leidde in bijna 40% van de gevallen tot de diagnose carcinoom. Dit in vergelijking met herbiopsie na een jaar in het kader van vroege detectie bij mannen zonder verdenking bij eerste biopsie, waarbij in 10% een carcinoom werd gevonden.

Indien er nu grote verdenking bestaat op de aanwezigheid van een prostaatcarcinoom, bijvoorbeeld bij een verhoogd PSA dat niet verklaard kan worden uit de grootte van de prostaat, en een abnormaal rectaal onderzoek, zijn er dan nog andere factoren die herhaling van de biopsieprocedure ondersteunen?

Op zichzelf zal herhaling van het onderzoek leiden tot herkenning van meer tumoren. Bijna 90% van de detecteerbare tumoren bij mannen met een PSA tussen 4 en 10 ng/ml wordt met een herhaalde sextantbiospie (dus met tweemaal zes biopsieën) gediagnosticeerd. Na drie procedures stijgt dit percentage tot bijna 99. Een percentage van ongebonden PSA in serum van minder dan 30 draagt hieraan bij en vermindert in sommige retrospectieve studies van polikliniekpatiënten het aantal negatieve biopsieën in geval van een herhaalde procedure met 50%. Hetzelfde geldt voor de PCA3-test, een moleculaire urinetest die heel specifiek prostaatkankercellen in de urine kan detecteren. In de dagelijkse praktijk dragen deze tests weinig bij aan de beslissing nogmaals een biopsie te verrichten. Ook hier kunnen nomogrammen de informatie van diverse parameters verwerken tot een risicoscore.

In protocollen voor actieve observatie ('active surveillance') van prostaattumoren zijn herbiopten standaard opgenomen; deze worden meestal voor het eerst verricht een jaar na diagnose. De herbiopten hebben in deze setting zowel als doel te corrigeren voor mogelijke onderstadiëring van de tumor op het moment van diagnose als om progressie van de ziekte tijdig te ontdekken.

9 Centrale rol van de patholoog

Histologische beelden van het carcinoma in situ van de prostaat, de zogenaamde intra-epitheliale neoplasie (PIN) met hoge gradering, zijn altijd aanleiding geweest voor herbiopsie. Maar niet altijd wordt bevestigd dat deze mannen inderdaad ook een verhoogd risico voor de aanwezigheid van een carcinoom hebben. De beoordeling van de histologie van biopten is echter een zeer gespecialiseerde zaak en behoeft een grote expertise van de patholoog. Een grote variabiliteit tussen pathologen bij histologische gradering is bekend. Er is beschreven dat er een aanzienlijke discrepantie kan bestaan tussen verschillende pathologen, wanneer beiden de gleasonscore op prostaatbiopten of op het radicale prostatectomiepreparaat afgeven. Soms kan revisie van weefsel aanleiding geven tot veranderde inzichten, of dient zelfs de diagnose carcinoom herroepen te worden. Bij twijfel is revisie door een gespecialiseerde patholoog dus altijd gerechtvaardigd.

Leesadvies

Chen ME, et al. Detailed mapping of prostate carcinoma foci: biopsy strategy implications. Cancer 2000; 89(8): 1800-9.

Gosselaar C, et al. Screening for prostate cancer at low PSA range: the impact of digital rectal examination on tumor incidence and tumor characteristics. Prostate 2007; 67(2): 154-61.

Madalinska JB, et al. Health-related quality of life in patients with screen-detected versus clinically diagnosed prostate cancer preceding primary treatment. Prostate 2001; 46(2): 87-97.

Raaijmakers R, et al. Complication rates and risk factors of 5802 transrectal ultrasound-guided sextant biopsies of the prostate within a population-based screening program. Urology 2002; 60(5): 826-30.

Steyerberg EW, et al. Prediction of indolent prostate cancer: validation and updating of a prognostic nomogram. J Urol 2007; 177(1): 107-12;

Vis AN, et al. The predictive value for prostate cancer of lesions that raise suspicion of concomitant carcinoma: an evaluation from a randomized, population-based study of screening for prostate cancer. Cancer 2001; 92(3): 524-34.

Deel III Klachtgericht deel

17 Kunt u mijn PSA bepalen?

Drs. M.L.F. Klomp en dr. W.J. Kirkels

De hulpvraag

De patiënt

Steeds vaker worden huisartsen de laatste jaren geconfronteerd met vragen van patiënten over screening en preventie. Toegenomen kennis en mogelijkheden binnen de medische wetenschap creëren steeds hogere verwachtingen. Daarnaast speelt de aandacht die media hebben voor medische onderwerpen ongetwijfeld een rol. Onbedoeld speelt deze media-aandacht vaak in op de angst voor ziekten die bij zoveel mensen, al dan niet latent, aanwezig is.

Ook de vraag: 'Kunt u mijn PSA bepalen?' wordt steeds vaker gehoord in de spreekkamers van huisartsen. Een toenemend aantal oudere mannen wil zich laten screenen op prostaatkanker. De aanleiding voor een dergelijk verzoek kan echter verschillen. Drie korte ziektegeschiedenissen laten dat zien.

Casus 1

Op uw spreekuur verschijnt de heer P., 63 jaar oud. Hij is voormalig boekhouder en sinds kort met pensioen. U kent hem als een consciëntieuze en precieze man, die altijd zorgvuldig formuleert, en niet graag iets aan het toeval overlaat.

Sinds zijn pensioen heeft hij zich op het internet gestort. Hij heeft gelezen dat in Amerika alle oudere mannen naast cholesterol nu ook hun PSA laten bepalen om op tijd een mogelijk beginnend prostaatcarcinoom op te sporen. Dat lijkt hem een goede zaak en hij vraagt u om ook bij hem het PSA te prikken. Hij stelt voor dat vervolgens jaarlijks te herhalen.

> **Casus 2**
>
> De heer en mevrouw Van K., beiden 72 jaar oud, bezoeken uw spreekuur. Zij komt voor haar diabetes. Als zij klaar is, vertelt hij u dat hij de laatste maanden wat moeite heeft met plassen. Op zichzelf kan hij hier heel goed mee leven, maar hij is bang dat zijn klachten op prostaatkanker kunnen wijzen. Hij heeft gelezen dat dat steeds vaker voorkomt en dat het eenvoudig op te sporen is met een bloedprik. Of u niet even zijn PSA wil laten bepalen. Het zou hem toch wel erg geruststellen als dat normaal was. Zijn vrouw valt hem bij. 'Je hoort tegenwoordig zo veel dokter, je kunt er maar beter op tijd bij zijn.'

> **Casus 3**
>
> De heer Van de N., 68 jaar oud, komt lichtelijk in paniek bij u. Bij zijn oudere broer van 75 is vorige week prostaatkanker vastgesteld. Het is nog onduidelijk hoe ernstig het is en welke behandeling zal volgen. Maar hij herinnert zich nog maar al te goed hoe zijn vader vijftien jaar geleden overleed aan de gevolgen van prostaatkanker. Vanzelfsprekend wil hij zelf daar nu ook op worden onderzocht, want hij is als de dood dat het erfelijk is. Hij heeft begrepen dat dat kan door zijn PSA te bepalen. En hij wil koste wat kost voorkomen dat hij de volgende is. Zou u dat willen regelen? En kunt u hem daarmee voor dat onheil behoeden?

Drie verschillende mannen, die om drie uiteenlopende redenen dezelfde vraag stellen. Ze zijn ongerust en willen hun PSA laten bepalen. De eerste als periodiek preventief onderzoek gezien zijn leeftijd. De tweede omdat hij meent dat zijn plasklachten op prostaatkanker kunnen wijzen en de derde omdat hij denkt dat hij een verhoogd risico heeft op prostaatkanker nu het in zijn familie voorkomt.

De huisarts

Voor de huisarts is het niet gemakkelijk met deze hulpvraag om te gaan.
Enerzijds is de vraag van deze drie mannen heel invoelbaar. En natuurlijk zal de huisarts een dergelijke vraag serieus moeten behandelen. Het zomaar afwijzen van het verzoek zal vast en zeker weerstand oproepen en wellicht de relatie met de patiënt kunnen schaden. En het gaat uiteindelijk om een eenvoudig en weinig ingrijpend onderzoek. Bovendien is preventie bij uitstek een taak voor de huisarts, een taak die de laatste jaren ook steeds meer inhoud krijgt. Soms is dat programmatisch, zoals bij mammascreening, griepvaccinatie, cervixscreening en preventie van hart- en vaatziekten. Maar ook in veel andere consulten komen aspecten van preventie aan de orde.

Aan de andere kant willen tegenwoordig steeds meer mensen van alles onderzocht hebben, en het is toch ook vooral een taak van de huisarts om daarbij de zin van de onzin te scheiden.

Bij screening en preventie gaat het om onderzoek bij mensen zonder klachten en daar moeten wel goede argumenten voor zijn. En zowel de NHG-Standaard Bemoeilijkte mictie als de Landelijke Transmurale Afspraak tussen huisartsen en urologen is ten aanzien van de PSA-bepaling erg terughoudend.

2   De hypothese: prostaatkanker

Epidemiologie

Bij de man is prostaatkanker na longkanker de meest voorkomende vorm van kanker. Een huisarts met een normpraktijk ziet gemiddeld elk jaar een nieuwe patiënt met deze ziekte. Door de vergrijzing zal dit aantal de komende jaren ongetwijfeld toenemen.

Op dit moment is de kans dat er bij een Nederlandse man prostaatkanker wordt ontdekt vóór het 75e jaar 2,9%. De kans eraan te overlijden vóór het 75e jaar is 1,4%.

In screeningstudies wordt onder oudere mannen een prevalentie gevonden van 3 tot 5%, toenemend met de leeftijd. In obductiestudies is de prevalentie nog veel hoger, namelijk gemiddeld 15% van de 50-jarigen tot zelfs 80% van de mannen boven de 80. Er sterven dus veel meer mensen mét prostaatkanker dan áán prostaatkanker.

Natuurlijk beloop

Prostaatkanker zal meestal symptoomloos en onopgemerkt blijven, maar soms kan het agressief groeien met morbiditeit en mortaliteit tot gevolg. Er zijn eigenlijk geen specifieke vroege symptomen. Prostaatkanker wordt nogal eens bij toeval gevonden bij een TURP vanwege benigne prostaathyperplasie (BPH), of bij screening door de uroloog voorafgaand aan zo'n behandeling. Niet zelden zijn metastasen de eerste klinische verschijnselen. Hoewel mictieklachten kunnen voorkomen, met name bij een uitgebreide vorm van prostaatkanker, kunnen deze niet worden gezien als een kenmerkend vroeg symptoom. Prostaatkanker groeit doorgaans erg langzaam, met een gemiddeld beloop van tien tot vijftien jaar.

Indeling en behandeling

Klinisch wordt onderscheid gemaakt tussen lokaal beperkte carcinomen die zich nog binnen het kapsel bevinden en extracapsulair uitgebreide of gemetastaseerde carcinomen.

Daarnaast kan prostaatkanker worden gestadieerd op grond van histologische kenmerken met behulp van de zogenaamde gleasonscore. Hoe hoger de score, hoe slechter gedifferentieerd het carcinoom. Dit laatste wordt geassocieerd met een ongunstiger prognose.

Het lokaal beperkte carcinoom is in principe curatief te behandelen door middel van radicale prostatectomie, uitwendige bestraling of brachytherapie (inwendige bestraling met radioactieve bronnen (jodiumzaadjes die permanent aanwezig blijven of Iridiumbronnen die korte tijd in de prostaat verblijven)). Helaas blijkt per- of postoperatief bij 25 tot 45% van de in opzet curatieve operaties toch sprake te zijn van kapseldoorgroei, waarmee de behandeling vaak niet curatief meer is. Bij lokaal beperkte carcinomen wordt ook nogal eens gekozen voor een afwachtend beleid (watchful waiting). Een tot buiten het kapsel uitgebreid prostaatcarcinoom kan alleen palliatief worden behandeld met behulp van hormonale therapie.

3 Anamnese

Voor een beter begrip van de hulpvraag vraagt de huisarts naar de reden dat de patiënt juist nu bij hem komt. Is er een aanleiding? Waarom is hij ongerust? Welke informatie heeft hij al gekregen?

Ook vraagt hij naar eventuele klachten van bemoeilijkte mictie. Veel mannen met dergelijke klachten zijn bang dat prostaatkanker daar de oorzaak van is. In werkelijkheid is het verband tussen mictieklachten en prostaatkanker zeer zwak. BPH is geen risicofactor voor het krijgen van prostaatkanker. Bij mannen met geringe of matige mictieklachten in de huisartspraktijk komt prostaatkanker niet vaker voor dan bij mannen zonder mictieklachten. Dat is ook de reden dat de NHG-Standaard Bemoeilijkte mictie routinematige PSA-bepaling bij deze mannen ontraadt. Op urologische poliklinieken is wel een verband gevonden tussen mictieklachten en prostaatkanker. Dit komt waarschijnlijk doordat de lokaal uitgebreide vorm van prostaatkanker, die daar meer wordt gezien, wel mictieklachten kan geven. Ten slotte vraagt de huisarts of er familieleden zijn met prostaatkanker en op welke leeftijd zich dat voor het eerst bij hen manifesteerde.

Het relatieve risico op prostaatkanker (tabel 17.1) is tweemaal zo hoog wanneer een eerstegraadsfamilielid de ziekte heeft. De kans is vier- à vijfmaal zo groot als het gaat om twee eerstegraadsfamilieleden. De risico's nemen bovendien toe naarmate de ziekte op jongere leeftijd is vastgesteld.

4 Lichamelijk en aanvullend onderzoek

Drie onderzoeksmethoden komen in aanmerking om te zoeken naar een mogelijk prostaatcarcinoom: het rectaal toucher, de PSA-bepaling en de transrectale echografie van de prostaat.

Tabel 17.1	Kans op prostaatkanker vóór het 75e levensjaar.		
'gemiddelde man'			2,9%
man met eerstegraadsfamilielid met prostaatkanker	vanaf 70e jaar		6%
	vanaf 60e jaar		8%
	vanaf 50e jaar		11%
man met twee eerstegraadsfamilieleden met prostaatkanker			12%
man met drie eerstegraadsfamilieleden met prostaatkanker			25%
man met vier eerstegraadsfamilieleden met prostaatkanker			52%

Rectaal toucher

Bij het rectaal toucher wordt de dorsale zijde van de prostaat gepalpeerd. Dit is de zogenaamde perifere zone, waar het overgrote deel van de prostaatcarcinomen ontstaat (figuur 17.1).

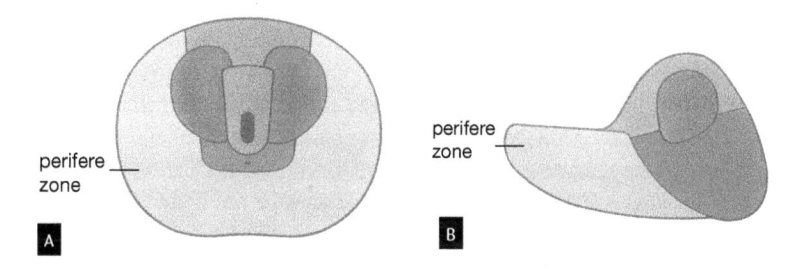

Figuur 17.1
Perifere zone van de prostaat (volgens McNeil). Zie ook fig. 4.2.

Grote en extracapsulair uitgebreide carcinomen zijn daarom doorgaans goed te palperen. Anderzijds zullen vooral kleinere carcinomen, die nog curatief behandeld zouden kunnen worden, bij het rectaal toucher vaak onopgemerkt blijven.

Bij de beoordeling van het rectaal toucher blijkt de 'interdoktervariatie' groot, niet alleen tussen huisartsen en urologen, maar ook tussen urologen onderling. Het onderzoek is verdacht als er een harde plek of een nodus wordt gepalpeerd of bij duidelijke asymmetrie tussen de beide lobben van de prostaat.

De positief voorspellende waarde van het rectaal toucher ten aanzien van prostaatcarcinoom bij mannen > 50 jaar bedraagt in studies 15 tot 40%.

Hoewel er geen exacte cijfers over bekend zijn, is de negatief voorspellende waarde erg laag.

PSA-bepaling

Prostaatspecifiek antigeen (PSA) is een door de prostaat geproduceerd eiwit. De PSA-waarde in het bloed is wel grotendeels orgaanspecifiek, maar niet ziektespecifiek. Ze kan verhoogd zijn bij prostaatkanker, maar ook bij prostatitis, benigne prostaathyperplasie en urineretentie, of gewoon op oudere leeftijd door toename van de hoeveelheid prostaatweefsel.

De PSA-waarde wordt nauwelijks beïnvloed door rectaal toucher. Wel is het goed om te weten dat bij mannen die voor BPH behandeld worden met finasteride de PSA-waarde daalt. Bij hen is PSA dus minder betrouwbaar voor de opsporing van prostaatkanker.

PSA-waarden kleiner dan 3-4 ug per liter worden in het algemeen als normaal beschouwd. De NHG-Standaard hanteert nog een afkapwaarde van 4, terwijl de urologen deze hebben vervangen door 3 ug per liter.

Er is veel onderzoek gedaan naar de sensitiviteit en specificiteit van PSA bij de diagnostiek van prostaatkanker. Afhankelijk van onderzoeksopzet en onderzoekspopulatie bedraagt de sensitiviteit 68 tot 80% en de specificiteit 49 tot 90%. De positief voorspellende waarde van een PSA > 4 bedraagt 20%, en deze neemt toe tot 42 tot 64% bij een PSA > 10. Dit impliceert een aanzienlijk aantal foutpositieve uitkomsten. Om de diagnostische waarde te vergroten, wordt er onderzoek gedaan naar afgeleide bepalingen. Een voorbeeld daarvan is de prostaatdichtheid, waarbij het PSA wordt gedeeld door het prostaatvolume. Op dit moment zijn deze afgeleide bepalingen voor de huisarts niet relevant. Ook leeftijdspecifieke referentiewaarden zijn – hoewel theoretisch misschien aantrekkelijk – nauwelijks in zwang. Wellicht komt er in de toekomst toch een tumormarker beschikbaar met een hogere voorspellende waarde dan het huidige PSA.

Transrectale echografie

De transrectale echografie is in ons land op de meeste plaatsen niet beschikbaar als diagnostisch onderzoek voor de huisarts. Het onderzoek is ook niet geschikt als screeningstest voor prostaatkanker. Dit hangt samen met de beperkte voorspellende waarde, het groot aantal foutpositieve bevindingen en de relatief hoge kosten. Het onderzoek wordt wel veel verricht door urologen als vervolgonderzoek wanneer rectal toucher of PSA afwijkend zijn. Tijdens de rectale echografie kunnen dan eventueel gerichte biopsieën worden genomen uit verdachte delen van het prostaatweefsel (figuur 17.2).

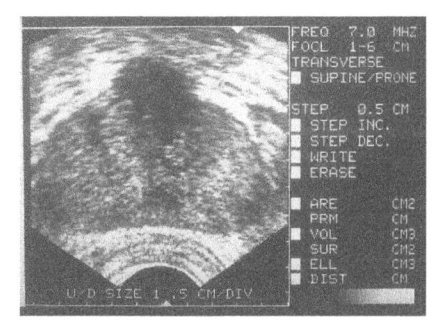

Figuur 17.2
Echo van de prostaat met biopsienaald.

5 Wel of geen screening?

Algemene screening

Het nut van screening op prostaatkanker is al jarenlang onderwerp van discussie. Er zijn voor- en tegenstanders.

Voor de beoordeling van het nut van algemene screeningsprogramma's heeft de WHO (World Health Organization) een aantal criteria vastgesteld waaraan moet worden voldaan (Wilson & Jungner):
– de ziekte moet een ernstig gezondheidsprobleem zijn;
– screeningstests moeten de ziekte vroeg kunnen vaststellen en het natuurlijk beloop moet bekend zijn;
– screeningstests moeten een redelijke sensitiviteit, specificiteit en voorspellende waarde hebben;
– er moet een effectieve behandeling bestaan met een grote kans op genezing.

Tot voor kort ontbrak het aan wetenschappelijke gegevens om een aantal van deze vragen te beantwoorden. Zeer onlangs is de eerste grote wetenschappelijke studie naar het nut van screening op prostaatkanker gepubliceerd. In deze studie zijn 162.000 mannen tussen de 55 en de 69 jaar uit zeven Europese landen gerandomiseerd in een interventiegroep en een controlegroep. Mannen uit de interventiegroep kregen een PSA-bepaling en bij een waarde boven de 3 werden prostaatbiopsieën verricht. De cumulatieve incidentie van prostaatcarcinoom na gemiddeld negen jaar was 8,2% in de screeningsgroep tegen 4,8% in de controlegroep. Het ziektespecifieke sterfterisico in de interventiegroep daalde met 20%. Het absolute sterfterisicoverschil bedroeg 0,71 per 1000 mannen. Om één sterfgeval te voorkomen, moeten dus 1410 mannen onderzocht worden en moeten 48 mannen curatief behandeld worden voor hun prostaatcarcinoom.

Voor het eerst is daarmee het bewijs geleverd dat door algemene screening de sterfte aan prostaatkanker daalt. Desalniettemin concluderen zowel de onderzoekers als het NHG dat een grootschalig bevolkingsonderzoek naar prostaatkanker vooralsnog niet is geïndiceerd. Daarvoor kleven er nog te veel nadelen aan de procedure. Bovendien is er nog onvoldoende duidelijkheid over kosteneffectiviteit en kwaliteit van leven van de gewonnen jaren. Deze elementen worden de komende tijd nader onderzocht.

Screening bij een individuele patiënt (opportunistische screening)

Wat betekenen de bovengenoemde uitkomsten voor de individuele screeningsvraag die steeds meer mannen stellen? Het NHG blijft van mening dat ook opportunistische screening niet is geïndiceerd, omdat de nadelen van de procedure (overdiagnostiek, beperkt nut en ongewenste neveneffecten van de behandeling) niet opwegen tegen voordelen van één gewonnen leven op 1410 onderzochte mannen. Daar kun je als individu anders over denken. Daarom zal de individuele huisarts hierover steeds weer met zijn patiënt in gesprek dienen te gaan en moet hij in staat zijn de argumenten voor en tegen te benoemen. De belangrijkste argumenten worden hieronder besproken.

Argumenten voor screening

- Prostaatkanker is een ernstige, potentieel levensbedreigende ziekte, die veel voorkomt.
- Omdat er geen specifieke vroegsymptomen zijn, wordt de diagnose prostaatkanker doorgaans pas duidelijk in een stadium waarin genezing niet meer mogelijk is.
- Sneller en vaker gebruik van PSA-bepaling en rectaal toucher kan ertoe leiden dat prostaatkanker vroeger wordt opgespoord.
- Vroege opsporing kan levens redden en klachten en ziekteverschijnselen voorkomen.
- Het effect van screening op de mortaliteit van prostaatkanker is sinds kort ook wetenschappelijk aangetoond.

Argumenten tegen screening

- Drie van de vier mannen die bij screening ongerust worden gemaakt vanwege een verhoogd PSA blijken bij biopsieën geen kanker te hebben. De angstgevoelens verdwijnen vaak niet na een gunstige uitslag.
- Het verrichten van biopsieën geeft in 15 tot 40% van de gevallen complicaties, zij het meestal geen ernstige.
- Een aanzienlijk deel van de mannen die bij screening prostaatkanker blijken te hebben, zou daar nooit last van hebben gekregen. Toch blijven zij onder controle, en daardoor voelen zij zich vaak minder gezond.
- Het is op dit moment niet goed mogelijk voldoende betrouwbaar te differentiëren tussen de op termijn dodelijke gevallen en de gevallen die niet of nauwelijks tot morbiditeit aanleiding zullen geven.

- Een radicale prostatectomie bij een lokaal beperkt prostaatcarcinoom heeft belangrijke nadelen: 25 tot 45% kans dat de operatie toch niet radicaal is (punt van discussie is dat een positief snijvlak niet helemaal hetzelfde inhoud als niet-radicaal geopereerd zijn, anderzijds zien we met lange-follow-uppatiënten die 'radicaal' geopereerd werden toch na verloop van tijd een biochemisch (PSA-stijging) recidief, 50% kans op blijvende seksuele disfunctie, 30% kans op een vorm van tijdelijke of blijvende incontinentie en 0,5 tot 1,0% perioperatieve mortaliteit.
- Bij radiotherapie zijn de kansen op deze complicaties wat kleiner, maar in 10% van de gevallen treden darmfunctiestoornissen op.
- Er moeten wel heel veel mannen worden gescreend (namelijk 1410) om een enkel geval van sterfte te voorkomen (één voor allen, of allen voor één).
- Mannen boven de 70 jaar hebben een gemiddelde levensverwachting van minder dan tien jaar. De toename van de levensverwachting in deze leeftijdsgroep door eventuele screening en behandeling van prostaatkanker is zeer klein.

6 Beleid van de huisarts

Voorlichting

Als een patiënt zelf screening ter sprake brengt, zal de huisarts eerst objectieve voorlichting willen geven over de voors en tegens daarvan. Voor nadere informatie kan de huisarts verwijzen naar de KWF-internetsite en www.kiesbeter.nl over PSA-bepaling en PC-screening.

Met deze informatie kan de patiënt vervolgens een eigen afweging maken. Doordat de huisarts vaak kennis heeft van achtergrond, geschiedenis, omgeving en persoonlijkheid van de patiënt, is hij bij uitstek in de positie de patiënt bij zijn beslissing over al dan niet screenen te helpen. Wat betekent dat concreet in de bovenbeschreven casussen?

Casus 1

Aan de heer P. legt u uit dat prostaatkanker inderdaad een ernstige ziekte is waaraan mannen uiteindelijk ook kunnen overlijden. U vertelt dat er voor het eerst bewijs is dat door screening op prostaatkanker de sterftekans ten gevolge van deze ziekte iets afneemt. Dat er wel 1410 mannen moeten worden gescreend om één leven te sparen.

U vertelt ook dat er aan screening nog veel bezwaren kleven. Zo zijn de screeningstests niet altijd betrouwbaar. Ze kunnen kanker over het hoofd zien en andersom kunnen ze positief zijn, terwijl er toch geen kanker is. De consequentie van positieve screeningstests is dat er ingrijpender onderzoek moet gebeuren, zoals puncties uit de prostaat.

> Als er kanker gevonden wordt, is vaak niet duidelijk of iemand daar in zijn leven ooit last van zal krijgen. Immers, er sterven veel meer mannen met prostaatkanker dan aan prostaatkanker.
>
> Behandeling is ingrijpend en heeft een aanzienlijke kans op complicaties. U vertelt dat de algemene opvatting is dat screenen zeker niet zinvol is bij mannen boven de 70, omdat bij hen de voordelen niet zullen opwegen tegen de nadelen.

Casus 2

Aan de heer Van K. legt u uit dat zijn klachten niet wijzen op een beginnende prostaatkanker. Hoe u desgewenst verder ingaat op zijn mictieklachten beschrijft de NHG-Standaard Bemoeilijkte mictie. Hierover gaat hoofdstuk 21 van dit boek. De mictieklachten van de heer Van K. vormen op zichzelf geen reden voor het verrichten van een PSA-onderzoek. En de hierboven beschreven afweging voor het al dan niet screenen op prostaatkanker geldt ook voor hem.

Casus 3

De heer Van de N. legt u uit dat hij inderdaad een verhoogde kans heeft op het krijgen van prostaatkanker, nu dat in zijn familie tweemaal is voorgekomen. In zijn geval is de kans om voor het 75e jaar prostaatkanker te krijgen 12% tegenover 2,9% bij een willekeurige andere man. Dit is natuurlijk een extra argument voor screening.

Keuze van het onderzoek

Als na goed afwegen van de voors en tegens het besluit tot nader onderzoek op prostaatcarcinoom is gevallen, verdient de combinatie van rectaal toucher en PSA-bepaling de voorkeur. Van deze twee is de PSA-bepaling de meest betrouwbare test, maar door tevens een rectaal toucher te verrichten – een eenvoudig en weinig belastend onderzoek – neemt de opsporingskans nog toe. Als bij een van beide onderzoeken een verdenking op prostaatkanker ontstaat, kan de patiënt het best worden verwezen naar een uroloog voor verder onderzoek.

Hoe vaak een screeningsonderzoek dient te gebeuren, is nog onderwerp van studie. Omdat prostaatkanker doorgaans slechts langzaam groeit, is het niet zinvol het onderzoek jaarlijks te herhalen. Bij de wens tot regelmatige herhaling van het onderzoek is dit om de drie tot vier jaar het meest opportuun.

Leesadvies

Kiemeney LALM, Witjes JA, Hendrikx AJM, Kil PJM, Vasen HFA. Erfelijk prostaatcarcinoom. Ned Tijdschr Geneeskd 1996; 20: 1068-72.

Schroder FH, et al. ERRSPC Investigators. Screening and prostate-cancer mortality in a randomized European study. N Engl J Med 2009; 360: 1320-8.

Wolters RJ, Spigt MG, Van Reedt Dortland PFH, Gercama AJ, Klomp MLF, Romeijnders ACM, Starreveld JS. NHG-Standaard Bemoeilijkte Mictie bij Oudere Mannen. Huisarts Wet 2004; 47(12): 571-86.

Wymenga LFA, Mensink HJA. Prostaatspecifiek antigeen als tumormerkstof voor prostaatcarcinoom. Ned Tijdschr Geneeskd 1999; 34: 1733-8.

Nederlands Huisartsen Genootschap, www.nhg.org/standpunten.

Nederlandse Vereniging voor Urologie, www.nvh.nl.

18 Pijn in de buik

Drs. E.R. Boevé en drs. J.A.M. Galesloot

1 Inleiding

In dit hoofdstuk behandelen we aan de hand van enkele praktijkgevallen buikklachten met een urologische oorzaak. Behalve de belangrijkste symptomen en bevindingen bij het lichamelijk onderzoek zal ook de differentiaaldiagnostiek worden behandeld, de behandeling bij kinderen en de behandeling in eerste en tweede lijn.

> **Casus 1**
>
> Een 35-jarige man meldt zich 's avonds laat op de huisartspost met plotseling ontstane hevige buikpijn. De pijn bestaat sinds enkele uren, komt in aanvallen en straalt uit van de rechterflank naar de rechteronderbuik, de lies en het scrotum. De man is misselijk maar heeft niet overgegeven. De pijn is zo erg dat hij zich geen houding weet te geven en steeds onrustig beweegt. Het laatste uur is hij zieker geworden en heeft hij een koude rilling gehad. Zoiets heeft hij nog nooit eerder meegemaakt. De defecatie was 's ochtends nog normaal. In de laatste vier jaar heeft hij twee keer last gehad van branderigheid bij het plassen en een vies geurende urine. De huisarts heeft dit als urineweginfecties behandeld met een antibioticumkuur, waarna de klachten snel verdwenen. Hij heeft nooit flankpijn gehad, nooit stenen uitgeplast en ook de familieanamnese is blanco wat nierstenen betreft. De patiënt gebruikt geen andere medicijnen en de tractusanamnese is blanco.

2 Symptomen van urolithiasis

Epidemiologie

Urinewegstenen in Nederland waren tot 1900 voornamelijk blaasstenen. De prevalentie van nierstenen is in ons land nu 5,5% met een maximale incidentie op 30- tot 50-jarige leeftijd. De verhouding daarbij tussen mannen en vrouwen raakt geleidelijk in evenwicht, terwijl mannen vroeger een driemaal grotere kans op nierstenen hadden. Bij een belaste familieanamnese is de kans op het krijgen van een niersteen verdubbeld. Na een eerste steen is de kans op een recidief binnen tien jaar ongeveer 50%. Op een urologische polikliniek heeft circa 15% van de patiënten een urinewegsteen, de huisarts ziet gemiddeld twee nieuwe gevallen per jaar.

De incidentie van urolithiasis neemt toe met toename van de welvaart. Het dieet is waarschijnlijk de belangrijkste factor bij patiënten die calciumoxalaatstenen vormen. Hoe het 5 dieet in gunstige zin kan worden aangepast, wordt besproken in paragraaf 5 Secundaire preventie van urinestenen.

Bij onderzoek is gebleken dat circa één op de honderd patiënten uit de open populatie een steen bij zich heeft als toevalsbevinding zonder klachten.

Nier- en uretersteen

In bovenstaande casus wordt een patiënt besproken met een niersteenkoliek. Nierstenen leiden in de regel pas tot klachten nadat ze zijn losgeraakt van de plaats waar ze zijn gevormd. Koliekpijn is het meest kenmerkende symptoom van urolithiasis. Een koliek wordt beschouwd als een van de hevigste pijnen die een mens kan doormaken. De patiënt weet zich geen raad, is onrustig en kan geen houding vinden die de pijn verlicht (bewegingsdrang).

Een typische niersteenkoliek voldoet aan de volgende kenmerken:
– ontstaat acuut;
– geeft enkelzijdige flankpijn;
– komt in aanvallen;
– geeft bewegingsdrang;
– gaat vaak gepaard met misselijkheid en braken.

Terwijl een steen door de ureter passeert, kunnen de pijnklachten variëren in lokalisatie en intensiteit. De pijn ontstaat in de costolumbale hoek, maar kan daarna afzakken naar de voorzijde van de onderbuik en de lies en soms uitstralen tot in het labium majus c.q. scrotum. Wanneer een steen afzakt tot in de distale ureter en tot aan het ureterostium in de blaas, ontstaan aansluitend irritatieve mictieklachten. De patiënt heeft steeds aandrang om te plassen, maar er komt slechts zeer weinig urine. Er ontstaat een gevoel alsof er urine in de blaas achterblijft of dat er een blaasontsteking is. Dit komt doordat de blaas door de steen wordt geprikkeld op het moment dat hij door het ureterostium gaat. De blaasklachten betekenen voor de patiënt dus dat de steen vordert.

Bij afsluiting van een urineleider ontstaat koliekpijn ten gevolge van stuwing of ten gevolge van spasmen van het gladde spierweefsel dat de urinewegen bekleedt. De bekendste oorzaak van stuwing is passage van een steentje, maar ook andere oorzaken mogen niet worden vergeten. Zolang de oorzaak van een koliek niet bekend is, is het daarom beter te spreken van een ureterkoliek in plaats van een niersteenkoliek.

Oorzaken van koliekpijn in de urinewegen:
– een urinesteen;
– passage van een bloedstolsel (door tumor, trauma, antistolling);
– passage van een brokje nierpapil (papilnecrose bij diabetes);
– stenose van de ureter (tumor) of aangeboren pyelo-ureterale junction (PUJ)-stenose. Pijn ontstaat bij een groter aanbod van urine dan er door de stenose kan passeren, bijvoorbeeld bij een jong kind in een zwembad na ingestie van veel water of bij een scholier die voor het eerst veel bier heeft gedronken.

De anatomisch nauwe trajecten in de urinewegen waar een steen of stolsel kan vastlopen, zijn:
– de nierkelkhals;
– de pyelo-ureterale overgang;
– de passage van de ureter over de iliacale vaten;
– het gedeelte van de ureter dat schuin door de blaaswand loopt;
– het ureterostium.

Koliekpijn ontstaat door stuwing in de ureter. Stuwing ontstaat pas wanneer er meer urine wordt geproduceerd dan er kan passeren, dus bij vochtbelasting. Het advies om tijdens een koliek extra te drinken is daarom onjuist.

Behalve koliekpijn kunnen nierstenen zich ook op andere wijze presenteren:
– chronische enkelzijdige flankpijn, soms geduid als rugklachten;
– hematurie na lichamelijke inspanning;
– chronische urineweginfecties (recidiverend of persisterend);
– nierbekkenontstekingen.

Differentiaaldiagnose van (acute) buikpijn

Pijn is een subjectief gegeven en de ernst van de situatie is vaak niet in verhouding met de hevigheid van de pijn. Een gebarsten aneurysma van de abdominale aorta veroorzaakt niet meer pijn dan een niersteen. Door sommigen wordt een klein uretersteentje met minimale dilatatie van de nier als extreem pijnlijk ervaren, terwijl bij anderen een massale stuwing van de nier onopgemerkt blijft.

Typerend is het verschil tussen de onrustige patiënt met een koliek en de patiënt met een peritonitis die stil blijft liggen en oppervlakkig ademhaalt.

Voorafgaande klachten kunnen verdenking geven op maag- of darmpathologie. Bijkomende verschijnselen zoals bloedverlies in urine of feces, melaena, vaginaal bloedverlies, koorts en icterus wijzen naar verschillende mogelijke oorzaken. Bij vrouwen is de datum van de laatste menstruatie van belang in verband met de mogelijkheid van een zwangerschap of een extra-uteriene graviditeit.

Pijn in de bovenbuik kan een uiting zijn van 'referred pain' van het hart (angina pectoris of hartinfarct) of van de longen (pneumonie).

Mogelijke oorzaken van acute buikpijn zijn:
- appendicitis, colitis, diverticulitis, ileitis, gastro-enteritis;
- cholecystitis, pancreatitis, ulcus duodeni, geperforeerd maagulcus;
- obstipatie, ileus;
- pyelonefritis;
- koliek (steen, stolsel, subpelviene stenose);
- adnexitis (pelvic inflammatory disease), endometriose;
- steeldraaiing van ovarium;
- zwangerschap, extra-uteriene graviditeit;
- hartinfarct;
- aneurysma van abdominale aorta, a. renalis of a. iliaca;
- trombose van a. mesenterica (sikkelcelanemie);
- pneumonie, longembolie, pneumothorax;
- gordelroos;
- lumbaal radiculair syndroom.

Blaasstenen

Meestal ontstaan blaasstenen ten gevolge van onvolledige mictie (residuvorming) of bij chronische infecties, zoals bij het gebruik van verblijfskatheters.

Een minderheid van de stenen in de blaas is afkomstig uit de nier. Eenmaal in de blaas aangekomen, veroorzaken kleinere steentjes over het algemeen geen klachten meer. Ze worden meestal vlot uitgeplast. Grotere blaasstenen veroorzaken soms wat lichte mictieklachten, zoals frequente mictiedrang en macroscopische hematurie. Daarbij klaagt de patiënt wel eens over het 'kogel in de fles'-fenomeen. Tijdens de mictie stopt de urine dan plotseling als de steen voor de blaasuitgang valt. Grotere stenen kunnen achterblijven in de blaas en kunnen daar ook geleidelijk aangroeien. Bij deze meestal geïnfecteerde stenen bestaan ernstige klachten over pijn in de onderbuik en irritatieve mictieklachten die lijken op een blaasontsteking. Daarbij heeft de patiënt onophoudelijk krampende aandrang tot plassen, plast hij vaak kleine beetjes (pollakisurie), is de mictie pijnlijk en is er vaak macroscopische hematurie. De klachten kunnen zo ernstig worden dat de patiënt zich geen raad meer weet. Daarom lieten patiënten met blaasstenen zich al eeuwen geleden zonder verdoving behandelen door rondreizende steensnijders.

Urethrastenen

Obstructie van de urethra door een steen komt bij vrouwen bijna nooit voor. Bij mannen daarentegen kan een wat grotere steen (met een diameter van 8-10 mm) vastlopen in de urethra. Dat gebeurt meestal in de urethra prostatica, vlak voor de externe sfincter, of in het meest distale deel van de urethra dat door de glans penis loopt. Bevindt de steen zich ter hoogte van de sfincter, dan ontstaan vooral klachten van mictiedrang en een slappe straal. Acute obstructieve mictieklachten, waarbij de patiënt soms plotseling helemaal niet meer kan plassen, zijn het gevolg van een steen die vastloopt in de distale urethra. Vaak is de steen daar ook goed te palperen. Dit is een indicatie voor een acute meatotomie, een ingreep die op een SEH kan worden uitgevoerd.

3 Diagnostiek bij verdenking op stenen

Urineonderzoek

Het urinesediment geeft belangrijke inlichtingen. Een (bij herhaling) schoon sediment sluit meestal afwijkingen in de urinewegen zoals een steen of een urineweginfectie uit. Wordt bij een typische koliekpijn een erytrocyturie gevonden (meer dan vijf rode bloedcellen per gezichtsveld 400×), dan is de diagnose urinesteen voldoende zeker en wordt een behandeling ingesteld zonder extra onderzoek zoals echografie of röntgenfoto. Wanneer de pijn aanhoudt na behandeling, kan de diagnose worden heroverwogen en nader onderzoek worden uitgevoerd. Aangezien 80% van alle urinestenen spontaan verdwijnt, is afwachten zeker gerechtvaardigd.

Hier volgt een overzicht van bevindingen en conclusies bij onderzoek van het urinesediment (gezichtsveld 400×):
– schoon
  - geen urineweginfectie;
  - waarschijnlijk geen steen;
– erytrocyten > 5
  - mogelijk steen;
  - benigne prostaathyperplasie;
  - niercysten;
  - tumor in nier, pyelum, ureter, blaas of urethra;
– dysmorfe erytrocyten
  - nefrogene oorzaak (glomerulonefritis, nefropathie);
– leukocyten > 5
  - mogelijk urineweginfectie of steen.

De meest waarschijnlijke diagnose hangt af van de anamnese en de leeftijd van de patiënt.

Echografie van de buikorganen

Het aanvragen van een echografie is van groot belang wanneer de patiënt verschijnselen heeft van een infectie. Als met echo stuwing van een nier wordt aangetoond, moet de patiënt direct verwezen worden voor een drainerende behandeling, om nierschade te voorkomen.

Echografie kan worden overwogen wanneer er twijfel bestaat over de diagnose niersteen, of wanneer de pijn ondanks behandeling na een week niet minder wordt. Op de echo kunnen alleen stenen in de nier worden aangetoond. Ureterstenen worden meestal niet herkend, tenzij er sprake is van dilatatie van het nierbekken en van de ureter tot aan de steen. Een dilatatie zonder tekenen van infectie is geen acuut urologisch probleem, maar een niet-geïnfecteerde gestuwde nier moet binnen drie weken worden gedraineerd.

Röntgenfoto van de buik (X-BOZ)

De waarde van een blanco röntgenfoto van de buik (X-BOZ) is discutabel. Men kan er stenen buiten de nier mee opsporen, maar men moet rekening houden met 40% foutnegatieve en 20% foutpositieve bevindingen. Op een X-BOZ zijn niet alle stenen zichtbaar (te klein, urinezuur en kleinere cystinestenen zijn radiolucent) en stenen die wel zichtbaar zijn, worden soms niet opgemerkt door overprojectie op wervelkolom of bekken. Daarnaast kunnen andere verkalkingen in de buik stenen suggereren die er niet zijn.

Intraveneus urogram (IVU)

De huisarts zal slechts zelden een indicatie hoeven stellen tot een IVU (vroeger: IVP). Het IVU is niet meer de gouden standaard in de diagnostiek bij urolithiasis. Het IVU is een goede methode om stenen aan te tonen, en bovendien geeft het onderzoek informatie over de functie van de nieren en eventuele anatomische afwijkingen die mogelijk een rol hebben gespeeld hij het ontstaan van de steen. Het nierbekken- en kelksysteem wordt afgebeeld, hetgeen van belang kan zijn voor de planning van een eventuele steenoperatie. Tot slot kan worden beoordeeld of er in de urinewegen distaal van de steen afvloedbelemmeringen zijn die passage van gruis na behandeling met een niersteenvergruizer kunnen bemoeilijken. Het IVU wordt tegenwoordig meestal vervangen door een blanco CT of CT-IVU.

CT van het abdomen

Een blanco CT-scan van de buik is superieur aan het IVU bij het opsporen van stenen en is daarom nu de gouden standaard bij het opsporen van urinewegstenen. Om te kunnen beoordelen of een verkalking in de ureter gelokaliseerd is en om de uitscheiding van de nieren te taxeren, moet soms contrast worden toegediend. De moderne computers kunnen van de CT-opnamen een 3D-reconstructie maken en zo een IVU-afbeelding genereren (CT-IVU). De stralenbelasting door een CT van het abdomen met contrast is vele malen hoger dan bij een IVU, maar de modernste multislice-CT-scanners hebben lagedosisprotocollen voor onderzoek naar urolithiasis.

Nierscan

Een nierscan wordt bij de behandeling van stenen uitsluitend gemaakt bij twijfel over de nierfunctie of over de afloop van urine bij een subpelviene stenose. Is de functie van de nier met de steen minder dan 15% en is er een gezonde (steenvrije) contralaterale nier, dan zal de uroloog bij klachten (infectie of pijn) als behandeling meestal een nefrectomie voorstellen.

4 Behandeling van een ureterkoliek

> **Vervolg casus 1**
>
> De patiënt vertelt dat hij thuis het advies had gekregen 'veel te drinken, dan zal de steen snel passeren'. Toen hij dat probeerde, werd hij vooral misselijk en nam de pijn toe.

Een ureterkoliek is gelukkig goed te behandelen. Normaal heerst in de ureter een lage druk van circa 25 mm H_2O. Omdat de pijn wordt veroorzaakt door de verhoogde druk in het urineafvoersysteem, is het enige juiste advies *weinig* te drinken. De urineproductie neemt af en indien er nog enige passage van urine langs de steen is, zal de pijn afnemen. Daarnaast wordt een NSAID voorgeschreven, bijvoorbeeld Diclofenac (100 mg supp. of 75 mg i.m.). Bij onvoldoende effect kan morfine 10 mg s.c. worden gegeven; ook kan butylscopolamine (Buscopan) 10-20 mg i.v. overwogen worden. Dit geeft meestal snel verlichting.

Het vroeger vaak toegepaste advies veel te drinken, moet sterk worden ontraden. De pijn neemt toe en het werkt averechts op de passage. Een koliek wordt opgewekt door stuwing en niet zoals men vaak hoort door peristaltiek. De peristaltiek is tijdens een koliek juist afwezig. Het is onjuist te denken dat een hoge druk in de nier of ureter de lozing van de steen zal bevorderen. De druk zal nooit hoger worden dan de veneuze bloeddruk. Als de koliekpijn weg is, moet weer voorzichtig met drinken begonnen worden. Als dan weer peristaltiek in de ureter ontstaat, kan de steen passeren.

Wanneer elke conservatieve behandeling van koliekpijn faalt, kan het soms nodig zijn de nier percutaan te ontlasten.

5 Behandeling van nier- en ureterstenen

Natuurlijk beloop of chirurgische behandeling?

Circa 80% van de stenen die afzakken in de ureter passeert spontaan. Van stenen kleiner dan 5 mm komt zelfs 90% vanzelf met de urine mee. De meeste stenen passeren binnen een week. Afwachten en pijnbestrijding zijn de enige maatregelen die genomen hoeven te worden. De patiënt dient de urine te zeven om het steentje op te vangen voor latere analyse. Behandeling van de steen komt pas aan de orde als hij niet spontaan passeert, groeiende is, klachten veroorzaakt, een urineweginfectie onderhoudt of stuwing van urine veroorzaakt. Een asymptomatische, niet-groeiende nierkelksteen wordt dus niet altijd behandeld. Wanneer er een indicatie bestaat voor steenbehandeling, dan kan worden gekozen voor behandeling met de niersteenvergruizer, voor endoscopische steenvergruizing, endoscopische verwijdering of open chirurgische verwijdering.

Niersteenbehandeling

- Medicamenteus: steen oplossen door de pH van de urine te verhogen; alleen mogelijk bij urinezuurstenen (5% van alle stenen).
- Niersteenvergruizer: bij stenen in nier en ureter. Er mag geen afvloedbelemmering distaal van de steen zijn (pyelo-ureterale overgangsstenose, hoefijzernier) en de steen moet kleiner zijn dan 2,5 cm; de steen mag niet te hard of juist te zacht zijn.
- Percutane niersteenoperatie: bij grotere nierstenen en proximale ureterstenen; als vermoed wordt dat de steen niet geschikt is voor behandeling met de vergruizer; als spontane passage van gruis naar de blaas is belemmerd of onwaarschijnlijk is.
- Ureteroscopische steenverwijdering: bij elke uretersteen mogelijk, soms ook bij kleine nierstenen.
- Open chirurgische steenverwijdering: wordt nog maar zelden toegepast; alleen bij zeer grote (afgietsel)stenen of wanneer in dezelfde zitting een anatomische afwijking gecorrigeerd kan worden. Tegenwoordig neigen steeds meer urologen naar laparoscopische ingrepen als vervanging van open chirurgie. Zo wordt een stenose van de overgang van nierbekken naar ureter (PUJ-stenose) tegenwoordig laparoscopisch gecorrigeerd. Indien er stenen in het gedilateerde nierbekken aanwezig zijn, dan worden die met de laparoscoop verwijderd.
- Laparoscopische nefrectomie: wanneer de steenhoudende nier minder dan 15% van de totale nierfunctie voor zijn rekening neemt.

Metabolismeonderzoek

Wanneer bij een patiënt stenen aan beide zijden ontstaan, wanneer een eerste steen ontstaat op kinderleeftijd of wanneer bij herhaling nieuwe stenen ontstaan, is er een indicatie voor onderzoek van het metabolisme. De hoeksteen bij dit onderzoek is de analyse van een geloosde steen. De samenstelling van de steen zegt onmiddellijk iets over de hardheid (van belang bij de keuze van therapie van restanten of recidieven), mogelijke oorzaken, kans op recidieven en welke secundaire preventie moet worden geadviseerd. De meest recente NHG-Standaard Urinesteenlijden (2007) adviseert dan ook geloosde stenen ter analyse in te sturen.

Steensoorten

Verschillende steensoorten met hun percentage van voorkomen in Nederland zijn:
- Calciumoxalaat, 61%, vaak een mengsel van de soorten calciumoxalaatmonohydraat of wheweliet (hard, groeit langzaam) en calciumoxalaatdihydraat of weddeliet (bros, groeit en recidiveert snel);
- calciumfosfaat of apatiet (wit, bros, groeit in alkalische urine), 18%;
- calciumwaterstoffosfaat of brushiet (hard, groeit en recidiveert snel), 3%;
- magnesiumammoniumfosfaat of struviet (infectiesteen, vormt afgietsels, bros), 9%;
- urinezuurstenen, 3%;
- cystinestenen (autosomaal dominant erfelijke afwijking, recidiveert snel), 1%;
- overige, waaronder siliciumoxide = kwarts = artefact, 5%;.

Metabole stoornissen, oorzaken van steenvorming

Hier kunnen genoemd worden:
- hypercalciurie door hyperparathyreoïdie, sarcoïdose, overmatig calciumgebruik, milk-alkalisyndroom;
- hyperoxalurie door dieet (chocolade, thee, bladgroenten), short bowel syndrome bij de ziekte van Crohn (meer galzuren in darm, verzeping met calcium, meer vrij oxaalzuur geabsorbeerd);
- hyperuricosurie door jicht, chemotherapie;
- hypocitraaturie door dieet met veel dierlijk eiwit, renale tubulaire acidose;
- cystinurie door aangeboren renale absorptiestoornis.

Fysica van steenvorming

Urine is een metastabiele oplossing. Dit betekent dat de concentratie van verschillende zouten het oplosbaarheidsproduct overschrijdt (supersaturatie). Reeds gevormde kristallen en stenen kunnen in een metastabiele omgeving aangroeien, maar nieuwe kristallen ontstaan nog niet.

De aanwezigheid van kristallisatieremmers (o.a. citraat en bepaalde eiwitten) gaat kristalvorming tegen. Desondanks komt ook bij gezonde personen van tijd tot tijd kristalvorming voor. Dat gebeurt vooral na een zware oxaalzuurrijke maaltijd. De kristallen zijn doorgaans zo klein dat ze zonder enig probleem het lichaam kunnen verlaten. Er ontstaat pas een probleem als de kristallen samenklonteren, ergens vastlopen en dan uitgroeien tot een steen.

Steensamenstelling en hardheid

Stenen in de urinewegen kunnen een verschillende samenstelling hebben. De meeste stenen bestaan voor het grootste deel uit calciumoxalaat (CaOx). Calciumoxalaat komt voor als het langzaam groeiende monohydraat en het snel groeiende dihydraat. Het monohydraat is hard en moeilijk te vergruizen; dit geldt eveneens voor calciumwaterstoffosfaat (brushiet) en cystine. Calciumoxalaatdihydraat en urinezuur zijn gemakkelijker te vergruizen. Urinezuurstenen zijn oplosbaar door alkaliseren van de urine (pH 6,2-6,8), bij voorkeur met kaliumcitraat of eventueel met natriumbicarbonaat. De startdosering is meestal drie keer dd. 500 mg. De dosering wordt aangepast op geleide van de urine-pH (pH te laag, dosering verhogen; pH te hoog, dosering verlagen).

Struvietstenen (Mg-ammoniumfosfaat) zijn per definitie infectiestenen. Het ammonium komt niet in menselijke urine voor, maar wordt gemaakt door ureumsplitsende bacteriën. Struvietstenen zijn ook relatief zacht, maar hebben soms een kauwgomachtige matrix en reageren dan minder goed op vergruizing.

Secundaire preventie van urinestenen

Veel drinken

Door veel drinken neemt de concentratie van zouten in de urine af en wordt de supersaturatie minder. De kans op kristalvorming wordt zo kleiner. Urine is het sterkst gesupersatureerd na de maaltijden en 's nachts, reden waarom men juist extra rond de maaltijd en voor het slapen zou moeten drinken. Het advies is zo veel te drinken dat er twee liter urine per 24 uur wordt geproduceerd.

Het advies veel te drinken *geldt niet* in een periode van steenpassage die gepaard gaat met kolieken.

Vermijd te grote intake van oxaalzuur

Vermijd ijsthee of sterke thee zonder melk, omdat hier veel oxalaat in zit. Oxaalzuur wordt verder in hoge concentraties aangetroffen in chocolade, sojabonen, rabarber, bieten, knolselderij, bladgroente als andijvie, postelein en spinazie (en in zwarte thee).

De traditionele gewoonte om een oxaalzuurrijke groente zoals rabarber samen met krijtpoeder klaar te maken is logisch vanuit de gedachte het oxaalzuur al zo veel mogelijk aan calcium te binden. Denk bijvoorbeeld ook aan spinazie à la crème, een zuivelhoudend dessert, enzovoort.

Beperk dierlijk eiwit en zout in het (westerse) dieet

Dierlijk eiwit veroorzaakt een significante zuurbelasting van het lichaam. Dit leidt tot zure urine en daarmee tot calciumverlies via de urine, en tot een verminderde activiteit van kristallisatieremmende factoren in de urine.

Zoutinname (NaCl) leidt onmiddellijk tot een verhoogde zoutuitscheiding en daardoor tot een verhoogde supersaturatie, met tevens inhibitie van kristallisatieremmende factoren, en bovendien tot een verhoogde calciumuitscheiding.

Een normale calciuminname

Onderzoek heeft aangetoond dat calcium in het voedsel, in tegenstelling tot wat vroeger werd aangenomen, bescherming biedt tegen calciumoxalaatsteenvorming. Calciumsupplementen in tabletvorm bleken dit effect niet te hebben. De achtergrond is dat bij een calciumbeperkt dieet het vrije oxalaat in de darm niet aan calcium wordt gebonden, wat leidt tot verhoogde absorptie uit de darm van oxalaat en vervolgens tot hyperoxalurie. Deze stijging van oxaalzuur heeft een veel sterker nadelig effect op de supersaturatie voor CaOx dan het gunstige effect van de relatief beperkte daling van de calciumconcentratie in de urine bij een calciumbeperkt dieet.

Vervolg casus 1

Bij het lichamelijk onderzoek is de man duidelijk ziek. De pijn in aanvallen en de bewegingsdrang hebben plaatsgemaakt voor een meer aanhoudende pijn in de rechterflank. Daarbij is de patiënt misselijk. Bovendien ligt hij te rillen en blijkt hij een temperatuur te hebben van 39,3 °C.
De bloeddruk is 110/70 mmHg en de pols is 60/min. In de buik is een normale peristaltiek te horen. De rechter buikhelft is gevoelig, maar er zijn geen tekenen van peritoneale prikkeling. Er zijn geen palpabele afwijkingen in de buik, hoewel de rechter costolumbale hoek zeer gevoelig is.

6 Symptomen van pyelonefritis

De patiënt uit casus 1 blijkt meer problemen te hebben dan alleen een ureterkoliek. De temperatuurverhoging na een koude rilling en de aanhoudende flankpijn wijzen op een pyelonefritis (ook wel nierbekkenontsteking of hogeurineweginfectie genoemd). Een pyelonefritis gaat meestal gepaard met een cystitis, maar vaak niet met de uitgesproken symptomen hiervan. De meest voorkomende oorzaak van een pyelonefritis is een weinig symptomatische 'verwaarloosde' cystitis. Bij een acute pyelonefritis is een patiënt vaak ernstig ziek. Soms ontstaat een urosepsis, zeker wanneer een pyelonefritis gepaard gaat met een ureterobstructie. De symptomen van een pyelonefritis zijn:
– aanhoudende enkelzijdige flankpijn;
– koude rilling met piekende koorts (> 38,5 °C);
– misselijkheid/braken;
– urineonderzoek: bacteriurie, pyurie en erytrocyturie;
– bloedonderzoek: CRP en bloedbezinking verhoogd, leukocytose.

Bij zuigelingen en bij bejaarden presenteert een pyelonefritis zich vaak atypisch. Zuigelingen geven de pijn in de flank niet aan, hoewel het kind bij palpatie van de costolumbale hoek aan de aangedane zijde wel zal huilen van de pijn. Zuigelingen en kleine kinderen zijn vaak snel ernstig ziek en het is dan zaak snel de juiste diagnose te stellen en met behandeling te beginnen. Elk uitstel, al is het maar enige uren, kan leiden tot onherstelbaar verlies van nierfunctie. Bejaarde patiënten met een hoge-urineweginfectie zijn vaak niet duidelijk ziek, hebben niet altijd hoge koorts, maar eten minder en vallen af.

Indien zich een ernstige pyelonefritis bij oudere patiënten met diabetes mellitus voordoet, moet ook rekening worden gehouden met een emfysemateuze pyelonefritis. Dit is een acute necrotiserende infectie van de nier met gasvormende micro-organismen. De mortaliteit van deze aandoening is hoog (tot 70%). Omdat de functie van de aangedane nier waarschijnlijk volledig verloren is, bestaat de behandeling uit een spoednefrectomie.

Bij lichamelijk onderzoek van een patiënt met pyelonefritis is de 'slagpijn in de nierloge'-handgreep gecontra-indiceerd! Een dergelijk handelen doet de patiënt heel veel pijn en kan in theorie een beschadiging in de nier veroorzaken of een urosepsis teweegbrengen door druk op de geïnfecteerde, oedemateuze nier.

7 Diagnostiek bij verdenking op pyelonefritis

Urineonderzoek

Bij verdenking op een urineweginfectie wordt uiteraard als eerste de urine onderzocht. Een leukocyturie is obligaat voor de diagnose pyelonefritis. Behalve de leukocyturie wordt meestal ook een erytrocyturie en bacteriurie gevonden. Bij voorkeur wordt een kweek ingezet voordat men met antibiotische behandeling begint. Eventueel kan al een dip slide worden ingezet, waarvan later alsnog een kweek kan worden ingezet.

Bloedonderzoek

Verdenking op een pyelonefritis wordt met bloedonderzoek gesteund. Hierbij worden de volgende afwijkingen gevonden:
– CRP en (later) bloedbezinking zijn verhoogd;
– leukocytose (eventueel met linksverschuiving);
– creatinine normaal of licht verhoogd.

Echografie van de buikorganen met een röntgenfoto van de buik

Een 'eenvoudige' nierbekkenontsteking hoeft geen aanleiding te zijn voor onmiddellijk röntgenonderzoek. Dat wordt anders als de patiënt ernstig ziek is, in een matige conditie verkeert, bekend is met nierstenen of als de infectie niet op de ingestelde behandeling reageert. Dan moet altijd een mogelijke stuwing van urine in de geïnfecteerde nier worden uitgesloten met echografisch onderzoek.

Vervolg casus 1

De anamnese – eerst recidiverende urineweginfecties, dan de karakteristieke symptomen van een ureterkoliek en tot slot een pyelonefritis – maakt het bijna zeker dat patiënt een afsluitende uretersteen heeft, met daarboven een gestuwde nier met geïnfecteerde urine. Daarom wordt de patiënt verwezen naar de spoedeisende hulp voor echografie van de nieren en het inzetten van bloed- en urinekweken en laboratoriumonderzoek. In het ziekenhuis wordt het vermoeden van een obstruerende uretersteen bevestigd. Het bloedonderzoek laat een leukocytose zien en een sterk verhoogd CRP. De combinatie van stuwing en infectie maakt drainage van de nier noodzakelijk. Er wordt gekozen voor het inbrengen van een nefrostomiedrain onder plaatselijke verdoving en onder echogeleide, nadat de eerste dosis antibiotica intraveneus is toegediend. Er loopt purulente urine af. Tijdens de opname herstelt de patiënt snel. De nefrostomiedrain produceert voldoende urine en wordt in een later stadium gebruikt voor een contrastafloopondersoek (antegrade pyelografie) om positie en grootte van de steen vast te stellen. Enkele dagen na opname komt de uitslag van de urine- en bloedkweek (er is een *Proteus mirabilis* gekweekt). Patiënt wordt overgezet op orale antibiotica en gaat met open nefrostomiedrain naar huis. Nadat de infectie volledig is afgekoeld, wordt de proximale uretersteen vergruisd. Enkele dagen later passeert het steengruis, dat wordt opgestuurd voor analyse. Het gruis blijkt voor 100% uit struviet te bestaan. Bij herhaling van de antegrade pyelografie blijkt de steen volledig te zijn verdwenen en is er een goede afloop naar de blaas. Aansluitend wordt de drain verwijderd en krijgt de patiënt een nabehandeling met antibiotica.

8 Behandeling van een pyelonefritis

Een acute pyelonefritis met hoge koorts en flankpijn moet onmiddellijk met antibiotica worden behandeld in verband met de dreigende schade aan de nier met als gevolg (onherstelbaar) nierfunctieverlies. De behandeling wordt bij voorkeur ingesteld na afname van urine voor kweek. Enerzijds leidt dit tot gefundeerd behandelen, anderzijds vormt de kweek met name bij kinderen een 'bewijs' van de episode waarop verdere diagnostiek gebaseerd wordt. Klinische behandeling met antibiotica i.v. vindt plaats bij jonge kinderen, bij vermoeden van sepsis of wanneer de medicatie door misselijkheid en braken niet oraal kan worden toegediend. Het te kiezen antibioticum moet goede weefsel- en urinespiegels geven en toepasbaar zijn tegen de algemene uropathogenen (gramnegatieve bacteriën). Middelen van eerste keuze zijn cotrimoxazol, fluoroquinolonen en amoxicilline/clavulaanzuur. Veel verwekkers zijn resistent tegen amoxicilline alleen.

De behandeling van een pyelonefritis wordt zeven tot tien dagen volgehouden, ten minste tot drie dagen na verdwijnen van de koorts. De behandeling wordt geëvalueerd op het klinische beeld en met herhaling van het bloedonderzoek. Een dalend CRP is het eerste teken dat de behandeling aanslaat. Loopt het CRP onder antibiotische behandeling verder op, dan moet aan bacteriële resistentie of stuwing van geïnfecteerde urine worden gedacht.

Bij een infectie in een gestuwde nier zal alleen antibiotische behandeling onvoldoende zijn. Om zo veel mogelijk schade aan de nier te voorkomen en de infectie zo goed mogelijk te behandelen, zal de nier (bij voorkeur percutaan) gedraineerd moeten worden. Dit kan meestal gebeuren onder plaatselijke verdoving.

Het is opvallend dat patiënten na een zware pyelonefritis vaak vele weken nodig hebben om volledig te herstellen.

9   Urosepsis

Een pyelonefritis bij patiënten met een verminderde weerstand of bij stase van geïnfecteerde urine kan leiden tot een urosepsis. De klassieke symptomen zijn hoge koorts en koude rillingen, gevolgd door hypotensie, maar deze drie verschijnselen zijn slechts bij minder dan de helft van de patiënten met een sepsis aanwezig. Vaak is het eerste symptoom van sepsis een hyperventilatie (> 20/min.), met respiratoire alkalose tot gevolg. Daarnaast wordt een tachycardie (> 90/min.) gevonden, maar soms is er een bradycardie ten gevolge van bacteriële toxinen. Oudere patiënten ontwikkelen wel eens een hypothermie in plaats van koorts. Later in het verloop van de sepsis ontstaan de typerende symptomen van onvoldoende orgaanperfusie zoals oligurie, hypoxie en multipel orgaanfalen. Bacteriëmie, sepsis en septische shock zijn vooral in de ziekenhuispopulatie een dagelijks probleem. Septische shock bij een urineweginfectie is meestal geassocieerd met gramnegatieve bacteriën. De shock heeft een hoge morbiditeit en ondanks behandeling op de intensivecareafdeling ligt de mortaliteit rond 30%.

De behandeling van een (dreigende) urosepsis begint zo snel mogelijk. Bij antibiotische behandeling wordt gekozen voor intraveneuze combinatietherapie, in eerste instantie gericht op gramnegatieve bacteriën, met een aminoglycoside en een cefalosporine van de derde generatie, of een fluoroquinolon, of amoxicilline/clavulaanzuur.

Wanneer er sprake is van een pyonefrose of een retroperitoneaal abces, is onmiddellijke (percutane) drainage essentieel. Daarna daalt de temperatuur meestal lytisch en herstelt de patiënt snel.

Na een sepsis wordt de patiënt langer behandeld met antibiotica ter preventie van mogelijke metastatische abcessen.

10   Chronische nierinfecties

Chronische pyelonefritis

Chronische pyelonefritis ontstaat meestal als gevolg van onderliggende urologische pathologie zoals vesicorenale reflux, pyelo-ureterale overgangsstenose of urolithiasis. Een chronische pyelonefritis leidt op den duur tot littekenvorming met schorsintrekking en uiteindelijk tot totaal nierfunctieverlies (schrompelnier).

Behandeling is in eerste instantie gericht op het genezen van het onderliggende lijden, daarna op het zo mogelijk infectievrij maken van de nier met langdurige antibiotische therapie. Indien het niet lukt de bacteriurie te laten verdwijnen, kan een onderhoudsdosering antibiotica worden overwogen. Hiermee wordt de groeidichtheid van de bacteriën in de urine gedecimeerd. Daarmee wordt tevens het steenvormende vermogen van de infectie sterk verminderd.

Perinefrisch of intrarenaal abces

Een perinefrisch of intrarenaal abces moet worden vermoed bij patiënten met een symptomatologie als van een pyelonefritis, maar die bovendien klachten hebben van piekende koorts, enkelzijdige flankpijn en een palpabele zwelling in de flank, die persisteren onder antibiotische therapie. Ongeveer een derde van de patiënten heeft geen koorts. Bij de meeste patiënten persisteert een sterke leukocytose bij bloedonderzoek, al of niet met positieve bloedkweek en een anemie. Door vooraf ingestelde therapie kunnen het urinesediment en de urinekweek normaal zijn bij een perinefrisch abces.

Een perinefrisch of intrarenaal abces ontstaat vooral bij:
– obstructie van de hogere urinewegen door stenen;
– infectie van een cysteus gedegenereerde nier;
– een patiënt met een verminderde weerstand.

De behandeling van keuze bij een abces is chirurgische of percutane drainage. Bij een afunctionele nier wordt een laparoscopische nefrectomie uitgevoerd.

11 Traumata van de urinewegen

Casus 2

Op de polikliniek meldt zich een 20-jarige vrouw, verwezen door de huisarts in verband met een macroscopische hematurie.

Bij de anamnese bleek dat patiënte ruim vier weken geleden een elleboog in de rechterflank heeft gekregen tijdens het voetballen. Zij heeft twee dagen erg veel pijn gehad, maar uiteindelijk ging dit vanzelf over. Zij heeft een week niet gevoetbald maar is nu weer volledig actief. Sinds tien dagen heeft zij een pijnloze macroscopische hematurie, zonder stolsels, vooral in de ochtend en de avond. Overige voorgeschiedenis is blanco.

Bij lichamelijk onderzoek geen afwijkingen. Hb 7,6, BSE 27, CRP 6, creatinine 87.

12 Symptomen van een niertrauma

Niertraumata kunnen worden onderverdeeld in scherpe en stompe traumata. Scherpe traumata komen relatief weinig voor. Ze kunnen leiden tot een bloeding en/of een urinoom. Afhankelijk van de ernst van de bloeding moet worden beoordeeld of operatief ingrijpen nodig is. Een urinoom ontstaat pas na enige tijd en geeft dan meestal pijn. Wanneer een urinoom geïnfecteerd raakt, ontstaat een abces.

De nieren liggen goed beschermd achter de onderste ribben. Een stomp trauma van de nieren gaat daarom meestal gepaard met andere letsels van de buikinhoud. Een stomp niertrauma kan resulteren in een contusie, een ruptuur of een afscheuring van de vaatsteel. Meestal is het eerste symptoom een macroscopische hematurie bij flankpijn. Wanneer er een ernstige ruptuur of avulsie is, raakt de patiënt in shock.

Diagnostiek

Bij verdenking op een niertrauma zal altijd afbeeldende diagnostiek worden verricht met een echo van het abdomen of een CT-scan. Eventueel wordt dit onderzoek aangevuld met i.v. contrast om een urinoom van een hematoom te kunnen onderscheiden en om niet-vitale delen van de gerupteerde nier te kunnen herkennen.

Behandeling

Bij een patiënt in hemorragische shock moet onmiddellijk worden ingegrepen met embolisatie of operatie. Reconstructie van een gerupteerde nier is erg moeilijk en wanneer de patiënt een gezonde contralaterale nier heeft, eindigt de operatie vaak in een nefrectomie. Een urinoom kan vaak conservatief worden behandeld, maar wanneer het urinoom groeit of geïnfecteerd raakt is (percutane) drainage geïndiceerd. Meestal sluit het gat in de urinewegen zich vanzelf.

Vervolg casus 2

Bij echografie wordt een dramatisch beeld gevonden: de rechternier lijkt vrijwel in tweeën gesplitst. Daaromheen een grote vochtcollectie; onduidelijk is of dit een urinoom dan wel een seroom is.

Aanvullend wordt een CT-scan voor en na contrast gemaakt. Daaruit blijkt dat de rechternier nog wel goed functioneert en ook goed afloopt. Er is contrastlekkage naar de perirenale holte. Het is onduidelijk of de wigvormige laesie pre-existent is of ontstaan ten gevolge van het trauma. Conclusie: stomp niertrauma met urinoom rond de nier, de nier drijft hier volledig in. Omdat patiënte klachtenvrij was, werd besloten af te wachten. Het urinoom groeide niet meer en raakte niet geïnfecteerd. Uiteindelijk resorbeerde het volledig.

Leesadvies

Arndt PU, Van Koningsbruggen WJP, Salden AMN, Visser SH, Van der Wal J, Van Lieshout J. M63 NHG-Standaard Urinesteenlijden. Eerste herziening. Huisarts Wet 2007; 50(5): 215-21.

Haaren MAK van, Visser SH, Vliet S van, Timmermans EA, Yadava R, Geerlings ES, Ter Riet G, Pinxteren B van. M05 NHG-Standaard Urineweginfectie. Tweede herziening. Huisarts Wet 2005; (8): 341-52.

19 Buikpijn bij kinderen door urologische oorzaken

Drs. J.A.M. Galesloot en drs. E.R. Boevé

1 Inleiding

In dit onderdeel zullen we functiestoornissen en enkele anatomische afwijkingen bespreken die bij kinderen leiden tot buikklachten en urineweginfecties.

> **Casus**
>
> Irene, 4 jaar, klaagt sinds enige weken over buikpijn. Moeder vertelt dat zij af en toe een natte broek heeft, terwijl ze voorheen zindelijk was. Haar eetlust is de laatste dagen verminderd. In de spreekkamer lijkt het meisje wat chaotisch, ze is snel afgeleid en praat veel. Sinds kort is ze twee dagen per week op een kinderopvang, vertelt moeder.

Het is de vraag of de huisarts in dit geval onmiddellijk denkt aan een urineweginfectie. De symptomen zijn meestal niet erg specifiek, zoals ook hier.

Uit studies is gebleken dat vroegtijdige opsporing van urineweginfecties bij kinderen kan leiden tot een daling van het aantal gevallen van terminale nierinsufficiëntie op latere leeftijd. In de huidige Nederlandse dialysepopulatie zou 15 tot 20% van de patiënten een voorgeschiedenis van recidiverende urineweginfecties hebben. Hoe jonger het kind, hoe riskanter het is een urineweginfectie niet tijdig te onderkennen. Uitstel van behandeling kan leiden tot verlies van vitaal nierweefsel.

2 Epidemiologie en anamnese van urineweginfecties

De huisarts in een gemiddelde praktijk ziet per jaar vijf tot tien kinderen met een urineweginfectie. Beneden de leeftijd van 1 tot 2 jaar verloopt de aandoening vaak zonder specifieke symptomen. Bij het jonge kind vindt men koorts en algemene symptomen van verminderd welbevinden. Het wat oudere kind kan zich presenteren met een veranderd mictiegedrag. Het is belangrijk dat nauwkeurig uit te vragen. Bij jongens is het van belang om verdacht te zijn op een fimose met recidiverende balanitis.

Op afwijkend mictiegedrag duiden:
- natte plekjes in de onderbroek;
- droge perioden korter dan dertig minuten;
- incontinentie van een volledige blaasinhoud (enuresis);
- hurken of knijpen met de benen om plas op te houden, persen om te plassen (dysfunctional voiding);
- een afwijkende straal (onderbroken, sproeiend, druppelend, te ver);
- ooit bloed in de urine;
- in de historie een urineweginfectie;
- mictie overdag > 8× met frequente aandrang.

Met een nauwkeurige analyse van het mictiegedrag kan men zonder verder onderscheid al een verdenking krijgen op functionele of anatomische afwijkingen.

Een afwijkende straal wijst meestal op een aangeboren afwijking van de urethra of aan de penis. De huisarts zal deze kinderen waarschijnlijk snel verwijzen naar een gespecialiseerde uroloog of kinderarts.

Als het kind al eerder urineweginfecties heeft doorgemaakt, is een snelle en accurate opsporing nodig van een recidief (nieuwe episode) of relaps (terugval, bijvoorbeeld door onvoldoende behandeling in dezelfde episode).

Bij het zeer jonge kind zullen veelal aangeboren afwijkingen een rol spelen als oorzaak van een urineweginfectie. Denk hierbij aan een meatusstenose, urethrakleppen, ureterokèle, subpelviene stenose, prevesicale obstructie met mega-ureter, ureterectopie, neurogene blaas bij spina bifida.

Bij het wat oudere kind kunnen functiestoornissen optreden als onderliggende oorzaak van infecties. Er is een aantal met elkaar samenhangende beelden en begrippen die alle te maken hebben met een niet-fysiologisch en onnatuurlijk reageren op de mictieprikkel.

Als het kind perst, hurkt of de benen kruist tijdens het spelen, moet men bedacht zijn op een aandrangsyndroom. Het kind moet door onrijpheid van blaas en zenuwstelsel vaak plassen, maar heeft de gewoonte aangenomen de blaasprikkel te onderdrukken. Dit kan in de hand gewerkt worden door een niet goed verlopen zindelijkheidstraining, of te weinig rust in dagelijkse activiteiten. Op den duur is de bekkenbodem zo gewend aan aanspannen, dat ontspannen tijdens de mictie niet goed lukt en de aandrang te plassen verdwenen is zodra het kind de wc bereikt heeft. Vaak hebben deze kinderen ook obstipatie.

Op den duur zal de mictie trager en minder frequent verlopen door een continue hypertonie van de bekkenbodem, met residuvorming en recidiverende urineweginfecties tot gevolg. Men spreekt dan van 'dysfunctional voiding'. Bij urodynamisch onderzoek blijkt deze groep kinderen ook vaak een vesicoureterale reflux te hebben, wat het syndroom door prikkeling en infecties weer verder in stand houdt. Aan het eind van het scala vindt men dan het kind met een lage mictiefrequentie, grote residuen en overloopincontinentie. Dit kind zal vaak langdurig de plas ophouden, en lijden aan een 'lazy bladder'-syndroom.

Vervolg casus

Op grond van de gegevens verdenkt de huisarts Irene van een urineweginfectie. Het lukt niet haar spontaan op de praktijk te laten plassen voor een urineonderzoek. 's Middags brengt de moeder wel een monster urine en daarin vindt de praktijkassistente met een urinestick een positief nitriet en een positief albumine.

3 Diagnostiek

Een blaasontsteking, ook bij een meisje, moet argwanend worden bekeken. Een urineweginfectie bij een kind kan als onderliggende oorzaak anatomische afwijkingen hebben of een verkeerd mictiepatroon. Het is belangrijk dat een urineweginfectie goed gedocumenteerd wordt, in verband met de eventuele consequenties voor follow-up. Het bewijzen van een urineweginfectie bij een jong kind is echter niet eenvoudig. Het is niet gemakkelijk om aan een goed monster te komen. Als het kind te instrueren is, verdient midstraalurine na reinigen van de vulva of glans penis de voorkeur. Bij het zeer jonge kind zullen plak- c.q. opvangzakjes gebruikt kunnen worden, maar de kans op ongecontamineerde urine is klein. Katheterurine is in de huisartspraktijk geen optie. In de kliniek zal in bijzondere gevallen door kinderarts of kinderuroloog gebruik worden gemaakt van een suprapubische punctie om een zekere bacteriologische uitslag te verkrijgen.

Bij verdenking op een infectie verdient kweken de voorkeur, vanwege het kunnen documenteren en vanwege het resistentiepatroon. Een monocultuur van meer dan 10^4 bacteriën per ml is bewijzend voor een urineweginfectie. Het is mogelijk om eerst een dip slide in te zetten, en daar een dag later alsnog van te laten kweken. Het urinesediment is bij regelmatig en gestandaardiseerd gebruik specifieker dan de tests met urineteststrookjes.

Urinesediment:
– minimaal drie minuten draaien;
– supernatant weggooien;
– sediment lostikken van onderlaag;
– druppel uitstrijken op objectglas;
– bekijken met 400 × vergroting.

Als er meer dan tien leukocyten per gezichtsveld zichtbaar zijn, is dit een sterke aanwijzing voor een infectie. Teststrookjes zijn sensitiever, maar geven eerder foutpositieve uitslagen. De strookjes zijn gekalibreerd om geen urineweginfectie te missen. Een negatief strookje zegt dus meer (géén urineweginfectie) dan een aankleurend strookje (waarschijnlijk urineweginfectie).

4 Behandeling van urineweginfecties

Vervolg casus

De huisarts schrijft een kuur amoxicilline/clavulaanzuur voor. Twee weken later is de urine schoon en is de continentie van het meisje weer sterk verbeterd, evenals het algemeen welbevinden.

Het is gebleken dat uropathogenen toenemend resistent zijn tegen amoxicilline. Ook resistentie tegen co-trimoxazol komt regelmatig voor. Amoxicilline/clavulaanzuur is een goed middel; ook tegen nitrofurantoïne is door de jaren heen weinig resistentie opgetreden. De meest voorkomende verwekker, *E. coli*, is gevoelig gebleven voor deze twee middelen.

Vier belangrijkste verwekkers van een urineweginfectie in de huisartsenpraktijk zijn:
– *E. coli*;
– *enterokokken*;
– *Klebsiella*;
– *Proteus*.

Nitrofurantoïne is minder geschikt als men de nieren wil meebehandelen. Hoe jonger het kind, hoe meer dat op zijn plaats is. Bij het jonge kind is elke urineweginfectie een weefselinfectie, dus per definitie als gecompliceerd te beschouwen.

Over de duur van de behandeling lopen de meningen uiteen. Afhankelijk van leeftijd, klinisch beeld en nierfunctie lijkt zeven dagen behandelen in simpele gevallen voldoende. Hiermee wordt terugval vermeden en zijn bijwerkingen zoals verstoorde darmflora, diarree, anorexie en dergelijke binnen de tijd nog acceptabel.

Het is van belang na enige weken een controle uit te voeren van het urineonderzoek en bedacht te blijven op het uitvragen van functionele mictiestoornissen.

Het zeer jonge kind zal bij een urineweginfectie opgenomen moeten worden, om intraveneus te kunnen starten met antibiotica, meestal een kuur van cefalosporine of amoxicilline/clavulaanzuur. Dit laatste middel wordt oraal ook snel en goed opgenomen, zodat in controleerbare omstandigheden een kind thuis behandeld kan worden, mits de diagnose vaststaat door middel van een urinekweek.

5 Behandeling van het aandrangsyndroom en dysfunctional voiding

Er is een aantal nuttige adviezen en maatregelen te geven.

Het is belangrijk om de eventuele obstipatie te behandelen met dieetadviezen en zo nodig laxantia.

Blaastraining kan helpen: met ouder en kind wordt afgesproken dat de mictietijden genoteerd worden. Deze tijden kunnen ver uit elkaar liggen of juist te frequent zijn. Dit is afhankelijk van de mate van 'urge' die het kind ervaart en de mate waarin de aandrang tot mictie onderdrukt wordt. Vervolgens wordt er een 'goed' mictieschema opgesteld waaraan het kind zich thuis en op school moet houden, aangespoord door ouders en leerkrachten. Hiermee wordt bereikt dat het kind tijdig contact maakt met de signalen vanuit de blaas en de urine niet te lang ophoudt; ook kan hiermee de blaascapaciteit verbeteren.

Een voetenbankje en kinder-wc-bril kunnen helpen om het kind goed op de wc-pot te laten zitten, zodat het de bekkenbodem beter kan ontspannen. Het is van belang de ouders te instrueren dat het kind niet mag persen tijdens het plassen. Het kind moet kunnen doorademen tijdens het plassen. Bekend is de methode om het kind tijdens het urineren een liedje te laten zingen of op een fluitje te laten blazen.

Men kan verwijzen naar een incontinentieverpleegkundige of gespecialiseerde fysiotherapeut voor bekkenbodemtherapie. Biofeedback is daarbij nuttig om het leerproces te bevorderen. Deze therapieën zijn haalbaar bij kinderen vanaf circa 7 jaar.

Medicamenteus kunnen anticholinergica een plaats hebben, bijvoorbeeld oxybutinine 0,3-0,4 mg/kg in twee of drie doses. Hiermee kan een urgecomponent in het mictiepatroon bestreden worden.

Bij recidiverende infecties, bijvoorbeeld omdat residu in de blaas achterblijft, of omdat een vesico-ureterale reflux meespeelt, is een onderhoudsdosering op zijn plaats met nitrofurantoïne of trimethoprim.

6 Fimose en parafimose

Fimose speelt een rol bij urineweginfecties bij jongens. Na het 5e jaar is bij de meeste jongens de voorhuid goed terug te trekken, zodat een fimose rondom die leeftijd als afwijkend kan worden aangemerkt. Wanneer er balanitiden zijn geweest, ontstaat littekenweefsel in de voorhuid. In dat geval kan er een afvloedbelemmering bestaan door een sterk vernauwd preputium (pinpoint fimose). Hierdoor bestaat kans op urineweginfecties. Een circumcisie is dan mogelijk aangewezen. Eerst kan men een poging doen door dagelijks een corticosteroïdzalf (bijv. clobetasol 0,05%) aan te laten brengen op de nauwe ring in het preputium, gedurende maximaal vier weken. Dit leidt in 70% van de gevallen tot gewenst resultaat: een soepeler en terugschuifbaar preputium.

Een circumcisie wordt meestal uitgevoerd als een radicale circumcisie: de gehele voorhuid wordt verwijderd. Naar keuze zou kunnen worden volstaan met een partiële circumcisie, waarbij de glans later normaal bedekt blijft, maar hierbij blijft altijd het risico van latere stenosering bestaan.

In dit verband is het relevant stil te staan bij het beeld van de parafimose, een complicatie die kan optreden bij fimose. Het is soms niet eenvoudig de voorhuid te reponeren. Een goed hulpmiddel is de penis te verdoven met lidocaïne/prilocaïnecrème 25/25mg/g en vervolgens de penis met een elastische zwachtel in te pakken en zowel na vijf als na tien minuten het verband nog eens opnieuw aan te leggen. Hierna is het oedeem meestal voldoende weggemasseerd. Deze techniek is goed toepasbaar in de huisartspraktijk, ook bij volwassenen.

Leesadvies

Haaren MAK van, Visser SH, Vliet S van, Timmermans EA, Yadava R, Geerlings ES, Ter Riet G, Pinxteren B van. M05 NHG-Standaard Urineweginfectie. Tweede herziening. Huisarts Wet 2005; (8): 341-52.
www.RIVM/acute urineweginfecties.

Patiëntenvoorlichting

www.Nierstichting.nl /urineweginfecties/kinderen en urineweginfecties.

20 Bloed in de urine; blaaskanker, nierkanker

Prof. dr. A. Prins, prof. dr. J.L.H.R. Bosch en dr. F.P.A. Mulders

1 Inleiding

Bloed in de urine verontrust patiënten hevig en is terecht frequent een reden tot bezoek aan de huisarts. Gelukkig is bloedbijmenging in de urine meestal een gevolg van goedaardige aandoeningen zoals infecties of steenlijden van het urogenitaal systeem. Vooral de anamnese en resultaten van urineonderzoek dragen bij tot het opsporen van de oorzaak van bloedverlies en de daarbij passende diagnose.

Men spreekt van hematurie indien zich in het urinesediment meer dan twee tot drie erytrocyten per gezichtsveld bevinden. Hematurie komt voor bij 10% van de populatie. Naast infecties en steenlijden zijn de meest frequente oorzaken: prostaataandoeningen, nierziekten, door medicamenten veroorzaakte hematurie en traumata in de nierloges. Vooral bij herhaald vaststellen van hematurie moet men altijd de kans op een maligniteit overwegen. Ook bij patiënten die bloedverdunners gebruiken is hematurie een diagnostische indicatie.

Behalve bij sporadisch optredende massale hematurie is er geen reden tot verwijzing naar de afdeling spoedeisende hulp van het ziekenhuis. Dat neemt niet weg dat spoedige analyse van het bloedverlies door de uroloog vaak vereist c.q. gewenst is. In zijn onderzoek zullen naast het echografische en röntgenologische buikoverzicht, CT-scan, IVP, MRI, cystoscopie, X-thorax en botscan een plaats kunnen vinden, voor zover de huisarts dit al niet heeft laten uitvoeren.

Blaascarcinoom en niercarcinoom verraden zich vaak door pijnloze hematurie. Vooral in de beginfase kan hematurie echter ontbreken, bij niercarcinoom zelfs in bijna de helft van de gevallen. Indicaties en methode van sedimentonderzoek worden besproken in hoofdstuk 8. Indien men bloed in de urine met het blote oog kan waarnemen, spreekt men van macroscopische hematurie. Als uitsluitend in het sediment of met de dipstickmethode erytrocyten worden aangetoond, bestaat er een microscopische hematurie. Hematurie kan intermitterend of continu aanwezig zijn. Indien geen oorzaak kan worden vastgesteld, spreekt men van idiopathische hematurie.

Joggershematurie ontstaat na lichamelijke inspanning en heeft geen klinische betekenis.

Pseudohematurie heeft geen relatie met de aanwezigheid van erytrocyten in de urine, maar ontstaat door voedsel of medicamenteuze componenten die urineverkleuring veroorzaken.

2 Epidemiologische gegevens over blaas/nierkanker

Blaaskanker staat op de vierde plaats van meest voorkomende maligniteiten bij mannen en op de zevende plaats van die bij vrouwen. De incidentie is in West-Europa en de Verenigde Staten hoger dan in andere streken. Reeds lange tijd is er onderzoek naar mogelijke risicofactoren voor het ontstaan van blaastumoren verricht. Naast de verhoogde kans door roken bleek dat recidiverende infecties en beroepsmatig contact met aromatische aminen risicoverhogend waren. Tegenwoordig komt beroepsmatige blootstelling aan deze toxische stoffen minder voor. Ook blaascarcinoom bij vrouwen wordt voor ongeveer 30% toegeschreven aan roken. Er wordt wel een familiaire clustering van blaaskanker gezien. Onderzoek op het gebied van genetische risicofactoren heeft nog geen therapeutische consequenties opgeleverd.

Uit gegevens van de continue morbiditeitsregistratie van het Nijmeegs Huisartsen Instituut bleek de incidentie van blaascarcinoom onder de 1 per 1000 te bedragen. Bijna alle patiënten waren ouder dan 65 jaar en van het mannelijk geslacht. Nier- en testiscarcinoom hadden samengevoegd dezelfde incidentie. Uit andere literatuurgegevens blijkt dat bij mannen blaaskanker viermaal zo vaak voorkomt als bij vrouwen. In West-Europese landen heeft niercarcinoom een incidentie van 12,2 per 100.000 mannen en 6,9 per 100.000 vrouwen. In Nederland worden 1500 niercarcinomen per jaar gediagnosticeerd; de sterfte bedraagt 700 gevallen per jaar. In het algemeen is de prognose afhankelijk van grootte en infiltratie van het tumorweefsel, maar vaak ongunstig.

Bij volwassenen is het adenocarcinoom (niercelcarcinoom, grawitztumor) de meest frequent voorkomende parenchymateuze tumor van de nier. De incidentie is in Nederland 12,2 per 100.000 mannen en 6,9 per 100.000 vrouwen. In Nederland worden per jaar 1500 niercelcarcinoomgevallen gediagnosticeerd en overlijden per jaar 700 mensen aan de aandoening. Over de oorzaak is weinig bekend.

Andere voorkomende tumoren van de nier zijn bijvoorbeeld fibrosarcoom, myosarcoom en urotheelcarcinoom.

Casus 1

Patiënte V. werd in 1959 ingeschreven in de praktijk; geboortejaar 1917 en weduwe sedert 1956. Ze had twee gezonde kinderen. Er bestond een belaste familieanamnese voor hart- en vaatziekten. Haar vader was op 72-jarige leeftijd overleden aan een nierziekte. Een broer overleed aan een nierziekte toen hij 58 jaar was. Haar matige kyfoscoliose veroorzaakte regelmatig lage rugpijn zonder uitstraling. In 1987 werd de diagnose primaire hypertensie gesteld (190/104) waarvoor medicamenteuze behandeling geïndiceerd was. In 1988 werd naar aanleiding van een iridocyclitis een analyse door de internist uitgevoerd. Behalve een verhoogde BSE vond deze geen afwijkingen. Hij adviseerde voortzetting van antihypertensieve therapie. Na verloop van enige maanden was de bezinking genormaliseerd.

In 1991 vond op verzoek van patiënte een preventief geneeskundig onderzoek plaats. Anamnestisch bleek er een inspanningsgebonden dyspneu, nycturie en gewichtsvermindering te bestaan. Bij lichamelijk onderzoek werd een zwelling in de rechter nierstreek gevoeld. Tensie 130/98 mm Hg, bloedonderzoek: glucose 5,8 mmol/l, cholesterol 3,9 mmol/l. In het urinesediment werden erytrocyten gevonden. Echografisch onderzoek van de buik toonde solide afwijkingen in de onderpolen van beide nieren aan. De X-thorax gaf vlekjes in beide longen. De diagnose grawitztumor met metastasen werd zeer waarschijnlijk geacht.

Patiënte werd verwezen naar de uroloog. Een CT-scan had als bevinding twee grote pathologische tumoren. De diagnose grawitztumor met metastasen in de longen werd bevestigd. De uroloog zag medisch-technisch geen therapeutische mogelijkheden. Voor de rugpijn werd zo nodig paracetamol geadviseerd. In de loop van 1992 was er een langzame achteruitgang van de algemene toestand. Patiënte moest meer hoesten en klaagde over misselijkheid. Door de familie werd een *second opinion* gewenst. Patiënte was daartoe niet bereid. Bloedonderzoek medio 1992: BSE 92 mm/uur, creatinine 71 umol/l, ureum 3,9 mmol/l, Hb 5,4 mmol/l.

1993: algemene zwakte neemt toe. Hb 4,7. Er werd gestart met tweemaal daags 5 mg prednison met als doel de vitaliteit tijdelijk te bevorderen. In de jaren 1993 tot en met 1995 bleef de algemene toestand stabiel, het Hb-gehalte schommelde tussen 5 en 6 mmol/l, creatinine steeds onder de 80 umol/l. Patiënte werd in principe eenmaal per drie maanden door de huisarts en eenmaal per zes maanden door de uroloog gezien. In 1996 werd de rugpijn erger. Een CT-scan van de wervelkolom gaf geen botmetastasen te zien. De rugpijn werd behandeld met een NSAID. Wegens daling van het Hb tot 4,3 mmol/l werden enkele malen poliklinisch *packed cells* toegediend. In de loop van het jaar verslechterde de algemene toestand na een valpartij. Patiënte kreeg ernstige diarree en een Hb van 4,4 mmol/l. Na enkele dagen opname op de afdeling interne geneeskunde overleed ze. Een definitieve verklaring van het plotselinge overlijden kon niet worden gegeven. Er werd geen sectie toegestaan. Opvallend is dat het creatininegehalte steeds normaal gebleven is.

Bespreking casus 1

Typisch in het ziektebeloop van deze oudere patiënte is de 'lange natuurlijke historie' van het niercelcarcinoom (grawitztumor) ondanks het bestaan van longmetastasen. Een niercelcarcinoom kan soms langdurig 'stabiel' blijven.

Bij een gemetastaseerd niercelcarcinoom worden zelfs spontane regressies beschreven. Maar met name bij jongere patiënten kan de tumor zich zeer agressief gedragen.

3 Therapievormen

Deze patiënte werd uitsluitend palliatief behandeld. Curatieve behandeling in de vorm van een radicale verwijdering van de tumor is aangewezen als er geen uitzaaiingen in de regionale lymfeklieren zijn, geen metastasen op afstand en als de tumor beperkt is tot het kapsel van Gerota (perirenaal vet). Ondanks het feit dat het in veel gevallen technisch mogelijk is de tumor ogenschijnlijk volledig te verwijderen, is de prognose slechter als de tumor door het eigenlijke nierkapsel ingroeit in het perirenale vet en/of als er een tumorthrombus in de vena renalis of vena cava aanwezig is.

Tot voor kort was het de gouden standaard om maligne niertumoren te behandelen met een open radicale tumornefrectomie. Tumornefrectomieën worden tegenwoordig steeds vaker laparoscopisch gedaan. Sinds een aantal jaren weten we dat een niersparende verwijdering van de tumor (partiële nefrectomie) oncologisch even effectief is als een totale nefrectomie. Technisch is een partiële nefrectomie echter niet altijd mogelijk. Vroeger werd dit alleen overwogen bij patiënten met een mononier. Ook de partiële nefrectomie wordt in centra waar veel ervaring is met laparoscopie, steeds vaker laparoscopisch uitgevoerd.

Slechts bij een heel klein aantal gemetastaseerde niertumoren zien we na nefrectomie een spontane regressie van de metastasen (minder dan 1% van de gevallen); ook dan is de prognose echter binnen enkele jaren infaust. Niercelcarcinomen zijn niet stralingsgevoelig; ze reageren ook niet goed op cytostatische of hormonale behandeling. Voor het gemetastaseerde niercelcarcinoom is tegenwoordig behandeling met immunotherapie (met interferon-alfa of interleukine-2) en met multikinaseremmers, angiogeneseremmers beschikbaar, zoals sunitinib (Sutent), sorafenib (Nexavar) en temsirolimus (Torisel). Hoewel er sprake is van een doorbraak (voor het eerst wordt effect gezien van medicamenteuze behandeling), zijn de resultaten nog matig. Een cytoreductieve nefrectomie verbetert het resultaat van de behandeling met immunotherapie bij gemetastaseerde ziekte enigszins. Of dit ook geldt voor de behandeling met multikinaseremmers is nog onduidelijk.

Casus 2

Een 54-jarige man, bekend met diabetes en hypertensie, maakte een ernstig invaliderend herseninfarct door. Tijdens de klinische opname werd door de internist de hypertensie geanalyseerd. Echografisch werden er twee geïsoleerde niercysten in de onderpool van de rechternier gevonden. In één cyste bevond zich een kleine solide massa. Nader onderzoek leerde dat er sprake was van een kleine grawitztumor. Er volgde een chirurgische verwijdering van de onderpool van de nier. In verband met toenemende complicaties van de diabetes, voornamelijk op cardiovasculair gebied, wordt patiënt door de internist en de laatste jaren ook door de cardioloog onder controle gehouden. Tot nu toe zijn er nooit tekenen gevonden van metastasering van de grawitztumor.

Bespreking casus 2

In deze casus wordt geïllustreerd dat met moderne beeldvormende technieken met grote mate van zekerheid kan worden vastgesteld of een tumor solide of cysteus is en of de solide massa 'aankleurt' (dus vitaal weefsel bevat). Ook solide partijen in een cysteuze massa kunnen worden geïdentificeerd. Of een solide massa maligne potentieel heeft, hangt bij het niercelcarcinoom af van de grootte. Tegenwoordig worden massa's met een doorsnede van 3 cm of meer in het algemeen chirurgisch verwijderd. Meestal gebeurt dit bij deze kleinere tumoren nu niersparend door middel van een enucleatie, wigexcisie of poolresectie. Tumoren die kleiner zijn dan drie cm metastaseren niet (of extreem zelden). In onderzoeksverband wordt gekeken of minimaal invasieve behandelingen zoals cryotherapie (bevriezen van de tumor) en radiofrequente ablatie (warmtebehandeling) voldoende effectief zijn bij gunstig gelegen kleine niercelcarcinomen (kleiner dan 3 tot 4 cm). Vooralsnog moeten deze behandelingen als experimenteel geclassificeerd worden, omdat meestal niet duidelijk is of de tumor volledig gedestrueerd is: er is namelijk geen postoperatieve histologie voorhanden en de gedestrueerde tumor wordt met regelmatige beeldvorming gevolgd. De criteria die hierbij gebruikt worden, moeten echter nog gevalideerd worden. De belangrijkste reden dat deze criteria die bij beeldvorming gebruikt worden nog niet gevalideerd zijn, is het ontbreken van langetermijnfollow-up. Verder kan de cumulatieve stralenbelasting van de follow-up-CT-scans die met regelmatige tussenposen verricht moeten worden, fors oplopen.

Casus 3

De heer A.P., zelfstandig ondernemer, had tussen 1971 en 1982 een aantal keren niersteenkolieken. Urolithiasis werd bevestigd door specialistisch urologisch onderzoek. In 1982 ontstond er een macroscopische hematurie. In eerste instantie werd toch weer gedacht aan lozing van een niersteen. Er was echter geen pijn en na vier weken was de hematurie niet verdwenen. Urologisch onderzoek bracht een maligne neoplasma van de blaaswand aan het licht (T3pT3NxM0G3). Na een serie voorbestralingen (destijds een toegepaste methode) werd een cystoprosta-ureterectomie verricht met de brickerprocedure.

Na enkele maanden kon patiënt zijn bedrijf weer volledig leiden. Tijdens periodieke controle door de uroloog werd in 1988 een pyelumsteen ontdekt. Niersteenvergruizing volgde.

> In 1991 kreeg patiënt een belemmering van de urineafvoer. Hij werd in eerste instantie behandeld met een verblijfskatheter in het urinestoma, omdat er tevens een dilatatie van het pyelumsysteem bestond met een fikse achteruitgang van de nierfunctie. Na tien dagen was de patiënt sterk verbeterd en de dilatatie verdwenen; de nierfunctie herstelde zich. In 1992 trad opnieuw een urineafvoerbelemmering op. Na drainage bleek er tevens een sterke infectie van de urinewegen te bestaan, een parastomale hernia en een inguinale hernia. Deze twee werden geopereerd en de brickerlis werd ingekort. Behoudens recidiverende nefrolithiasis maakte patiënt het goed. Een prolaps van het stoma gaf geen klachten. In 1998 werd een langzaam progressieve nierinsufficiëntie gediagnosticeerd. Mogelijk was de oorzaak hiervan deels gelegen in een niet te verdrijven *Klebsiella*-infectie van de urinewegen. Inmiddels kreeg patiënt een matige angina pectoris, verminderden de linkerkamerfunctie en de hypertensie. Patiënt werd uit urologische controle ontslagen, maar is wel onder controle van nefroloog en cardioloog.
>
> Patiënt is inmiddels 78 jaar, woont zelfstandig en gaat voorbeeldig om met zijn handicaps.

Bespreking casus 3

Bij deze patiënt bleek ondanks het feit dat er stenen aanwezig waren toch sprake te zijn van een agressieve blaastumor. Het is eigenlijk een illustratie van het oude adagium 'bij hematurie is er sprake van een maligniteit tot het tegendeel bewezen is'. Blaastumoren zijn meestal papillaire overgangsepitheeltumoren (transitionele celcarcinomen: TCC).

Als we van blaascarcinoom spreken, is het niet goed mogelijk om het over 'het' blaascarcinoom te hebben. Behandeling en prognose hangen sterk af van het tumorstadium. Het oppervlakkige blaascarcinoom omvat stadium Ta (geen ingroei in de lamina propria van de mucosa) en T1 (wel ingroei in de lamina propria maar niet in de musculus detrusor). Bij het blaascarcinoom wordt ook nog een ander oppervlakkig type onderscheiden: het carcinoma in situ (CIS). In tegenstelling tot wat men bij andere tumoren vaak denkt over CIS, gaan bij het blaascarcinoom alle alarmbellen rinkelen. Het carcinoma in situ, alleen of in combinatie met papillaire Ta- of T1-tumoren duidt een gevaarlijke situatie aan met grote kans op progressie van de tumor. Men spreekt over progressie als de tumor invasief wordt. Groeit de tumor in de spierlaag, dan spreken we van een T2-tumor; groeit hij door de spier tot in het perivesicale vet, dan is er sprake van een T3-tumor. T2- en T3-tumoren lijken bij cystoscopie vaak eerder solide dan papillair.

Oppervlakkige tumoren worden behandeld met transurethrale resectie (zie ook hoofdstuk 33), meestal gevolgd door een cyclus met cytostatische oplossingen, zoals mitomycine C, epirubicine en adriamycine. In internationaal verband (EORTIC) wordt gezocht naar de optimale schema's en doseringen. Deze instillaties kunnen de recidieffrequentie verlagen maar hebben geen duidelijke invloed op de tumorprogressie. In het algemeen is het blaascarcinoom resistent voor chemotherapie. Bij carcinoma in situ, al of niet in combinatie met T1, wordt meestal gekozen voor intravesicale BCG (*Bacille Calmette-Guerin*)-instillaties; deze instillaties hebben mogelijk een gunstige invloed op het progressiepercentage. Hoe BCG precies werkt, is nog grotendeels onbekend. Er zijn aanwijzingen dat BCG een immuunrespons induceert die invloed heeft op het antitumoreffect.

Invasieve blaastumoren worden, als er geen uitzaaiingen in de lymfeklieren of metastasen op afstand geconstateerd zijn, curatief behandeld met radiotherapie of met een radicale cystectomie in combinatie met een urineafleiding. Men dient echter te bedenken dat micro-uitzaaiingen vaak niet aantoonbaar zijn. Helaas is 85% van alle invasieve blaastumoren primair invasief. De patiënt in casus 3 is hier een voorbeeld van. Zijn meer dan twintig jaar overleving na het stellen van de diagnose is uitzonderlijk. Langdurige (cystoscopische) follow-up van patiënten met een primair oppervlakkige blaastumor zal een geringe invloed hebben op de mortaliteit als gevolg van het blaascarcinoom. In casus 3 werd als urineafleiding gekozen voor een uretero-ileo-cutaneostomie (operatie van Bricker). Tegenwoordig wordt bij jongere patiënten voor andere vormen gekozen, zoals een orthotope blaasvervanging met ileumneoblaas of een continent katheteriseerbaar reservoir zoals de Indiana pouch (zie ook hoofdstuk 39).

Het aantal invasieve blaastumoren bij mannen lijkt de laatste jaren te dalen, terwijl het bij vrouwen eerder lijkt toe te nemen. Waarschijnlijk heeft dit te maken met het feit dat mannen minder zijn gaan roken, terwijl deze slechte gewoonte bij vrouwen is toegenomen.

Leesadvies

Bangma CH (red.). Urologie. Hoofdstuk 2 Hematurie. Houten: Bohn Stafleu van Loghum, 2008.

21 Bemoeilijkte mictie bij oudere mannen

Dr. M.G. Spigt, drs. J.H. Hobbelen, drs. M.G.M. Kertzman en drs. C. van de Beek

1 Inleiding

Mictieklachten, zoals problemen met het ophouden van de plas of met het volledig ledigen van de blaas, vormen een groot probleem voor de oudere mannelijke bevolking. De prevalentie van mictieklachten in een populatie van mannen boven de 50 jaar wordt geschat op 30%. Daarbij is het de op één na meest voorkomende reden voor chirurgisch ingrijpen bij mannen ouder dan 60 jaar. Het taboe dat ooit heerste rond mictieklachten is een stuk minder geworden. De kans is daarom groot dat u een man op uw spreekuur krijgt die klaagt over zijn zwakke straal. In dit hoofdstuk wordt de problematiek van mictieklachten pragmatisch beschreven aan de hand van verschillende casussen.

> **Casus 1**
>
> Een 61-jarige man klaagt over een zeer zwakke straal. Dit heeft hij al jaren, maar zijn vrouw vond dat er nu maar eens wat aan gedaan moest worden. De huisarts neemt de IPSS af (score: 14, IPSS-kwaliteit-van-leven: 4) en voelt bij rectaal onderzoek een goedaardige, licht vergrote prostaat. Hij schrijft een alfablokker voor en momenteel zijn de klachten een heel stuk minder. De betreffende man is zeer tevreden over de behandeling.

2 Prostaatvergroting

Bij zo'n 80% van de mannen van 80 jaar en ouder is er sprake van prostaatvergroting. Benigne prostaathyperplasie (BPH) wordt om die reden gezien als een ouderdomsverschijnsel. BPH ontstaat in de transitionele zone van de prostaat. Dit is het gedeelte van de prostaat dat de urethra omvat. BPH kan leiden tot mictieklachten als de vergroting van de prostaat de urethra dichtdrukt. Hierdoor wordt de uitstroom van de urine vanuit de blaas belemmerd, wat resulteert in een zwakke urinestraal. De grootte van de prostaat kan gevoeld worden door middel van een rectaal toucher. De kracht van de urinestraal wordt gemeten met behulp van uroflowmetrie. Hierbij wordt gemeten hoeveel milliliter maximaal per seconde geplast wordt. Zo'n 24% van alle mannen tussen 40 en 44 jaar plast minder dan 15 ml/sec tegen 69% van de mannen ouder dan 70 jaar.

Het idee dat mictieklachten worden veroorzaakt door prostaatvergroting lijkt heel plausibel, maar de realiteit laat zich niet zo gemakkelijk vangen. Vele jaren van onderzoek naar de relatie tussen prostaatgrootte en mictieklachten laten zien dat de relatie tussen die twee op zijn hoogst zeer gering is. U moet zich daarom bij een rectaal toucher realiseren dat een zeer grote prostaat geen klachten hoeft te geven, terwijl veel ergere klachten kunnen vóórkomen zonder prostaatvergroting.

Waarschijnlijk speelt de blaas een belangrijke intermediaire rol in het ontstaan van klachten bij BPH. Zo is onder andere uit dierstudies, waarbij kunstmatig een obstructie werd aangebracht, gebleken dat een obstructie nadelige gevolgen kan hebben voor de blaas. Het feit dat klachten aanwezig kunnen zijn zonder een anatomisch aantoonbare obstructie suggereert dat blaasproblematiek op zichzelf eveneens veel klachten kan geven.

In de wetenschappelijke literatuur worden mictieklachten vaak gekwantificeerd door middel van de Internationale prostaatsymptoomscore (IPSS) (zie figuur 9.1). Deze lijst is in de huisartspraktijk heel bruikbaar om een indruk te krijgen van de aard en de ernst van de klachten. De kwaliteit-van-leven-vraag die aan deze lijst is toegevoegd geeft een indruk van de hinder die de patiënt van zijn klachten ondervindt. In hoofdstuk 9 wordt het gebruik van vragenlijsten en het plasdagboek besproken. Er worden twee verschillende typen mictieklachten onderscheiden: klachten met betrekking tot het vasthouden van de urine en klachten over het uitplassen ervan. De items 1, 3, 5 en 6 van de IPSS worden gezien als klachten over het uitplassen, de items 2, 4 en 7 zijn de 'opslag'klachten.

Voor het bepalen van de ernst van de klachten kan de volgende indeling worden gehanteerd: 0-7 geen/milde klachten, 8-19 matige (Engels: moderate) klachten, 20-35 ernstige klachten. De kwaliteit van leven wordt gescoord op een schaal van 0-6.

Behandeling

Milde en matige klachten behoeven vaak geen behandeling, tenzij de patiënt er zelf toch veel last van ondervindt, zoals in bovenstaande casus. Indien medicatie wordt overwogen, is een alfablokker de eerste keus. Daarnaast worden ook wel 5-alfareductaseremmers voorgeschreven en de laatste tijd worden ook steeds vaker plantenextracten (fytotherapie) gebruikt.

Alfablokker

De alfablokker vermindert urethrale weerstand door een relaxatie van het gladde spierweefsel in prostaat, urethra en blaashals. De alfablokkers van tegenwoordig zijn aanzienlijk specifieker dan de eerste alfablokkers. Hierdoor hebben zij minder effect op het gladde spierweefsel elders in het lichaam, zodat er minder bijwerkingen (hypotensie, duizeligheid) optreden. Alfablokkers geven in de meeste gevallen een snelle vermindering van de klachten. Het effect op de plaskracht is gering. Studies waarin verschillende alfablokkers met elkaar vergeleken zijn, tonen aan dat er weinig verschil is tussen de verschillende beschikbare middelen. Als er na zes weken geen verbetering is opgetreden, wordt de medicatie gestaakt. Is er wel effect, dan wordt de medicatie voor drie tot zes maanden voorgeschreven. Omdat er weinig bekend is over de effectiviteit van alfablokkers op de lange termijn en het natuurlijk beloop varieert, wordt in overleg met de patiënt na deze drie tot zes maanden gestopt met de medicatie om te beoordelen of de klachten weer toenemen.

5-*alfareductaseremmer (finasteride, dutasteride)*

5-alfareductaseremmers (5-ARR's) blokkeren de omzetting van testosteron naar dihydrotestosteron. De verminderde productie van dihydrotestosteron resulteert binnen een jaar in een 20 tot 30% kleinere prostaat. 5-ARR's lijken effectiever dan placebo, vooral wanneer de prostaat groot is, maar minder effectief dan alfablokkers in het verminderen van symptomen. Indien een 5-ARR voorgeschreven wordt, moet bij voorkeur eerst het PSA-gehalte bepaald worden, omdat een 5-ARR het PSA-gehalte halveert. Eventueel later diagnostisch gebruik van de PSA-bepaling is anders moeilijker te interpreteren.

Fytotherapie

Saw palmetto, bètasitosterol en serenoa repens zijn plantenextracten die in toenemende mate gebruikt worden bij mictieklachten. Zij lijken effectiever dan placebo, maar of zij effectiever zijn dan alfablokkers of finasteride is niet bekend.

Casus 2

Een 64-jarige man meldt zich bij de huisarts met als voornaamste klachten: pijn ter hoogte van het perineum en moeilijke defecatie (alsof er een prop zit). De prostaat is fors vergroot en pijnlijk bij rectaal toucher. In de urine zijn zeer veel bacteriën aanwezig. Gedacht wordt aan prostatitis en de man is met goed resultaat behandeld met Augmentin.

3 Prostatitis

Prostatitis is een belangrijke differentiaaldiagnose bij mictieklachten. Desalniettemin is er verbazingwekkend weinig wetenschappelijke informatie over deze aandoening. Uit een onderzoek naar het voorkomen van prostatits bleek dat een huisarts gemiddeld zo'n zestien patiënten met prostatitis per jaar ziet; urologen zien er gemiddeld 173 per jaar. De meest voorkomende verwekkers zijn de *E. coli*, *Klebsiella*, enterokokken en de *Pseudomonas*. Prostatitis wordt onderverdeeld in vier verschillende categorieën:
1. acute bacteriële prostatitis;
2. chronische bacteriële prostatitis;
3. chronische abacteriële prostatitis (ook wel chronic pelvic pain syndrome (CPPS) genoemd), inflammatoir en niet-inflammatoir;
4. asymptomatische inflammatoire prostatitis.

De meerderheid van de patiënten met prostatitis klaagt over pijn in prostaat en perineum. De meest gemelde mictieklachten bij een prostatitis zijn: vaak moeten plassen, zwakke straal en pijn bij het plassen. Naast de anamnese vormt urineonderzoek een belangrijk onderdeel van de diagnostiek bij verdenking op een prostatitis. Een acute bacteriële prostatitis is aannemelijk bij een positief midstraalurineonderzoek in combinatie met een pijnlijke en gezwollen prostaat. Tevens dient er een kweek van de urine gemaakt te worden.

Met behulp van de eind jaren zestig van de vorige eeuw ontwikkelde vierglazenproef kan onderscheid gemaakt worden tussen bacteriële en nonbacteriële en inflammatoire en non-inflammatoire chronische prostatitis. Het eerste monster dat wordt geanalyseerd bij deze test is afkomstig uit de eerstestraalsurine (eerste 10 ml van de plas). Het tweede monster is een midstraalmonster. Het prostaatsecreet na prostaatmassage vormt het derde monster en ten slotte wordt wederom de eerste 10 ml van de urine na prostaatmassage opgevangen. De vier monsters worden geanalyseerd op leukocyten en bacteriën. Als monster 1 positief is, wijst dat op een urethritis. Een positieve midstraal duidt op een cystitis of een acute prostatitis. Chronische prostatitis is bewezen als er meer dan tien leukocyten per gezichtsveld aanwezig zijn in het prostaatsecreet (derde monster) en/of als het aantal bacteriën in monster 4 duizendmaal zo hoog is als in monster 1. Nota bene: prostaatmassage is gecontra-indiceerd als er sprake is van een acute bacteriële prostatitis, in verband met mogelijk luxeren van een sepsis.

Ondanks het feit dat de vierglazenproef met kweek van het prostaatsecreet de gouden standaard is bij chronische prostatitis, lijkt er gezien de bewerkelijkheid van deze proef weinig plaats voor te zijn in de huisartspraktijk. Een eenvoudiger methode die wellicht wel toepasbaar is, is de analyse van de (eerstestraals)urine voor en na massage.

Behandeling

Volgens de NHG-Standaard is een tiendaagse kuur met Augmentin de behandeling van eerste keus bij een acute bacteriële prostatitis. Bij aanhoudende klachten is de uitslag van de kweek bepalend voor de tweede keuze: antibiotica. Indien de klachten hierna nog niet verdwenen zijn, wordt het lastig. Goede placebogecontroleerde onderzoeken naar de verschillende behandelmogelijkheden bij chronische prostatitis zijn tot nog toe niet gedaan. Behandelingen die desalniettemin overwogen kunnen worden, zijn: antibiotica, alfablokkers, NSAID's, fytotherapie en herhaalde prostaatmassage.

> **Casus 3**
>
> Een 68-jarige man komt op het spreekuur van de huisarts met pijn bij het plassen. Urineonderzoek laat zien dat er zeer veel bloed in de urine zit; de nitriettest is positief.
> De man heeft een lange voorgeschiedenis. Hij presenteerde zich een aantal jaren geleden voor het eerst met bloed in de urine. In het ziekenhuis, op de afdeling urologie, werd blaasontledigingsproblematiek met chronisch residu en afvloedbelemmering van de nieren bij een verminderde nierfunctie geconstateerd. Om de lediging van de blaas te stimuleren werd een TURP (transurethrale resectie van de prostaat) verricht, maar de klachten en de nierfunctiestoornissen bleven. Aangezien de afvloed van de nieren wel verbeterde met een verblijfskatheter, werd de man aangeleerd hoe hij intermitterend zelf een katheter kon aanbrengen.
> Om de huidige infectie tegen te gaan, wordt noroxin voorgeschreven. Gezien de moeite die de man ervaart met het zelf katheteriseren, is de verwachting dat urineweginfecties zullen blijven optreden en dat de nierfunctie met de jaren zal verslechteren.

4 Urineretentie

Met het toenemen van de leeftijd wordt de prostaat groter, de plaskracht minder en in een groot deel van de gevallen zullen ook de klachten toenemen. Hoewel mictieklachten meestal alleen lastig zijn, kan er toch een aantal serieuze complicaties optreden bij een voortschrijdende verslechterde functie van de lage urinewegen. De belangrijkste complicaties van mictieklachten zijn: acute/chronische urineretentie, herhaalde urineweginfecties, hydronefrose en zelfs nierfalen.

Bij acute urineretentie is de patiënt niet meer in staat een plas te initiëren. Uit longitudinaal onderzoek is bekend dat een patiënt van 60 jaar met matige of ernstige symptomen 13,7% kans heeft op een acute urineretentie in de komende tien jaar. Deze acute levensbedreigende situatie dient met spoed behandeld te worden door middel van het inbrengen van een katheter. Leeftijd, ernst van de klachten en plaskracht zijn belangrijke voorspellers voor een episode van acute urineretentie.

Een voortschrijdend disfunctioneren van de urinewegen kan tevens leiden tot chronische retentie. In een gezonde situatie komt de urine vanuit de ureters binnen in een lagedrukreservoir. Doordat de druk in de blaas tijdens vulling relatief laag is, stroomt de urine gemakkelijk vanuit de ureters de blaas in. Een goede lediging van de blaas is vervolgens afhankelijk van de uitstroomweerstand die de blaas ondervindt en de contractie van de m. detrusor. De uitstroomweerstand moet laag zijn en de contractie van de detrusor moet krachtig genoeg zijn en lang genoeg duren om alle urine te lozen. Doordat tijdens de mictie de ureterovesicale overgang dichtgedrukt wordt, wordt voorkomen dat er urine terugstroomt in de ureters.

Acute en chronische retentie kunnen uiteindelijk resulteren in hydronefrose of zelfs nierfalen. Men onderscheidt twee typen retentie: chronische lagedrukretentie en chronische hogedrukretentie. Bij chronische lagedrukretentie wordt de blaas, en daarbij dat deel van de ureter dat door de blaas loopt, opgerekt door overvulling. Deze verlenging van de verbinding tussen blaas en ureter zorgt voor een toegenomen weerstand tegen de uitstroom van urine uit de ureter resulterend in stenose in de ureters.

Chronische hogedrukretentie kan het gevolg zijn van chronische obstructie ter hoogte van de urethra door bijvoorbeeld prostaatvergroting. Door de obstructie wordt een extra beroep gedaan op de blaas. De blaas hypertrofieert en zal meer kracht leveren bij mictie om de toegenomen uitstroomweerstand te kunnen overbruggen. De druk in het reservoir en op de ureterovesicale overgang wordt hierdoor dusdanig hoog dat urine slecht uit de ureters kan stromen of zelfs kan terugstromen.

Als een patiënt met mictieklachten zich bij u meldt met een zwakke urinestraal, retentieklachten en/of algemene malaiseklachten, kan door middel van het serumcreatinine een indruk worden verkregen van de nierfunctie. Indien er dan op de echo sprake blijkt te zijn van hydronefrose naast nierfalen, dient operatie en/of zelfkatheterisatie te worden overwogen.

Leesadvies

Wolters RJ, Spigt MG, Van Reedt Dortland PFH, Gercama AJ, Klomp MLF, Romeijnders ACM, Starreveld JSl. NHG-Standaard Bemoeilijkte mictie bij oudere mannen. Huisarts Wet 2004; 47(12): 571-86.

Patiëntenvoorlichting

www.nhg.org.

22 Pijn bij het plassen (bij volwassenen)

Dr. A. Knuistingh Neven en prof. drs. J. Zwartendijk

1 Inleiding

Pijn bij het plassen is een klacht waarmee de huisarts regelmatig te maken krijgt. In een groot aantal gevallen wordt de klacht telefonisch verwerkt door de huisarts of door de assistente met een korte anamnese en urineonderzoek, gevolgd door een recept na overleg met de huisarts. Er zijn echter situaties waarin beoordeling en/of onderzoek door de huisarts geschiedt.

De klacht 'pijnlijke mictie' wordt in het registratiesysteem van het Transitieproject als nieuwe episode, de incidentie dus, op slechts 2,3 patiënten per 1000 patiënten vermeld. De prevalentie van 'pijnlijke' mictie is 1,7 per 1000 patiënten. Duidelijk zal zijn dat de klacht doorgaans in een (eind)diagnose in het registratiesysteem geregistreerd wordt. Voorbeelden zijn cystitis, acute pyelonefritis en prostatitis. De klacht komt meer voor bij vrouwen dan bij mannen. Bij vrouwen wordt de klacht vooral tussen 15 en 45 jaar aangetroffen. Bij mannen is er een duidelijke piek in de hoogbejaarde leeftijdsklasse.

Wordt er naar de einddiagnose gekeken bij episoden die beginnen met contactreden 'pijnlijke mictie', dan blijkt in verreweg de meeste gevallen sprake te zijn van een 'cystitis/urineweginfectie'. In 13% blijft de einddiagnoseklacht beperkt tot 'pijnlijke mictie'. Voorts worden ook niet-specifieke uretritis, prostatitis en pyelonefritis/pyelitis en 'geen ziekte' vermeld.

Vooral omdat de einddiagnose cystitis het meest voorkomt en de incidentie ervan neerkomt op 30 tot 40 per 1000 patiënten, is de registratie 'pijnlijke mictie' een klacht waarbij een duidelijke einddiagnose (nog) niet voorhanden is.

> **Casus 1**
>
> Mevrouw De W. belt tijdens het telefonisch spreekuur naar de huisarts. Ze heeft pijn bij het plassen en wil weer een kuurtje. Zij vraagt bovendien of ze nu eens iets kan krijgen om er definitief van af te zijn. U kent patiënte al langere tijd. Ze is 41 jaar, gehuwd en heeft drie kinderen. Ze werkt drie dagen per

week in de ouderenzorg. Tijdens het gesprek raadpleegt u haar elektronische medisch dossier. Ze heeft de eerste drie maanden van dit jaar twee keer een kuur gekregen in verband met een urineweginfectie. Het is nu dus de derde keer. Bij navraag zegt ze dat ze meermaals een opkomende infectie door veel te drinken net heeft weten te voorkomen. Er is geen sprake van koorts tijdens de 'blaasontstekingen'. Tijdens haar vakantie op een camping in Zuid-Limburg heeft ze ook een infectie gehad. Ze heeft bij een huisartspraktijk aldaar haar urine gebracht en via de assistente een kuur gekregen. Eigenlijk vindt ze het wel erg lastig worden. Soms is ze bij een beginnende infectie 's nachts in de weer, omdat ze niet kan slapen van het vele plassen, en het doet nog pijn ook. Maar ook tijdens haar werk is het natuurlijk storend. Al met al 'moet het maar afgelopen zijn met de kuurtjes en het weer afwachten tot het opnieuw terugkomt'.

U neemt met patiënte nog eens kort de algemene hygiënische adviezen door alsmede de huidige inzichten omtrent behandeling van urineweginfecties zowel bij acute klachten als bij recidiverende klachten. Daarna adviseert u patiënte een kuur met trimethoprim 300 mg gedurende vijf dagen en u spreekt met haar af dat zij na de kuur bij u langskomt met de urine om het nog eens rustig te bespreken. U vermeldt wel dat zij dan niet ongesteld moet zijn, omdat dan de urine onvoldoende beoordeeld kan worden en er bovendien ook inwendig onderzoek plaats zal vinden.

Casus 2

Tijdens de weekenddienst wordt een visite aangevraagd voor de heer De L. Volgens zijn echtgenote is hij sinds gisteren ziek met hoge koorts. U kent patiënt al langere tijd. Hij is een 46-jarige administrateur, iemand die zelden de huisarts raadpleegt. Bij aankomst tijdens de visiteronde op deze zaterdagmorgen maakt hij inderdaad een zieke indruk. Tijdens de anamnese vertelt hij dat hij al sinds enkele dagen pijn heeft bij het plassen. Hij moest wat vaker naar de wc, hetgeen zowel op zijn werk vergaderingen verstoorde als 's nachts een extra toiletgang noodzakelijk maakte. Hij veronderstelde dat het 'vanzelf gekomen was, en dus ook wel weer vanzelf zou weggaan'. Maar gisteren was hij koortsig en rillerig thuisgekomen en eigenlijk steeds beroerder geworden. Bij onderzoek is de buik wat gevoelig ('eigenlijk was alles pijnlijk'). Bij rectaal toucher is de prostaat zeer pijnlijk en voelt week en gezwollen aan. U verzoekt patiënt urine op te vangen en dit naar de praktijk te brengen. Dit was al voorzien, want zijn echtgenote overhandigt een flesje pas geloosde urine. De urine ziet er vies en troebel uit. De nitriettest is positief, zodat de diagnose prostatitis acuta gesteld wordt. Patiënt krijgt een kuur met amoxicilline/clavulaanzuur. U spreekt met patiënt en zijn echtgenote af dat zij de volgende morgen zullen bellen hoe het gegaan is. De volgende morgen meldt de echtgenote dat hij zich nog beroerder is gaan voelen: de medicijnen werden uitgebraakt en de koorts bleef rond

> 40 °C. Een nieuwe visite wordt afgesproken. De heer De Lange ziet er nu echt beroerd en ziek uit. Bij onderzoek is er ook slagpijn in de flanken. De mogelijkheid van een pyelonefritis acuta wordt waarschijnlijk geacht. Besloten wordt overleg te plegen met de uroloog in een naburig ziekenhuis. Patiënt wordt opgenomen. Na diagnostiek, onder meer afnemen van materiaal voor een kweek en echografie, wordt patiënt intraveneus met antibiotica behandeld. Na een week wordt hij ontslagen.

In casus 1 is er sprake van een ongecompliceerde urineweginfectie, waarbij de frequentie van de infecties tot verdere overwegingen aanleiding gaf. In casus 2 hebben we te maken met een acute prostatitis gevolgd door een opstijgende urineweginfectie met koorts en dus met een gecompliceerde urineweginfectie. In feite is dit ook het basale onderscheid dat in de NHG-Standaard Urineweginfecties gemaakt wordt: ongecompliceerde en gecompliceerde urineweginfecties. In principe worden urineweginfecties bij mannen, kinderen en zwangere vrouwen beschouwd als 'gecompliceerde' urineweginfecties.

2 Diagnostiek in de huisartspraktijk

De anamnese is een zeer belangrijk en richtinggevend onderdeel van het diagnostisch instrumentarium van de huisarts. Van belang is het natuurlijk te vragen hoe lang de klachten al bestaan en of er koorts bij (geweest) is. De plaats van de pijn kan ook een aanwijzing zijn voor de aard van de infectie. Pijn in buik en rug kan bij een ongecompliceerde urineweginfectie voorkomen, maar kan vooral in combinatie met koorts ook een aanwijzing zijn voor een opstijgende, dus gecompliceerde, infectie. Bij mannen met pijn bij mictie en pijn in het perineum zal er sneller aan een prostatitis gedacht worden. Bij vrouwen wordt gevraagd naar de aanwezigheid van overmatige vaginale afscheiding en jeuk.

Bij het lichamelijk onderzoek zal er gelet worden op afwijkingen in de onderbuik, waarbij met name eventuele blaasvulling en lokale afwijkingen de aandacht verdienen. Bij vrouwen kunnen gynaecologische afwijkingen, zoals vaginale atrofie, een prolaps of een descensus uteri (mede) oorzaak zijn van urineweginfecties. Bij vrouwen met een incidentele (d.w.z. niet vaker dan driemaal per jaar) ongecompliceerde urineweginfectie is lichamelijk onderzoek overbodig. Bij mannen dient in principe altijd lichamelijk onderzoek verricht te worden, waaronder een rectaal toucher.

3 Aanvullend urineonderzoek

Geadviseerd wordt midstraalurine te beoordelen. Hiertoe dienen instructies gegeven te worden: welke urineportie nodig is en wanneer de urine beoordeeld moet worden. Het is van belang de correct opgevangen urine binnen twee uur na lozing te beoordelen. De urine kan ook binnen 24 uur bekeken worden, mits in de koelkast bewaard.

Als eerste beoordeling wordt de nitriettest gebruikt. De specificiteit van de nitriettest is hoog (97%), zodat bij verdenking op een infectie de voorspellende waarde ook hoog zal zijn gezien het geringe aantal foutpositieve uitkomsten. Indien deze test negatief (evt. dus foutnegatief) is, behoort de dip slide (sensitiviteit 95%, specificiteit 99%) ingezet te worden of kan een sediment (sensitiviteit 89%, specificiteit 95%) gedraaid worden.

De dip slide wordt na 18 uur in een broedstoof of na > 24 uur bij kamertemperatuur beoordeeld. Mengflora is een aanwijzing dat er sprake is van contaminatie.

De beoordeling van het sediment vindt plaats nadat 10 ml urine gedurende 5 minuten op 2500 toeren/min gecentrifugeerd wordt. Daarna wordt het sediment met een vergroting van 400 × microscopisch beoordeeld. Er wordt dan vooral gekeken naar de aanwezige bacteriën. Het aantreffen van epitheelcellen duidt op contaminatie.

Een urinekweek met resistentiebepaling is geïndiceerd indien een gecompliceerde urineweginfectie vastgesteld is. Ook na twee behandelingen zonder succes is een kweek met resistentiebepaling nodig.

4 Diagnose urineweginfectie: ongecompliceerd of gecompliceerd

Indien er duidelijke klachten bestaan (een pijnlijke, frequente mictie) én de nitriettest is positief, dan is er sprake van een urineweginfectie. Ook kan deze diagnose gesteld worden indien de nitriettest negatief is maar de dip slide of het sediment positief.

De dip slide wordt positief beoordeeld indien er meer dan 10^4 kolonievormende eenheden per ml aangetroffen worden. Het sediment is positief indien er meer dan twintig bacteriën per gezichtsveld in het sediment waargenomen worden.

In het algemeen spreken we van een *ongecompliceerde urineweginfectie* indien er geen koorts aanwezig is. Is er wel koorts (> 38,5 °C), dan spreken we van een *gecompliceerde urineweginfectie*. Urineweginfecties tijdens de zwangerschap en acute prostatitis moeten ook als gecompliceerde urineweginfecties beschouwd en als zodanig behandeld worden.

5 Behandeling

Als voorlichting zijn algemene adviezen nuttig. De patiënt(e) wordt aangespoord veel te drinken, goed uit te plassen en de mictiedrang te beantwoorden. Ook plassen na de coïtus en perineale hygiëne na defecatie wordt (bij vrouwen) besproken. Voor de medicamenteuze therapie is het onderscheid tussen ongecompliceerd en gecompliceerd richtinggevend.

Bij *ongecompliceerde urineweginfecties* wordt gekozen tussen nitrofurantoïne of trimethoprim: nitrofurantoïne 200 mg per dag (in 2 tot 4 doses), trimethoprim 300 mg per dag (eenmaal 1 dosis). Bij vrouwen is een kuur van drie dagen voldoende; bij mannen wordt een kuur van zeven dagen geadviseerd. Is er weinig effect, dan kan de urine nogmaals gecontroleerd worden en zo nodig een andere keus worden gemaakt. Blijven de klachten bestaan, dan moet een kweek met resistentiebepaling tot de keuze van het juiste antibioticum leiden.

Bij *gecompliceerde urineweginfecties* worden in ieder geval een kweek en resistentiebepaling ingezet. Alvorens de uitslag af te wachten, wordt amoxicilline/clavulaanzuur 500/125 3 dd 1 gedurende tien dagen of co-trimoxazol (960 mg 2 dd 1 ged. 10 dagen) voorgeschreven. De uitslag van het urineonderzoek kan hier eventueel wijziging in brengen.

Een urineweginfectie bij zwangeren moet men altijd beschouwen als gecompliceerd. De antibiotica voor deze groep zijn nitrofurantoïne (200 mg/dag in 2 tot 4 doses) of amoxicilline (3 dd 500 mg ged. 1 week).

6 Recidiverende urineweginfecties

We spreken van recidiverende urineweginfecties indien deze infecties frequent optreden, bijvoorbeeld vier per jaar. Er zijn verschillende strategieën mogelijk:
– gedurende zes tot twaalf maanden wordt er 50-100 mg nitrofurantoïne of 100 mg trimethoprim 's avonds gegeven; er wordt zelfbehandeling geadviseerd, dat wil zeggen: vijf dagen tweemaal daags nitrofurantoïne 100 mg of drie dagen trimethoprim eenmaal daags 300 mg bij de eerste tekenen van infectie;
– indien er bij vrouwen verband lijkt te bestaan met de coïtus kan een profylactische behandeling toegepast worden. Binnen twee uur na de coïtus moet dan 50-100 mg nitrofurantoïne of 100 mg trimethoprim gebruikt worden. Ook deze behandeling dient zes tot twaalf maanden volgehouden te worden.

Bij postmenopauzale vrouwen kan het voorschrijven van oestrogenen (oraal of vaginaal) overwogen worden. De slijmvliesatrofie en kolonisatie van het slijmvlies met pathogene ziekteverwekkers worden hiermee verminderd.

7 Verwijzing

Bij mannen met een herhaalde urineweginfectie of een gecompliceerde infectie is een verwijzing naar de uroloog geïndiceerd om onderliggende pathologie op te sporen of uit te sluiten. Vrouwen worden verwezen voor verdere analyse indien er frequente urineweginfecties geweest zijn en de profylaxe onvoldoende resultaat gegeven heeft.

8 Analyse door de uroloog

Ongecompliceerde urineweginfecties

Verwijzing naar de uroloog heeft in de meeste gevallen van ongecompliceerde urineweginfecties weinig toegevoegde waarde. Het urologische onderzoek is erop gericht oorzaken op te sporen, de verwekker te vinden en corrigeerbare afwijkingen te behandelen. Hoewel zoals gezegd de opbrengst gering is, kan een analyse die 'niets' oplevert voor zowel patiënt als arts een geruststellende betekenis hebben.

De uroloog gaat als volgt te werk: een uitgebreide anamnese en lichamelijk onderzoek zijn uiteraard obligaat, gevolgd door uitgebreid aanvullend onderzoek. Bloedonderzoek (BSE, leukocyten, glucose en creatinine) is in feite zinloos omdat er nauwelijks aanknopingspunten te verwachten zijn.

Urineonderzoek

Naast een dipsticktest zal doorgaans ook het sediment beoordeeld worden. Een urinekweek zal ingezet worden om pathogene micro-organismen te beoordelen. De kwaliteit van het urinemonster is belangrijk. Van belang is dat er vers geloosde midstraalurine onderzocht wordt. In sommige gevallen zal de urine met behulp van katheterisatie of met suprapubische punctie moeten worden verkregen. Vooral bij recidiverende infecties is een kweek een goed hulpmiddel om vast te stellen of een re-infectie vanuit een haard uit de urinewegen plaatsvindt of dat er een nieuwe invasie 'van buitenaf' heeft plaatsgevonden.

Echografie

Vervolgens vindt analyse van de urinewegen met behulp van echografie plaats. Op deze wijze worden niergrootte, schorsdikte en aanwezigheid van hydronefrose beoordeeld. Voorts wordt er gekeken naar aanwezigheid van anomalieën en corpora aliena. Met echografie wordt ook belangrijke informatie verkregen over de aanwezigheid van residu na het uitplassen.

Endoscopie

Endoscopisch onderzoek levert doorgaans vrijwel geen bijzonderheden op. Soms vindt urethrakalibratie plaats en bij relatieve stenose een dilatatie. In de hedendaagse urologische literatuur wordt aan dit onderzoek en deze 'behandeling' geen aandacht meer geschonken. De waarde is niet aan te geven.

Röntgenonderzoek

Indien er bij echografisch onderzoek geen afwijkingen zijn vastgesteld, is er bij patiënten met ongecompliceerde urineweginfecties doorgaans geen indicatie voor röntgenologisch onderzoek. Bij verdenking op reflux zal een mictiecystogram deze afwijking meestal aan het licht brengen.

Gecompliceerde urineweginfecties

In de tweede casus is er sprake van een gecompliceerde urineweginfectie. De patiënt heeft symptomen die duiden op een acute prostatitis en bovendien ontwikkelt patiënt de verschijnselen van een pyelonefritis. Het mogelijk ontstaan van urosepsis (septische shock) is een zeer ernstige complicatie. Prostatitis wordt tegenwoordig gezien als een 'prostatitissyndroom' waarbij onderscheid wordt gemaakt in: acute prostatitis, chronische bacteriële prostatitis, chronische abacteriële prostatitis en prostatodynie. Deze in de praktijk goed bruikbare indeling werd in 1995 als volgt gemodificeerd:
– acute prostatitis;
– chronische bacteriële prostatitis;
– chronisch pelvien pijnsyndroom:
  • op basis van ontsteking;
  • niet inflammatoir;
– asymptomatische inflammatoire prostatitis (histologisch).

Diagnostiek bij gecompliceerde infecties

De diagnose wordt gesteld op grond van anamnese, lichamelijk onderzoek en laboratoriumonderzoek van urine en prostaatexprimaat. Klassiek is de drieglazenproef, waarbij de eerste hoeveelheid geloosde urine representatief is voor urethrale infecties, de midstraal, tweede portie, voor de blaas en de hogere urinewegen en de derde portie, na prostaatmassage geloosd, voor de prostaat.

Ook kan prostaatvocht verkregen bij prostaatmassage voor beoordeling worden gebruikt. Gelet wordt op kweekresultaat en aanwezigheid van leukocyten in het exprimaat. Prostaatmassage is gecontra-indiceerd bij acute prostatitis. In alle gevallen van urineweginfecties en koorts zal onderzoek van de urinewegen plaatsvinden.

Beeldvormend onderzoek

Bij beeldvormende diagnostiek is echografie de eerste keuze. Belangrijk is de beoordeling van een residu na mictie. Een buikoverzichtsfoto geeft aanwijzingen voor een mogelijk steenlijden. Onderzoek van de hogere urinewegen dient plaats te vinden indien er aanwijzingen bestaan voor weefselinvasie, bijvoorbeeld koorts. Het gegeven dat een acute prostatitis (zoals in de tweede casus) leidt tot pyelonefritis, is een indicatie tot aanvullend onderzoek naar de hogere urinewegen. Tegenwoordig betekent dit een spiraal-CT. Een mictiecystogram zal reflux kunnen aantonen. Er is geen plaats voor endoscopisch onderzoek.

Dankbetuiging

Wij danken mevrouw E. van Pienbroek voor haar adviezen en het kritisch nalezen van dit hoofdstuk.

Leesadvies

Bangma CH (red.). Urologie. 2e druk. Houten: Bohn Stafleu van Loghum, 2008.
CBO Consensus Urineweginfecties (herz.). Utrecht: Centraal Begeleidingsorgaan voor de Intercollegiale Toetsing, 1999.
Farmacotherapeutisch Kompas 2009. Amstelveen: Commissie Farmacotherapeutische Hulp van het College voor Zorgverzekeringen, 2009.
Haaren KAM van, Visser HS, Vliet S van, Timmermans AE, Yadava R, Geerlings SE, Ter Riet G, Pinxteren B van. NHG-Standaard Urineweginfectie. Huisarts Wet 2005; (8): 341-52.

Patiëntenvoorlichting

www.nhg.org.

23 Frequente mictie (al dan niet pijnlijk) en blaaspijnsyndroom/interstitiële cystitis (BPS/IC)

Dr. J.J. Bade en prof. dr. A. Prins

1 Inleiding

Dit hoofdstuk behandelt frequente mictie zonder directe aanwijzingen voor een organische oorzaak en zonder incontinentie. De klacht van (te) vaak plassen komt in de praktijk van de huisarts veel voor. De klacht is meestal gecombineerd met andere klachten in relatie met de urinelozing, zoals pijn en/of branderigheid tijdens het plassen, incontinentie, slappe urinestraal. De meest frequente oorzaak in de huisartspraktijk is een urineweginfectie. De incidentie daarvan is 30 à 40 per 1000 patiënten per jaar en betreft voor 80 à 90% vrouwen. Bij mannen met prostaathypertrofie is frequente mictie vaak een reden de huisarts te bezoeken. Afhankelijk van de gebruikte diagnostische criteria en afhankelijk van de leeftijdscategorie van de patiënten variëren de prevalentiecijfers van prostaathypertrofie van 9 tot 102 per 1000 mannen per jaar. Na recente bestralingen onder in de buik (bijvoorbeeld bij blaas- of prostaatcarcinoom) komt frequente mictie vaak voor (radiatiecystitis), maar patiënten zijn hierover in het algemeen voorgelicht door de behandelend specialist.

Daarnaast zijn er neurologische aandoeningen (CVA, ziekte van Parkinson) die gepaard gaan met frequente mictie of zich zelfs kunnen presenteren met frequente mictie (multipele sclerose). Meestal gaat het dan om een hyperreflectoire blaas, die op een ongewild moment en ongewenste plaats samentrekt waardoor de patiënt net wel of net niet (urge-incontinentie) op tijd de wc haalt. Daarnaast komt frequente mictie ook voor door een hyperactieve blaas e.c.i., met hetzelfde gevolg. Voor een hyperactieve blaas e.c.i. is internationaal de term overactieve blaas (OAB) ontwikkeld en geaccepteerd ('over active bladder' in het Engels). Dit wordt behandeld in hoofdstuk 24.

Hetzelfde is gebeurd met interstitiële cystitis. In een trans-Atlantische inspanning en samenwerking van urologen is besloten primair de term Bladder Pain Syndrome (BPS) te gebruiken, naast 'interstitial cystitis'. Men spreekt nu van blaaspijnsyndroom/interstitiële cystitis (BPS/IC).

Pijn is een essentieel onderscheid tussen een overactieve blaas (OAB) en blaaspijnsyndroom/interstitiële cystitis (BPS/IC). Op basis van de anamnese, aangevuld met resultaten van lichamelijk onderzoek en eenvoudig laboratoriumonderzoek, kan de huisarts meestal tot een (waarschijnlijkheids)diagnose komen. In hoofdstuk 8 zijn deze onderzoeksmethoden beschreven.

Een belangrijke vraag is of de kwaliteit van leven door het vele plassen is achteruitgegaan en/of patiënt kan aangeven wanneer en mogelijk waardoor de symptomen zijn begonnen. Is er sprake van veel of van vaak plassen? Structureel of incidenteel? Haalt de patiënt altijd op tijd de wc? Recent onderzoek heeft aangetoond dat een 24 uursregistratie even representatief is als een zevendaagse. Registratie van het plasgedrag (plaslijst of mictiedagboek) door de patiënt geeft waardevolle objectieve informatie, zoals eerder besproken in hoofdstuk 9. De plasfrequentie is immers afhankelijk van de 24 uursurineproductie en de blaascapaciteit. De gemiddelde 24 uursurineproductie bedraagt circa 1500 ml en de gemiddelde mictiefrequentie is vier- tot achtmaal per 24 uur. Polyurie kan het gevolg zijn van veel drinken (psychogene polydipsie) of van somatische aandoeningen (diabetes mellitus, diabetes insipidus). Indien men gedurende de nacht meer dan een derde van het totale volume uitplast, kan dit wijzen op vochtretentie, bijvoorbeeld door manifest hartfalen of het gebruik van snelwerkende diuretica in de avond. De resultaten die verkregen worden met het plasdagboek kunnen bij een deel van de patiënten urodynamisch onderzoek door de uroloog, zoals beschreven in hoofdstuk 14, voorkomen.

Casus: patiënte met frequente mictie

Patiënte, mevrouw Z., leeftijd 72 jaar, is reeds 41 jaar ingeschreven in dezelfde huisartspraktijk. Ze komt vergezeld door haar zoon, afscheid nemen. Wegens een beginnend dementiesyndroom gaat ze verhuizen naar een woon-zorgcomplex elders. Vóór het afscheidsbezoek hebt u haar omvangrijke medisch dossier doorgenomen om nog eens na te gaan waarom bij haar op 57-jarige leeftijd de blaas verwijderd is. U weet dat er destijds geen sprake was van een maligniteit en de reden zou een chronische ontsteking zijn geweest. U was toen nog niet in de praktijk werkzaam en vraagt zich af of men deze toch mutilerende ingreep bij afwezigheid van maligniteit nu nog zo zou uitvoeren. Had een behandeling van urineweginfecties met thans beschikbare middelen de cystectomie kunnen voorkomen? U kent geen andere patiënt met deze ingreep voor een infectie. Het urinestoma was aanvankelijk voor haar zeer beladen, later was er acceptatie en kon ze het zelf uitstekend verzorgen. Door haar cognitieve achteruitgang is ze hiervoor het laatste jaar aangewezen geweest op hulp van de wijkverpleegkundige.

Het medisch dossier leert u het volgende. Na de geboorte van haar zoon, patiënte was toen 39 jaar, kreeg ze steeds terugkerende blaasontstekingen. Aanvankelijk werd ze hiervoor behandeld met diverse antibiotica. Deze hielpen dan wel enigszins, maar na verloop van tijd nam de plasfrequentie toe, gepaard met een bijna continue pijn onder in de buik. Hoewel de huisarts bij herhaling geen leukocyten in het urinesediment kon vinden maar wel vier tot zes erytrocyten per gezichtsveld, klaagde patiënte toch over het gevoel van een

> blaasontsteking. Patiënte werd verwezen naar een uroloog. Bij uitgebreid urologisch onderzoek kon deze geen verklaring vinden voor de frequente mictie en de microscopische hematurie. Hij adviseerde een gynaecologisch consult.
> De gynaecoloog vond een geringe colpitis; behandeling daarvan mocht niet baten. De internist vond enige diverticulosis en wat men toen een spastisch colon (nu IBS) noemde. Diverse therapievoorschriften hielpen niet. Wegens aangetoonde galstenen en vage buikpijn werd een cholecystectomie annex appendectomie uitgevoerd. Wegens atrofie van het vaginale slijmvlies werd patiënte lokaal behandeld met oestrogeenbevattende crème. Een psychiater vond behalve een beperkte intelligentie geen pathologische kenmerken. Ondertussen kwam patiënte onder behandeling van een andere uroloog. Uitgebreide analyse van het urogenitale systeem, cystoscopie en proefexcisies uit de blaaswand gaven uiteindelijk de diagnose interstitiële cystitis. Er volgde nu een periode met onder andere blaasinstillaties met medicatie. Maar uiteindelijk moest patiënte dag en nacht om de één à twee uur naar het toilet. Door de inmiddels minimaal geworden blaascapaciteit en de fibrotisch verdikte blaaswand was geen medicamenteuze behandeling meer mogelijk. Uiteindelijk werd een cystectomie aangeraden als enige oplossing en patiënte was bereid de operatie te ondergaan. Deze verliep zonder complicaties.

De casus vormt voor de auteur van dit hoofdstuk (specialist) aanleiding om aandacht te schenken aan de moderne inzichten over diagnose en therapie van deze vorm van cystitis.

2 Blaaspijnsyndroom/Interstitiële cystitis (BPS/IC)

Definitie

De casus illustreert dat interstitiële cystitis niet alleen ernstige invaliderende en chronische symptomen kan geven, maar zonder diagnose ook leidt tot een lange medische zwerftocht, onbegrip, wanhoop, onterechte psychosomatisering en invaliderende chirurgie. Het tijdig herkennen van de klachten en stellen van de diagnose kan veel leed voorkomen.

Interstitiële cystitis of blaaspijnsyndroom is een blaasaandoening gekenmerkt door pijn onder in de buik, toenemend bij blaasvulling (dus plassen verlicht de pijn), frequente mictie, nycturie en soms (microscopische) hematurie, bij exclusie van andere oorzaken zoals bacteriële infectie, radiatie cystitis, blaasmaligniteit, urogenitale tbc, gynaecologische maligniteit of fistel.

De oorzaak is niet bekend. De meest gangbare hypothese is een auto-immuunreactie van de blaaswand tegen de eigen urine, waarbij post of propter de beschermende mucuslaag aan de binnenzijde van de blaas beschadigd raakt.

Het klachtenpatroon is typisch en zeer karakteristiek, maar de hevigheid varieert van mild naar matig tot zeer hevig. Alleen in de laatste categorie is blaasvervanging uiteindelijk onontkoombaar. Maar juist de mildere vormen kunnen veel baat hebben bij het vroegtijdig stellen van de juiste diagnose en symptomatische behandeling.

Epidemiologie

Het was de arts-chirurg Hunner die in 1914 met de eerste uitgebreide presentaties en publicaties over deze aandoening kwam. Hij beschreef de typische symptomen, blaaspijn, frequente mictie en dyspareunie, bij jonge vrouwen tussen de 20 en 40 jaar. Zijn beschrijving van de blaaswand bij cystoscopie, waarbij na aanraking met een wattenstaafje een bloedend ulcus ontstond, is klassiek geworden. Het zogenaamde hunnerulcus herinnert hieraan.

Onderzoek in 1992 onder urologen in Nederland gaf een prevalentie van 8 tot 16 patiënten met interstitiële cystitis per 100.000 vrouwen. In Japan is een prevalentie van 5 per 100.000 vrouwen. Dit contrasteerde met de prevalentie van wel 500 interstitiëlecystitispatiënten per 100.000 zoals gemeld in de Verenigde Staten. Een verklaring voor het trans-Atlantische verschil werd gevonden in de bekendheid met, c.q. alertheid voor het ziektebeeld onder artsen en patiënten. Met de oprichting van de Interstitiële Cystitis Patiëntenvereniging (1997) in Nederland en door het internet is de bekendheid met het ziektebeeld onder patiënten sterk gestegen. Een recent bevolkingsonderzoek (2002) in Finland gaf een prevalentie van 450 IC-patiënten per 100.000 volwassen vrouwen. In het ziekenhuis van Oss was van 1996-2006 een nationale BPS/IC-kliniek gevestigd. Ervan uitgaande dat in deze tien jaar elke BPS/IC-patiënt in de directe adherentie van het ziekenhuis Oss door haar/zijn huisarts verwezen is, blijken dat 87 BPS/IC-patiënten uit Oss en directe omgeving te zijn, met een adherentie van circa 50.000 vrouwen van 18+ jaar. Dat is een prevalentie van 160-180 per 100.000 volwassen vrouwen. Dit betekent voor de huisartsenpraktijk twee blaaspijnsyndroom/interstitiëlecystitispatiënten per 1000 vrouwen. En in dit indirecte populatieonderzoek is er een prevalentie die tienmaal hoger is dan het enquêteonderzoek onder urologen in 1992.

De aandoening komt vooral bij vrouwen voor; negen van de tien patiënten zijn vrouw. Het kan op elke leeftijd beginnen, maar de grootste groep is van middelbare leeftijd. Het begint vaak subacuut, waarbij patiënten ook jaren later nog weten hoe en wanneer het begon. Bij zo'n 20% gaat een operatie (meestal gynaecologisch) of een bevalling aan de klachten vooraf. Bij circa 90% worden de eerste klachten geduid als een UWI (urineweginfectie). Omdat het beloop 'golvend' is, met zeker in het begin ook klachtenvrije episoden, wordt de diagnose vaak pas na jaren gesteld.

Klachten

De eerste presentatie bij de huisarts is sterk wisselend. Afhankelijk van leeftijd, karakterstructuur en sociale setting presenteren sommigen zich met pijn onder in de buik, anderen met frequente mictie, maar ook met incontinentie, nycturie of dyspareunie. In vrijwel alle gevallen resulteert het eerste consult in de diagnose UWI en een antibioticakuur. Door irritatie van de blaaswand is het sediment vaak positief voor leukocyten en erytrocyten. Zijn de klachten eenmaal benoemd als UWI, dan worden het al snel recidiverende UWI's en herhaalde antibioticakuren. Patiënten presenteren zich dan met 'dokter, ik heb weer een blaasontsteking'. Het is essentieel dat de huisarts (en uroloog) zich bij elke patiënt met recidiverende UWI's afvraagt of het wel echt bacteriële infecties zijn. Is er sprake van strangurie, branderigheid tijdens het plassen, stinkende urine en een snel effect van de antibiotica? Zijn er 'positieve' urinekweken? Bij interstitiële cystitis slaan de antibiotica vaak laat aan, of pas bij de tweede of derde kuur, niet door de antibiotica maar door een spontane remissie. De klachten kenmerken zich immers door oplaaiing en spontane remissies. Typisch is de pijnlijke druk onder in de buik, dan wel onder in de vagina, bij de plasbuis. Als de blaas zich vult, geeft dit een ondraaglijke drang tot urineren, zonder incontinentie, want de wc wordt altijd gehaald. Dit is een belangrijk onderscheid met de hyperactieve blaas, die vooral drang geeft en vaak de urine eruit perst voordat de patiënt op de wc is. Plassen verlicht, met als gevolg dat de mictiefrequentie snel toeneemt, ook 's nachts. Patiënten 'winkelen' van wc naar wc. Elke autorit wordt een bezoeking. Ze zitten steeds vaker en langer op de wc, met als gevolg een vicieuze cirkel met steeds meer irritatie van blaas en bekkenbodem. Een spastische bekkenbodem ontstaat, waardoor de pijn gaat uitstralen naar rug en bovenbenen. Het worden pijnscheuten, 'alsof er met een mes door mijn blaas gestoken wordt, dokter'. Dyspareunie is dan ook een belangrijk symptoom, ook al wordt het meestal niet als klacht gepresenteerd. De nycturie kan oplopen tot boven de tienmaal per nacht, met ernstig slaaptekort als gevolg. Onbegrip bij de omgeving, het uitblijven van een diagnose en therapeutisch resultaat sluiten de vicieuze cirkel en laten een ontredderde, wanhopige patiënt achter met suïcidale neigingen. Werkende vrouwen belanden vaak in de WAO/WIA.

Diagnostiek

Als men het beeld kent, zal men dit bij het diagnostisch proces vaker overwegen. Daarnaast is het een diagnosis per exclusionem, dus met uitsluiting van andere somatische oorzaken, zoals in de inleiding al aangegeven. Tabel 23.1 geeft hiervan een opsomming.

Anamnese

De anamnese is dé pijler van de diagnose. Bij iedere patiënt met 'recidiverende UWI'-klachten die langer dan een jaar bestaan moet aan interstitiële cystitis gedacht worden. Essentieel is de vraag: wat zijn dan uw klachten? Want vaak presenteert de patiënt zich met de mededeling 'dokter, ik heb weer een blaasontsteking'. Maar wat zijn dan de klachten? Waarom plast patiënte zo vaak: omdat zij anders de wc niet haalt of omdat de druk, de drang te sterk, ja te pijnlijk wordt. Er is dus sprake van pijn. En hoe is dat dan bij het vrijen? En waarom gaat u 's nachts steeds naar de wc? Wordt u anders nat? Bent u toch wakker? Een interstitiëlecystitispatiënt zal altijd wakker worden

Tabel 23.1	Exclusieve diagnosen van interstitiële cystitis.
diagnose	*typische klacht of bevinding*
urineweginfectie	strangurie, stinkende urine en positieve urineweek
urineretentie	percutoir vergrote blaas met 'overloop' frequency en incontinentie
carcinoma in situ van de blaas	erytrocyturie persisteert, naast pijn en frequente mictie
gynaecologische tumor	vaginaal bloedverlies en/of afwijkend VT
gynaecologische fistel	recente gynaecologische operatie in de anamnese, druppelincontinentie
blaassteen	continue klachten, soms urolithiasis in de voorgeschiedenis
radiatiecystitis	bestraling in de voorgeschiedenis
urogenitale tuberculosis	als kind tbc, land van herkomst, familie of reis naar de tropen
neurogene blaas	neurologische nevendiagnose, bijv. ziekte van Parkinson, MS of CVA
urge-incontinentie	patiënt haalt wc niet
prostatodynie	perineale pijn overheerst, normale mictiefrequentie
spastisch-bekkenpijnsyndroom	stekende pijnen, vaak naar benen, normale mictiefrequentie

door de pijnlijke druk op de blaas, die hem of haar dwingt naar de wc te gaan. Als de huisarts eenmaal de diagnose UWI wantrouwt, of de pijnklachten onder in de buik uitvraagt, ligt de weg naar de diagnose interstitiële cystitis open. En daarmee kan een eindeloze en nutteloze zoektocht langs gynaecoloog (met bijvoorbeeld diagnostische laparoscopie, adnexectomie), internist (met bijvoorbeeld coloscopie en spastisch colon) en chirurg (met bijvoorbeeld appendectomie) voorkomen worden. Voor het stellen van de diagnose en in studies over de effecten van behandeling worden ook gevalideerde vragenlijsten gebruikt, zoals de O'Leary-Sant IC symptoomscore en de Wisconsin Symptom Index.

Urinekweek

Het primaire aanvullende onderzoek van blaasklachten in de huisartspraktijk is het urinesediment of de urinestick. Bij interstitiële cystitis kan dit gemakkelijk foutpositieve uitslagen geven, omdat ook bij interstitiële cystitis de blaas erg geïrriteerd is en de urine vervuild raakt met leukocyten en erytrocyten. Mogelijk dragen cytokinen in de urine bij aan foutpositieve uitslagen van de urinestick. In deze gevallen biedt een urinekweek uitkomst. Liefst een ochtendportie op het moment dat de patiënt weer klachten ervaart.

Mictielijst

Een eenvoudig en uiterst effectief diagnostisch hulpmiddel is de mictielijst, zoals ook in de inleiding genoemd. De patiënt kan zelf een lijstje maken en gewoon 24 uur lang het tijdstip en de hoeveelheid urine (maatbeker) noteren. Het geeft de huisarts een schat aan informatie. In de eerste plaats over de werkelijke mictiefrequentie, die vaak flink kan afwijken van de subjectieve schatting door de patiënt. Verder een indruk van de volumina, waarbij het maximale volume op de lijst staat voor de functionele blaascapaciteit. Deze is gemiddeld 450 cc bij mensen zonder blaasklachten. En ten slotte het totale volume; indien dit meer dan 3,5 liter is, is er sprake van polyurie en dus ook polydipsie. Het spreekt voor zich dat dit de mictiefrequentie zal verhogen.

De trias van lang (> 1 jaar) bestaande blaasklachten, pijn onder in de buik of vagina en frequente mictie zonder andere oorzaak (zie tabel 23.1) maakt de diagnose interstitiële cystitis rond.

Verwijzingen

Tijdens een uitbraak van de klachten kan een patiënt zo veel klachten hebben (zie paragraaf 2.3) dat verwijzing naar een uroloog zinvol is. Deze zal gemakkelijker andere oorzaken kunnen uitsluiten en ook meer invasieve diagnostiek kunnen uitvoeren. In de urologische praktijk zijn vaak voorgedrukte mictielijsten beschikbaar (figuur 23.1).

Daarnaast kan de uroloog gebruikmaken van de zogenaamde kaliumtest. Hierbij wordt een verdunde kaliumoplossing in de blaas gebracht. Normaliter veroorzaakt dit geen enkele klacht, omdat de kaliumexcretie in de urine relatief hoog is. Bij interstitiële cystitis echter is de mucuslaag die over het urotheel ligt vaak aangetast, waardoor kalium in het interstitium komt en vaak heftige drang en pijn veroorzaakt.

Een tweede diagnostisch onderzoek dat de uroloog kan verrichten, is de cystoscopie onder anesthesie. Dit laatste is noodzakelijk om het onderzoek voor de (interstitiëlecystitis)patiënt draaglijk te maken én de typische bevindingen, zoals reeds beschreven door Hunner in 1914, te zien: een gave blaasmucosa bij eerste vulling en inspectie, gevolgd door typische mucosabloedingen, ook wel petechieën of glomerulaties genoemd, bij tweede vulling en inspectie. Deze kunnen spontaan zo uitbundig bloeden dat van 'huilen van de blaas' gesproken wordt. Alhoewel niet pathognomonisch voor de diagnose interstitiële cystitis, dragen zij daar wel sterk toe bij (figuur 23.2).

Het nemen van blaasbiopten dient vooral ter uitsluiting van andere diagnosen, zoals carcinoma in situ. Ook voor de uroloog zal orale medicatie eerste

Maatschap Urologie Korsou

Ofisina:
Sta Rosaweg 56B
Tel: 767-0651 / 75
Fax: 767-0678

Urologen:
Dr. Wissem A. Isa
Dr. Jurjen J. Bade

DATUM: 8 maart '09

	Tijd van plassen	Gemeten cc		Tijd van Plassen	Gemeten cc
1	06 30	155 cc	18	07 00	110 cc
2	07 20	50 cc	19		
3	07 30	40 cc	20		
4	08 10	35 cc	21		
5	10 45	100 cc	22		
6	14 05	90 cc	23		
7	17 35	105 cc	24		
8	20 05	60 cc	25		
9	20 25	40 cc	26		
10	20 55	70 cc	27		
11	21 30	110 cc	28		
12	22 45	95 cc	29		
13	00 40	80 cc	30		
14	02 10	30 cc	31		
15	03 45	50 cc	32		
16	05 05	110 cc	33		
17	05 10	20 c.	34		

Figuur 23.1
Voorgedrukte mictielijst.

keus zijn. Daarnaast zijn er blaasspoelingen mogelijk, of meer invasieve therapieën in de zin van sacrale neuromodulatie, lasercoagulatie van de blaaslaesies, hydrodistensie (Helmstein) van de blaas en in de ernstigste gevallen (5-10%) een blaasvervanging met (in)continentiestoma.

Behandeling/therapie

Alleen het stellen en vertellen van de diagnose heeft vaak al een belangrijk therapeutisch effect. Het is nadrukkelijk geen kwaadaardigheid. De aandoening, het probleem, zit heel zeker in de blaas en niet tussen de oren. Maar net als bij elke andere chronische aandoening of pijn heeft het wel psychi-

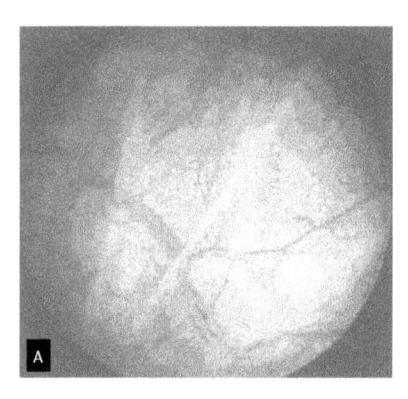

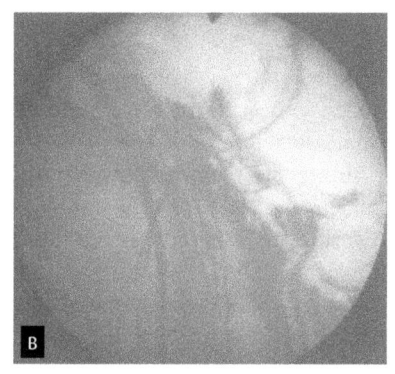

Figuur 23.2
a en b Typische mucosabloedingen bij interstitiële cystitis. b Het bloeden kan zo uitbundig zijn dat van 'huilen van de blaas' gesproken wordt.

sche impact. De persoonlijkheid en het karakter van een interstitiëlecystitispatiënt bepaalt mede hoe hij of zij ermee omgaat. Er is nog steeds geen genezende behandeling voorhanden, derhalve is er alleen symptomatische therapie.

Amitriptyline in lage dosis is matig effectief gebleken bij interstitiële cystitis. Een dosis van 10 mg of 25 mg wordt gegeven 's avonds voor het slapen. Het heeft een pijndempende en remmende werking op de blaas en geeft daarnaast slaperigheid, waardoor vooral de nachten verbeteren, patiënt uitgerust raakt en er overdag ook beter tegen kan. Belangrijk is de patiënt uitleg te geven en te waarschuwen dat de slaperigheid overdag niet meteen maar binnen twee weken verdwijnt. Als het medicijn aanslaat, kan het intermitterend gebruikt worden bij 'relapses'. Een alternatief is hydroxyzinedihydrochloride (Atarax) 25 mg, een antihistaminicum met dezelfde remmende werking op de blaas, maar met minder pijndemping. De effectiviteit van cimetidine, (3 dd 200 mg) (Tagamet) is in een, niet-gerandomiseerde, placebogecontroleerde studie aangetoond. Het remt de mestcelactiviteit in de blaaswand en daardoor de symptomen. Net als bij de andere middelen is het effect pas na drie maanden meetbaar.

Omdat pijn (pijnlijke drang) vaak de primaire klacht is, kunnen pijnstillers effectief zijn. Met name diclofenac (eventueel een andere NSAID) is effectief voor blaaspijn, of een combinatie van paracetamol 500 mg + codeïne 10 mg + diazepam 2 mg. Bij dit laatste is het belangrijk ook naar de defecatie te informeren en eventueel lactulosesiroop bij te geven. Pijnstillers kunnen naar behoefte gebruikt worden. Bij een heftig symptomatische interstitiëlecystitispatiënt kan Tramal (50 mg 4 dd) verlichting geven. Samenvattend moet men erkennen dat er nog onvoldoende evidence-based onderzoeksresultaten bestaan over de meest effectieve therapie bij blaaspijnsyndroom/interstitiële cystitis.

Complicaties

Acute complicaties komen bij interstitiële cystitis niet voor. Er is geen ontaarding naar kwaadaardigheid beschreven. Wel kan het op den duur fibrose van de blaaswand veroorzaken met verdere vermindering van de blaascapaciteit. Daarbij is ook hydronefrose van de nieren en hydro-ureters beschreven door afknelling van de ureter bij inmonding in de blaas.

De meeste beschreven complicaties zijn echter iatrogeen door de therapie. Met name de hydrodistensie en de lasercoagulatie geven sporadisch een blaasperforatie. Deze is met drainage (CAD) in alle gevallen goed te behandelen.

Beloop en chroniciteit

Zoals reeds beschreven, is het beloop langjarig en 'golvend' van karakter; met recht spreken we van een chronische aandoening. De intensiteit van de symptomen blijft doorgaans in de loop der jaren stabiel, dat wil zeggen dat een patiënt met een milde interstitiële cystitis, met ups en downs ook milde symptomen zal blijven houden. Het is vooral deze groep patiënten die vaak berust in de handicap, al eens bij de uroloog is geweest en weinig hoop op diagnose (en dus erkenning) heeft, en soms nog de huisarts bezoekt. Juist bij deze patiënten kan de huisarts, met de kennis uit dit hoofdstuk, een waardevolle bijdrage leveren. Soms treedt spontaan herstel in of dooft de ziekte uit. Retrospectief onderzoek heeft laten zien dat dit bij een grote verscheidenheid aan therapieën plaatsvond. Een genezende behandeling is nog steeds niet gevonden.

Voorlichting en preventie

Voorlichting over de diagnose, symptomen en prognose is van groot belang. Het kan de patiënt stimuleren in het begrijpen van de eigen aandoening en het functioneren van de eigen blaas en zodoende de patiënt bewust maken van zelfhulpmogelijkheden, het zoeken naar provocerende dan wel verlichtende momenten. Dieet kan een rol spelen. Er zijn voedingsstoffen gevonden die de blaas bij interstitiële cystitis provoceert tot symptomen. Genoemd worden: koffie, cacao, citrusvruchten (vaak in een eerder stadium geadviseerd vanuit de gedachte aan recidiverende UWI's), tomaten, druiven, sterk gekruid eten en alcohol. De gevoeligheid hiervoor is echter sterk individueel bepaald. Het beste kan de blaaspijnsyndroom/interstitiëlecystitispatiënt dit zelf uitzoeken door een voedingsmiddel dat in flinke hoeveelheden gebruikt wordt (bijvoorbeeld koffie) drie weken te laten staan, de blaasklachten te noteren en dan het gebruik te hervatten. Is er na een subjectieve verbetering onmiddellijk weer een verslechtering, dan hebben we inderdaad met een allergische 'blaas'reactie op het betreffende voedingsmiddel te maken.

Patiëntenvereniging

Sinds 1997 bestaat een patiëntenvereniging waar patiënten met vragen terechtkunnen. Er is een kwartaalblad en er zijn contactpersonen. Naam en adres: Interstitiële Cystitis Patiëntenvereniging, secretariaat: Postbus 4, 3980 CA Bunnik, e-mail: info@icpatienten.nl.

De International Painful Bladder Foundation 'is a voluntary, non-profit, organization for painful bladder syndrome/interstitial cystitis'. Hun website is www.painful-bladder.org.

Sinds 2004 bestaat de ESSIC: European Society for Studies on Interstitial Cystitis. Deze organisatie is opgericht door Europese urologen. Hun website is www.essic.eu/.

Leesadvies

Bangma CH (red.). Urologie. 2e dr. Houten: Bohn Stafleu van Loghum, 2008.

Haaren KAM van, Visser HS, Vliet S van, Timmermans AE, Yadava R, Geerlings SE, Ter Riet G, Pinxteren B van. NHG-Standaard Urineweginfectie. Huisarts Wet 2005; (8): 341-52.

Hanno P, Staskin D, Krane R, Wein A (red.). Interstitial Cystitis. Springer Verlag, 1990.

Interstitiële Cystitis. Redaktie Grannum Sant. Lippincott-Raven, 1997. ISBN 0-397-51695-9

Marinkovic SP, Moldwin R, Gillen LM, Stantom SL. The management of interstital cystitis or painful bladder syndrome in women. BMJ 2009; 339: 337-42.

Onwudde J. What is the most effective treatment of interstitial cystitis? BMJ 2009; 338: 350-1.

Publicaties via Pubmed over Interstitial Cystitis.

Wolters RJ, Spigt MG, Van Reedt Dorland PFH, Gercema AJ, Klomp MLF, et al. NHG-Standaard Bemoeilijkte mictie bij oudere mannen (tweede herziening).

Patiëntenvoorlichting

www.nhg.org.

24 Onwillekeurig urineverlies

Prof. dr. A.L.M. Lagro-Janssen en drs. E.J. Messelink

Casus

Mevrouw J., geboren in 1944, woont in een eengezinswoning in een nieuwbouwwijk. Ze werkt met veel plezier als secretaresse op een groot architectenbureau. De contacten met haar drie inmiddels buitenshuis wonende dochters zijn goed. Ze heeft een moeilijke tijd achter de rug. Haar echtgenoot dronk te veel en na meer dan twintig jaar huwelijk besloot ze uiteindelijk te scheiden. Financiële en andere zorgen volgden. In deze periode bezocht ze frequent de huisarts met klachten van slapeloosheid, gespannenheid en nekpijn. Het lukte haar om het gezin draaiende te houden en een echte crisis trad niet op. De laatste jaren is het gemakkelijker geworden. Ze kreeg een nieuwe vriend, met wie ze sinds kort samenwoont. Ze heeft geen chronische ziekten en gebruikt geen medicatie. Sinds een halfjaar voelt mevrouw J. steeds meer drang op de blaas. Ze moet nu overdag tien tot vijftien keer plassen en 's nachts drie keer. Soms is de aandrang zo hevig dat ze de wc niet op tijd haalt met alle gevolgen van dien.

1 Definitie

Er zijn verschillende definities voor urine-incontinentie in omloop. De meest gangbare definitie is die van de International Continence Society, 'urine-incontinentie is de klacht van ongewild urineverlies'. Deze definitie is in de meest recente NHG-Standaard overgenomen. De toevoeging 'twee of meer keren per maand' is daarmee uit de Standaard gehaald.

Bedacht moet worden dat urine-incontinentie meestal niet alleen een stoornis op orgaanniveau is, maar dat diverse andere factoren ook een rol kunnen spelen.

Er zijn verschillende vormen van urine-incontinentie: stressincontinentie, urge-incontinentie en gemengde incontinentie. Overloopincontinentie en functionele incontinentie komen vooral bij ouderen voor.

Stressincontinentie

Stressincontinentie is het onwillekeurig verlies van urine tijdens hoesten, niezen, lachen of andere lichamelijke activiteiten die gepaard gaan met een verhoogde intra-abdominale druk. Dit symptoom kan urodynamisch geobjectiveerd worden door de observatie van urineverlies gelijktijdig met een toename van de intra-abdominale druk, in afwezigheid van een detrusorcontractie.

Stressincontinentie treedt op als het afsluitmechanisme van de blaas tekortschiet. Het afsluitmechanisme van de vrouw is door haar anatomische bouw veel kwetsbaarder dan dat van de man. Vrouwen hebben niet, zoals de man, een tweede kringspier ter hoogte van de blaashals (zie ook hoofdstuk 2) die de urethra afsluit; bij hen wordt de blaas alleen afgesloten door glad en dwarsgestreept spierweefsel rond het eerste gedeelte van de urethra. De bekkenbodem met bindweefsellagen zorgt daarna voor een verdere afsluiting. Actieve sluiting van de urethra ontstaat namelijk door het dichtdrukken van de midurethra tegen een stevige onderlaag. Deze laag (peri-urethrale fascia) wordt op spanning gehouden door de bekkenbodemspieren. Een belangrijke oorzaak van stressincontinentie is aangeboren zwakte van de bekkenbodemspieren en ligamenten, die meestal nog verergerd wordt door zwangerschap en vaginale bevalling. Vooral langdurige uitdrijving en gebruik van de verlostang zijn berucht om hun beschadigingen van de neuromusculaire functie van bekkenbodem en sluitspieren. Een daling van de postmenopauzale oestrogeenspiegel kan leiden tot een verder verlies van steunweefsel rond de urethra, waardoor de afsluitende werking vermindert.

Urge-incontinentie

Urge-incontinentie is ongewild verlies van urine samengaand met of direct voorafgegaan door een plotseling optredende sterke drang tot mictie. Andere veelvoorkomende symptomen zijn een frequente mictie en nycturie. Urge-incontinentie gaat meestal gepaard met de urodynamische bevinding van detrusoroveractiviteit. Indien dit te maken heeft met een neurologische aandoening (upper motor neuron laesie, bijvoorbeeld bij CVA, ziekte van Alzheimer, ziekte van Parkinson), spreekt men van neurogene detrusoroveractiviteit. Indien er geen geassocieerde neurologische aandoening aanwezig is, spreekt men van idiopathische detrusoroveractiviteit. Meestal is dit het gevolg van verkeerde mictiegewoonten. Het kan ook worden veroorzaakt door lokale irritatie van de blaas, bijvoorbeeld door stenen, infectie of een tumor.

Bij oudere patiënten is er soms sprake van een detrusoroveractiviteit met verminderde blaascontractiliteit (DHIC: detrusor hyperactivity with impaired bladder contractility). Patiënten met DHIC hebben onwillekeurige detrusorcontracties; zij moeten echter wel persen om hun blaas (onvolledig) te kunnen ledigen. Deze patiënten hebben vaak symptomen van urge-incontinentie bij een verhoogd residuvolume.

Urge-incontinentie is vaak een onderdeel van het overactieveblaassyndroom. Dit syndroom wordt gekenmerkt door hevige aandrang, al of niet met urge-incontinentie, vaak in combinatie met frequente mictie en nycturie. De diagnose wordt gesteld op basis van anamnese en plasdagboek. Een slecht gebruik van de bekkenbodem is een belangrijke oorzaak van deze combinatie van klachten.

Gemengde incontinentie

Indien er sprake is van een combinatie van stress- en urge-incontinentie, spreekt men van een gemengde incontinentie. Gemengde incontinentie kent dezelfde oorzaken als die afzonderlijk genoemd onder stress- en urge-incontinentie.

Overloopincontinentie

Overloopincontinentie is het onwillekeurige verlies van urine gepaard met overvulling van de blaas. Patiënten met overloopincontinentie hebben last van zeer frequent tot continu verlies van meestal kleine hoeveelheden urine (continu 'lekken'). Verder kunnen symptomen aanwezig zijn van 'persen bij plassen', een gevoel van incomplete lediging en een slappe straal.

Overloopincontinentie kan veroorzaakt worden door twee factoren, namelijk een zwakke detrusorspier of een blaasuitgangsobstructie. Een zwakke detrusorspier kan onder andere veroorzaakt worden door medicatie, fecesimpactie, neurologische aandoeningen zoals diabetische neuropathie en ruggenmerglaesies of chirurgische ingrepen in het kleine bekken. Obstructie wordt bij mannen meestal veroorzaakt door prostaatvergroting, minder frequent door prostaatcarcinoom, een urethrastrictuur of fecesimpactie. Obstructie bij vrouwen is zeldzaam, het kan voorkomen na een incontinentieoperatie, bij een zeer forse cystokèle/uterusprolaps of bij een meatusstenose.

Functionele incontinentie

Indien onwillekeurig urineverlies veroorzaakt wordt door factoren buiten de lagere urinewegen, zoals beperkingen in het lichamelijk of cognitief functioneren, spreekt men van functionele incontinentie.

Dit komt vooral bij oudere patiënten voor. Heupartrose, spierzwakte, handproblemen en tremor kunnen de oudere beletten voor zichzelf te zorgen: zelf uit bed komen, naar de wc gaan, kleren losmaken en gaan zitten om te plassen.

Dit geldt ook voor stoornissen in de communicatie en cognitie. De oudere moet in staat zijn de mictiedrang zelf adequaat te duiden en zo nodig helder aan anderen kenbaar te maken.

2 Epidemiologie

Eén op de vier volwassen vrouwen jonger dan 65 jaar lijdt aan urine-incontinentie en bij circa 7% treedt dit dagelijks op. Van deze groep vrouwen lijdt 60% aan stressincontinentie, 16% aan urge-incontinentie, 18% aan gemengde incontinentie en 6% aan overige vormen van incontinentie. Incontinentie bij mannen jonger dan 65 jaar is zeldzaam.

Rekers en Kok kwamen voor dagelijks verlies van urine tot een prevalentie van 14% bij zelfstandig wonende vrouwen ouder dan 65 jaar. In een recenter Nederlands onderzoek bij thuiswonende vrouwen tussen 45 en 70 jaar bleek de prevalentie hoger te zijn: 57%, waarvan 29% stressincontinentie, 5% urge-incontinentie en 23% gemengde incontinentie. Van de mannen boven de 65 jaar is 5 tot 7% dagelijks incontinent. Zij lijden vooral aan urge-incontinentie en overloopincontinentie. Men schat dat 50% van de bewoners in een verzorgingshuis en 90% van de verpleeghuispatiënten incontinent is. In totaal gaat het in Nederland, voor beide geslachten en alle leeftijden, naar schatting om 650.000 incontinentiepatiënten.

3 Klachten

> **Vervolg casus**
>
> Mevrouw J. moet ook bij het horen lopen van water, bij het douchen en afwassen snel naar de wc. Ze heeft gemerkt dat haar klachten bij drukte en spanningen toenemen. Ze kan niet precies aangeven wanneer het is begonnen. Ze menstrueert al zes jaar niet meer, dus de overgang als beginpunt is onwaarschijnlijk. Verschijnselen in deze richting zoals opvliegers, transpireren of een droge, branderige schede zijn er niet. De klachten zijn sluipend hinderlijk geworden. Ze heeft tevens last van urineverlies bij springen en hoesten, maar dat is na de geboorte van de jongste niet erger geworden. Overigens verliepen zwangerschappen en bevallingen probleemloos en is ze nooit aan baarmoeder of blaas geopereerd. Ze heeft gemiddeld eenmaal per jaar een blaasontsteking.

Ongeveer de helft van de patiënten met incontinentie roept hulp in van de huisarts. De meesten zijn slecht geïnformeerd over wat incontinentie is en wat eraan gedaan kan worden. Ze beschouwen de aandoening als een normaal onderdeel van het ouder worden of als onbehandelbaar gevolg van het vrouw-zijn en kinderen krijgen. Vaak verwacht men weinig van een behandeling of zijn er inmiddels opvangmaterialen aangeschaft. Uit gegevens van de Nijmeegse Continue Morbiditeits Registratie blijkt een prevalentie van aan de huisarts gepresenteerde incontinentie van 3,6% van de vrouwen en 1,9% van de mannen, terwijl de incidentie 0,8 voor vrouwen en 0,3 voor mannen is. De kwantitatief belangrijkste groep patiënten met urine-incontinentie in de huisartspraktijk bestaat uit vrouwen van 65 jaar en ouder. De meeste mensen lijden niet al te zeer onder deze klacht, slechts 6% van de vrouwen met urine-incontinentie gaf aan hiervan veel hinder te ondervinden. Dit waren vooral patiënten met urge- en gemengde urine-incontinentie. Ook wordt sneller hulp aan de huisarts gevraagd naarmate de incontinentie ernstiger is.

4 Diagnostiek

Anamnese

De anamnese dient voor het vaststellen van aard en oorzaak van de incontinentie en geeft tevens een indicatie over de ernst en de gevolgen. Bovendien is de anamnese van belang om uitlokkende factoren op te sporen. Voor het uiteindelijke behandelplan is een goed beeld van het incontinentiepatroon onmisbaar. Lagro-Janssen toonde aan dat de diagnose bij vrouwen jonger dan 65 jaar betrouwbaar op basis van de anamnese gesteld kon worden. Om het type urine-incontinentie (UI) te bepalen, kunnen de volgende vragen gesteld worden: a) verliest u urine bij drukverhogende momenten zoals hoesten, niezen of springen? en b) verliest u wel eens urine omdat de aandrang om te plassen zo hoog is dat u niet op tijd het toilet kunt bereiken? Ook bij ouderen kon in 90% van de gevallen de urodynamisch vastgestelde oorzaak van urine-incontinentie worden voorspeld door middel van een zorgvuldig uitgevoerde anamnese en lichamelijk onderzoek.

Het kenmerkende klinische symptoom van stressincontinentie is het verlies van kleine beetjes urine bij activiteiten die de buikdruk verhogen, zoals niezen, hoesten, springen, lachen, tillen en sporten. De patiënt voelt geen mictiedrang vóór het urineverlies. Als de verhoogde druk voorbij is, stopt ook het verlies van urine. De rest van het mictiepatroon is normaal.

Bij urge-incontinentie voelt de patiënt zo'n hevige aandrang dat hij of zij niet meer op tijd de wc kan bereiken. De mictie kan, eenmaal op gang gekomen, ook moeilijk onderbroken worden. Urge-incontinentie gaat vaak gepaard met andere klachten, zoals frequente mictie en nycturie. Pijn hoort niet bij incontinentie en wijst meer in de richting van een infectie.

De aard van de symptomen moet duidelijk uitgevraagd worden, omdat één symptoom op verschillende oorzaken kan wijzen. Bij een frequente mictie kan iemand bijvoorbeeld vaak naar de wc gaan om incontinentie te voorkomen. In dat geval zegt dit symptoom niets over de oorzaak van de incontinentie. Indien een frequente mictie plaatsvindt vanwege de aandrang, kan er sprake zijn van detrusoroveractiviteit. Bij het symptoom nycturie is het van belang hoe lang iemand slaapt. Ook kan iemand wakker zijn en dan uit gewoonte naar de wc gaan. Bovendien kunnen ouderen meerdere malen 's nachts plassen zonder dat er sprake is van pathologie. Dit heeft te maken met een grotere vochtuitscheiding 's nachts. Verder heeft nycturie, naast detrusoroveractiviteit, metabole en cardiale oorzaken. Deze kunnen meestal goed worden onderscheiden met behulp van de anamnese en een mictiedagboek.

Naast een mictiegerichte anamnese wordt in de anamnese bij oudere patiënten met incontinentie aandacht besteed aan het zelfstandig functioneren, bepaald door cognitie, mobiliteit en communicatie. Mede voor het beoordelen van de gevolgen van incontinentie voor de patiënt en voor zijn omgeving is een heteroanamnese soms onmisbaar. Voorts zoekt men gericht naar aandoeningen die (een voorbijgaande) incontinentie kunnen veroorzaken, en bijwerkingen van de gebruikte medicatie (tabel 24.1). Tot slot vraagt de huisarts naar de betekenis van incontinentie en de psychosociale gevolgen, inclusief de seksualiteit, voor deze individuele patiënt. Hierbij wordt ook de hulpvraag van de patiënt expliciet gemaakt; de behandeling kan zich vervolgens richten op hetgeen de patiënt verbeterd wil zien.

Tabel 24.1	Niet-urologische factoren die mede van invloed zijn bij onwillekeurig urineverlies.
1	diabetes, MS, CVA, ziekte van Parkinson en andere neurologische aandoeningen
2	medicatie zoals diuretica, antiparkinsongeneesmiddelen, antipsychotica, antidepressiva en andere anticholinergica
3	overmatig gebruik van cafeïnehoudende dranken of alcohol
4	symptomen zoals een delier en ernstige obstipatie
5	functionele beperkingen zoals een verminderde motoriek en ADL-beperkingen

Vervolg casus

Omdat mevrouw J. iedere dag wel een keer nat is, gebruikt ze maandverband. Ze is alert geraakt op geurtjes en zou zich vreselijk schamen als mensen het zouden ruiken. Ze verschoont zich een aantal malen per dag. Haar werk lijdt er niet onder en ook haar sociale bezigheden gaan gewoon door. Een beetje vervelend voor haar vriend vindt ze het wel. Hij zegt wel dat het hem niet uitmaakt, maar zij voelt zich vooral bij het vrijen niet op haar gemak. Bovendien is door het gebruik van het maandverband haar huid gaan irriteren. De belangrijkste reden waarom zij nu hulp vraagt, is de toename van het urineverlies en haar zorg dat het in de toekomst erger wordt. Maar er speelt nog iets anders. De toenemende computerisering op haar werk leidt ertoe dat ze alle zeilen bij moet zetten. Ze heeft in dit kader een aantal avondcursussen gevolgd en dat was erg vermoeiend. Ze kan ineens niet meer tegen het gedoe van meeslepen van maandverband en het verschonen. Ze wil weten of er iets aan het urineverlies te doen is, ook om te voorkomen dat het straks te laat is.

Onderzoek

Het lichamelijk onderzoek wordt uitgevoerd om relevante predisponerende en uitlokkende factoren binnen en buiten de urinewegen te bepalen en om mogelijke diagnosen op te sporen die verdere diagnostiek vereisen.
- Abdomen: gelet wordt met name op littekens van chirurgische ingrepen, abnormale weerstanden, suprapubische drukpijn en een palpabele blaas.
- Bij vrouwen wordt een vaginaal toucher en speculumonderzoek verricht. Gelet wordt op tekenen van een (atrofische) vaginitis. De patiënte wordt tijdens het vaginaal toucher gevraagd de bekkenbodemspieren aan te spannen ('alsof de plas moet worden opgehouden'). Gevoeld wordt dan of de patiënt de bekkenbodemspieren kan aanspannen en weer los kan laten. Verder wordt gekeken of er sprake is van een prolaps van uterus of van voor/achterwand. Tot slot wordt gelet op de aanwezigheid van abnormale zwellingen, fistula, fluor en tekenen van infectie.
- Rectaal toucher: hierbij wordt ten eerste gelet op de tonus van de sfincter. De willekeurige controle van de sfincter wordt vastgesteld door de patiënt te vragen de sfincter aan te spannen ('alsof de ontlasting moet worden opgehouden'). Lukt dit, dan is het een sterk bewijs tegen een gestoorde innervatie van blaashals en blaas. Dezelfde sacrale wortels innerveren immers zowel de externe urethra als de anale sfincter. Gelet wordt op fecesimpactie in het rectum.

Bij mannen wordt bij onderzoek van de prostaat met name gelet op het oppervlak en de consistentie. De grootte is van minder belang, omdat deze slecht blijkt te correleren met de mate van outflowobstructie. Gelet wordt ook op de aanwezigheid van abnormale weerstanden in het rectum.

Aanvullend onderzoek

Bij iedere incontinente patiënt dient onderzocht te worden of er sprake is van een urineweginfectie, door middel van nitriettest en eventueel urinekweek. Daarnaast is een mictiedagboek een zeer waardevol onderdeel van de diagnostiek van urine-incontinentie. Het objectiveert de klachten en kan aanwijzingen geven omtrent de oorzaak van de incontinentie. Ook geeft het een maat voor de functionele blaascapaciteit (normale waarde 300-600 ml). In een mictiedagboek worden tijdstip van mictie, tijdstip en hoeveelheid (druppels, scheutje, hele plas) van urineverlies en ook bijkomende symptomen of omstandigheden bijgehouden.

Bij ouderen wordt speciaal gelet op urineretentie. In zorginstellingen is echoscopie van de blaas een beter alternatief om retentie uit te sluiten dan eenmalige katheterisatie. Laboratoriumonderzoek is zelden geïndiceerd. Als obstructie of retentie wordt vermoed, wordt de nierfunctie bepaald en bij polyurie en/of nycturie worden glucose en elektrocyten gecontroleerd. Het nut ervan is echter niet in gerandomiseerd onderzoek aangetoond. Urodynamisch onderzoek verschaft geen aanvullende informatie boven de anamnese. Er is ook geen bewijs dat urodynamisch onderzoek een positieve invloed heeft op het effect van behandeling. Daarom wordt voorafgaand aan de start van conservatieve therapie geen urodynamisch onderzoek geadviseerd. Urodynamisch onderzoek is alleen zinvol als de resultaten invloed kunnen uitoefenen op de behandeling, zoals wellicht bij patiënten bij wie chirurgisch ingrijpen wordt overwogen. Verder verdient dit onderzoek aanbeveling bij recidiverende incontinentieklachten na een eerdere operatie. Het is een belastend onderzoek, relatief duur en soms moeilijk te interpreteren. Bovendien wordt de omvang van het aanvullende onderzoek mede bepaald door de last die de patiënt van de incontinentie heeft, de motivatie en medewerking van de patiënt, de prognose en de levensverwachting van de patiënt.

5 Behandeling

Met behulp van de anamnese, het lichamelijk onderzoek gericht op incontinentie, een mictiedagboek en eventueel een residubepaling kan in het merendeel van de gevallen onderscheid gemaakt worden naar type incontinentie. Hierop wordt de behandeling afgestemd.

Eerst worden echter de uitlokkende factoren behandeld. Deze spelen vooral bij ouderen een rol in de etiologie. Medicatie wordt gesaneerd en obstipatie, een urineweginfectie of een atrofische vaginitis worden behandeld. Bij beperkte mobiliteit kan fysiotherapie of een loophulpmiddel aangewezen zijn, evenals aanpassing van de inrichting van de wc of het verstrekken van een postoel. Kleding moet gemakkelijk te openen en te sluiten zijn. Van groot belang is dat de wc goed bereikbaar is (geen obstakels onderweg), bruikbaar (hoog en ruim) en haalbaar (gemakkelijke kleding).

Opvangmaterialen kunnen de handicap aanzienlijk verminderen en ook bijkomende problemen als de bevuiling van kleding, beddengoed en meubilair voorkomen. Bij de keuze van het juiste opvangmateriaal kan de apotheek, de praktijkassistente of verpleegkundige advies geven. Voor mannen zijn in sommige situaties, bijvoorbeeld voor de nacht, condoomkatheters een uitkomst.

Als na behandeling van de uitlokkende factoren incontinentie blijft bestaan, wordt het accent gelegd op het behandelen van de blaasstoornis.

Indien naar een fysiotherapeut verwezen wordt voor behandeling van de incontinentie, heeft het de voorkeur een geregistreerd bekkenfysiotherapeut te kiezen. Namen zijn te verkrijgen via het officiële register op www.fysiotherapie.nl.

Stressincontinentie

Stressincontinentie komt bij mannen zelden voor, in feite alleen na postoperatieve beschadiging aan de sfincter. Stressincontinentie treft dus in hoofdzaak vrouwen. Oudere vrouwen lijden meestal aan een gemengde incontinentie.

Het basisprincipe van de behandeling van stressincontinentie is het herstel van de stevige onderlaag waartegen de urethra wordt dichtgedrukt. Goede controle over de bekkenbodemspieren en het op het juiste moment aanspannen ervan speelt daarom een grote rol in de behandeling. Tijdens het vaginale toucher wordt aan patiënte gevraagd te doen alsof zij de plas ophoudt. Indien daarbij de bekkenbodemspieren correct worden aangespannen, wordt patiënte verteld dit thuis te herhalen, vijf keer achter elkaar tien keer per dag. Het aanspannen van buikspieren, bilspieren en adductoren moet zo veel mogelijk worden vermeden. Hoe beter de patiënt zich aan het oefenschema houdt, hoe beter de resultaten. Als het niet lukt de juiste spieren aan te spannen, wordt de fysiotherapeut ingeschakeld. Medicamenteuze therapie bij stressincontinentie is niet zinvol. Ook van oestrogenentherapie bij postmenopauzale vrouwen is vooralsnog te weinig bewijs van effectiviteit.

In geval van een prolaps of hinderlijke cystokèle kan een pessarium of een omgekeerd hodgegepessarium effectief zijn. Het nadeel van een pessarium in een atrofische vagina is een toename van vaginale afscheiding met soms een drukulcus in de fornix posterior. Het appliceren van een vaginale oestrogeenbevattende crème is dan aangewezen.

Tot slot kunnen patiënten geopereerd worden. De 'tensionfree vaginal tape' (TVT) of de 'tensionfree obturator tape' (TOT) is de behandeling van eerste keuze. Het hierbij ingebrachte bandje vormt een stevige onderlaag waartegen de midurethra kan worden dichtgedrukt. De resultaten van deze ingreep zijn, ook op lange termijn zeer goed te noemen en zijn vergelijkbaar met de burchoperatie. De ingreep is weinig invasief en kan in dagbehandeling worden verricht. Complicaties zijn 'de novo urge' en residuvorming.

Urge-incontinentie

Niet-medicamenteuze behandelingen zoals een plasschema en blaastraining zijn blijkens gecontroleerde studies effectief en verdienen de voorkeur als eerstelijnsbehandeling. De patiënt krijgt uitleg over het waarom en doel van de training van de blaas en opdracht om overdag zes weken lang het plassen steeds langer uit te stellen. Te grote intervallen verhogen het risico op een 'ongelukje' en dat is slecht voor het uiteindelijke resultaat. Positieve reinforcement speelt namelijk een belangrijke rol bij blaastraining. Het is erg belangrijk om de patiënt te motiveren het vol te houden, omdat de blaastraining in het begin erg moeilijk is en effect pas na zes weken te verwachten is.

Bij onvoldoende effect van niet-medicamenteuze behandelingen kan een medicamenteuze proefbehandeling met urospasmolytica (anticholinergica) worden geprobeerd. De bijwerkingen kunnen tot problemen leiden; een droge mond, obstipatie en urineretentie staan op de voorgrond, maar ook verwardheid en vallen, met name bij oudere patiënten die al cognitief gestoord zijn. Na zes weken wordt het resultaat beoordeeld. De nieuwste generatie anticholinergica geeft minder bijwerkingen bij een onveranderd effect. Het is van belang regelmatig te beoordelen of de voordelen opwegen tegen de nadelen. Van de huidige gebruikte middelen worden darifenacine, fesoterodine en solifenacine eenmaal daags gedoseerd. Ze zijn beschikbaar in twee sterkten; oxybutinine en tolterodine worden in het algemeen meerdere malen per dag gedoseerd. Het verdient aanbeveling met de laagste dosis te starten.

Ook voor patiënten met urge-incontinentie is een goede beheersing van de bekkenbodemspieren van groot belang. Bij patiënten met urge-incontinentie kan sprake zijn van te sterke bekkenbodemspieren. Het leren relaxeren van deze spieren is dan aangewezen. Hierbij is hulp van een fysiotherapeut gewenst. Als medicamenteuze behandeling en fysiotherapie geen effect hebben op urge-incontinentie, dan staan tegenwoordig verschillende methoden van neuromodulatie ter beschikking. Hierbij kan door gebruik van elektrostimulatie de overactieve mictiereflex afgeremd worden (zie hoofdstuk 38).

Gemengde incontinentie

Omdat bij een gemengde incontinentie de urgecomponent meestal het meest hinderlijk is, wordt de behandeling gewoonlijk gestart met blaastraining, waarna, afhankelijk van de vorderingen, oefeningen voor de bekkenbodemspieren worden toegevoegd.

Overloopincontinentie

Hierbij staat het wegnemen van de oorzaak centraal. Als het gaat om een obstructie, bijvoorbeeld door de prostaat, dan richt de (operatieve) behandeling zich daarop. Gaat het om een zwakke detrusorspier met als gevolg retentie, dan ligt intermitterende (zelf)katheterisatie of een suprapubische verblijfskatheter voor de hand.

Het gebruik van verblijfskatheters dient zo veel mogelijk vermeden te worden, tenzij de patiënt, na geïnformeerd te zijn over de risico's, dit verkiest. Verblijfskatheters geven niet alleen een verhoogd risico op infecties van de urinewegen en sepsis, maar ook op letsels en stricturen van de urinewegen.

6 Verwijzingen

Stressincontinentie en urge-incontinentie zijn welomschreven symptomen die na anamnese en onderzoek overeen moeten komen met een werkbare hypothese van wat er aan de hand is. Passen klachten niet in het gehanteerde begrippenkader voor beide typen incontinentie, zoals continu urineverlies, of duiden andere symptomen, zoals het bestaan van paresthesieën in de ledematen, op complexe incontinentieproblematiek, dan ligt een verwijzing naar uroloog, gynaecoloog of neuroloog voor de hand. Hetzelfde geldt voor afwijkende bevindingen in het kleine bekken, zoals een ovariumtumor. Deze verwijzingen kenmerken zich door hun primair diagnostische karakter.

Daarnaast zijn er gevallen waarbij het specialistisch echelon therapie aan te bieden heeft, zoals gevallen van incontinentie in aanwezigheid van een prolaps waarbij er te weinig bekkenbodem resteert om een pessarium te kunnen plaatsen. Dit geldt tevens voor alle gevallen van incontinentiepatiënten die na ongeveer drie maanden trouw oefenen niet tevreden zijn met de resultaten van de ingestelde conservatieve behandeling door de huisarts, al dan niet aangevuld met fysiotherapeutisch deskundige begeleiding. Fysiotherapie is bij uitstek aangewezen bij patiënten die moeite hebben met de controle over de bekkenbodemspieren.

Overigens kan de huisarts in geval van urge-incontinentie eerst zelf een medicamenteuze behandeling instellen alvorens te verwijzen.

Verwezen patiënten vormen een minderheid: van de incontinentiepatiënten in de Nijmeegse Continue Morbiditeits Registratie wordt jaarlijks 6% verwezen naar een specialist.

Het verdient aanbeveling te verwijzen naar een bekkenbodem- of continentiecentrum, dan wel naar een kliniek met goede samenwerking tussen uroloog en gynaecoloog.

7 Preventie

Als preventie van stressincontinentie wordt bekkenbodemtherapie tijdens zwangerschap en kraambed aanbevolen. Belangrijkste secundaire preventieve maatregelen voor stressincontinentie bestaan uit het nalaten van medische ingrepen die de bekkenbodem en de afsluitspieren schaden. Voor vrouwen denkt men hierbij aan het voorkomen van een langdurige uitrekking van de bekkenbodem bij een vaginale bevalling. In het bijzonder een tangverlossing zou tot incontinentie predisponeren. Na hoeveel tijd en onder welke omstandigheden er sprake is van 'langdurige' uitrekking, en of episiotomie (inknippen) dit kan voorkómen, is onbekend. Daarnaast kunnen gynaecologische operaties leiden tot incontinentie. Vrouwen met incontinentie hebben bijvoorbeeld vaker een uterusextirpatie ondergaan dan vrouwen zonder incontinentie. Bovendien kan juist na een operatie ten behoeve van incontinentie de incontinentie soms erger worden. Bij mannen kan incontinentie een complicatie zijn van een prostatectomie. Daarom is een scherpe indicatiestelling tot operatie en deskundigheid bij uitvoering van groot belang.

Voortvloeiend uit de etiologie bestaat de preventie van urge-incontinentie uit het in een vroeg stadium doorbreken van de vicieuze cirkel van angst voor incontinentie en frequente mictie, uitmondend in verhoogde aandrang (urgency) en urge-incontinentie.

Bij ouderen, die meestal een complexe vorm van incontinentie hebben, bestaat de secundaire preventie uit het verbeteren van aanwezige comorbiditeit en het identificeren van specifieke risicofactoren die bijdragen aan incontinentie. Het beperken van deze niet-urologische stoornissen, bijvoorbeeld door de mobiliteit te verhogen, kan de incontinentie doen verminderen en soms zelfs verdwijnen.

Patiëntenvereniging voor patiënten met incontinentieklachten
Stichting Bekkenbodem Patiënten
Informatielijn (020) 658 65 20
Website: www.bekkenbodem.net
E-mail: info@bekkenbodem.net

Leesadvies

Abrams P, Cardozo L, Fall M, Griffiths D et al. The standardization of terminology of lower urinary tract function. Neurourol Urodyn 2002; 21: 167-7.

Lagro-Janssen T, Teunissen D. Urine-incontinentie op oudere leeftijd. Huisarts Wet 2009; 52: 672-676.

Lagro-Janssen ALM, Breedveldt-Boer HP, van Dongen JJAM, et al. NHG-Standaard Incontinentie voor urine (eerste herziening). Huisarts Wet 2006; 49(10): 501-10.

Lagro-Janssen ALM. Urine-incontinentie bij vrouwen in de huisartspraktijk (proefschrift). Nijmegen: Katholieke Universiteit Nijmegen, 1999.

Teunissen D, Urinary Incontinence in the Elderly (proefschrift). Radboud Universiteit Nijmegen. Nijmegen, 2006.

Vaart CH van der, Leeuw JRJ de, Roovers JPWR, et al. De invloed van urine-incontinentie op de kwaliteit van leven bij thuiswonende Nederlandse vrouwen van 45-70 jaar. Ned Tijdschr Geneeskd 2000; 144: 894-7.

25 Enuresis nocturna in de praktijk van de huisarts

Dr. F.J.M. van Leerdam, dr. P. Dik en prof. dr. R.A. HiraSing

1 Casussen

Casus 1

'Onze zoon van ruim 6 jaar plast nog elke nacht in zijn bed en is ook nog nooit echt droog geweest. Hij draagt 's nachts een luier maar die is de volgende morgen echt doorweekt.
   Uit logeren wil hij niet, want hij schaamt zich. Wat kunnen we doen om hem te helpen?'

Casus 2

'Mijn zoontje wordt in oktober 10 en plaste tot hij 8 jaar was iedere nacht in bed. Hij heeft nu sinds twee jaar een medicijn (desmopressine) en ik moet zeggen dat dit geweldig helpt. Hij heeft nu nog maar een enkele keer een ongelukje. Mijn vraag is nu: hoe lang kan ik met dit medicijn doorgaan en heeft langdurig slikken geen nadelen?
   PS We zijn tussendoor wel eens gestopt, maar dan ging het meteen weer mis. Ook halveer ik de tabletjes op dit moment, kan dat kwaad?'

Casus 3

'Onze zoon van bijna 7 jaar heeft iedere nacht nog een luierbroekje aan. Dat is 's morgens altijd kletsnat! Overdag plast hij vaak, hij moet altijd op het laatste moment. Inmiddels heb ik het probleem met de huisarts besproken, maar deze vindt medicijnen alleen een optie voor logeerpartijen of naar een kamp gaan. Volgens hem gaat het bijna altijd vanzelf over vóór het 10e jaar, we moeten maar afwachten. Onze zoon wil echter toch wel graag droog zijn. Wat kunnen we doen?'

> **Casus 4**
>
> 'Ik heb een zoon van 13 jaar, die zeker vijf keer per week in zijn bed plast. Hij en wij zitten hier heel erg mee. Nu is bij hem ADHD vastgesteld en mijn vraag is of dit ermee te maken kan hebben. Omdat hij overdag zo druk en beweeglijk is, slaapt hij 's nachts heel vast en wordt hij niet wakker wanneer hij moet plassen. Wel moet ik zeggen dat het bij mij en mijn man in de familie zit.'

Zomaar vier vragen die op de website van het Kennis Centrum Bedplassen (www.bedplassen.org) zijn gesteld. De meeste huisartsen, schoolartsen, kinderartsen en urologen zullen regelmatig met dit soort vragen geconfronteerd worden.

Bedplassen (enuresis nocturna) komt veel voor. De ernst en de gevolgen voor het kind worden vaak onderschat door ouders en hulpverleners. Kinderen schamen zich vaak voor het bedplassen. Ze denken dat zij de enige zijn en gaan bedplassen steeds meer zien als eigen falen. Ze durven niet meer uit logeren en doen niet mee aan het schoolkamp. Het schaadt hun zelfvertrouwen en veroorzaakt vaak een negatief zelfbeeld. Ook ouders kunnen zich zorgen maken of zich schuldig voelen. Ouders kunnen het vertrouwen in hun eigen opvoedingsvaardigheden verliezen. Vaak ontstaan spanningen in de relatie met ouders, broertjes en zusjes. Bedplassen kan verregaande gevolgen hebben voor het betreffende kind, maar ook voor het hele gezin.

2 Definitie

Bij kinderen van 5 of 6 jaar spreekt men van bedplassen als zij ten minste twee keer per maand 's nachts in bed plassen. Bij oudere kinderen en volwassenen spreken we van bedplassen als zij ten minste eenmaal per maand in bed plassen (APA, 1989). Van ernstig bedplassen bij kinderen van 5 jaar en ouder is sprake als zij minstens twee keer per week in hun bed hebben geplast gedurende vier aaneengesloten weken. Soms gaat men daarbij zelfs uit van twee keer per week gedurende drie aaneengesloten maanden (APA, 1994). Alle andere vormen van urineverlies, bijvoorbeeld druppeltjes of een natte broek bij niezen of springen, worden als incontinentie aangeduid. Incontinentie vereist andere diagnostiek en veelal een andere behandeling. Bij kinderen die als enige klacht bedplassen hebben, wordt gesproken van monosymptomatisch bedplassen (monosymptomatische enuresis nocturna (MEN)).

3 Epidemiologie

In Nederland plast op de leeftijd van 5 jaar nog ongeveer 10% van de meisjes en 18% van de jongens in bed. Vanaf de leeftijd van 6 jaar wordt jaarlijks 15 tot

18% daarvan droog. Op de leeftijd van 13 tot 16 jaar plast nog steeds 1 tot 2% in bed en van de volwassenen nog steeds 1 op 200 (HiraSing et al., 1997; Van Leerdam, 2005).

Het afwachtende beleid van de huisarts bij de derde casus 'omdat het vanzelf wel over zou gaan' is dus niet geheel terecht, temeer daar bij deze casus de frequente mictie overdag mogelijk berust op anatomische afwijkingen van het urogenitale stelsel.

Bedplassen gaat gepaard met ongemak en kan zelfs leiden tot een ernstig verstoord gezinsleven. Hoe ouder het kind wordt, hoe groter vaak de schaamte en de kans op stigmatisering en sociaal isolement. Door de psychische stress kunnen allerlei emotionele problemen en gedragsafwijkingen ontstaan. Enuresis nocturna is niet gerelateerd aan welk specifiek profiel van psychopathologie dan ook. Wel is duidelijk dat vooral de zelfwaardering van het kind door het bedplassen vermindert en na succesvolle behandeling verbetert. Bedplassende kinderen beschouwen dit probleem als een van de ergste levensgebeurtenissen. Dit in tegenstelling tot hun leeftijdgenoten die niet in bed plassen en dit probleem laag op de ranglijst inschalen. Het kan een familieprobleem worden als broertjes en zusjes het bedplassende kind gaan pesten en ouders negatieve gevoelens krijgen over hun kind. Kinderen en volwassenen met bedplassen blijken vooral bezorgd te zijn over de sociale implicaties. Velen van hen weten niet dat bedplassen veel voorkomt en denken dat zij de enigen zijn. Vanwege de verregaande gevolgen van langdurig bedplassen, is de huidige opvatting dat actief behandelen aangewezen is zodra het kind zelf aangeeft droog te willen slapen en gemotiveerd is voor behandeling. Dit om psychosociale problemen zo veel mogelijk te voorkomen en een normale persoonsontwikkeling te bevorderen.

Enuresis nocturna komt bij allochtone schoolkinderen in Nederland meer voor dan bij autochtone kinderen. Bij kinderen die speciaal onderwijs volgen, komt het vaker voor dan bij kinderen in het reguliere onderwijs.

Drie factoren spelen een belangrijke rol bij het ontstaan van enuresis nocturna (Butler & Holland, 2000). Andere factoren hangen vaak met een van deze drie samen.

1 *Een relatief tekort aan vasopressine.* Bij kinderen met bedplassen ontbreekt vaak de normaal verhoogde vasopressineproductie gedurende de nacht. Zij produceren hierdoor 's nachts meer urine dan de blaas kan bevatten. Gesuggereerd is dat desmopressine (het synthetische analogon van vasopressine) de wekbaarheid zou kunnen verhogen via een centraal dopaminemechanisme. Daarnaast zijn aanwijzingen gevonden dat kinderen tijdens een behandeling met desmopressine gemakkelijker 's nachts wakker worden. Dit versterkt het vermoeden dat een verband bestaat tussen de vasopressineproductie en wekbaarheid.
2 *Geringe wekbaarheid.* Ouders geven vaak aan dat hun kind nauwelijks wekbaar is. Bij ongeveer 40% van de kinderen met bedplassen blijkt de wekbaarheid inderdaad verstoord te zijn. Ze worden niet wakker op het signaal van een volle blaas, waardoor de centraal geregelde beheersing van mictiedrang achterwege blijft.

3 *Detrusorhyperactiviteit met verlaagde blaascapaciteit.* Een verlaagde blaascapaciteit kan het gevolg zijn van het onvermogen van de detrusorspier om volledig te ontspannen gedurende de vulfase. Vaak hebben de kinderen ook problemen overdag, mogelijk gaat alleen 's nachts een deel van de controle verloren.

Bedplassen kan met bovenstaande factoren worden onderverdeeld in twee hoofdtypen:
1 diureseafhankelijk bedplassen: verhoogde nachtelijke urineproductie en/of verlaagde wekbaarheid;
2 detrusorafhankelijk bedplassen: detrusorhyperactiviteit met verlaagde blaascapaciteit.

Een interessante theorie is dat bovengenoemde drie pathogenesen van bedplassen (relatief tekort aan vasopressine, geringe wekbaarheid, detrusorhyperactiviteit met verlaagde blaascapaciteit) een mogelijk gemeenschappelijke oorzaak hebben, gelegen in het centrale zenuwstelsel. Redenen voor deze speculaties zijn de interactiviteit van de drie genoemde factoren en dat de vasopressinesecretie, wekbaarheid en blaasfunctie alle drie onder invloed staan van een groep noradrenerge neuronen gelegen in een klein gebied van de hersenstam: de locus caeruleus. Stoornissen of ontwikkelingsachterstand van dit deel van het centrale zenuwstelsel kunnen leiden tot nachtelijke polyurie, verstoorde wekbaarheid, detrusorhyperactiviteit of een combinatie hiervan. Kleine verschillen in deze stoornissen kunnen een aantal verschillende subtypen van enuresis nocturna verklaren.

Hieronder wordt een aantal andere factoren besproken die kunnen meespelen.

Urineweginfecties komen regelmatig voor bij kinderen met bedplassen, maar zijn zowel oorzaak als gevolg. Chronische obstipatie kan resulteren in frequent plassen zowel overdag als 's nachts en daarmee soms in bedplassen.

Erfelijke factoren kunnen ook een rol spelen bij het ontstaan van bedplassen. Enuresis nocturna komt in bepaalde families veel meer voor dan in andere. Uit verschillende studies blijkt dat 70 tot 80% van de kinderen met primair bedplassen één of meer familieleden heeft die ook in bed plassen of hebben geplast. Dit wijst op een genetische oorzaak. Tot nu toe zijn meerdere genlocaties (o.a. op de chromosomen 4, 8, 12, 13 en 22) gevonden die verantwoordelijk kunnen zijn voor de overerving van enuresis nocturna.

Een te vroeg begonnen zindelijkheidstraining of een verkeerde methode wordt regelmatig aangewezen als oorzaak van persisterend bedplassen. Dit verband wordt echter niet consistent teruggevonden in de literatuur.

4 Diagnostiek

Een zorgvuldige anamnese is noodzakelijk om onderscheid te kunnen maken tussen monosymptomatische enuresis nocturna (zonder lichamelijke oorzaak) en incontinentie. Een handige en weinig tijdrovende lijst is ontwikkeld om dit onderscheid te kunnen maken (tabel 25.1).

Tabel 25.1 Anamneselijst 1.

	ja	onbekend	neen
Heeft overdag alleen natte plekjes in de broek			
Droge perioden overdag zijn korter dan dertig minuten			
De plasfrequentie overdag is acht of meer			
De plasfrequentie overdag is drie of minder			
Kan vaak de plas niet ophouden			
Gaat hurken of knijpt om de plas op te houden			
Moet persen om te plassen			
Heeft een onderbroken of staccato straal			
Heeft een slappe straal			
Druppelt steeds na			
Heeft perioden met pijn bij het plassen			
Heeft ooit bloed bij de urine gehad			
Heeft ooit een urineweginfectie doorgemaakt			
Komt 's nachts uit bed om te drinken			
Slaat regelmatig dagen over met ontlasting			
Heeft alleen een nat plekje in bed (dus geen kletsnat bed)			

Bron: HiraSing & Bolk-Bennink, 1995.

Bij elke vraag die met 'ja' wordt beantwoord, behoort de afnemer een gerichte anamnese te laten volgen en moeten zo nodig verdere diagnostiek en een behandeling worden ingesteld, of verwijzing naar kinderarts of kinderuroloog. Sommige vragen, zoals die over de mictiefrequentie, kunnen een aanwijzing geven voor urologische afwijkingen. Wanneer de arts ook verder bij zijn anamnese en lichamelijk onderzoek geen aanwijzingen krijgt voor andere afwijkingen, spreken we van MEN. Verder onderzoek is dan voor deze diagnose niet nodig. De arts kan vervolgens overgaan op het verkrijgen van meer inzicht in het bedplasprobleem zelf en het kiezen van een geschikte behandeling.

Voor het beoordelen van de aard en ernst van het bedplassen is een tweede anamneselijst ontwikkeld (tabel 25.2). Deze geeft achtergrondinformatie die bij het kiezen van een op maat gesneden behandeladvies zinvol kan zijn.

Bedplassen kan ook voorkomen bij kinderen met lichamelijke en/of verstandelijke handicaps (zoals een gestoord concentratievermogen), bij kinderen met nierafwijkingen (bijvoorbeeld door diabetes insipidus of diabetes mellitus) en/of blaasafwijkingen (bijvoorbeeld neurogene blaas; dysfunctional voiding; infravesicale obstructie) en bij kinderen met psychische of psychiatrische problematiek. Deze kinderen hebben vaak naast het bedplassen nog andere klachten. Bij het merendeel van de kinderen met bedplassen kan echter geen oorzaak gevonden worden en spreken we van monosymptomatische enuresis nocturna.

5 Behandeling

Om meer inzicht te krijgen in welk behandeladvies het best bij het kind, zijn of haar ouders en de vorm van bedplassen past, is een gesprek met ouder en kind onmisbaar. Bovendien kan de arts tijdens een gesprek informatie geven over achtergronden en het voorkomen van bedplassen, misverstanden uit de weg helpen en praktische tips en adviezen geven. Het is van belang niet te vroeg te beginnen met behandeling, maar ook niet te lang af te wachten. Het juiste beleid is individueel gericht. Nagegaan moet worden of kind en ouders voldoende gemotiveerd zijn. Door behandeling kan langdurig bedplassen voorkomen worden, hetgeen een positieve uitwerking heeft op de ontwikkeling van een kind (HiraSing et al., 1995).

De NHG-Standaard Enuresis Nocturna geeft de huisarts informatie over beleid en behandeling van klachten en symptomen.

Hieronder worden kort de meest gebruikte behandelmogelijkheden weergegeven.

Opnemen

Veel ouders van bedplassende kinderen nemen hun kind 's avonds op. Opnemen 's avonds is voor de ouders een gemakkelijke manier om het bed van het kind droog te houden. Diverse strategieën zijn bedacht rond het opnemen. Met opnemen lijken kinderen significant sneller droog te worden dan zonder iets te doen (Van Dommelen et al., 2009). Voorwaarde is dat zowel ouder als kind goed gemotiveerd is.

Tabel 25.2	Anamneselijst II.
1	Hoe vaak heeft hij/zij in de afgelopen vier weken gemiddeld in bed geplast?
2	Is hij/zij ooit minimaal zes maanden achter elkaar droog geweest?
3	Zijn er nog meer kinderen ouder dan 6 jaar in het gezin? Zo ja, wanneer waren zij droog?
4	Wanneer waren de ouder(s) droog?
5	Draagt hij/zij 's nachts nog een luier?
6	Wat is tot nu toe aan het bedplassen gedaan?
7	Hoe nat is hij/zij 's nachts?
8	Hoe vaak is hij/zij 's nachts nat?
9	Is uw kind 's nachts wekbaar?
10	Heeft uw kind problemen op school en/of thuis? (Hierbij gaat het niet om zuivere leerproblemen.)
11	Snurkt hij/zij 's nachts regelmatig?
12	Is hij/zij overdag ook nat?
Indien deze vraag met nee is beantwoord, hoeven de volgende vragen niet meer beantwoord te worden.	
13	Sedert wanneer is hij/zij overdag nat?
14	Hoe vaak is hij/zij overdag nat?
15	Hangt het overdag plassen samen met: ...
16	Hoe nat is hij/zij overdag?

Bron: HiraSing & Bolk-Bennink, 1995.

Het beperken van drinken voor het naar bed gaan

Het beperken van drinken 's avonds is een wijdverspreid misverstand. Het roept alleen maar onnodige spanningen op en leidt niet tot droog slapen. Cafeïne- of theïnehoudende dranken, zoals koffie, thee en cola, moeten vanwege hun stimulerende effect op de urineproductie wel ontraden worden.

Blaastraining

Kinderen vanaf 7 jaar die niet goed voelen wanneer ze aandrang hebben of die overdag heel vaak (achtmaal of meer) moeten plassen, kunnen blaastraining krijgen. Die kan bestaan uit oefeningen om minder frequent naar de wc te gaan, oefeningen in 'ophouden' bij aandrang en/of sluitspieroefeningen.

Zinvol is bijvoorbeeld af en toe een plasdag met een drink- en blaasvolumewedstrijd te houden, waarbij de hoeveelheden grafisch uitgezet kunnen worden.

De zogenaamde 'knijpoefeningen' of 'stippeltjes plassen' mogen alleen met een lege blaas geoefend worden, omdat anders de natuurlijke blaasledigingsreflex verstoord wordt, waardoor urine in de blaas kan achterblijven en andere blaasproblemen kunnen ontstaan. Belangrijk is dat kinderen met blaastraining leren dat ze zelf baas kunnen zijn over hun eigen blaas. De mate van succes wordt 50% genoemd. De evidence voor het positieve effect van blaastraining is echter zeer matig tot afwezig.

Plaswekker

De plaswekker is een elektronisch apparaat dat een alarm afgeeft zodra het in contact komt met urine. Het uitgangspunt is dat kinderen met bedplassen een hoge wekdrempel hebben en daarom niet wakker worden van het signaal uit hun blaas.

Zodra het kind begint te plassen, gaat de wekker af. Het kind wordt dus steeds gewaarschuwd op het moment van een volle blaas. Na verloop van tijd moet het kind uit zichzelf wakker worden van het gevoel van een volle blaas. Als het kind niet wakker wordt van de wekker, kan het gebruik van de plaswekker onnodig tot faalervaring leiden. Vandaar dat het van belang is deze therapie goed te begeleiden en uitleg over de werking en werkwijze te geven.

Deze methode is normaal gesproken geschikt voor kinderen vanaf een jaar of 8. Aangetoond is dat de plaswekker bij sterke motivatie bij kind én ouders ook bij jongere kinderen succesvol kan zijn in vergelijkbare percentages. Ook de motivatie van eventuele broertjes en zusjes kan een belangrijke factor zijn om wel of niet met de plaswekker te beginnen. Goede instructie en begeleiding zijn bovendien een vereiste. De gemiddelde succesnelheid is 56,5 dagen. De kans op succes met de wekkertherapie is 50 tot 90% (gemiddeld 70%), met een terugval van 13 tot 69% (gemiddeld 40%). Maar ook na terugval kan de plaswekker zonder probleem opnieuw gebruikt worden, waarbij meestal snel weer resultaat behaald wordt (Van Leerdam, 2005). De plaswekker is goed te combineren met het gebruik van geneesmiddelen tegen bedplassen. Vooral als de plaswekker binnen twee weken niet leidt tot verbetering, is het zinvol desmopressine aan de behandeling toe te voegen. Dit kan de motivatie om door te zetten met de plaswekkertherapie verhogen.

Droogbedtraining

De droogbedtraining is een intensief trainingsprogramma onder begeleiding, waarbij eveneens de plaswekker wordt gebruikt. De nadruk van deze gedragstherapeutische methode ligt op de zelfwerkzaamheid van het kind: zelf de plaswekker installeren en zelf het bed verschonen na iedere keer bedplassen. De trainingen worden vaak groepsgewijs aan ouders gegeven.

Van de kinderen die deze methode volgen, wordt 80% droog. Zij bereiken dit in gemiddeld zeven weken (meisjes sneller dan jongens). Een (tijdelijke) terugval treedt op bij 23% van de kinderen (Van Leerdam, 2005).

Geneesmiddelen

Desmopressine (Minrin). Desmopressine is het synthetische analogon van vasopressine. Het is een relatief veilig middel zonder veel bijwerkingen. Het is verkrijgbaar in de vorm van tabletten of als neusspray. Beide toedieningsvormen zijn gemakkelijk en effectief en geven snel resultaat. Het succespercentage is hoog (60 tot 80%) en op korte termijn zelfs hoger dan bij de wekkertherapie. De meeste kinderen vallen echter weer terug nadat de toediening gestopt is. Voor kortstondig gebruik, bijvoorbeeld tijdens schoolkampen, logeerpartijen of vakanties, is desmopressine uitermate geschikt. Ook zijn goede resultaten geboekt bij langdurig gebruik in combinatie met de plaswekker bij hardnekkige bedplassers. Door toevoegen van desmopressine kan de faalervaring van het kind verkort worden en daarmee de motivatie vergroot.

Desmopressine op maat. Voor een optimaal resultaat is het belangrijk dosering en moment van toediening individueel te bepalen. Normaal is het advies desmopressine in te nemen vóór het slapengaan. Als dit geen effect heeft, kunnen kinderen die meestal in de eerste periode van de slaap bedplassen, mogelijk wel effect merken als zij desmopressine eerder in de avond innemen en daarna niet meer drinken. Kinderen die in de laatste periode van de nacht bedplassen, kan men wellicht later in de avond opnemen om te plassen en dan desmopressine in te laten nemen.

Bij adolescenten is fatale overvulling beschreven door gebruik van desmopressine en daarna (forse) inname van vocht (alcohol). Terwijl bij de andere therapievormen normaal, zelfs ruimschoots gedronken mag worden, moet het drinken bij desmopressine juist beperkt worden, in het bijzonder vanaf het moment van inname. De meest verontrustende bijwerking is echter het in zeldzame situaties ontstaan van psychische problemen bij gebruik van de neusspray. Mede daarom is de neusspray van desmopressine geen indicatie meer voor enuresis nocturna.

Imipramine (Tofranil). Het relatief snelle effect van imipramine bij bedplassen berust waarschijnlijk niet op het antidepressieve effect (dat vaak pas later optreedt), maar op een anticholinergisch effect en beïnvloeding van slaapdiepte en wekbaarheid. Het succespercentage varieert tussen 10 en 50%. Na stoppen van de therapie vallen de meeste kinderen weer terug. Zelfs bij kleine overdosering kunnen imipramine en de afbraakproducten ervan extreem toxisch zijn (berucht zijn de cardiovasculaire afwijkingen zoals sinustachycardie en andere aritmieën). Daarnaast kan imipramine tot karakterverandering bij het kind leiden. Gezien deze ernstige bijwerkingen die kunnen optreden, moet een arts goede redenen en voldoende expertise hebben om imipramine voor te schrijven, ook al is het veel goedkoper dan desmopressine.

Oxybutinine (Dridase). Oxybutinine kan gebruikt worden bij kinderen met klachten van een hoge plasfrequentie en sterke aandrang, door een direct ontspannend effect op de gladde spieren van de blaashals. Bij MEN zonder vaak kleine beetjes plassen en/of veel aandrang, is oxybutinine niet geïndiceerd.

Overige medicijnen. Naast bovengenoemde medicijnen, is nog van diverse andere medicamenten beschreven dat ze een antidiuretisch effect hebben of een effect op het verminderen van bedplassen. Een voorbeeld hiervan is methylfenidaat. Mogelijk dat hieruit in de toekomst een nieuwe generatie medicijnen tegen bedplassen ontwikkeld wordt.

Hardnekkig bedplassen

Indien behandeling van bedplassen onvoldoende resultaat oplevert, kan anamneselijst 3 (tabel 25.3) worden gebruikt. Hiermee kan nagegaan worden welke behandelingen zijn geprobeerd, welke ervaringen hiermee zijn opgedaan en waarom deze zijn mislukt. Tevens kan de drink- en mictielijst gedurende twee of drie hele dagen ingevuld worden (tabel 25.4). Met deze lijsten wordt een beeld verkregen van de factoren die een rol spelen bij het bedplassen.

Blaascapaciteit tot 11 jaar: (leeftijd + 2) × 30 ml. Voor normaalwaarde wordt hier meestal $^2/_3 - ^3/_4$ van genomen.

Op grond van de gegevens uit de genoemde anamnese- en mictielijsten kiest men in overleg met de ouders en het kind voor een behandeling op maat.

Abnormaal drinkpatroon

Bij kinderen met een abnormaal drinkpatroon is het raadzaam te adviseren om beter verdeeld over de dag te drinken. Een overmatig gebruik 's avonds van dranken die de diurese verhogen, zoals cola, koffie en thee, dient te worden ontraden.

Bij kinderen met bedplassen en broekplassen overdag spelen naast een geringe wekbaarheid en eventuele nachtelijke polyurie ook andere factoren een rol, zoals een geringe blaascapaciteit en/of -instabiliteit. Alleen indien geen aanwijzingen aanwezig zijn voor een lichamelijke oorzaak van het bed- en broekplassen, is hierbij een behandeling met de plaswekker het proberen waard. Meer dan de helft (65%) van de kinderen met enuresis 's nachts en broekplassen wordt met de plaswekker 's nachts droog. Een deel van hen wordt ook overdag droog (Van Leerdam, 2005).

Tabel 25.3	Aandachtspunten tijdens het afnemen van de extra anamnese bij kinderen (en hun ouders) met hardnekkige klachten van bedplassen.
onderwerpen	*denk aan*
welke behandelingen zijn geprobeerd (hoe lang, in welke volgorde)	plaswekker desmopressine (Minrin), imipramine (Tofranil), oxybutinine (Dridase) anders nl. ...
waarom is behandeling mislukt*	geen of nauwelijks effect behandeling te belastend voor kind en/of gezin en daarom gestopt onvoldoende motivatie of therapietrouw onzorgvuldige dosistitratie kind wordt niet wakker van de plaswekker behandeling gaf bijwerking(en), nl. ... duidelijke verbetering, maar terugval direct/ ... weken/ ... maanden na stoppen behandeling (vrijwel) droog, maar terugval direct/ ... weken/ ... maanden na stoppen behandeling anders nl. ...
thuissituatie	eenoudergezin, gescheiden ouders, co-ouderschap, meerdere slaapplekken conflicten binnen het gezin taalbarrière hoeveel kinderen binnen het gezin is het kind de oudste, jongste of (een van) de middelste eigen slaapkamer laag bed, hoogslaper of stapelbed wc bereikbaar, zelfde verdieping, licht, privacy
beleving van het bedplassen door het kind	motivatie om droog te worden wordt het kind belemmerd in sociale contacten wordt het kind geplaagd op school of thuis heeft het kind een teruggetrokken houding zit het kind 'lekker in zijn vel'
houding ouders t.a.v. het bedplasprobleem	is er sprake van begrip en/of positieve stimulatie wordt het kind gestraft is er voldoende motivatie om het kind te begeleiden
patroon van ontlasting, mictie en vochtinname**	patroon van defecatie en consistentie van feces natte broeken (plekjes in ondergoed) overdag frequentie en volume van mictie en urineverlies overdag en 's nachts** frequentie en volume van drinken/vochtinname** kwaliteit van de urinestraal

* Nagaan voor alle geprobeerde behandelingen.
** Door middel van een gemodificeerde mictielijst (tabel 25.4), waarop gedurende twee tot drie dagen het patroon van vochtinname, plassen, urineverlies en ontlasting wordt bijgehouden.

Tabel 25.4	Voorbeeld van een drink- en mictielijst, waarmee bij een kind met bedplassen een beeld kan worden verkregen van de factoren die een rol spelen bij het bedplassen. De lijst wordt twee of drie hele dagen ingevuld.							
datum	drinken/vochtinname			plassen		urineverlies		ontlasting
	tijdstip	hoeveelheid* (ml)	soort	tijdstip	hoeveelheid (ml)	tijdstip	hoeveelheid (1,2,3)**	tijdstip	hoeveelheid; consistentie

* 1 kopje = 125 ml; 1 beker/glas= 200 ml; 1 toetje = 150 ml; 1 stuk fruit = 75 ml. Normaalwaarde: 1-1,5 liter drinken per dag.
** Bij dragen luier: gewicht natte luier nat – gewicht droge luier; bij dragen ondergoed: 1 = enkele druppels; 2 = gering (vochtig ondergoed); 3 = behoorlijk (kleding wisselen noodzakelijk).

Indien alle bovengenoemde therapieën falen bij jongens die overdag nat zijn, een hoge mictiefrequentie hebben en in hun bed blijven plassen, moet nog gedacht worden aan een infravesicale obstructie, zoals een congenitale urethrastenose of urethrakleppen. Deze kinderen zouden dan verwezen kunnen worden naar een kinderuroloog.

Klinische behandeling en bedplaskampen

In uitzonderingssituaties kan behandeling plaatsvinden in een (bedplas)kliniek of in een speciaal georganiseerd bedplaskamp.
Als leidraad voor de dagelijkse praktijk kan het richtsnoer in tabel 25.5 gebruikt worden. In overleg met ouders en kind kan een behandeling op maat gekozen worden. Een goede motivatie van kind en ouder is daarbij belangrijk.

Behandeling van allochtone kinderen

Allochtone kinderen hebben vaker last van bedplassen en blijken vaak veel moeilijker te behandelen. Schaamte rondom het bedplassen speelt hierbij nogal eens een rol. Een tweede probleem is dat de instructies voor behande-

Tabel 25.5 Behandelplan voor behandeling van enuresis nocturna volgens bestaand richtsnoer.

kinderen 6 tot ± 15 jaar		gecompliceerd bedplassen*		adolescenten en volwassenen	
stap 1	kalendermethode (± 1 maand)	stap 1	idem	stap 1	desmopressine, na elke 6 maanden de therapie 2-4 weken onderbreken om na te gaan of voortzetting nog noodzakelijk is
stap 2	a. plaswekker met kalendermethode, evaluatie na 2-3 weken b. indien het kind onveranderd nat blijft desmopressine toevoegen (maximaal 3 maanden**)	stap 2	plaswekker direct combineren met desmopressine (stap 2b)	stap 2	plaswekker direct combineren met desmopressine (stap 2b)
stap 3	wektraining	stap 3	idem	stap 3	idem
stap 4	ambulante droogbedtraining in groepsverband	stap 4	idem	stap 4	idem
stap 5	klinische behandeling	stap 5	idem	stap 5	idem

* Frequent bedplassen (bijna iedere nacht) en kinderen met bedplassen en gedragsproblemen of bijzondere familieomstandigheden.
** Bij terugval (meer dan tweemaal nat in twee weken) kan nog eenmaal desmopressine worden toegevoegd (voor drie maanden).

ling door verschillende oorzaken veelal niet op de juiste manier worden opgevolgd.

In eerste instantie kan men tabel 25.5 als leidraad gebruiken. Soms kan het nodig zijn dit al snel te combineren met medicatie, om succeservaringen te bewerkstelligen. De gemaakte keuze moet vaak intensiever en frequenter begeleid worden. Het is vaak belangrijk alle gezinsleden te betrekken bij de behandeling.

6 Prognose

Van de kinderen met bedplassen wordt het grootste deel vóór de adolescente leeftijd spontaan droog. Dit gebeurt echter niet bij iedereen en niet te voorspellen is wie droog zal worden. Goede diagnostiek en adequate behandeling of doorverwijzing kan leiden tot sneller droog worden, en daarmee worden vele problemen voorkomen, zoals een verminderd zelfbeeld en sociaal functioneren.

Naar verwachting zal een groot deel van de adolescenten met bedplassen, met goede technieken alsnog definitief droog kunnen worden. Een kleiner gedeelte zal een aanvaardbaar succes weten te behalen met (waarschijnlijk levenslang) voortgezette behandeling met geneesmiddelen.

De rol van de kinderarts en (kinder)uroloog is het uitsluiten van infravesicale obstructie en, indien aanwezig, de behandeling hiervan. Na behandeling kan dan weer terugverwijzing naar de huisarts plaatsvinden.

7 Preventiemogelijkheden

Belangrijk voor een adequate en zinvolle preventie van bedplassen is dat bedplassen nog meer uit de taboesfeer gehaald wordt. Met z'n allen moeten wij zorgen dat kinderen met bedplassen niet langer de 'pispaaltjes' zijn.

8 Informatie

Veel informatie over bedplassen voor de medicus practicus, voor de ouders en voor de kinderen is te vinden op de website van het Kennis Centrum Bedplassen: www.bedplassen.org. Daarnaast is de eerste herziening van de NHG-Standaard Enuresis Nocturna (2006) met adviezen voor de gemiddelde huisarts een forse verbetering ten opzichte van de voorgaande versie.

Leesadvies

American Psychiatric Association (APA). Diagnostic and statistical manual of mental disorders (3e herziene druk). Nederlandse vertaling. Lisse: Swets & Zeitlinger, 1989.

American Psychiatric Association (APA). Diagnostic and statistical manual of mental disorders (4e druk). Washington DC, 1994.

Butler RJ, Holland P. The three systems: a conceptual way of understanding nocturnal enuresis. Scand J Urol Nephrol 2000; 34 (4): 270-7.

Boomsma LJ, Dijk PA van, Dijkstra RH, Laan JR van der, Meulen P van der, Ubbink JTh, Veraart-Schelfhout LM, Verduijn MM. NHG-Standaard Enuresis Nocturna (eerste herziening). Huisarts Wet 2006; 16: 663-71.

Dommelen P van, Kamphuis M, Leerdam FJM van, Wilde JA de, Rijpstra A, Campagne AE, Verkerk PH. The short and long term effects of generally used behavioral interventions for nocturnal enuresis in young children: a randomized controlled trial. J Pediatr 2009; 154(5): 662-6.

HiraSing RA, Bolk-Bennink L. Handleiding voor de begeleiding van kinderen die in bed plassen. Houten: Bohn Stafleu van Loghum, 1995.

HiraSing RA, Leerdam FJM van, Bolk-Bennink LB, Janknegt RA. Enuresis Nocturna in Adults. Scand J Urol Nephrol 1997; 31: 533-6.

HiraSing RA, Leerdam FJM van, Sukhai RN, Capelle JW van, Froeling FJA, Vijverberg MAW. Uitwerking Richtsnoer 'Enuresis nocturna' voor kinderen met hardnekkige klachten. Ned Tijdschr Geneeskd 2004; 148(1): 17-21.

Leerdam FJM van. Enuresis, a major problem or a simple developmental delay? (proefschrift). Vrije Universiteit, Amsterdam, 2005.

26 Acute scrotale pijn

Drs. C.L. van Dalsen, drs. N. Sassen en prof. dr. J.L.H.R. Bosch

1 Inleiding

De huisarts heeft in zijn praktijk gelukkig niet vaak te maken met acute scrotale pijn of 'het acute scrotum'. De klacht zal veelal door de jonge patiënt als spoedeisend worden ervaren en niet zelden wordt deze buiten kantooruren gepresenteerd. Immers, waar de pijn soms als een draaglijk zeurend gevoel in het scrotum begint, wordt snel een steeds heviger pijn ervaren met eventueel andere ziekteverschijnselen en bijbehorende ongerustheid. Buiten kantooruren speelt dan nog mee dat de huisarts de patiënt veelal niet kent, waarbij de toch al moeilijke differentaaldiagnostiek van acute scrotale pijn niet wordt vereenvoudigd.

Acute scrotale pijn heeft betrekking op de testikel, de epididymis of de huid. Indien er geen sprake is van een dermatologische ziekte, komen circulatiestoornissen, ontstekingen, traumata of tumoren als oorzaak in aanmerking.

De differentaaldiagnostiek van acute scrotale pijn is breed en moeilijk; een torsio testis wordt nog wel eens voor een epididymitis of orchitis aangezien. Behalve aan torsio testis, epididymitis en orchitis moet nog gedacht worden aan torsio van de appendix testis, bloeding of infectie van een hydrokèle, testistumor, (beklemde) liesbreuk en traumata. Bij jonge kinderen dient men ook nog te denken aan zeldzame oorzaken als henoch-schönlein-purpura en acute leukemie. Hoewel de differentaaldiagnostiek breed en moeilijk is, kan een precieze anamnese en gericht lichamelijk onderzoek de oorzaak vaak al opsporen.

Sommige oorzaken maken acuut medisch ingrijpen door de uroloog noodzakelijk om ernstige complicaties te voorkomen, andere behoeven slechts geruststelling of behandeling door de huisarts zelf.

In dit hoofdstuk besteden we aandacht aan circulatiestoornissen (torsio testis, torsio van de appendix testis) en ontstekingen (epididymitis, orchitis). De gepresenteerde casus laat zien hoe moeilijk de differentaaldiagnostiek tussen torsio testis en epididymitis kan zijn.

Casus: torsio testis of epididymitis?

Een 20-jarige man wordt rond vijf uur zondagmorgen wakker met een pijnlijke rechtertestikel. De dag ervoor waren er geen bijzondere activiteiten geweest en is hij zonder klachten gaan slapen. Hij heeft nooit eerder dergelijke klachten bij zichzelf bemerkt. Hij heeft een vaste vriendin. Beiden hebben geen andere seksuele contacten. Aanvankelijk besteedt de man geen aandacht aan zijn klachten, een uur later besluit hij de balzak te inspecteren en bemerkt een opgezwollen en bij aanraken nogal pijnlijke testikel rechts. Ongerust geworden belt hij om zes uur de huisartsenpost. Na enig overleg besluit de dienstdoende huisarts tot een consult op de post. Bij verder navragen blijkt dat deze pijnklachten nooit eerder zijn opgetreden en dat er geen mictieklachten zijn. De huisarts constateert een in de richting van het lieskanaal omhooggetrokken, wat warme en gezwollen rechtertestikel. De scrotumhuid is rood en gezwollen. De huisarts meet axiaal een temperatuur van 37,8 °C en besluit mede op grond van het bestaan van duidelijke, maar niet zeer hevige pijn zonder misselijkheid of braken, tot de diagnose epididymitis. Hij schrijft amoxicilline/clavulaanzuur (Augmentin) voor en geeft het advies terug te komen of naar de eigen huisarts te gaan als de klachten niet afnemen.

De klachten verminderen niet, de pijn blijft ondanks veel pijnstillers bestaan en de zwelling van testikel en scrotum wordt niet minder. Daarbij is de man misselijk met braakneigingen. Hij besluit de volgende dag opnieuw een huisarts te consulteren, opnieuw een waarnemer, want de eigen huisarts is op een nascholingscursus. De tweede waarnemende huisarts komt niet tot een andere diagnose. Zij constateert opnieuw een epididymitis en schrijft de misselijkheid toe aan het gebruikte amoxicilline/clavulaanzuur. Het feit dat de klachten niet verdwijnen, wordt geweten aan de keus van het antibioticum, dat daarop wordt vervangen door een ander: ciprofloxacine (Ciproxin).

De pijnklachten lijken met de nieuwe medicatie iets te verminderen, ook de scrotumhuid lijkt minder rood en gezwollen, maar omdat de klachten niet verdwijnen, besluit de man twee dagen later toch een afspraak voor het spreekuur van de eigen huisarts te maken. De huisarts constateert een aanhoudende zwelling van de rechtertestikel, die bij aanraken pijnlijk is. Er is geen sprake meer van temperatuurverhoging of koorts. De huid van het scrotum is rood verkleurd en wat gezwollen. De huisarts besluit in verband met aanhoudende klachten dezelfde dag nog de man naar de uroloog te verwijzen. Dat kost enige overredingskracht, maar het lukt. De uroloog maakt een echo van het scrotum dat een bont beeld van de rechtertestikel oplevert met hyper- en hypo-echogene partijen. De testis is duidelijk vergroot en de rand voelt hobbelig aan. Links is er sprake van een normale testikel. Differentiaaldiagnostisch komt volgens de uroloog een torsio testis in aanmerking, hoewel een tumor testis en ook een epididymitis zeker tot de mogelijkheden behoren. Besloten wordt te exploreren, wat dezelfde dag nog gebeurt. Er blijkt sprake te zijn van een gemiste torsio testis rechts. Er vindt een orchidectomie rechts plaats met een orchidopexie links. Enkele maanden daarna besluit de uroloog op verzoek van de man tot het plaatsen van een testisprothese.

> De man dient met zijn advocaat een klacht in tegen de eerste waarnemende huisarts op de huisartsenpost.

2 Torsio testis

Etiologie

Een spontane torsio van de funiculus spermaticus veroorzaakt circulatiestoornissen van de testis en van de epididymis die leiden tot een vasculaire ischemie en infarctatie. Experimenteel onderzoek laat zien dat een draai van 720° nodig is om voldoende vasculaire afsluiting te veroorzaken die leidt tot infarctatie. Het ziektebeeld treedt (per)acuut op en komt vooral voor op kinder- of adolescentenleeftijd (12 tot 18 jaar), met een uitloop naar 24 jaar. Een torsie van de funiculus spermaticus kan optreden als deze hoog binnen de tunica vaginalis doorloopt, waardoor de testikel vrij hangt binnen de tunica vaginalis ('bell clapper testis') (figuur 26.1). Dit kan ontstaan onder invloed van onvoldoende of hoge sluiting van de tunica vaginalis (hydrokèle communicans of open processus vaginalis bij pasgeborenen), onvoldoende indaling van de testikel, of ten gevolge van de puberale ontwikkeling (groei van de testikel bij adolescenten). Bij mannen boven 24 jaar komt een torsio testis zeldzaam voor.

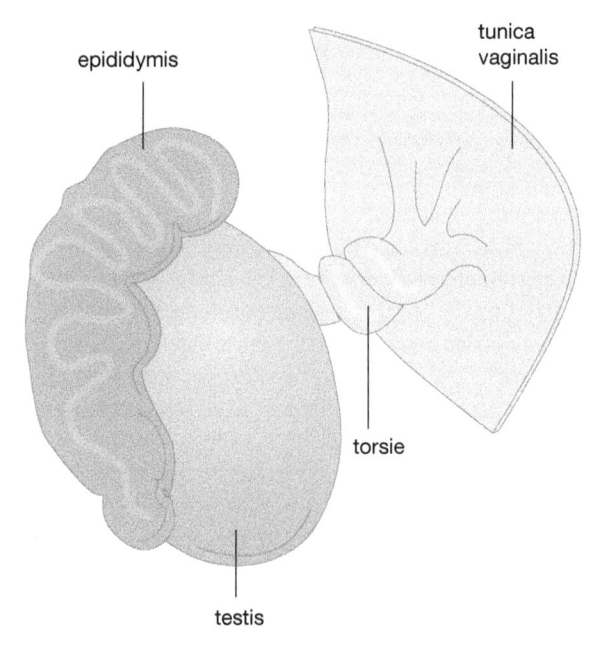

Figuur 26.1
'Bell clapper testis'.

Klachten

Bij een torsio testis worden de volgende verschijnselen waargenomen: plotselinge, extreme pijn van de unilaterale testikel en, afhankelijk van waar de draaiing in de funiculus plaatsvindt, ook van de epididymis. De pijn kan uitstralen naar de onderbuik en soms naar de lies van de aangedane zijde. De hevigheid van de pijn kan aanleiding geven tot vegetatieve verschijnselen, zoals misselijkheid, braken, zweten, duizeligheid en flauwvallen. De klachten ontstaan acuut, vaak gedurende de slaap. In 30 tot 50% van de gevallen bleek er sprake van torsie en retorsie in de weken tot maanden voorafgaande aan de torsio testis, wat de patiënt bemerkte als aanvallen van scrotale pijn die ook weer vanzelf verdwenen. In het algemeen zijn er geen mictieklachten en is er geen sprake van temperatuurverhoging en (of) andere aanwijzingen voor ontsteking.

Onderzoek

Bij inspectie van het scrotum dient de huisarts te letten op een naar de buik toe opgetrokken en afwijkend (horizontaal) gelegen testikel in het scrotum en eventuele overbeweeglijkheid van de contralaterale testikel. Bij palpatie, die voorzichtig uitgevoerd dient te worden, zal de aangedane zijde van het scrotum, zeker als de klachten al enige tijd duren, extreem pijnlijk zijn. Daarbij is de aangedane testikel gezwollen. Aanvankelijk is zowel de testikel als de epididymis gezwollen, later treedt verschrompeling op. Als de draaiing al enige tijd bestaat, is er oedeem van de scrotumhuid, waarbij de huid op de onderlaag gefixeerd lijkt. Algemeen onderzoek van de urine laat meestal geen afwijkingen zien.

Diagnose en behandeling

Indien de anamnese (acute pijn in één testikel bij een 12- tot 24-jarige) de bevindingen bij het lichamelijk onderzoek (pijnlijke, gezwollen, hooggelegen testikel) aanleiding geven om de diagnose torsio testis in overweging te nemen, dient de huisarts direct te verwijzen naar de uroloog. Eenzijdige scrotale pijn bij een 12- tot 24-jarige betekent torsio tot het tegendeel bewezen is. Aanvullende diagnostiek door de huisarts betekent tijdverlies en dient vermeden te worden, omdat succesvolle behandeling van een torsio testis voornamelijk bepaald wordt door de factor tijd.

Bij een patiënt met scrotale pijnklachten bij wie een torsio testis onwaarschijnlijk, maar niet geheel uitgesloten is, kan kleuren-dopplerechografie van het scrotum helpen bij de differentaaldiagnostiek. Een toegenomen doorbloeding aan de aangedane zijde pleit voor epididymitis en een verminderde testiculaire doorbloeding voor torsio testis.

De diagnose wordt in ongeveer twee derde van de gevallen accuraat gesteld op anamnese en lichamelijk onderzoek. Bij twijfel wordt een scrotale exploratie uitgevoerd.

Behandeling van torsio testis bestaat uit herstel van de circulatie van de testikel. Deze kan soms bij een pas ontstane torsie bestaan uit manueel terugdraaien van de testikel. Veelal mislukt dit of is niet duidelijk of de torsio volledig is gereduceerd. In alle gevallen is een (spoed)operatie noodzakelijk. Bij tijdige operatieve behandeling van de torsio testis, dat wil zeggen binnen vier tot zes uur, is het beloop in de zin van het voorkómen van complicaties zeer gunstig. Daarna is de testis meestal als verloren te beschouwen en zal een orchidectomie moeten plaatsvinden.

Complicaties van een torsio testis zijn atrofie (verschrompeling) van de aangedane testikel door infarcering als gevolg van de circulatiestoornis en mogelijk verminderde vruchtbaarheid.

Indien doorbloeding van de testikel binnen vier tot zes uur operatief wordt hersteld, leidt dit tot volledig herstel van de functie. Indien de behandeling tussen zes en twaalf uur na het ontstaan van de torsio plaatsvindt, kan de doorbloeding herstellen en zo verschrompeling van de testis ten gevolge van de ontbrekende bloedtoevoer voorkomen worden. Later operatief ingrijpen, dat wil zeggen na twaalf uur, is in het algemeen weinig zinvol, tenzij er een incomplete torsio testis is. Ingrijpen na 24 uur of meer moet als zinloos worden beschouwd. Uiteraard is een latere diagnostische operatie, bijvoorbeeld ter uitsluiting van een maligniteit, of een operatie om de complicaties te behandelen (een orchidectomie en eventueel het plaatsen van een testisprothese) wel zinvol.

Omdat de torsie het gevolg is van een aanlegstoornis van de tunica vaginalis kan deze bij beide testikels voorkomen ('the bell clapper testis'), hoewel meestal niet gelijktijdig. Ter preventie van een (toekomstige) torsio testis wordt geadviseerd aan de contralaterale zijde een orchidopexie uit te voeren. Daarbij wordt de caudale pool van de testikel na het openen van de tunica vaginalis op enkele plaatsen gefixeerd aan de binnenzijde van de scrotumwand.

Mannen die een orchidectomie hebben ondergaan, kunnen daar psychisch onder lijden. Daarom wordt soms besloten tot het plaatsen van een testisprothese. Nadelen zijn dat er opnieuw geopereerd dient te worden, dat de testisprothese niet aanvoelt als de eigen testikel, dat de prothese aanleiding kan geven tot pijn en dat er een risico op infectie bestaat.

3 Epididymitis

Etiologie

Epididymitis is de meest voorkomende ontsteking in het scrotum. Het treedt vaker op bij seksueel actieve mannen en minder vaak bij jongens. Het beloop van de infectie is min of meer langdurig. Infecties van de epididymis en testis zijn bij oudere mannen en bij mannen met chronische urogenitale problemen zoals benigne prostaathyperplasie (BPH), chronische en recidiverende urineweginfecties, chronische prostatitis/vesiculitis, urethrastricturen, meestal secundair aan de verspreiding van pathogene bacteriën door het urogenitale stelsel (zoals *Escherichia coli, Staphylococcus saprophyticus, Proteus mirabilis, Klebsiella*, enterokokken en andere gramnegatieve bacteriën). Seksueel overdraagbare aandoeningen (ten gevolge van *Chlamydia trachomatis* en *Neisseria gonorrhoeae*) predisponeren tot het ontstaan van epididymitis en epididymo-orchitis bij jongere mannen. Ingrepen aan de urinewegen, bijvoorbeeld katheteriseren, kunnen verspreiding van pathogene bacteriën in de urinewegen veroorzaken en daardoor bijdragen aan het ontstaan van urogenitale en scrotale infecties. Andere oorzaken van epididymitis zijn bijwerkingen van geneesmiddelen (zoals antibiotica, middelen bij urine-incontinentie en -retentie en (anti)hormonen bij maligne aandoeningen) en extravasatie van sperma en vloeistof na een vasectomie.

Klachten

Epididymitis gaat gepaard met eenzijdige, soms bilaterale, pijn en zwelling van de epididymis met roodheid en zwelling van de huid van het scrotum. Doorgaans ontstaan de klachten minder acuut en vaak worden ze voorafgegaan door een episode van mictieklachten, waarbij dysurie en pollakisurie op de voorgrond staan. Temperatuurverhoging of koorts is vaak een vroeg symptoom. In de beginfase is de pijn het sterkst in het gebied van de epididymis. Later zijn de pijn en zwelling niet meer te onderscheiden als afkomstig van epididymis of testikel (epididymo-orchitis). Algemene ziekteverschijnselen, zoals algehele malaise, spierpijn, misselijkheid en braken, worden veelal bij de anamnese door de patiënt vermeld.

Onderzoek en diagnose

Bij het lichamelijk onderzoek is de epididymis meestal verhard en pijnlijk aan de aangedane zijde. De huid van het scrotum kan daarbij rood en glanzend zijn. Aanvankelijk kan de pijnlijke, gezwollen epididymis naast de testikel worden gepalpeerd, later is dat niet meer mogelijk, waarbij er sprake is van epididymo-orchitis. Heffen van de aangedane testis kan de pijn doen verminderen.

Vaak, maar lang niet altijd, is er sprake van afwijkingen in het urinesediment en een positieve urinekweek. De aanwezigheid van leukocyten in het urinesediment ondersteunt de diagnose. Ook anamnestische gegevens die wijzen op de mogelijkheid van het bestaan van een (chronische) prostatitis of een seksueel overdraagbare aandoening (soa) bij de patiënt en (of) een positieve soa-kweek maken de diagnose waarschijnlijker. Een pijnlijke, weke prostaat bij rectaal onderzoek, wijzend op een bijkomende prostatitis, ondersteunt de diagnose epididymitis.

Behandeling

De behandeling door de huisarts bestaat uit bestrijding van de symptomen, vooral pijnstilling, bijvoorbeeld met een NSAID. In een vroeg stadium kan de pijn worden verlicht door een injectie met lidocaïne 2% in de funiculus spermaticus aan de aangedane zijde. Pijnstillers, (bed)rust, hoog leggen met een suspensor en een ijsblaas (ijsblokjes in een plastic zakje plus een washandje) helpen goed. Ter bestrijding van de infectie worden antibiotica gegeven, zo mogelijk op geleide van een urinekweek of eventueel semen- of urethrakweek. Er moet worden gekozen voor een goed in de prostaat en epididymis doordringend geneesmiddel, bijvoorbeeld co-trimoxazol (Bactrimel), doxycycline of chinolonen als ciprofloxacine (Ciproxin) of ofloxacine (Tarivid). De behandelduur is ten minste zeven dagen, meestal vier weken.

In geval van een onduidelijk beeld en/of een ernstige infectie dient specialistisch onderzoek door de uroloog plaats te vinden. Opnieuw moet worden benadrukt dat bij twijfel over de diagnose verwijzing in een vroeg stadium dient plaats te vinden.

Verder dient onderzoek naar de etiologie plaats te vinden, vooral naar urogenitale infecties.

Complicaties zijn het ontstaan van recidiverende epididymitiden en van een abcederende epididymitis. Hierbij dient chirurgische behandeling plaats te vinden. Deze kan bestaan uit een epididymectomie of een hemicastratie. Een vasectomie ter voorkoming van recidiverende epididymitiden is niet zinvol.

4 Orchitis

Een ontsteking die uitsluitend is gelokaliseerd in de testikel is zeldzaam. Meestal is er sprake van een epididymo-orchitis, waarbij de bacteriën die urineweginfecties veroorzaken ook de oorzaak zijn van de orchitis. De orchitis zonder epididymitis kan optreden bij een sepsis of een infectieziekte, zoals tonsillitis, sinusitis of een furunkel. Veelal gaat een orchitis gepaard met een hydrokèle.

Orchitis ontstaat nog als complicatie bij bof en parotitis epidemica, maar zelden voor de puberteit. In het merendeel is de orchitis unilateraal. Een bilaterale bof-orchitis is een bekende oorzaak voor latere steriliteit.

5 Torsie van de appendix testis

Een vaak minder pijnlijke variant van het acute scrotum wordt veroorzaakt door de torsie van de appendix testis: de testiculaire hydatide van Morgagni (morgagnihydatide). Bij torsie van het overblijfsel van de embryonale gang van Müller treedt snel een circulatiestoornis op (figuur 26.2).

Torsie van de appendix testis ontstaat klassiek bij jongens van 10 tot 14 jaar, die juist met de puberteit beginnen. Een mogelijke verklaring hiervoor is dat de stijging van de gonadotrofinen snelle groei van de testiculaire hydatiden veroorzaakt.

De pijn van de aangedane testikel is meestal minder acuut dan bij een torsio testis, het kan in twee tot drie dagen ontstaan. De zwelling is meer in

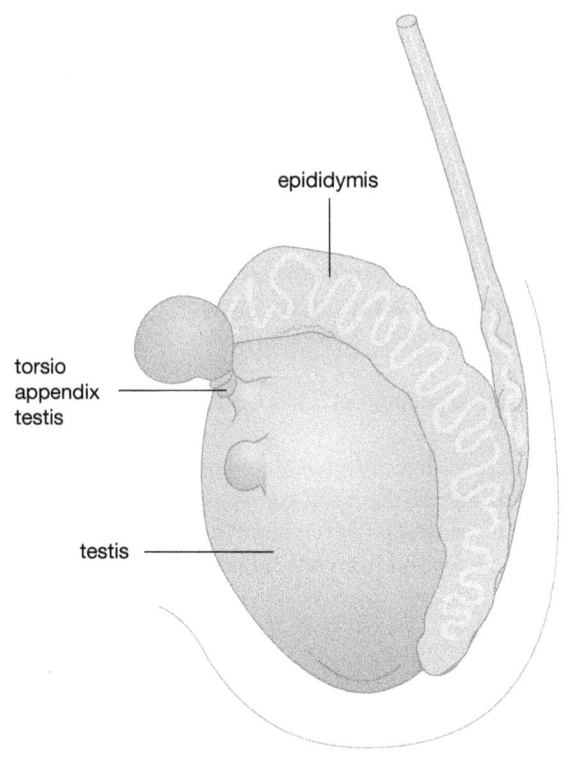

Figuur 26.2
Torsie van het overblijfsel van de embryonale gang van Müller.

het bovenste deel van de testikel gelokaliseerd. Vaak kan de ontstane donkerblauwe verkleuring aan de bovenzijde van de testikel als een blauw puntje onder de scrotale huid gezien worden ('blue dot sign').

Een torsie van de appendix testis behoeft in principe geen behandeling, tenzij de pijn dat noodzakelijk maakt. De behandeling bestaat dan uit chirurgische exploratie en excisie van de appendix testis. Een orchidopexie is niet nodig. Het onderscheid met een torsio testis is vaak moeilijk te maken, zodat bij twijfel toch een scrotale exploratie plaatsvindt.

6 Conclusie

Het acute pijnlijke scrotum komt weinig frequent voor en de differentaaldiagnostiek staat als moeilijk bekend. Op grond van anamnese en lichamelijk onderzoek is in de meeste gevallen de juiste diagnose te stellen.

In het algemeen geldt dat een acute pijn in de testikel tussen de leeftijd van 12 en 24 jaar het gevolg is van een torsie van de testis of van de appendix van de testis. Spoedverwijzing voor chirurgische exploratie is aangewezen, ook als er twijfel is over de diagnose.

Boven de leeftijd van 24 jaar moet in de eerste plaats gedacht worden aan epididymitis, wat meestal op grond van de anamnese, het lichamelijk onderzoek en aanvullend onderzoek aannemelijk kan worden gemaakt.

Leesadvies

Blandy J. Lecture Notes on Urology (4th edition). Blackwell Scientific Publications, 1989.

Davenport M. ABC of General Surgery in Children: acute problems of the scrotum. BMJ 1996; 312: 435-437.

Dohle GR, Schröder FH. Ultrasonographic assessment of the scrotum. Lancet 2000; 356: 1625-6.

Galeijs LE, Kass EJ. Diagnosis and Treatment of the Acute Scrotum. Leawood, Kansas: American Acadamy of Family Physicians, 1999. www.aafp.org/afp/990215ap/817.html.

Kadish HA, Bolte RG. A retrospective review of pediatric patients with epididymitis, testicular torsion and torsion of testicular appendages. Pediatrics 1998; 102: 73-6.

Keeman JN, Schadé E (red.). Spoedeisende geneeskunde voor de huisarts. Houten/Diegem: Bohn Stafleu van Loghum, 2008.

Minevich E, Tackett L. Testicular Torsion. emedicine.medscape.com/article/438817. Updated Feb 9, 2007.

27 Scrotale zwellingen

Dr. K. Reenders en prof. dr. J.L.H.R. Bosch

1 Inleiding

In dit hoofdstuk wordt het probleem van de patiënt besproken die zich met een scrotale zwelling voor het eerst presenteert bij de huisarts. De acute pijnlijke zwelling van het scrotum wordt in hoofdstuk 26 besproken. Schaamtegevoel kan soms leiden tot een (te) late presentatie. Problemen van infertiliteit kunnen reden zijn voor nader onderzoek van het scrotum. De zwelling kan gelokaliseerd zijn in de scrotumwand, waarbij meestal door inspectie de diagnose is te stellen. Bij de intrascrotale zwellingen is de differentiaaldiagnose uitgebreider. Maar door zorgvuldige anamnese en lichamelijk onderzoek inclusief doorlichting met een lichtbron, kan de huisarts meestal een waarschijnlijkheidsdiagnose stellen, waarna verder onderzoek en/of behandeling kan worden geadviseerd.

Uitgaande van een casus van een patiënt met een niet-acute en niet-pijnlijke zwelling van het scrotum, wordt besproken hoe de huisarts een differentiaaldiagnose kan opstellen, welke vragen en welk onderzoek relevant zijn om tot een waarschijnlijkheidsdiagnose te komen en welk beleid daarbij past. Het is van het grootste belang dat dit geneeskundig proces zorgvuldig gebeurt, omdat het niet tijdig herkennen en dus niet behandelen van een testiscarcinoom en/of hernia inguinalis ernstige gevolgen kan hebben voor de patiënt.

Casus

Een 24-jarige jongeman komt maandag op het spreekuur bij zijn huisarts. Hij heeft tijdens het douchen bemerkt dat zijn linker scrotumhelft groter is dan de rechter. Hij maakt zich hierover grote zorgen omdat hij op het internet vond dat de oorzaak van die zwelling zou kunnen berusten op zaadbalkanker. Ook las hij dat de zaadproductie door de zwelling zou kunnen verminderen. Hij wil graag dat zijn huisarts hem onderzoekt en hopelijk daarna gerust kan stellen.

2 Differentiaaldiagnose

Als de huisarts dit probleem en de duidelijke hulpvraag van de patiënt beluistert, schieten er allerlei mogelijke diagnosen door zijn hoofd. Deze zijn deels gebaseerd op theoretische kennis en deels op eigen praktijkervaring met deze klacht. Een fulltime werkende huisarts met een qua leeftijdsopbouw gemiddelde praktijk ziet per jaar ongeveer tien mannen met klachten die verband houden met scrotale aandoeningen. Hier volgt een korte beschrijving van mogelijke diagnosen.

Hydrokèle

Hydrokèle wordt ook wel waterbreuk genoemd. Er is vochtophoping tussen de bladen van de tunica vaginalis, dus rondom de testis (figuur 27.1). De oorzaken zijn divers: congenitaal, symptomatisch of onbekend. Bij jongetjes van 0 tot 4 jaar en mannen boven 65 jaar komt een hydrokèle veel vaker voor dan de gemiddelde 1,1 per 1000 mannen per jaar en deze aandoening is zeldzaam in de leeftijdscategorie van de patiënt uit de casus. Bij jonge kinderen is de oorzaak meestal congenitaal: een hydrokèle communicans. Dit is een liesbreuk met open processus vaginalis. Onder de leeftijd van 1 jaar kan spontane genezing door sluiting van de processus vaginalis worden afgewacht. Op oudere leeftijd kan hydrokèle een symptoom en gevolg zijn van een onderliggende aandoening: trauma, ontsteking of testistumor.

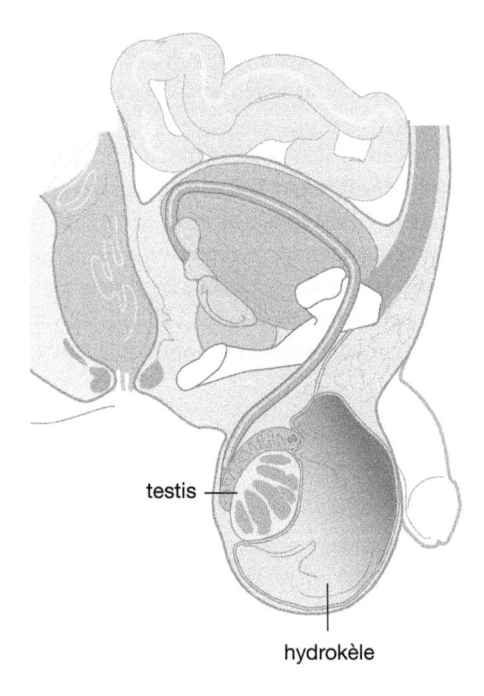

Figuur 27.1
Hydrokèle.

Boven de 65 jaar is de oorzaak meestal onbekend. Operatieve behandeling via een omslagplastiek van de tunica vaginalis volgens Winkelman is dan vaak afdoende. Zijn er contra-indicaties voor operatie, dan zijn punctie en afzuigen van het vocht mogelijk, hoewel deze ingreep slechts tijdelijk verlichting brengt en een infectie kan veroorzaken.

Hernia inguinalis

De laterale liesbreuk kan ook gepaard gaan met een zwelling in het scrotum, omdat er een verbinding is blijven bestaan tussen de peritoneale holte en de tunica vaginalis (figuur 27.2). In de breukzak kan darminhoud komen en deze kan beklemd raken door de vrij nauwe breukpoort. Wanneer daarna ook de bloedvoorziening beklemd raakt, kan darmnecrose optreden met alle ernstige gevolgen van dien. De incidentie van alle breuken is 4 per 1000 bij mannen, waarvan het overgrote deel bestaat uit liesbreuken. De incidentie is het hoogst in de leeftijd van 0 tot 4 jaar en boven 45 jaar.

Operatieve behandeling is bijna altijd noodzakelijk; de urgentie is het hoogst bij dreigende inklemming. Daarbij wordt de breukzak verwijderd en het defect in de buikwand gesloten of de buikwand verstevigd. Bij oudere patiënten zonder risico van inklemming kan men ook eerst de situatie aanzien en niet opereren.

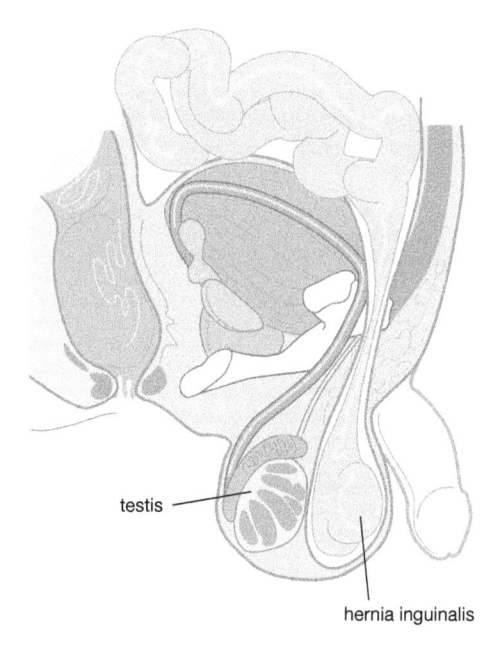

Figuur 27.2
Hernia inguinalis.

Spermatokèle

Een spermatokèle is een cysteuze zwelling in de epididymis (figuur 27.3). Als het een kleine zwelling betreft, geeft deze geen klachten en wordt ze toevallig ontdekt door patiënt of dokter. De inhoud van de cyste bestaat uit melkachtig vocht gevuld met spermatozoën. Het komt nogal eens voor na vasectomie. Het is een onschuldige aandoening die niet behandeld hoeft te worden, tenzij er klachten optreden door de grootte. Meestal kan volstaan worden met geruststelling van de patiënt.

Varicokèle

Een varicokèle is eigenlijk een varicosis van de veneuze plexus pampiniformis in de funiculus spermaticus. De aandoening treedt voornamelijk in de linker scrotumhelft op. Meestal is er geen onderliggend lijden en ontstaat de klepinsufficiëntie door hoge druk in de lange vena spermatica. Soms ontstaat de stuwing in de veneuze afvoer door een hoger gelegen belemmering: rechts door een obstructie van de vena cava inferior en links door een dan nog onbekende niertumor met thrombus in de vena renalis.

Varicokèle komt frequent voor, namelijk bij ongeveer 20% van de mannen sinds we door middel van doppleronderzoek, duplexscanning en/of flebografie ook de kleine varicokèle kunnen opsporen. Het is nog steeds niet hele-

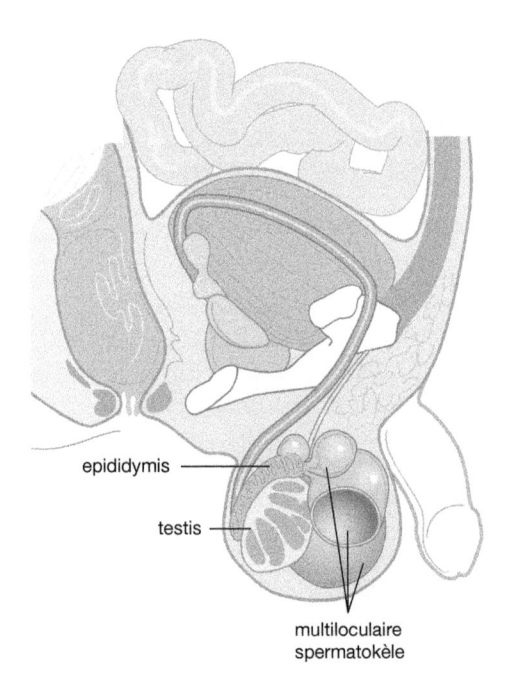

Figuur 27.3
Spermatokèle.

maal duidelijk welke invloed varicokèle precies heeft op de fertiliteit, ook al bestaan hierover vele hypothesen. Wel is duidelijk dat het geen zin heeft een subklinische varicokèle zonder verminderde fertiliteit operatief te behandelen. Indicaties voor operatie zijn: subfertiliteit en symptomatische varicokèle, dat wil zeggen: pijnklachten veroorzakend. Bij de operatie wordt de vena spermatica geligeerd.

Testistumor

Hoewel een testistumor zeldzaam is (incidentie 6 tot 7 op de 100.000) is het de meest voorkomende maligniteit bij mannen van 15 tot 34 jaar en stond deze vorm van kanker in 2006 op de tweede plaats bij de leeftijdscategorie 34 tot 39 jaar. Het is dus van groot belang deze tumor tijdig te ontdekken, omdat daardoor de prognose sterk wordt beïnvloed. Er is een licht verhoogd risico bij verwanten in de eerste graad; maar, aangezien de a-priorikans op een testistumor zeer klein is, is ook dan de kans op het ontwikkelen van een testistumor zo klein dat dit geen onderzoek van familieleden rechtvaardigt. Heel vaak geeft een testistumor geen tot geringe klachten en wordt hij toevallig ontdekt, omdat bijvoorbeeld bij een trauma of ontsteking de testis nader wordt onderzocht. Valkuilen zijn de zwellingen die na een trauma of een met antibiotica behandelde epididymitis blijven bestaan, omdat de arts de zwelling aan de primaire aandoening toeschrijft en niet aan de tegelijk bestaande testistumor. Daardoor kan aanzienlijke 'doctor's delay' optreden.

In bijna de helft van de gevallen zijn er metastasen op afstand op het moment dat de diagnose testistumor wordt gesteld. Vage rugpijn door retroperitoneale lymfekliermetastasen, klier(en) supraclaviculair, zwelling in de buik, gynaecomastie en longklachten door hematogene metastasen kunnen de eerste symptomen zijn.

Gelukkig is de prognose relatief gunstig door behandeling met orchidectomie, radiotherapie (seminomen) en chemotherapie, maar de aard van de tumor en de uitgebreidheid van de metastasering bepalen de uiteindelijke overleving.

Hematokèle

Van hematokèle is sprake als er een bloeding optreedt in de tunica vaginalis. Dat komt meestal door een trauma (trap of voetbal in schaamstreek). Deze bloeding neemt door rust en afkoeling in omvang af. Soms is er ook een bloeding in de testis met letsel van de tunica albuginea; dan is meestal een operatieve exploratie gewenst.

3 Anamnese

Nu de aandoeningen die scrotale zwelling veroorzaken op een rijtje zijn gezet, volgt het detectivewerk. Welke aandoening is bij bepaalde klachten het meest waarschijnlijk? Daarbij zijn de volgende vragen belangrijk.

- *Voorgeschiedenis:* heeft patiënt eerder een zwelling of operatie gehad in dat gebied?
  Een niet-ingedaalde testis komt frequent voor bij mannen onder 15 jaar: bij pasgeboren jongens 32 op 1000 en bij jongens na hun eerste jaar 8 op 1000. Cryptorchisme is een risicofactor voor het later ontwikkelen van een testistumor. De kans daarop is dertigmaal groter in een cryptorche testikel en circa 10% van alle testistumoren ontstaat in niet-ingedaalde testikels. Dat risico verandert niet door een vroege orchidopexie. Wel wordt daardoor de testikel beter toegankelijk voor onderzoek en dat zou de kans op eerdere ontdekking vergroten.
- Is er een *oorzaak* voor het ontstaan van de zwelling?
  Deze vraag is belangrijk omdat een recent trauma kan leiden tot een hematokèle. Ook een infectieziekte (epididymitis/orchitis) in dat gebied zou als restafwijking een zwelling kunnen geven, die nu als vervelend wordt ervaren en niet direct in verband gebracht wordt met de huidige klacht.
- Wanneer trad de zwelling *voor het eerst* op?
  Bestaat de zwelling al langdurig, dan is een hernia inguinalis, een hydro-, spermato- of varicokèle of een testistumor waarschijnlijker dan een hematokèle.
- Is de zwelling *pijnlijk*?
  Dat is een belangrijke vraag, omdat de meeste zwellingen uit de differentiaaldiagnose geen pijn geven, behalve een hernia inguinalis die beklemd raakt of een hematokèle waarbij een bloeding in de tunica vaginalis pijn veroorzaakt. Het is onjuist om op grond van pijnlijkheid een testistumor uit te sluiten, omdat een testistumor pijnloos zou zijn. Meestal staat de pijn hierbij niet op de voorgrond, behalve bij een stormachtig beloop door een bloeding in de tumor, torsio testis of een bijkomende orchitis/epididymitis. Bij navraag blijkt 40% van de patiënten met een testistumor toch pijn te hebben ervaren. Deze lokale pijn straalt uit naar dezelfde kant en de bekkenkam.
- *Waar* zit de zwelling?
  Dit is van belang bij het onderscheid tussen hydrokèle en spermatokèle: bij een hydrokèle zit het vocht rondom de testis en bij een spermatokèle naast de testis (in de epididymis). Ook is de lokalisatie van belang bij de varicokèle, omdat deze voornamelijk links zit.
- Wordt de zwelling beïnvloed door de *lichaamshouding*?
  Een varicokèle wordt groter bij staan en nog groter bij valsalvamanoeuvre, en neemt af in liggende houding. Een hernia neemt toe bij staan, persen en hoesten.
- Hoe is de *fertiliteit*?
  De samenhang tussen varicokèle en vruchtbaarheid is bekend.

- Voelt de zwelling *warm* aan, heeft de patiënt *koorts* of zijn er *koude rillingen*? Een en ander zou kunnen wijzen op een bijkomende infectie.

4 Lichamelijk onderzoek

Lichamelijk onderzoek kan het best eerst worden uitgevoerd als de patiënt staat, omdat een hernia of varicokèle dan het best te zien zijn is.

Inspectie

Het is van belang ook de huid van het scrotum te inspecteren. Soms bedoelt de patiënt met zwelling een aandoening van de huid: meestal een atheroomcyste en soms een epidermoïdcyste. De laatste zit mediaan en wat dieper in de huid dan de atheroomcysten.

Roodheid van de huid (wijzend op een infectie) of blauwlivide verkleuring (wijzend op een hematoom door een trauma) kunnen zo worden waargenomen. Is de zwelling eenzijdig of dubbelzijdig, wat is de grootte en hoe ver loopt de zwelling door naar boven? Bij een hernia inguinalis loopt de zwelling door naar boven naar het lieskanaal. Ook een grote varicokèle is met het blote oog te zien als een convoluut van onderhuids doorschemerende aderen. Wijziging in grootte door te laten persen op de hand pleit vooral voor hernia of varicokèle.

Palpatie

Palpatie is van groot belang. Daarbij wordt eerst de gezonde scrotumhelft onderzocht. De testis wordt afgetast en vervolgens de adnexen: epididymis en funiculus met ductus deferens. Met de handrug kan het temperatuurverschil tussen beide helften worden vastgesteld.

Testis

Als de testis niet te voelen is, komt dat meestal door een hydrokèle die zo groot is dat de testis erdoor verborgen wordt. Een vochtophoping rondom de testis is een hydrokèle en een vochtophoping naast de testis een spermatokèle.

Hoe is de vorm en grootte vergeleken met de gezonde zijde? Het oppervlak is normaliter glad, maar voelt bij een tumor meestal hobbelig aan.

Hoe is de consistentie? Meestal stevig als rubber, maar bij een tumor zijn er vaak lokale verhardingen in de testis te voelen.

Een zwelling *in* de testis is een maligniteit tot het tegendeel bewezen is. Een zwelling *naast* de testis is benigne (epididymitis of spermatokèle). Bij twijfel over de lokalisatie van de zwelling is verder onderzoek aangewezen.

Is de testis zelf pijnlijk, dan pleit dat voor een intratesticulaire bloeding of een ontsteking en soms toch voor een tumor.

Is de bovenkant goed af te grenzen? Zo niet, dan pleit dat voor hernia inguinalis. Bij verdenking daarop dient ook te worden gevoeld naar de annulus inguinalis: komt de darm naar beneden bij persen? Kan de hernia gereponeerd worden?

Adnexen

Indien er een varicokèle bestaat, is dat te voelen als een zak met wormen, waarvan de grootte wisselt afhankelijk van de lichaamshouding en toeneemt bij verhoging van de intra-abdominale druk. Men tast de epididymis af op verdikkingen. Een spermatokèle is te voelen als een (kleine) zwelling uitgaande van de epididymis, meestal van de bovenpool. Pijnlijkheid pleit voor een epididymitis.

Doorlichting van het scrotum met een lichtbron

Voorwaarde is dat doorlichting in een donkere kamer plaatsvindt met een scherpe lichtbron die van de achterkant door de scrotumhelft heen schijnt. Het licht wordt tegengehouden door de volgende structuren: vaten, bloed, tumor en hernia.

Diafane doorlichting van de zwelling betekent dat er een met vocht gevulde ruimte is die de zwelling veroorzaakt: een hydrokèle of spermatokèle.

5 Samenvatting van de gegevens

Epidemiologie: bij de patiënt van 24 jaar uit de casus is op grond van zijn leeftijd een hernia inguinalis of een hydrokèle niet zo waarschijnlijk.

Een hematokèle is uit te sluiten door de anamnese: er is geen recent trauma geweest. Een klinisch belangrijke hydrokèle is bij palpatie te voelen, evenals een spermatokèle, en beide zijn diafaan (tabel 27.1).

Tabel 27.1	Differentiaaldiagnose van niet-acute scrotale zwellingen.
diagnose	*leeftijd*	*diafaan*
testistumor	18-35	–
hydrokèle	elke	+ zwelling rondom testis
spermatokèle	elke	+ zwelling naast testis
hernia inguinale lat.	elke	–
varicokèle	> 15	–

Een testistumor is uit te sluiten als de goed palpabele testes links en rechts precies hetzelfde zijn. (Cave: beiderzijdse testistumor, meestal metastase van bijvoorbeeld leukemie.) Wordt er geen duidelijke verklaring gevonden, dan is verwijzing voor verder onderzoek met onder andere echografie van het scrotum noodzakelijk om een testistumor uit te sluiten.

6 Prognose

De prognose is sterk afhankelijk van de definitieve diagnose. Afwachtend beleid past bij spermatokèle en varicokèle die subklinisch is.

Acuut ingrijpen is noodzakelijk bij ingeklemde liesbreuk, testiculaire bloeding met verscheuring van de tunica albuginea en bij testistumor. Dit gaat niet altijd op: bij testistumor is ingrijpen ook de volgende dag mogelijk en bij bloeding soms afwachtend beleid.

Operatie op termijn komt in aanmerking bij hernia inguinalis (die niet is ingeklemd), symptomatische varicokèle en hydrokèle afhankelijk van klachten: een kleine hydrokèle kan met rust gelaten worden.

7 Conclusie

Een niet-acute en niet-pijnlijke zwelling van een scrotumhelft komt weinig voor en kent een beperkte differentiaaldiagnose. Door middel van anamnese en lichamelijk onderzoek is meestal de juiste diagnose te stellen. Soms is snelle verwijzing noodzakelijk, maar vaak kan men afwachten.

Het missen van een op zichzelf zeldzaam voorkomende testistumor kan grote gevolgen hebben voor de patiënt. De behandelend arts kan deze fout worden aangerekend.

Leesadvies

Bangma CH (red.). Urologie. 2e dr. Houten: Bohn Stafleu van Loghum, 2008.

Berger CPAM, Lycklama à Nijeholt AAB. Epididymitis of testismaligniteit? Klinische les. Ned Tijdschr Geneeskd 1996; 140(33): 1669-71.

Lisdonk EH van de, Bosch WJHM van den, Huygen FJA, Lagro-Janssen ALM (red.). Ziekten in de huisartspraktijk. 5e dr. Maarssen: Elsevier Gezondheidszorg, 2008.

Okkes IM, Oskam SK, Lamberts H. Van klacht naar diagnose. Episodegegevens uit de huisartspraktijk. Bussum: Coutinho, 1998.

Oosterhof GON, Debruyne FMJ. Tumoren van de urinewegen. In: CJH van de Velde, FT Bosman, DJTh Wagener (red.). Oncologie (pp. 587-605). Houten: Bohn Stafleu van Loghum, 2001.

28 Erectiele disfunctie

Dr. M.H. Blanker en prof. dr E.J.H. Meuleman

1 Definitie

Erectiele disfunctie wordt gedefinieerd als het onvermogen een erectie te krijgen en te behouden, voldoende voor bevredigende seksuele activiteit. In de definitie wordt geen onderscheid gemaakt naar de oorzaken van erectiele disfunctie, noch of een man dit als een probleem beschouwt. De termen erectiele disfunctie en erectiestoornissen worden door elkaar gebruikt en duiden op dezelfde aandoening.

2 Epidemiologie

De prevalentie van erectiele disfunctie hangt af van de gebruikte definitie en gebruikte vragenlijsten in verschillende onderzoeken. In de Nederlandse bevolking neemt de prevalentie met de leeftijd toe van enkele procenten bij mannen jonger dan 50 jaar tot meer dan de helft bij mannen ouder dan 70 jaar. Slechts een klein deel van de mannen met erectiele disfunctie blijkt de huisarts voor dit probleem te bezoeken. De introductie van orale medicatie heeft de hulpvraag doen stijgen en heeft de therapeutische aanpak verschoven van de specialistische naar de huisartspraktijk.

Casus

De heer E., een 59-jarige man, bezoekt het spreekuur voor een reguliere controle van zijn COPD. De man, filiaalbeheerder van een bank, is getrouwd, heeft drie kinderen die allen zelfstandig zijn en is recentelijk opa geworden, van zijn eerste kleinkind.

Tijdens het consult meldt hij spontaan dat 'het' tegenwoordig niet zo goed meer gaat. Hij heeft op de televisie gezien dat daar pillen voor te krijgen zijn. Een kennis van hem heeft deze pillen ook gebruikt, met goed resultaat. Patiënt wil weten of hij daarvoor ook in aanmerking kan komen.

Klachten

Met een wat verkapte term duidt deze patiënt aan dat hij klachten heeft over zijn seksueel functioneren. Bij de presentatie van een dergelijke klacht richt de speciële of seksuele anamnese zich op het definiëren van het probleem. Hierbij dient de fysiologie van de seksuele respons als een leidraad. Deze respons begint met 'zin in seks' (libido). Een gebrek aan libido wordt door patiënten vaak verward met het hebben van een erectiestoornis en dient daarom onderkend te worden door patiënt en arts. Aangezien verminderde libido zowel een oorzaak als een gevolg van verminderde erecties kan zijn, is het van belang de chronologie te bepalen. Daarnaast moet verminderde libido onderscheiden worden van een angst niet te kunnen presteren.

Wanneer een man seksueel geprikkeld raakt, is er de mogelijkheid van een erectie. De mate van erectie (rigiditeit) kan afhankelijk zijn van de omstandigheden. Gevraagd moet worden naar de kwaliteit van erecties bij seksuele activiteit met een partner of zelfstandig, bijvoorbeeld bij visuele stimulatie en masturbatie. Ook wordt gevraagd naar spontane (nachtelijke en ochtend)erecties zonder seksuele prikkeling. Seksuele activiteit met partner houdt niet noodzakelijkerwijs in dat er ook gemeenschap plaatsvindt. De kwaliteit van erecties tijdens gemeenschap is wel een aspect van de anamnese.

Ejaculatie en orgasme spelen een belangrijke rol in de fysiologie van erecties; na ejaculatie neemt de rigiditeit van de penis af. Premature ejaculatie (ejaculatio praecox) en retrograde (vaak ongemerkte) ejaculatie kunnen de oorzaak zijn van een erectiestoornis. Retrograde ejaculatie ziet men voornamelijk na een transurethrale resectie van de prostaat, een behandeling van goedaardige prostaatvergroting. Bij een late ejaculatie (ejaculatio tarda) duurt de plateaufase te lang waardoor de erectie uiteindelijk ook (fysiologisch) afneemt.

Door pijn of ongemak bij de man of zijn partner kan de geslachtsgemeenschap minder bevredigend zijn, waardoor de libido af kan nemen of erecties en ejaculaties niet lukken.

> **Vervolg casus**
>
> De heer E. meldt dat de zin in seks er nog wel is, hoewel 'natuurlijk' minder frequent dan vroeger. Hij en zijn vrouw hebben wekelijks intiem contact. Bij seksuele prikkeling met zijn partner is de erectie minder stijf dan vroeger. De stijfheid is wel voldoende voor gemeenschap, die ongeveer eens per twee weken plaatsvindt, maar door vermindering van de hardheid niet naar bevrediging van zijn partner. Ook zonder gemeenschap is de kwaliteit van de erecties niet zoals vroeger. Hij krijgt wel een orgasme en ejaculatie, maar daarna neemt de erectie snel af. Ejaculatie komt trager dan voorheen, maar is niet pijnlijk. Ochtenderecties lijken wel rigide; patiënt masturbeert niet.
>
> De libido van de heer E. is intact, maar de kwaliteit van zijn erecties is dusdanig afgenomen dat dit leidt tot onbevredigende seksuele activiteit. Hiermee wordt de diagnose erectiestoornis gesteld.

3 Etiologie en diagnostiek

Een erectiestoornis is meestal multifactorieel bepaald. Bij mannen met (meerdere) risicofactoren voor een organische erectiestoornis kunnen psychogene omstandigheden een laatste schakel zijn om de stoornis aan het licht te brengen en omgekeerd. Psychogene oorzaken worden vaker gezien bij jonge mannen, bij oudere mannen zijn vaker organische factoren de oorzaak van de erectiestoornis. Het onderscheid tussen organische en psychogene stoornissen kan dus niet eenduidig worden gemaakt. Wel leveren anamnese en lichamelijk onderzoek aanwijzingen voor somatisch of psychogeen lijden, waarbij opgemerkt wordt dat er grote overlap kan bestaan.

Hoewel er vragenlijsten zijn ontwikkeld om onderscheid te maken tussen psychogene en organische erectiestoornissen, is de toepasbaarheid ervan in de algemene praktijk vaak klein vanwege de grote omvang van de lijsten. (De belangrijkste punten bij het maken van een onderscheid staan in tabel 28.1 vermeld.) Toch kan er uit deze vragenlijsten, zoals uit de Leidse Impotentiescreeningstest (LIST), een aantal punten gehaald worden die gebruikt kunnen worden bij het in kaart brengen van het probleem bij patiënten met erectiestoornissen (tabel 28.1).

Tabel 28.1 Punten waarop mogelijk een onderscheid gemaakt kan worden tussen psychogene en somatische erectiele disfunctie, afgeleid van de Leidse Impotentiescreeningstest (LIST).

eigenschap stoornis	psychogeen	somatisch
ontstaan	acuut	gradueel
omstandigheden	verschilt per situatie	alle omstandigheden
beloop	varieert	constant
spontane erecties en zelfstimulatie	normale stijfheid/beter dan bij coïtus	matige stijfheid
ejaculaties	prematuur of onmogelijk	normaal
psychosociale problemen	lange geschiedenis	secundair
problemen (met) partner	bij ontstaan	secundair
angst	primair	secundair

Risicofactoren voor organische erectiestoornissen zijn roken, overgewicht, hypertensie, diabetes mellitus, medicijngebruik (in het bijzonder antihypertensiva, antidepressiva en psychoanaleptica), atherosclerose en chronische obstructieve longziekte (COPD). Er is wel een associatie aangetoond tussen erectiestoornissen en mictieklachten, maar geen oorzakelijk verband. Hoewel leeftijd sterk gerelateerd is aan al deze factoren, lijkt ouder worden op zichzelf de belangrijkste factor voor het ontwikkelen van erectiestoornissen.

Bij depressiviteit wordt doorgaans een verminderde libido gezien, hoewel ook erectiestoornissen los daarvan beschreven worden. De twee aandoeningen kunnen elkaar versterken. Het gebruik van antidepressiva kan ook leiden tot erectiestoornissen.

In de afgelopen jaren is de relatie tussen erectiestoornissen en hart- en vaatziekten duidelijker geworden uit verschillende studies. De twee aandoeningen delen een aantal risicofactoren zoals diabetes mellitus, roken, hypertensie, hyperlipidemie en obesitas. Centraal op dit punt staat dat de penis een vasculair (eind)orgaan is. Atherosclerose van het hypogastrische caverneuze vaatbed, onder andere veroorzaakt door hypertensie, roken en hyperlipidemie, leidt tot een afgenomen bloedtoevoer naar de penis. Er zijn twee prospectieve studies waaruit blijkt dat de aanwezigheid van erectiestoornissen voorspellend kan zijn voor het ontwikkelen van hart- en vaatziekten. Deze studies bieden echter nog onvoldoende basis om erectiestoornissen echt te duiden als een uiting daarvan. Een inventarisatie van de risicofactoren, zoals aanbevolen in de CBO-Richtlijn Cardiovasculair risicomanagement, is wel op haar plek bij mannen die zich presenteren met erectiestoornissen, maar voor een agressieve benadering (lees: behandelen) daarvan zijn onvoldoende gronden.

> **Vervolg casus**
>
> De klachten zijn geleidelijk ontstaan. Mevrouw E. heeft enkele maanden geleden voor het eerst geklaagd over de seksuele prestatie van haar man. Hij ziet ertegenop seksueel actief te zijn, omdat hij zijn vrouw niet meer kan geven wat ze vroeger kreeg. Hoewel hij dit erg vervelend vindt, heeft hij hierover niet uitgebreid met zijn vrouw gesproken. Het onderwerp wordt gemeden.
>
> Verdere activiteiten van patiënt verlopen naar wens, het werk is wel drukker dan voorheen, maar levert geen spanningen op. Binnen twee jaar kan hij vervroegd uittreden. Patiënt is vijftien jaar geleden gestopt met roken, drinkt enkele consumpties met alcohol per dag, vooral wijn. Behalve de COPD-medicatie gebruikt de patiënt geen medicijnen. Algemene anamnese geeft geen aanwijzingen voor diabetes, hart- en vaatziekten of de aanwezigheid van een depressie.

Het geleidelijk ontstaan en het constante karakter van de klachten, evenals de verminderde kwaliteit van de erecties los van de coïtus doen vermoeden dat er een organische oorzaak is voor de erectiestoornis. De problemen met de partner lijken secundair aan het probleem. Het opzien tegen seksuele activiteit versterkt de klachten.

Zowel bij mannen met verdenking op psychogene erectiestoornissen als bij mannen met aanwijzingen voor somatische erectiestoornissen dient een lichamelijk onderzoek plaats te vinden. Aangezien de tijd voor een consult beperkt is en de seksuele en algemene anamnese veel tijd in beslag hebben genomen, wordt de heer E. uit de casus uitgenodigd voor een nieuw consult. Hij zal zijn vrouw vragen of zij dan ook meekomt. Vooraf zal hij bloed laten prikken (zie verder).

Het lichamelijk onderzoek is niet zozeer gericht op het detecteren van de oorzaak van de erectiestoornis als wel op het in kaart brengen van somatische risicofactoren. Bij het lichamelijk onderzoek worden lengte en gewicht bepaald om de body-mass index te berekenen. De bloeddruk wordt bepaald om hypertensie als oorzakelijke factor uit te sluiten of aan te tonen.

Op indicatie van de klacht peniele kromstand wordt de penisschacht onderzocht op de aanwezigheid van plaques die voorkomen bij de ziekte van Peyronie. Bij deze fibroserende aandoening van het corpus cavernosum is behandeling alleen geïndiceerd, wanneer de kromstand coïtus onmogelijk maakt. Kromstand is alleen goed te beoordelen in de erecte penis. Het advies bij de klacht kromstand is dan ook om de patiënt te vragen thuis foto's te maken van zijn erecte penis in twee richtingen: lateraal en cranio-caudaal. Die foto's geven een goed beeld van de ernst van de kromstand.

Op indicatie wordt de beweeglijkheid van het preputium getest door patiënt zijn voorhuid te laten terugtrekken. Gelet wordt daarbij op de hygiënische toestand (smegma) en tekenen van ontsteking zoals roodheid en écoulement. Fimose is niet altijd uit te sluiten wanneer de penis slap is. Anamnestische informatie is hierbij dan ook van belang. De testikels worden gepalpeerd en rectaal toucher wordt verricht. Bij het toucher wordt gelet op de sfincterspanning en het aspect van de prostaat.

Aanvullend bloedonderzoek omvat het bepalen van een nuchter glucose- en lipidenspectrum om diabetes en dislipidemie uit te sluiten en het cardiovasculaire risico in te kunnen schatten.

Bij oudere mannen met erectiestoornissen en comorbiditeit (vermeld in tabel 28.2) en mannen die niet goed reageren op een ingezette behandeling moet gedacht worden aan de diagnose laat hypogonadisme ('late onset hypogonadism', afgekort LOH). Deze diagnose wordt gesteld als erectiestoornissen gepaard gaan met een testosterondeficiëntie en de volgende symptomen: moeheid, prikkelbaarheid, geheugenstoornissen, stemmingsveranderingen, gebrek aan energie en motivatie, spierzwakte, verminderd libido, verminderde seksuele activiteit. Bij lichamelijk onderzoek moet er dan ook sprake zijn van weinig lichaamsbeharing, kleine testes (< 15 cc), geringe spiermassa en toename van vooral visceraal vet. Bij verdenking op LOH wordt geadviseerd om tweemaal vóór 10.00 uur 's morgens het testosterongehalte te laten bepalen. Bij een herhaalde waarde < 11 nmol/l wordt de diagnose bevestigd.

Het gebruik van een zogenaamde erectiemeter (een vilten bandje met een maatverdeling, waarmee wordt gemeten of de penis gedurende de nacht stijf is geweest) is obsoleet.

Tabel 28.2	Comorbiditeit bij mannen met erectiestoornissen waarbij gedacht kan worden aan Late Onset Hypogonadisme en waarbij testosteronbepaling relevant zou kunnen zijn.

- diabetes mellitus type 2
- hypothyreoïdie
- terminale nierinsufficiëntie
- COPD
- depressie
- ziekte van Parkinson
- adipositas
- bewegingsarmoede
- excessief alcohol gebruik
- hiv

Vervolg casus

Tijdens het volgende consult bevestigt mevrouw E. de 'problemen' die sinds langere tijd bestaan. Het seksleven van het paar is door de verminderde erecties op een laag pitje gekomen. De heer E. heeft gelet op de ochtenderecties en merkte dat die toch ook minder hard zijn en minder vaak voorkomen dan vroeger.

Bij lichamelijk onderzoek wordt een tensie van 155/95 mmHg gemeten. Bij rectaal toucher wordt een vast elastische symmetrische prostaat gepalpeerd. Het nuchtere bloedsuikergehalte is 4,2 mmol/ml, de cholesterol/HDL-cholesterolratio 8,0. De huisarts verrichtte geen testosteronbepaling.

Bij herbepaling van de lipiden na twee weken (zoals aanbevolen in de betreffende Standaard van het Nederlands Huisartsen Genootschap) wordt weer hypercholesterolaemie geconstateerd. Herhaalde bloeddrukmetingen blijken normaal.

Deze 59-jarige patiënt heeft sinds langere tijd geleidelijk ontstane erectiestoornissen met aanwijzingen voor een organische oorzaak, te weten hyperlipidemie en COPD. De stoornis heeft negatieve invloed op het seksleven van patiënt en zijn partner, wat invloed heeft op de erecties van de heer E. Patiënt en partner wensen behandeling voor de erectiestoornis. Dit was aanvankelijk ook de openingszin van patiënt.

4 Behandeling

Sinds de introductie van orale medicatie vindt de behandeling van erectiestoornissen vooral in de huisartspraktijk plaats. Een step-upmodel wordt gevolgd, waarbij behandeling met orale medicatie samen met counseling de eerste keus is.

De basis van elke behandeling is het informeren van de patiënt en partner over de mogelijke oorzaken van erectiestoornissen en de vicieuze cirkel waarin patiënten kunnen belanden (prestatiedruk).

Indien de nadruk ligt op psychogene factoren, is psychologische begeleiding de behandeling van voorkeur, waarbij het af laten nemen van de prestatiedruk en het opnieuw leren kennen van het eigen lichaam centraal staan. Ook kan een erectieondersteunende behandeling worden gegeven.

Een van de gebruikte methoden is het zogenaamde coïtusverbod. Hierbij worden patiënt en partner geïnstrueerd om wel te vrijen, maar geen coïtus te hebben gedurende enkele weken. Bij 'plaagoefeningen' staakt de partner de seksuele stimulatie bij het ontstaan van een erectie en verplaatst het strelen naar andere plaatsen van het lichaam. Wanneer de penis weer slap is geworden, wordt de seksuele prikkeling weer gestart. Op deze manier leert de patiënt dat het wegraken van een erectie niet onomkeerbaar is tijdens het vrijen, maar dat de erecties weer kunnen herstellen. De effectiviteit van de behandelmethoden is niet beschreven voor de huisartsenpopulatie.

Wanneer psychogene factoren een kleinere rol spelen bij het ontstaan van de erectiestoornis is een aantal behandelmethoden voorhanden, te weten leefstijladviezen, orale middelen, transurethrale toediening van medicijnen, intracaverneuze injecties, de vacuümpomp en chirurgische behandeling. Ook bij overwegend psychogene oorzaken is het soms nodig een van deze middelen voor te schrijven, om zo de vicieuze cirkel te doorbreken.

Hoewel het gemakkelijk lijkt orale middelen voor te schrijven, dient de patiënt geïnformeerd te worden over de andere methoden. Met name een vergelijking in effectiviteit en bijwerkingenprofiel moet gegeven worden, waarna de patiënt (met partner) een behandelkeuze kan maken.

Leefstijladviezen

Uit recent onderzoek blijkt dat het volgen van strikte leefstijladviezen zeer effectief is bij de behandeling van erectiestoornissen. Gedetailleerd en persoonlijk advies ten aanzien van gewichtsreductie, verbetering van dieet en toename van lichamelijke activiteiten, inclusief persoonlijke begeleiding, zorgen voor een aanzienlijke reductie van het voorkomen van erectiestoornissen. Algemene informatie over gezonde voeding en lichamelijke inspanning, zonder persoonlijke adviezen of begeleiding is minder effectief.

De rol van verandering van leefstijl en de inbreng van patiënten zelf bij de behandeling van erectiestoornissen zijn dus van belang. Het optimaliseren van risicofactoren voor erectiestoornissen is net zo belangrijk als het starten van behandeling om de kwaliteit van erecties te verbeteren.

Orale behandeling: fosfodi-esteraseremmers

Fosfodi-esterase(type 5)-remmers (PDE-5-remmers) potentiëren de fysiologische reactie bij seksuele opwinding, waardoor een erectie van de penis veroorzaakt of versterkt wordt. Dit effect komt doordat deze middelen het enzym remmen dat normaliter het enzym guanosine-3,5-cyclisch monofosfaat (cGMP) afbreekt tot GMP. cGMP zorgt voor ontspanning van gladde spierweefsels van het zwellichaam waardoor dit zich kan vullen met bloed, wat resulteert in een erectie. Voor werkzaamheid is seksuele prikkeling noodzakelijk.

Er zijn drie verschillende fosfodi-esteraseremmers op de markt, te weten sildenafil (Viagra), tadalafil (Cialis) en vardenafil (Levitra). Alle middelen kennen drie sterktes. Sildenafil en vardenafil werken na ongeveer een kwartier tot een halfuur en hebben een halfwaardetijd van 3 tot 5 uur. Tadalafil werkt ongeveer even snel, maar het effect houdt langer aan (tot 36 uur) door een langere halfwaardetijd (17 uur). Voedselinname (vooral vetten) vertraagt de werkingssnelheid van sildenafil en vardenafil, maar niet van tadalafil.

De fabrikanten van deze middelen claimen ook andere verschillen in effectiviteit, zoals succespercentages en bijwerkingen, maar goede vergelijkende studies daarover ontbreken. De keuze voor een van de drie middelen zal gemaakt worden op basis van voorkeur van de patiënt. Indien het geen probleem is om het tijdstip van seksueel contact van tevoren vast te stellen, zijn sildenafil of vardenafil geschikte middelen. Indien de patiënt wat meer vrijheid wenst, kan gekozen worden voor tadalafil. De fysiologische reactie van het afnemen van de rigiditeit na een orgasme blijft in het algemeen intact.

Geadviseerd wordt om de middelste dosering van een van de drie middelen als aanvangsdosering te geven. Op grond van effectiviteit en tolerantie kan de dosering verhoogd of verlaagd worden. Alternatief is om te starten met de hoogste dosering, om direct vertrouwen in het middel te krijgen en daarna af te bouwen. Tadalafil kan ook in een lage dosering (5 milligram) dagelijks worden gedoseerd.

Het gebruik van nitraten en middelen die stikstofmonoxide afgeven is een contra-indicatie voor het gebruik van fosfodi-esteraseremmers, vanwege de potentiëring van het hypotensieve effect. Een recent doorgemaakte beroerte of myocardinfarct, en ernstige leverfunctiestoornissen en hypotensie gelden eveneens als contra-indicatie. Belangrijkste bijwerkingen van de fosfodi-esteraseremmers zijn hoofdpijn, blozen en dyspepsie. Bij leverfunctiestoornissen wordt alleen de lage dosering geadviseerd.

Overige medicamenteuze behandelingen

Medicamenteuze behandeling in de huisartsenpraktijk is beperkt tot de fosfodi-esteraseremmers. Voor andere behandelmogelijkheden moet een patiënt verwezen worden naar een uroloog. De frequentie waarin huisartsen dit in de praktijk tegenkomen, is zo laag dat hier slechts een korte beschrijving wordt gegeven van deze opties.

Alprostadil (prostaglandine E1, een natuurlijk vetzuur) geeft dilatatie van de caverneuze arteriën en relaxatie van de trabeculaire gladde spieren. Vóór de transurethrale toediening van alprostadil (medicated urethral system for erection, Muse) dient de patiënt te urineren, omdat een vochtige urethra het inbrengen van de applicator vergemakkelijkt en noodzakelijk is voor het oplossen van de werkzame stof. Intracaverneuze injectie (Caverject) is niet meer beschikbaar in Nederland. De erectie treedt binnen vijf tot tien minuten op en houdt dertig tot zestig minuten aan. In ongeveer de helft van de gevallen leidt transurethrale toediening daadwerkelijk tot seksuele gemeenschap. Belangrijkste bijwerkingen zijn pijn in de penis en een branderig gevoel in de urethra. Alprostadil is gecontra-indiceerd bij de ziekte van Peyronie, fibrose van de corpora cavernosa en fiimose, evenals instabiele cardiovasculaire afwijkingen en TIA.

Intracaverneuze behandeling met fentolamine/papaverine (Androskat, een aspecifieke alfablokker en een spasmolyticum) doet de weerstand in arteriolen afnemen, waardoor de bloedtoevoer naar de corpora cavernosa en het corpus spongiosum toeneemt. Na injectie ontstaat binnen een kwartier een erectie. Belangrijkste bijwerkingen zijn priapisme en, bij langdurig gebruik, fibrosering. Geadviseerd wordt om fentolamine/papaverine-injecties in een kliniek, of ten minste onder begeleiding van een arts, te doseren. Via dosistitratie wordt de optimale dosering ingesteld.

Vacuümpomp en operaties

De vacuümpomp bestaat uit een externe cilinder die over de penis geschoven wordt, waarna de lucht wordt weggezogen. Door het ontstane vacuüm zwelt de penis, waarna een ring op de basis van de penis wordt geschoven, wat de terugstroom van bloed verhindert. Na de gemeenschap wordt de ring verwijderd, waarna de erectie afneemt. De pomp kan niet gebruikt worden bij patiënten met stollingsstoornissen. Hematoomvorming ter plaatse van de ring en vertraagde ejaculatie zijn de belangrijkste bijwerkingen.

Via een chirurgische ingreep kan een penisprothese geplaatst worden. Er zijn twee types: de staf- ofwel semirigide prothese en de hydraulische ofwel opblaasbare prothese. Beide worden in de corpora cavernosa ingebracht. Belangrijkste complicatie is een infectie van de prothese ten tijde van de operatie. Alleen jonge patiënten met een op angiogram aangetoond gelokaliseerd arterieel vaatlijden zijn geschikte kandidaten voor een vaatreconstructie. Deze behandelstrategieën zijn slechts geïndiceerd bij medicamenteus onbehandelbare organische erectiestoornissen.

> **Vervolg casus**
>
> De heer E. kiest, na uitgebreid geïnformeerd te zijn, in overleg met zijn vrouw voor orale medicatie. Na enkele weken melden zij zich op het spreekuur om de effectiviteit te bespreken en een herhalingsrecept te halen. Hij heeft viermaal gebruikgemaakt van het middel, wat voor hemzelf en zijn partner bevredigend werkte.

Voor de orale middelen kan ophoging van de dosering noodzakelijk zijn om een effectieve dosis te krijgen. Het is mede daarom van belang met patiënten een vervolgafspraak te maken om de effectiviteit van het voorgeschreven middel te bespreken. Uit verschillende onderzoeken blijkt dat slechts een klein deel van de mannen die een eerste recept sildenafil krijgen, voor een herhalingsrecept naar hun dokter teruggaat. Het is niet bekend of dit komt doordat de vicieuze cirkel bij deze mannen is doorbroken en een medicament niet meer nodig is, of dat de werkzaamheid tegenviel en de mannen teleurgesteld afzien van verdere behandeling.

5 Verwijzingen

Door de introductie van orale medicatie voor erectiele disfunctie is er minder vaak reden voor verwijzing naar de tweede lijn. Indien aanvullende diagnostiek naar organische oorzaken gewenst is of wanneer gekozen wordt voor een therapie waarmee de huisarts geen ervaring heeft, kan verwezen worden naar de uroloog. Bij de ziekte van Peyronie met coïtusonmogelijkheid door de kromstand is urologische verwijzing gewenst. Wanneer psychogene oorzaken vooropstaan, kan verwezen worden naar de uroloog of de seksuoloog.

Verwijs patiënten met hypogonadisme naar een uroloog voor nadere diagnostiek en eventuele testosteronsuppletie met uitgebreide follow-up. Er zijn overigens nog geen langetermijneffecten van testosteronsuppletie bekend.

6 Complicaties

Incidenteel wordt priapisme (ongewenst lang aanhouden van de erectie) gezien als bijwerking van medicamenteuze behandeling. Bij een kortdurend priapisme (minder dan 4 uur) volstaat koelen en lichaamsbeweging in het algemeen. Bij langer aanhoudend priapisme moet een patiënt verwezen worden.

7 Beloop en chroniciteit

Erectiele disfunctie van organische origine heeft een chronisch beloop, waarbij therapeutische ondersteuning langdurig gewenst kan zijn. Indien psychogene factoren de oorzaak zijn van de stoornis en deze onderkend worden, kan erectiele disfunctie van voorbijgaande aard zijn.

8 Voorlichting en preventie

Preventie van (progressie van) erectiele disfunctie lijkt mogelijk wanneer de organische risicofactoren worden beïnvloed. Stoppen met roken, gewichtsreductie en het correct behandelen van hypertensie en diabetes mellitus verlagen de kans op atherosclerose en daarmee ook het risico van erectiele disfunctie. Er zijn echter geen gegevens beschikbaar over het directe effect van dergelijke preventieve maatregelen. Verder kunnen sommige medicijnen, zoals antihypertensiva, juist erectiele disfunctie veroorzaken.

9 Tot slot

Erectiestoornissen komen veel voor bij oudere mannen. Afhankelijk van de gebruikte onderzoeksmethode en definitie heeft de helft tot driekwart van de mannen tussen 70 en 75 jaar een erectiestoornis. Voor de leeftijdgenoten van de heer E. is dit bij ongeveer een kwart van de mannen het geval. Slechts een klein deel van de mannen meldt deze klacht bij de huisarts. Deels kan dit komen omdat zij er betrekkelijk weinig hinder van hebben, anderzijds kan schroom een drempel zijn de dokter te consulteren. Het bespreekbaar maken van deze problematiek in de huisartspraktijk is de eerste en belangrijkste stap bij de behandeling en begeleiding van deze patiëntengroep. Met het beschikbaar komen van orale behandelmethoden kan de zorg door de huisarts geleverd worden.

Bij een aantal aandoeningen, zoals diabetes mellitus en perifeer arterieel vaatlijden, is het wenselijk dat de huisarts actief vraagt naar het seksueel functioneren, omdat bij deze aandoeningen de prevalentie van erectiestoornissen hoog is. In de algemene praktijk lijkt actief screenen op erectiestoornissen niet zinvol.

Leesadvies

Blanker MH, Bohnen AM, Groeneveld FP et al. Erectiestoornissen bij mannen van 50 jaar en ouder: prevalentie, risicofactoren en ervaren hinder. Ned Tijdschr Geneeskd 2001; 145: 1404-9.

Blanker MH, Schouten, BWV. Erectiestoornissen en hart- en vaatziekten. In: Van den Meiracker AH, Prins A. Reeks Praktische huisartsgeneekunde. Vasculaire geneeskunde. Houten: Bohn Stafleu van Loghum, 2010.

Drenth JJ, Lankveld JJDM van. Seksuele stoornissen bij mannen. In: Slob AK, Vink CW, Moors JPC et al. Leerboek seksuologie. Houten: Bohn Stafleu van Loghum, 1998; 200-26.

Leusink P, De Boer LJ, Vliet Vlieland CW, Rambharose VR, Sprengers AM, Mogendorff SW, Van Rijn-Van Kortenhof NMM. NHG-Standaard Erectiele disfunctie (M87). Huisarts Wet 2008; 51(8): 381-94.

Meuleman EJ, Donkers LH, Robertson C et al. Erectiestoornis: prevalentie en invloed op de kwaliteit van leven; het Boxmeer-onderzoek. Ned Tijdschr Geneeskd 2001; 145: 576-81.

O'Leary M. Men's Health: Erectile dysfunction. In: Barton S. Clinical Evidence. Londen: bmj Publishing Group, 2001; 6: 667-73.

29 Orgasmestoornissen en ejaculatiestoornissen

Drs. P.M. Leusink en prof. dr. E.J.H. Meuleman

1 Inleiding

Van alle seksuele responsen is het orgasme het minst goed in kaart gebracht. Orgasme is moeilijk te definiëren, omdat het een subjectieve ervaring is op een moment dat het vermogen tot objectieve observatie sterk verminderd is. Bij de postpuberale man gaat het orgasme normaliter gepaard met ejaculatie. Omdat zo'n duidelijk fenomeen bij de vrouw ontbreekt, bestaat er bij vrouwen veel vaker twijfel over het bereiken van een orgasme.

Orgasme wordt beschouwd als een belangrijk doel van seksuele activiteit en is de natuurlijke afsluiting daarvan. Het ermee gepaard gaande genot en de vermindering van spanning vormen een belangrijke motivatie voor seksueel gedrag.

Orgasme gaat gepaard met objectiveerbare verschijnselen:
– Genitale respons: de man wordt zich bewust van het feit dat ejaculatie eraan komt – het zogenaamde 'point of no return' – en onvermijdelijk optreedt binnen 1-3 seconden;
– Ejaculatie wordt voorafgegaan door de emissiefase waarin – onder invloed van seksuele opwinding – de prostaat en de vesicula seminalis zaadvloeistof afscheiden in de urethra prostatica en waarin door contractie van het gladde spierweefsel in de epididymis en de vasa deferentes het transport van zaadcellen vanuit de cauda epididymidis naar de urethra prostatica op gang wordt gebracht. Dit proces resulteert aan het einde van de emissiefase in accumulatie van semen (zaadcellen + vloeistof) in de bulbus urethrae. Retrograde passage van semen in de blaas wordt voorkomen door synchrone contractie van de blaashals, waardoor tegelijkertijd bijmenging van urine wordt voorkomen. Het proces van emissie staat onder invloed van het sympathische zenuwstelsel. Tijdens de ejaculatie wordt het in de bulbus geaccumuleerde ejaculaat onder invloed van reflexcontracties van de bekkenbodem (point of no return) krachtig uit de urethra gelanceerd; Ejaculatie berust derhalve op een reflex van de dwarsgestreepte bekkenbodemmusculatuur en vereist een intacte sacrale reflexboog. Het orgasme is als het ware de trigger voor de ejaculatiereflex;

- onwillekeurige spiercontracties;
- versnelde hartslag en ademhaling;
- stijging van de bloeddruk;
- vernauwd bewustzijn.

Uit het voorgaande moge duidelijk zijn dat ejaculatie slechts één van de motorische symptomen is van het orgasme. Bovendien is duidelijk dat het mannelijke orgasme bij een disfunctie van het ejaculatiemechanisme niet gepaard hoeft te gaan met een ejaculatie.

Orgasmestoornissen

Orgasmestoornissen worden onderverdeeld in een tweetal entiteiten:
1 vroegtijdig orgasme (ejaculatio praecox, rapid ejaculation);
2 het geremde vermogen of totale onvermogen om klaar te komen (respectievelijk ejaculatio tarda en anorgasmie).

De terminologie is verwarrend, omdat de termen orgasme en ejaculatie door elkaar worden gebruikt. In strikte zin gaat het om orgasmestoornissen.

Ejaculatiestoornissen bestaan uit retrograde ejaculatie en anejaculatie waarbij, bij een in principe normaal orgasme, de genitale respons gestoord is of geheel ontbreekt.

Vroegtijdig klaarkomen is de meest voorkomende vorm van orgasmestoornis bij mannen. Geremd klaarkomen en onvermogen tot klaarkomen zijn in de seksuologische hulpverlening weinig frequent aangemelde problemen en komen vooral voor bij oudere mannen secundair aan een opwindingsstoornis of jongere mannen secundair aan een gevoelsstoornis in het genitaal gebied (bijvoorbeeld bij multipele sclerose of een dwarslaesie) of aan een geremde psychoseksuele ontwikkeling. Bij een primaire anorgasmie is ongewenste kinderloosheid veelal de aanmeldingsklacht.

Retrograde ejaculatie en anejaculatie zijn altijd het gevolg van een organische disfunctie, zoals een dwarslaesie, neuropathie bij diabetes mellitus of een operatie in het bekken of de tractus urogenitalis. Ook hier is onvervulde kinderwens vaak de primaire aanmeldingsklacht.

2 Ejaculatio praecox (EP)

Voortijdig orgasme is bij mannen de meest voorkomende seksuele klacht. De uitingsvorm van de klacht kan uiteenlopen van orgasme dat al tijdens de eerste directe aanraking van de penis plaatsvindt tot ontevredenheid over een coïtusduur van vijftien minuten of meer. De klachten die in de hulpverlening het meest voorkomen zijn dat het orgasme tijdens het naar binnen gaan (intromissie of penetratie) of na enkele stoten optreedt zonder dat de man dat wenst en hij bovendien geen enkel gevoel van controle over de ejaculatie heeft. Het is aan de huisarts deze klacht te classificeren tot één van de vier subtypes met behulp van een goede anamnese. Aangezien patiënten en clinici heel verschillende probleemsituaties benoemen als 'te snel klaarkomen', is het belangrijk een eenduidige probleemdefinitie te hanteren. Na bespreking van een casus zal hier nader op worden ingegaan.

> **Casus**
>
> De heer Van B., 28 jaar, bezoekt uw spreekuur en meldt dat hij klachten heeft met het stijf houden van de penis. Hij wil daar graag medicatie voor. U vermoedt dat hij een erectieprobleem heeft en stelt dienaangaande een aantal vragen. De heer Van B. blijkt wel een erectie te kunnen krijgen die voldoende rigide is voor coïtus. De erectie verdwijnt vrij snel na de penetratie. Bij masturberen kan hij de erectie wel behouden zo lang hij zelf wil. Ook heeft hij nachtelijke en ochtenderecties. De klachten zijn vanaf zijn eerste seksuele partner en bij alle partners aanwezig geweest. U besluit op grond hiervan tot de diagnose primaire, situationele erectiestoornis die relationeel bepaald is. Indien u deze werkhypothese met de patiënt bespreekt, ontstaat er wrijving en onduidelijkheid. De heer Van B. vertelt dat hij dacht dat hij te vroeg klaarkwam en nu zou hij ook al impotent zijn?

Deze niet-fictieve casus illustreert het belang van een nauwkeurige anamnese indien een patiënt zich presenteert met een seksuele klacht. In het spreken over seksualiteit gebruiken zowel patiënten als artsen taal die men niet gewend is te spreken, waarover schroom kan bestaan, of die niet op elkaar is afgestemd. Het is aan de huisarts als professioneel hulpverlener hierin de leiding te nemen en de patiënt uit te nodigen gedetailleerd te vertellen wat het probleem is, in voor beide partijen duidelijke bewoordingen. De huisarts zal de verleiding moeten weerstaan om voorbarige conclusies te trekken. Hij zal pas een conclusie mogen trekken als begrepen wordt wat er aan de hand is.

De crux in deze casus is namelijk wat er nu precies met de patiënt gebeurt waardoor de penis direct na penetratie verslapt. Indien de heer Van B. bijvoorbeeld zou melden dat hij dan afgeleid wordt door gedachten over zijn vermeende seksuele prestaties jegens zijn vriendin, dan zou dat de werkhypothese hebben kunnen bevestigen. Indien hij gemeld zou hebben dat hij dan een zaadlozing heeft (waarna zich fysiologisch de detumescentie van de penis voltrekt), dan had de huisarts de diagnose ejaculatio praecox (EP) gesteld. Alhoewel: hier dient zich een volgend probleem aan dat eveneens met goed doorvragen kan worden opgelost. De heer Van B. meldt namelijk dat hij vrij snel na de penetratie een slappe penis krijgt (op basis van de zaadlozing, naar we nu weten). Wat is snel? Meent hij dat bijvoorbeeld tien minuten snel is omdat hij het idee heeft dat de coïtus twintig tot dertig minuten zou moeten duren? Of vertelt zijn partner hem dat vijf minuten te snel is omdat zij dan nog geen orgasme heeft bereikt waarvan zij het idee heeft dat ze dat vaginaal zou moeten krijgen? De huisarts zal dus moeten bespreken wat de ideeën en verwachtingen zijn van de patiënt en zijn partner in verband met 'te snel'. Deze ideeën kunnen irreëel zijn, waarbij de huisarts zal moeten waken voor eigen ervaringen of normen en waarden.

De aandoening kan goed door de huisarts worden behandeld; soms zal een verwijzing nodig zijn.

Definitie

Er worden vier typen EP onderscheiden: de primaire, levenslange EP, de secundaire, verworven EP, de EP met natuurlijke variatie en de op EP gelijkende disfunctie.

De meest recente definitie van de levenslange EP is van de International Society for Sexual Medicine en luidt als volgt: 'De primaire of levenslange te snelle zaadlozing bij mannen die coïtus hebben, wordt gekenmerkt door een zaadlozing die (bijna) altijd optreedt binnen ongeveer 1 minuut na penetratie en door de onmogelijkheid de ejaculatie uit te stellen in de meeste gevallen van penetratie. Bovendien leidt de snelle zaadlozing tot spanningen, tot vermijding van seksuele activiteiten of interfereert het ernstig met de seksuele satisfactie van de man en/of zijn partner.'

Uit de omschrijving blijkt dat zowel het tijdscriterium, het beheersingscriterium als de ervaren last nodig zijn om de diagnose te kunnen stellen. Dit betekent dat indien de man 45 seconden na intromissie tot een zaadlozing komt, maar dit overeenkomt met wat hij wenst en zijn partner daar geen probleem mee heeft, er geen sprake is van een EP.

De verworven vorm kenmerkt zich door een snelle zaadlozing binnen één tot twee minuten met aanwezige comorbiditeit als schildklierlijden, prostatitis, erectiele disfunctie, relatieproblemen of angststoornis. De snelle zaadlozing treedt op vanaf een aanwijsbaar moment en wordt voorafgegaan door normale ejaculatielatentietijden.

De EP met natuurljjke variatie kent perioden van snelle zaadlozing of als snel beleefde zaadlozing maar eveneens perioden van normale ejaculatielatentietijd (gemiddeld vijf tot zes minuten).

De op EP gelijkende disfunctie wordt gekenmerkt door klachten over te snelle zaadlozing terwijl de ejaculatielatentietijd altijd normaal of langer dan normaal is. Er is sprake van verkeerde verwachtingen en misvattingen over normaliteit.

Epidemiologie

Recent en goed epidemiologisch onderzoek in huisartsenpopulaties is onbekend. Onder de Nederlandse bevolking lopen prevalenties uiteen van 2 tot 18%, afhankelijk van de definiëring van het probleem en de onderzochte leeftijdsgroep. Klachten over EP worden voornamelijk geuit door jonge mannen van 20 tot 40 jaar en komt als seksuele klacht waarschijnlijk vaker voor dan een erectiestoornis. Niet elke klacht zal echter betekenen dat er sprake is van een primaire EP. De prevalentie van de disfunctie is afhankelijk van het type.

De levenslange EP heeft een neurobiologische oorzaak met een genetische basis die op grond van de definitie voorkomt onder het 2,5 percentiel van de normale spreiding in een populatie. 2,5 procent van de mannen heeft een ejaculatielatentietijd van minder dan 1,5 minuut.

De prevalentie van de verworven EP is niet goed bekend, maar waarschijnlijk laag. Somatische en/of psychologische oorzaken van EP komen niet vaak voor en liggen in de range van een paar procent.

De EP met natuurlijke variatie heeft een prevalentie van 15 tot 20% en is voornamelijk door vragenlijstonderzoek in kaart gebracht. Bij het meten van de latentietijd met behulp van een stopwatch blijkt deze tijd niet consistent onder de één tot twee minuten te liggen. De prevalentie van de op EP gelijkende disfunctie is onbekend.

Diagnose

Met als uitgangspunt de definiëring zoals omschreven in paragraaf 2 Definities is het van belang, voor het begrijpen van het probleem en voor bepaling van de behandelstrategie, de diagnose nader onder te verdelen in één van de vier subtypes. De anamnese is daarvoor het diagnostische instrument. Differentieer de EP van een erectiele disfunctie (zie casus).

Anamnese

De anamnese bestaat uit klachtverheldering en het duidelijk krijgen van de hulpvraag. Daarnaast is ook het uitvragen van de seksuele responscyclus van belang om geen andere seksuele problemen die zich in heden of verleden hebben afgespeeld te missen. Tot slot wordt een beeld gevormd van de onderlinge relatie en communicatie.

Klachtverheldering

- Wat bedoelt u met te snel klaarkomen, wat vindt u snel, na hoeveel minuten na penetratie komt u klaar?
- Wanneer precies treedt het op: coïtus, orale of manuele handelingen, masturberen, andere partners (gegeneraliseerd vs. situatief)?
- Hoe lang bestaat het probleem: levenslang (vanaf eerste seksuele ervaringen), of verworven en vanaf welk moment (primair vs. secundair)?
- Wat hebt u eraan gedaan om het op te lossen?

Hulpvraag

- Welk doel stelt u zichzelf, wat verwacht u, wat verwacht uw partner?
- Hoe ziet een bevredigend orgasme/bevredigende seksuele beleving er voor u en uw partner uit?

Responscyclus

– Hebt u zin om te vrijen, hoe is het verlangen?
– Voelt u zich opgewonden, kunt u een goede erectie krijgen?
– Hoe is het orgasmegevoel, is er satisfactie?

Relatie

– Hoe ervaart uw partner het probleem?
– Heeft uw partner een seksueel probleem?
– Leidt het seksuele probleem tot problemen in de relatie?
– Wordt erover gesproken?
– Zijn de verwachtingen ten aanzien van seksualiteit op elkaar afgestemd?
– Wat gaat er wél goed in het seksuele contact?

Somatiek

– Zijn er pijnklachten bij penetratie (fimose) of bij zaadlozing (disfunctionele bekkenbodem)?
– Zijn er mictieklachten (urethrastrictuur)?

Onderzoek

Er zijn nog geen methoden om EP objectief vast te leggen, alhoewel het uiteraard mogelijk is met behulp van een stopwatch de tijd te bepalen tussen het begin van de coïtus en het optreden van de ejaculatie. Dit wordt alleen in studies gebruikt (meting van de intravaginale ejaculatielatentietijd – IELT). Lichamelijk onderzoek om onderliggende somatische pathologie uit te sluiten is niet nodig, tenzij er vermoedens zijn op schildklierlijden (zeer zeldzaam) of een disfunctionele bekkenbodem.

Oorzaak

Inherent aan de wetenschappelijke scheiding van lichaam en psyche is ook het discours rondom de genese van EP niet ontkomen aan de tegenstelling somatisch of psychisch. Een kort overzicht van de verschillende verklaringsmodellen.

Somatische oorzaken

Diverse verklaringen zijn onderzocht en verworpen. Zo kon de invloed van een te hoge concentratie aan serumtestosteron niet worden bevestigd. Ook een te lage prikkeldrempel van de ejaculatiereflex bij mannen met EP kon niet consistent worden aangetoond. Daarnaast kon ook niet worden vastgesteld dat de glans penis van mannen met EP gevoeliger zou zijn. Circumcisie als therapie is inmiddels dan ook obsoleet. Daarentegen zijn er enkele resultaten met het gebruik van lidocaïne-prilocaïnecrème onder occlusie van een condoom aangebracht op de glans penis.

Het meest plausibele model legt momenteel de verklaring van een levenslange EP bij een disfunctionerende serotinerge neurotransmissie. Het sterkste argument daarvoor bieden de therapeutische mogelijkheden van de selectieve serotonineheropnameremmers (SSRI's), maar niet alle SSRI's vertragen even consequent de ejaculatie. Mogelijk ook dat het sympathische systeem (verantwoordelijk voor de ejaculatie) bij mannen met EP te vroeg wordt ingezet tijdens de opwindingsfase (als het parasympathische systeem normaliter dominanter is). Er zijn aanwijzingen voor een genetische predispositie.

Psychische oorzaken

De meeste theorieën zijn nooit goed onderzocht of bleken niet houdbaar. Zo zouden mannen hun eerste coïtuspogingen onder spannende omstandigheden bekrachtigd hebben gezien door een snel orgasme. Het is niet bekend of mannen zonder EP deze omstandigheden niet gehad zouden hebben. Ook het herkennen van het 'point of no return' (het moment waarop de emissie van sperma overgaat in expulsie door middel van het in gang treden van een onomkeerbare reflex) wordt door zowel mannen mét als zónder EP even adequaat uitgevoerd. Of dit in een partnerrelatie buiten het laboratorium ook geldt, is echter onduidelijk. Wat betreft de rol van angst voor EP zijn de resultaten tegenstrijdig. Er is wel een grotere comorbiditeit van angstklachten bij mannen met EP ten opzichte van een gemiddelde groep mannen. Het gebruik van angstremmende middelen geeft daarentegen wel verbetering van de angst maar niet van de ejaculatielatentietijd.

Circulaire genese

Zoals bij elke seksuele disfunctie, is het zaak alle biopsychosociale facetten rondom EP in kaart te brengen. Ook al zal een primair somatische oorzaak een EP in gang zetten, uiteindelijk heeft dit impact op het gevoel van falen van de patiënt en op de onderlinge relatie met de partner. Psychologische en relationele aspecten houden vaak het probleem in stand, zonder dat dit wellicht de oorspronkelijke causale factor is geweest. Dit circulair ingrijpen van elkaar versterkende mechanismen heeft consequenties voor de therapie.

Behandeling

Op grond van de anamnese zal per individueel geval moeten worden bekeken welke behandeling is geïndiceerd. Een jongeman met initiële coïtusproblemen of met relatief weinig ervaring en wisselende ejaculatielatentietijden zal het meest gebaat zijn bij goede informatie en korte counseling. Een man met primaire gegeneraliseerde EP met weinig impact hiervan op zijn psychisch en relationeel functioneren zal het meest gebaat zijn bij medicatie alleen. Indien er dan eveneens faalangst zou bestaan met negatieve gedachten over zichzelf die hem belemmeren in het plezier bij het vrijen, is naast medicamenteuze therapie ook cognitieve gedragstherapie geïndiceerd. In een situatie waarin de ontevredenheid van de partner zijn gevoel van falen in stand houdt, is het zaak met beiden gesprekken te hebben.

Medicamenteus

Medicamenteuze therapie zal voornamelijk worden ingezet bij levenslange EP en (kortdurend) bij de verworven vorm. Soms kan kortdurend ter ondersteuning medicatie worden gegeven bij de EP met natuurlijke variatie, maar medicatie is bij deze vorm niet de behandeling van voorkeur.

Clomipramine, een tricyclisch antidepressivum, in een dosering van 25-50 mg eenmalig in te nemen 6 tot 24 uur voor de te verwachten seksuele activiteit, geeft verlenging van de ejaculatielatentietijd van enkele minuten. Indien deze dosis niet effectief is, kan een hogere dosis worden gegeven, maar de kans op bijwerkingen als droge mond, sufheid en visusstoornis is dan verhoogd. Het middel kan dus 'on demand' worden gebruikt. Het hangt van andere factoren af wanneer ermee kan worden gestopt. Met name indien het zelfvertrouwen bij de man is gegroeid of de onderlinge partnerrelatie weer is geoptimaliseerd, kan worden getracht zonder medicatie te vrijen. Bij de levenslange vorm zal medicatie altijd noodzakelijk blijven óf het probleem zal geaccepteerd moeten worden en een plaats krijgen in de seksuele logistiek van het stel.

SSRI's als fluoxetine en paroxetine geven bij dagelijks gebruik ook remming van de ejaculatielatentietijd. Het meest effectief is paroxetine in een dagelijks gebruik van 20 mg. De bijwerkingen zijn mild en reversibel; helaas is er soms verlies van libido en erectievermogen. Dit moet tevoren duidelijk worden gemeld om de frustratie van de man niet nog te versterken. Het lijkt erop dat na jarenlang gebruik het verlengend effect op de latentietijd vermindert. Een 'on demand'-gebruik van een SSRI enkele uren voor de coïtus lijkt minder effectief. Ook hier zullen de psychosociale factoren mede bepalen wanneer met het middel kan worden gestopt. De komende jaren zullen waarschijnlijk specifieke SSRI's op de markt komen met EP als indicatie. Deze kunnen wel on demand worden gebruikt.

Een geheel andere medicatie is het aanbrengen van lidocaïne-prilocaïnecrème op de glans penis. Het wordt tien tot vijftien minuten voor de te verwachten seksuele activiteit geappliceerd onder occlusie van een condoom. Indien men ervoor kiest met condoom te vrijen kan dit blijven zitten. Zo niet, dan wordt de overtollige crème verwijderd ter voorkoming van anesthesie van de vagina. De effectiviteit van deze behandeling is redelijk, maar minder effectief dan de orale therapieën, hoewel onderling vergelijkend onderzoek ontbreekt.

Tot slot lijkt het gebruik van PDE-5-remmers zoals sildenafil, tadalafil en vardenafil, die de erectie langer in stand houden, veelbelovend voor die mannen bij wie EP gepaard gaat met zwakke erecties. Een PDE-5-remmer mag worden gecombineerd met clomipramine of een SSRI.

Bij elke medicamenteuze behandeling is een follow-up wenselijk om bijwerkingen en effectiviteit te beoordelen. Indien het voorschrift chronisch wordt, kan worden volstaan met herhalingsrecepten, maar een halfjaarlijks of jaarlijks consult is wenselijk om de zinvolheid en de voortgang te beoordelen.

Niet-medicamenteus

De niet-medicamenteuze aanpak is met name van belang bij de EP met natuurlijke variatie en de op EP gelijkende disfunctie.

Onverlet of er medicamenteuze therapie wordt ingesteld, is het altijd zinvol de man met EP goed te informeren over de normale fysiologie van de seksuele respons van hem en van zijn partner. Tegelijkertijd kunnen dan misvattingen worden gecorrigeerd. Met name rondom het begrip 'te snel' en rondom de orgasmebeleving van de partner kunnen mythes of misverstanden bestaan. De huisarts kan hierover informeren of de patiënt aanmoedigen erover te lezen. Enkele feiten kunnen hierbij van dienst zijn. De meeste mannen komen drie tot vijf minuten na het begin van de coïtus tot een zaadlozing. Van de vrouwen die een orgasme ervaren, krijgen de meeste vrouwen (rond de 70%) dit ten gevolge van clitorale en niet door vaginale stimulatie. Het nastreven van het bereiken van een gelijktijdig orgasme is een niet-effectieve tijdsinvestering.

Indien er sprake is van EP en tegelijk van een hoog angstniveau, gevoel van falen of negatieve cognities over zichzelf, kan, al dan niet in combinatie met orale therapie, de man gebaat zijn bij cognitieve gedragstherapie. Dit kan een reden zijn om te verwijzen, maar de huisarts kan ook zelf kortdurend begeleiden door het geven van instructies in de vorm van de zogenaamde stop-startmethode.

Onder een tijdelijk coïtusverbod, waardoor de cirkel van het voortdurend falen wordt doorbroken, wordt de man uitgenodigd door middel van masturbatieoefeningen zichzelf aan te leren het moment van zaadlozing uit te stellen. Hij concentreert zich op het genieten ervan en is alert op zijn lichamelijke reacties. Hij start daarbij met het stimuleren van de penis totdat hij verwacht dat het orgasme zou kunnen optreden. Dan stopt hij met stimuleren en laat de opwinding enkele minuten varen. Dan herstart hij weer het stimuleren enzovoort, tot hij in staat is dit in totaal drie afzonderlijke keren een kwartier vol te houden. De volgende stap is identiek, maar nu met een glijmiddel dat hij aanbrengt op de glans penis en dat als meer prikkelend wordt ervaren. Gaat deze fase ook goed, dan kan hij met de partner oefenen. Zij zullen hierover afspraken moeten maken, met name over het moment waarop de man verlangt dat de partner het stimuleren stopt. Allereerst zal de partner met de hand stimuleren, daarna met de hand mét glijmiddel. Tot slot kan worden overgestapt op intromissie van de penis. De houding waarbij de vrouw boven zit en de man onder ligt, geniet daarbij de voorkeur. De man kan zich dan beter concentreren. Aanvankelijk wordt alleen de penis ingebracht, daarna kan worden uitgebreid met stotende bewegingen en vervolgens kan men variëren in coïtushouding. Een dergelijke begeleiding zal ongeveer zes tot acht dubbele consulten beslaan.

Een obstakel dat de huisarts kan tegenkomen, is het te snel willen afwikkelen van de fasen door de man, waardoor geleerd gedrag niet goed beklijft. Soms wordt masturberen verworpen, met name, maar niet uitsluitend, door allochtone mannen. Ook de matige motivatie of de negatieve houding van de partner kan interfereren.

Verwijzing

Indien de huisarts zichzelf niet competent acht, of indien de complexiteit van het probleem de eigen expertise overstijgt, is een verwijzing op zijn plaats. Vooral daar waar intra-individuele en/of relationele problemen een belangrijke factor zijn, *post aut propter*, kan worden verwezen naar een seksuoloog met psychologie of psychotherapie als basisdiscipline. Indien ook medicamenteuze behandeling door de huisarts wordt verwacht, is verwijzing naar een arts-seksuoloog op zijn plaats.

Adressen en andere seksuologische informatie kunnen worden verkregen via het internet: www.nvvs.info.

Verwijzing naar een uroloog is niet op zijn plaats, tenzij er urologische comorbiditeit is of tenzij deze seksuologisch is geschoold.

3 Ejaculatio tarda en anorgasmie

Hoewel het uitblijven van orgasme en zaadlozing bij voldoende erectie het voor de man en zijn partner mogelijk maakt om langdurig te vrijen en te coïteren, zijn vooral mannen met de klacht 'geremd klaarkomen' daar juist erg ontevreden over. Het niet kunnen bereiken van het hoogtepunt, terwijl ze daar juist naar verlangen, vormt de kern van hun klacht, naast de mentale en fysieke inspanning die ze vaak moeten leveren in een poging klaar te komen. Veel mannen ervaren hun orgasmestoornis als niet normaal, terwijl partners, analoog aan partners van mannen met erectiestoornissen, zich afvragen of zij seksueel soms tekortschieten of niet aantrekkelijk genoeg zijn voor hun partner.

Behandeling

In de oudere (beknopte) literatuur, waarin gecontroleerde effectonderzoeken geheel ontbreken, wordt geremd of in het geheel niet klaarkomen bij de man als moeilijk behandelbaar beschouwd. In het algemeen wordt gesteld dat wanneer de hulpvraag 'het vervullen van een kinderwens' is, een gunstiger prognose gehanteerd kan worden dan wanneer de hulpvraag 'klaarkomen in elke gewenste situatie' is. Evenals bij de meeste andere seksuele disfuncties wordt bij mannelijke orgasmestoornissen gebruikgemaakt van 'sekstherapie' naar het model van Masters en Johnson (1970). Vaak wordt in deze benadering een gedragstherapeutische fase ingebed, waarin generalisatie beoogd wordt van het klaarkomen door middel van masturbatie naar klaarkomen tijdens stimulatie door de partner, en ten slotte tijdens de coïtus. Ter versterking van de genitale stimulatie wordt soms vibratie aan de schacht of de eikel van de penis aangeraden. Rectale elektrostimulatie van de plexus pelvicus (onder narcose) om de emissie- en ejaculatiereflex op te wekken, wordt hierbij soms toegepast in fertiliteitklinieken om het zwangerschapsdoel te bereiken. Bij onvermogen tot klaarkomen, zijn in casusvorm of bij kleine aantallen patiënten behandelingen beschreven waarin gebruik wordt gemaakt van hypnotherapie, masturbatietraining, seksuelefantasietraining, cognitieve therapie en toegevoegde vibratie.

Contra-indicaties voor het starten van een psychologische behandeling bij geremd klaarkomen of onvermogen tot klaarkomen zijn (De Bruyn & Lankveld, 2001):
- aanwezigheid van andere seksuele disfuncties, zoals verminderd seksueel verlangen, erectiestoornis, seksuele pijnklachten, evenals retrograde ejaculatie ten gevolge van medicatie of chirurgisch ingrijpen in het bekken;
- ernstige psychische problematiek, zoals psychose, posttraumatische stressstoornis, actuele depressie, eetstoornis, obsessieve compulsieve stoornis;
- verslaving aan alcohol, drugs of medicijnen;
- medicijnen met dominante seksuele bijwerkingen op seksueel verlangen, opwinding, orgasme en ejaculatie; diverse psychofarmaca en bepaalde antihypertensiva;
- chronische ziekte, zoals nierinsufficiëntie waarvoor gedialyseerd wordt, multipele sclerose, ernstige diabetes mellitus, dwarslaesie, enzovoort;
- ernstige relatieproblemen, die niet uitsluitend secundair zijn aan de seksuele problemen.

Verwijzing

Indien de complexiteit van het probleem de eigen expertise overstijgt, kan de huisarts daar waar de intra-individuele en/of relationele problematiek de belangrijkste factor is, verwijzen naar een seksuoloog met psychologie of psychotherapie als basisdiscipline; overheerst de onvervulde kinderwens, dan is een verwijzing naar de uroloog op zijn plaats. Deze kan door middel van elektro-ejaculatie (zie hieronder) sperma verkrijgen ter voorbereiding op een geassisteerde voortplanting. Hiermee wordt de druk die de onvervulde kinderwens op de seksuele relatie legt tijdelijk verminderd en kan de psychotherapie na het in vervulling gaan van de kinderwens worden hervat.

4 Retrograde ejaculatie

Casus

De heer V., 34 jaar, meldt zich samen met zijn partner, mevrouw V., 32 jaar, op het spreekuur met de klacht van onvervulde kinderwens. De heer V. heeft sedert twintig jaar een goed gereguleerde diabetes mellitus type 1, zonder complicaties. De laatste tijd heeft hij last van 'droog klaarkomen'. Bij nader

> doorvragen blijkt hij wel een orgasme te ervaren, maar zonder te ejaculeren. Wanneer hij na het klaarkomen gaat plassen, zit er soms wel eens wat 'slijm' in de urine.

Retrograde ejaculatie en anejaculatie ontstaan wanneer het transport van semen naar de bulbus urethrae en het sluiten van de blaashals tijdens de emissiefase en/of de zaadlozingsreflex tijdens de ejaculatiefase gestoord zijn. Het orgasme is normaal aanwezig. Bekende oorzaken zijn: multipele sclerose, diabetes mellitus, spina bifida, prostaatoperaties, blaashalsoperaties, sympathectomie, retroperitoneale operaties (zoals lymfeklierdissectie bij testistumor) en het gebruik van sommige psychofarmaca. De diagnose wordt gesteld op de anamnese en het microscopisch onderzoek van het urinesediment na een orgasme. Verdenking op retrograde ejaculatie bestaat ook bij een klein volume van het ejaculaat (< 1,5 ml) (partiële retrograde ejaculatie). De behandeling van deze ejaculatiestoornis is in principe gericht op het opheffen van de oorzaak. Dit is bij de iatrogene oorzaken, zoals het gebruik van antidepressiva, mogelijk door het medicijngebruik te staken, de dosis te verlagen, of de medicatie te vervangen door middelen zonder bijwerking.

Urine is een slecht milieu voor zaadcellen: de zuurgraad van urine varieert van 5,0 tot 6,5 en is slechts bij uitzondering alkalisch. Verder is de osmolaliteit van urine hoog en treedt osmotische schade op van de zaadcellen. Bij onderzoek van de urine na retrograde ejaculatie worden meestal alleen niet-motiele zaadcellen gevonden met afwijkende vormen. De opbrengst van het semenmonster is te verbeteren met behulp van natriumbicarbonaat of door de blaas te instilleren met een zaadvriendelijk medium via katheterisatie, bijvoorbeeld Ham's oplossing 50 cc. Vervolgens wekt de patiënt een zaadlozing op en plast hij uit. De blaasinhoud wordt bewerkt voor intra-uteriene inseminatie of in-vitro-inseminatie, afhankelijk van de kwaliteit van het verkregen sperma.

Bij patiënten met diabetes mellitus en na een retroperitoneale lymfeklierdissectie zijn goede therapeutische resultaten beschreven met imipramine (Tofranil) (sympathicomimetische werking) (imipramine week 1: 25 mg, vespere, week 2: 50 mg, vespere, week 3 en 4, 75 mg, vespere; in week 3 en 4: resultaat beoordelen; indien geen resultaat, met medicatie stoppen). Bij patiënten met een hoog gelokaliseerde dwarslaesie (intacte sacrale reflexboog) is het mogelijk een ejaculatie op te wekken door mechanische stimulatie van de schacht of de glans penis. Hierbij wordt de penis op een vibrator gelegd of wordt deze rondom de penis aangelegd; na een stimulatieduur van drie tot twaalf minuten treedt ejaculatie op. Deze behandeling kan poliklinisch, maar liever thuis uitgevoerd worden en zo nodig meerdere malen worden herhaald, eventueel in combinatie met erectieondersteunende medicatie en zelfinseminatie rondom het moment van ovulatie.

Zaadlozingen zijn dankzij vibratie of elektro-ejaculatietechnieken op te wekken bij ruim 90% van de dwarslaesiepatiënten. De spermakwaliteit is meestal slecht: veel niet-motiele zaadcellen worden gevonden naast meerdere abnormale vormen. Dit verklaart de tot nu toe teleurstellende resultaten van geassisteerde voortplantingstechnieken, zoals intra-uteriene inseminatie bij dwarslaesiepatiënten. De komst van intracytoplasmatische sperma-injectie (ICSI) heeft hierin verandering gebracht. Bij intacte anatomie bij patiënten met zowel psychogene als organische ejaculatiestoornissen is een beproefde methode voor spermawinning de transrectale elektro-ejaculatie (EE). Bij deze patiënten dient de procedure in narcose te worden uitgevoerd in verband met pijn bij een intact zenuwstelsel. Elektro-ejaculatie kan aanleiding geven tot bloeddrukstijging door autonome disregulatie en moet daarom altijd in het ziekenhuis plaatsvinden.

Leesadvies

Voor patiënten

J. van Lankveld. Naar de 7de hemel. Haarlem: Aramith, 2004.
M.D. Waldinger. Klaar is Kees. Amsterdam: Arbeiderspers, 1999.
www.seksualiteit.nl

Voor professionals

Gijs L, Gianotten W, Vanwesenbeeck I, Weijenborg Ph (red.). Seksuologie. Houten: Bohn Stafleu van Loghum, 2004.
McMahon CG, Althof SE, Waldinger MD, et al. An evidence-based definition of lifelong premature ejaculation: report of the International Society for Sexual Medicine (ISSM) ad hoc committee for the definition of premature ejaculation. J Sex Med. 2008;5(7):1590-606.
McMahon CG, Waldinger M, Rowland DL, et al. Ejaculatory disorders. In: H Porst, J Buvat (eds). Standard practice in sexual medicine. Oxford: Blackwell Publishing, 2006:188-209.
www.nvvs.info
www.wvsd.net

30 Onvruchtbaarheid: de mannelijke factor

Drs. B.P. Ponsioen en dr. G.R. Dohle

1 Inleiding

> **Definitie**
>
> 'Infertility is the inability of a sexually active, non-contracepting couple to achieve pregnancy in one year.' (World Health Organization, 1995)

We spreken dus van infertiliteit – of liever subfertiliteit – wanneer een zwangerschap uitblijft gedurende meer dan twaalf maanden bij onbeschermde, op conceptie gerichte coïtus. Als de kinderwens korter dan een jaar bestaat, wordt gesproken van 'uitblijven van zwangerschap'. Van primaire subfertiliteit bij de man is sprake wanneer hij nog nooit een zwangerschap tot stand heeft gebracht, van secundaire wanneer dat wel het geval is. In het algemeen hebben paren met een secundaire subfertiliteit een betere prognose en zijn genetische afwijkingen of ernstige stoornissen in de spermatogenese onwaarschijnlijker. Een bezwaar tegen de term infertiliteit is dat in feite *sub*fertiliteit bedoeld wordt, omdat de man eventueel wel vruchtbaar zou kunnen zijn met een andere partner.

Prevalentie

Ongeveer 15% van de Nederlandse paren bezoekt op enig moment tijdens de reproductieve leeftijd een huisarts of specialist met de klacht geen kinderen (meer) te kunnen krijgen. Een onvervulde kinderwens die korter bestaat dan één jaar is bij 5% van de paren reden van verwijzing als er klachten bestaan die verder wachten zinloos maken (amenorroe, azoöspermie) of ongeduld. De lifetime-incidentie van subfertiliteit bedraagt 10% van de paren. Uiteindelijk blijft minder dan 5% van de paren ongewenst kinderloos.

De incidentie en prevalentie van subfertiliteit in de Nederlandse huisartspraktijk wordt afgemeten aan de code subfertiliteit bij vrouwen. De laatste twintig jaar was de incidentie van subfertiliteit stabiel met ongeveer 3 per 1000 vrouwen per jaar. Het aantal vrouwen dat bekend was bij de huisarts met subfertiliteit bedroeg ruim het dubbele van de incidentie. Dat betekent dan dat in een gemiddelde huisartspraktijk per jaar circa zes paren komen vanwege infertiliteit. Bij een derde zal er een mannelijke factor als belangrijkste oorzaak zijn, dus twee mannen met dit probleem per jaar.

Prognostische factoren

Factoren die een rol spelen zijn:
- leeftijd van de vrouw
- duur van de infertiliteit;
- primaire of secundaire infertiliteit;
- resultaat van semenanalyse.

De oorzaak van ongewenste kinderloosheid ligt globaal in een derde van de gevallen bij de vrouw, in een derde van de gevallen bij de man en in een derde deel bij beiden. Paren stellen tegenwoordig het krijgen van kinderen vaak uit en hebben daardoor een kortere periode voor het krijgen van kinderen. Daarnaast zijn de mogelijkheden om met technische middelen het tot stand komen van zwangerschap te bevorderen (geassisteerde voortplanting) sterk toegenomen; deze mogelijkheden krijgen ruime aandacht in de media. Het succes van geassisteerde voortplanting (assisted reproductive technique, ART) bij mannelijke subfertiliteit heeft als gevolg dat onderzoek naar behandelbare oorzaken en de pathofysiologie van mannelijke vruchtbaarheid ten onrechte wordt overgeslagen. Bovendien zijn de risico's voor het nageslacht bij toepassing van met name ICSI (intracytoplasmatische sperma-injectie) nog onvoldoende bekend.

2 Factoren geassocieerd met mannelijke subfertiliteit

- Testiculaire insufficiëntie:
  - niet-scrotale testis;
  - (virale) orchitis;
  - torsio testis;
  - cytotoxische therapie (chemotherapie);
  - radiotherapie.
- Genetische factoren:
  - klinefeltersyndroom;
  - Y-chromosoomdeletie;
  - kallmannsyndroom.
- Endocriene stoornissen:
  - hypofysaire aandoeningen (idiopathisch, adenoom, infectie).
- Lifestylefactoren:
  - roken;
  - alcoholabusus;

- anabole steroïden;
- morbide obesitas en ondervoeding.
— Obstructies van de tractus genitalis:
  - congenitale afwezigheid van het vas deferens/epididymis;
  - Müllerse prostaatcysten;
  - epididymisobstructies (infecties, aangeboren);
  - na chirurgie van lies of scrotum.
— Sperma-antilichamen.
— Geneesmiddelen, milieu, stress, ziekte.
— Varicokèle.
— Seksuele problemen/ejaculatiestoornissen.
— Idiopathisch (30-45%).

Casus 1

Mevrouw A. meldt zich op 27-jarige leeftijd bij de huisarts met een sinds ruim een jaar bestaande kinderwens. De anamnese levert geen bijzonderheden op, de meegebrachte basale temperatuurcurve (BTC) toont op dag 14 een temperatuurstijging die twaalf dagen aanhoudt. Bij lichamelijk onderzoek van de man worden geen afwijkingen gevonden. Bij microscopisch onderzoek van het semen ziet de huisarts per gezichtsveld slechts enkele, niet in rechte lijn voorwaarts bewegende spermatozoïden.

De huisarts verwijst het paar naar de gynaecoloog die oligo-astheno-teratozoöspermie vaststelt. Het paar legt zich voorlopig neer bij de sombere prognose, totdat zij zes jaar later de mening vragen van een andere gynaecoloog over hun zwangerschapskansen. Op grond van identieke bevindingen zet het paar een punt achter verder vruchtbaarheidsonderzoek en brengt dit ter kennis van de huisarts.

Weer drie jaar later, mevrouw A. is nu 38 jaar, vraagt het echtpaar aan de huisarts welke weg te bewandelen bij adoptie. De huisarts wijst het paar tevens op de mogelijkheid van ivf. Verwijzing naar de fertiliteitpolikliniek leidt tot ivf en ICSI (intracytoplasmatische sperma-injectie). De eruit voortkomende zwangerschap wordt gecompliceerd door hypertensie, ernstige groeiachterstand en dreigende vroeggeboorte. Echter, na een verblijf van twaalf weken in de couveuse wegens een geboortegewicht van 800 gram, verblijdt het kind het ouderpaar A. met zijn thuiskomst.

Casus 2

Mevrouw B. is 31 jaar oud en woont sinds drie jaar samen met de heer B. van 40 jaar. Wegens een jaar uitblijven van de gewenste zwangerschap consulteert zij de huisarts. Haar cyclus is regelmatig (27 à 30 dagen), de coïtus vindt, zeker in de week voor de vermoedelijke ovulatie, gemiddeld eenmaal per dag plaats. Anamnestisch zijn er geen aanwijzingen voor verhoogde kans op tuba-afsluiting zoals soa, salpingitis of geperforeerde appendicitis.

> De huisarts adviseert het maken van een BTC gedurende een cyclus, naar keus aangevuld met oriënterende analyse van het semen of een postcoitumtest (PCT).
> Na de vakantie, drie maanden later, meldt mevrouw B. zich bij de huisarts voor een PCT, op dag 10 van de cyclus. Zoals verwacht was bij onderzoek in speculo het cervicale slijm (nog) niet uitrekbaar. Het voornemen om de PCT drie dagen later uit te voeren lukt goed: het cervicale slijm is nu helder en uitrekbaar tot 10 cm. Onder de microscoop (400× vergroting) worden echter per gezichtsveld gemiddeld slechts één tot twee stilliggende spermatozoïden waargenomen. Oriënterend onderzoek van het semen enkele dagen later, toont per gezichtsveld > 20 spermatozoïden, waarvan de helft voorwaarts beweegt.
> De huisarts legt het paar nu uit dat naar alle waarschijnlijkheid een eisprong plaatsvindt en de kwaliteit van het sperma voldoende is, maar dat de gegevens mogelijk toch wijzen op onvoldoende interactie tussen de spermatozoïden en het cervicale slijm.
> De heer B. is zichtbaar opgelucht over de huidige uitslag van het semenonderzoek. De uitslag van de postcoitumtest enkele dagen eerder was 'hard' aangekomen bij mevrouw B. Het paar B. begrijpt heel goed dat eventuele ivf bij hen pas over anderhalf jaar zal plaatsvinden. 'Maar moeten we wachten op een volgende PCT in een van de komende maanden voordat we verder onderzoek krijgen?'
> Besloten wordt tot verwijzing naar de fertiliteitpolikliniek.

3 De rol van de huisarts

Het belang van diagnostiek van de mannelijke infertiliteit ligt in het verrichten van goed onderzoek van de subfertiele man, op zoek naar oorzaken die het probleem verklaren en die soms behandelbaar zijn. Dit geldt voor iedere man met een verminderde semenkwaliteit. Het stellen van een eventuele diagnose en het bespreekbaar maken van ongunstige leefstijlfactoren is belangrijk voor het starten van de juiste behandeling: dit kan voorkomen dat het paar te snel in de richting van geassisteerde voortplanting wordt gestuurd, terwijl een oorzakelijke behandeling wordt overgeslagen.

Informatie over de timing van de coïtus rond de vruchtbare periode kan bevorderlijk zijn. Stoppen met roken door beide partners is rationeel en de vrouw zou de alcoholconsumptie moeten beperken tot twee tot vier eenheden per week. Psychische factoren zijn geen oorzaak van subfertiliteit. Wel vormt subfertiliteit een psychische belasting voor het paar. De huisarts kan behulpzaam zijn door het paar te helpen een keuze te maken voor onderzoek c.q. behandeling die op dat moment het meest geschikt is en die het best past bij het paar.

4 Anamnese en diagnostiek

Bij de anamnese is het met het oog op de intercollegiale communicatie van belang ook de naam en geboortedatum van de vrouwelijke partner te noteren. Bovendien verdient het aanbeveling bij haar een globale gynaecologische anamnese af te nemen en een basale temperatuurcurve (BTC) bij te houden. Een eenmalige zorgvuldig opgenomen BTC is meestal voldoende. Het maken van een betrouwbare BTC is niet voor elk paar weggelegd. Te bedenken valt dat een cyclus tussen 25 en 35 dagen vrijwel altijd ovulatoir is. Een BTC is niet in alle gevallen nodig.

In paragraaf 4 Anamnese bij mannelijke fertiliteitsproblemen staat een overzicht van etiologische factoren die bij anamnese nagevraagd dienen te worden. Ook een zorgvuldig afgenomen seksuele anamnese hoort hierbij: seksuele problemen komen voor bij circa 5% van de onvruchtbare paren. Tot slot dient aandacht te worden besteed aan medicijngebruik (bijvoorbeeld anabole steroïden) en alcohol- en drugsgebruik.

Tabel 30.1	Subfertiliteit op basis van een mannelijke factor bij 10.469 patiënten.
idiopathische mannelijke subfertiliteit	31%
niet-scrotale testis	7,8%
urogenitale infectie	8,0%
stoornis in ejaculatie of seksuele factor	5,9%
chronische ziekte	3,1%
varicokèle	15,6%
hypogonadisme, testiculaire dysgenesie	8,9%
immunologische factor, sperma-antistoffen	4,5%
obstructie van de tractus genitalis	1,7%
andere afwijkingen	5,5%

Bron: Nieschlag et al., Clinical Andrology.

Anamnese bij mannelijke fertiliteitsproblemen

De anamnese omvat:
- infertiliteitsduur;
- primaire of secundaire subfertiliteit;
- etiologische factoren en medische voorgeschiedenis:

- niet-scrotale testis (leeftijd/behandeling);
- operaties: scrotum, liesgebied, pelvis, retroperitoneum;
- urogenitale infecties, venerische ziekten, tbc; parotitis epidemica (tijdens of na puberteit);
- urologische pathologie en behandelingen;
- trauma, torsio testis;
- toxische invloeden (straling, chemicaliën);
- warme zitbaden, sauna, intensieve sportbeoefening;
- puberteitsontwikkeling (leeftijd), gynaecomastie;
- diabetes mellitus, schildklierpathologie, nierziekten;
– familieanamnese:
  - infertiliteit;
  - erfelijke ziekten;
  - congenitale afwijkingen;
  - habituele spontane abortus;
  - gehandicapte of overleden kinderen;
– seksuele anamnese:
  - coïtusfrequentie, al of niet gericht op de vruchtbare periode;
  - erectiestoornissen;
  - ejaculatiestoornissen;
  - libidostoornissen;
– algemene en tractusanamnese, medische voorgeschiedenis (o.a. reuk-, visusstoornissen, chronische ziekten);
– roken, geneesmiddelen, alcohol, drugs (anabolica).

Lichamelijk onderzoek

Algemeen

– lichaamsbouw, gynaecomastie, beharingspatroon, lengte, gewicht;
– onderzoek van de regio inguinalis (hernia, litteken, lymfadenopathie).

Specifiek/genitalia

– onderzoek in liggende en staande houding;
– penis: epispadie, hypospadie;
– testes: volume, consistentie, ligging;
– epididymis: zwelling, defecten, induratie, cysten;
– vas deferens: afwezig?, structurele afwijkingen;
– funiculus spermaticus: varicokèle (staand onderzoeken, valsalvamanoeuvre, doppleronderzoek);
– prostaat en vesicula seminalis (pijn, zwelling, noduli).

Semenanalyse

De semenanalyse vormt het uitgangspunt voor eventueel verder andrologisch onderzoek. Bij een 'normale' semenanalyse wordt geen verder onderzoek verricht, tenzij er bij de anamnese mannelijke seksuele problemen aan het licht zijn gekomen.

Tot nog toe was semenanalyse een weinig gestandaardiseerd onderzoek, met grote inter- en intrawaarnemervariabiliteit. Om aan deze grote verschillen in bepaling van hetzelfde spermamonster een eind te maken, is onder auspiciën van de Wereldgezondheidsorganisatie (WHO) een standaardwerk uitgebracht dat als leidraad moet dienen bij evaluatie van het subfertiele paar. Aangezien nog steeds belangrijke beslissingen over de toe te passen behandeling worden gebaseerd op de uitkomsten van het spermaonderzoek, is een standaardisatie van het volledige onderzoek zeer gewenst. De verschillen tussen de ziekenhuislaboratoria zijn belangrijk afgenomen sinds de invoering van de kwaliteitscontrole semenanalyse volgens de WHO

Voor de semenanalyse volstaat bij (volgens de WHO-criteria) normale uitslagen één onderzoek. Pas bij afwijkingen in de semenanalyse van minimaal twee onderzoeken volgt nader andrologisch onderzoek. Het spermaonderzoek vindt bij voorkeur plaats binnen twee uur na productie. Bij afwijkingen in het ejaculaat is het van belang eerst naar mogelijke verklaringen te zoeken, zoals recente ziekte/koortsperiode, artefacten met de opvang (abstinentieperiode, verkeerd potje, of te warm of te koud) en wordt de semenanalyse herhaald. Bij ziekten moet men zich realiseren dat de duur van de spermatogenese inclusief zaadceltransport circa drie maanden is en dat ten minste deze periode moet worden gewacht voordat het onderzoek wordt herhaald.

Hormonaal onderzoek

De prevalentie van endocriene afwijkingen bij subfertiele mannen is hoger dan in de algemene populatie, maar een primaire hormonale stoornis als oorzaak van mannelijke subfertiliteit is relatief zeldzaam. Hormonale screening kan beperkt blijven tot het bepalen van FSH, LH en testosteron. Bij mannen met een azoöspermie of extreme OAT is het van belang onderscheid te maken tussen een obstructieve en niet-obstructieve oorzaak. Een criterium met een redelijk voorspellende waarde met betrekking tot obstructie is: een normaal FSH met bilateraal een normaal testisvolume. Echter, 29% van de mannen met normaal FSH heeft toch een gestoorde spermatogenese. Inhibine-B lijkt een iets betere voorspellende waarde te hebben. Inhibine-B is een relatief nieuwe bepaling; de stof wordt exclusief geproduceerd door de sertolicellen van de testis, die ook verantwoordelijk zijn voor de spermatogenese.

5 Behandeling

Counseling

Soms zijn leefgewoonten de oorzaak van slechte spermakwaliteit: roken, overmatig alcoholgebruik, anabole steroïden, intensieve sportbeoefening (marathontraining, intensieve krachtsporttraining), scrotale temperatuurverhoging door isolerend ondergoed, saunabezoek, warme zitbaden of beroepsmatige blootstelling aan warmtebronnen. Een groot aantal geneesmiddelen kan invloed hebben op de spermatogenese (zie tabel 30.2).

Tabel 30.2	Overzicht van geneesmiddelen die de spermatogenese kunnen verstoren (niet-limitatieve lijst).	
antibiotica	cimetidine	serolimus
ACE-remmers	colchicine	nitrofurantoïne
anabole steroïden	corticosteroïden (in hoge dosis)	oestrogenen
androgenen	cytostatica (alkylerend)	progestagenen
anti-androgenen	GnRH-agonisten	spironolacton
antidepressiva	GnRH-antagonisten	sulfasalazine
calciumantagonisten		hydroxyurea
chloorpromazine		cyclosporine

Ook chronische stress (bijvoorbeeld over het uitblijven van zwangerschap) lijkt van invloed te zijn op de spermakwaliteit; een gerichte medicamenteuze behandeling hiervoor ontbreekt nog.

Medicamenteuze (hormonale) behandelingen

Er bestaan geen studies die aantonen dat hormonale therapie, zoals HMG/HCG, androgenen, anti-oestrogenen (clomifeen en tamoxifen), prolactineremmers (bromocriptine) en steroïden, significant betere zwangerschapskansen geeft dan een placebo bij mannen met een idiopathische OAT. Hormonale behandeling met GnRH of de combinatie HCG/HMG is alleen zinvol als er sprake is van hypogonadotroop hypogonadisme (laag FSH en LH), zoals bij primaire en secundaire hypofyseaandoeningen.

Chirurgische behandelingen

Varicokèle

De behandeling van een varicokèle is een controversieel onderwerp in de klinische andrologie. De controverse richt zich vooral op het belang van behandeling van varicokèle. In een recente meta-analyse is wel voldoende aangetoond dat na de varicokèlebehandeling de semenkwaliteit verbetert. Een meta-analyse van gerandomiseerde trials naar de kans op een spontane zwangerschap laat echter geen duidelijk verschil zien in zwangerschapsresultaten tussen behandeling en counseling. Met name van de behandeling van de subklinische varicokèle is aangetoond dat dit niet bijdraagt tot een grotere kans op een spontane zwangerschap. Ook bij mannen met een normospermie en bij azoöspermie is behandeling niet zinvol gebleken. Twijfel bestaat over een subcategorie paren met minstens twee jaar onvervulde kinderwens, waarbij de varicokèle de enige aanwijsbare factor is voor de subfertiliteit en er tevens sprake is van oligozoöspermie. Nieuwe studies moeten aantonen dat voor deze paren behandelen mogelijk wel een voordeel heeft.

Behandeling kan bestaan uit een embolisatie of verschillende chirurgische technieken, afhankelijk van de expertise van het centrum. Chirurgische of radiologische behandeling van varicokèle leidt bij 44% van de mannen tot een significante verbetering van de semenkwaliteit. Recidief varicokèles worden gevonden bij 4 tot 18% van de mannen en komen wat vaker voor na embolisatie.

Microscopische epididymale sperma-aspiratie (MESA)

MESA in combinatie met ICSI is geïndiceerd bij mannen met een obstructieve azoöspermie (OA) wanneer geen reconstructie (vasovaso-, vaso-epididymostomie) gerealiseerd kan worden, zoals bij congenitale bilaterale afwezigheid van het vas deferens (CBAVD) en na mislukte microchirurgie. Een alternatief is de percutane aspiratie van zaadcellen uit het caput epididymis (PESA). Indien er bij de MESA of PESA geen zaadcellen verkregen worden, kan een testisbiopsie worden verricht met testiculaire semenextractie voor ICSI.

Testiculaire semenextractie (TeSE)

Bij mannen met een niet-obstructieve azoöspermie (NOA) kan soms ook ICSI worden uitgevoerd als er zaadcellen uit de testis kunnen worden geëxtraheerd. Bij ongeveer 50% van de mannen met een NOA zijn er wel zaadcellen te vinden in een testisbiopsie: deze paren hebben de gebruikelijke kans op een succesvolle ICSI-procedure van 20 tot 25% per behandelcyclus. Vanwege de nog onbekende risico's die verbonden zijn aan het gebruik van testiculaire zaadcellen voor ICSI wordt deze behandeling in Nederland alleen nog in onderzoeksverband uitgevoerd.

6 Geassisteerde voortplanting (ART)

ART neemt een belangrijke plaats in bij de behandeling van ernstige mannelijke subfertiliteit. Er zijn drie typen ART:
1 intra-uteriene inseminatie (iui);
2 in-vitrofertilisatie (ivf);
3 intracytoplasmatische sperma-injectie (ICSI).

Intra-uteriene inseminatie (iui)

Het doel van iui is de kans op bevruchting te vergroten door geconcentreerd en bewerkt sperma in nauw contact te brengen met de eicel. Bij iui wordt sperma ten tijde van de ovulatie in de baarmoeder gebracht. 'Opwerken' van sperma betekent het scheiden van de zaadcellen van de semenvloeistof, die onder andere prostaglandinen bevat en baarmoedercontracties kan veroorzaken. Door het semen te centrifugeren in een medium of de zaadcellen te laten opzwemmen in een medium, wordt een geconcentreerde hoeveelheid zaadcellen verkregen met goede motiliteit, geschikt voor inseminatie. Voor een kansrijke iui zijn na opwerken ten minste één miljoen goed bewegende zaadcellen noodzakelijk. Iui is vooral geschikt als behandeling van oligozoöspermie, waarbij een vrouwelijke factor niet kan worden aangetoond. Gebleken is dat een 'milde ovariële stimulatie' de kans op zwangerschap verbetert, maar ook de kans op een meerlingzwangerschap doet toenemen naar 20 tot 30%. Omdat meerlingzwangerschappen vaak tot obstetrische problemen leiden, wordt de laatste jaren in toenemende mate gekozen voor iui in de natuurlijke cyclus.

In-vitrofertilisatie (ivf)

Een van de indicaties voor ivf is mannelijke subfertiliteit. Meestal wordt gewacht tot er een infertiliteitsduur is van ten minste drie jaar voordat gestart wordt met ivf, vanwege de nog relatief hoge kans die met name jonge paren hebben op een spontane zwangerschap. Sommige paren hebben echter een wel zeer kleine maandelijkse kans op een zwangerschap, zoals bij ernstige oligospermie en bij vrouwelijke factoren, zodat eerder wordt gestart met ivf. In de berekening van de maandelijkse kans op zwangerschap zijn naast de resultaten van de semenanalyse de infertiliteitsduur en de leeftijd van de vrouw belangrijke voorspellende factoren.

Er zijn verschillende afkapwaarden van semenanalyse voor de beslissing te kiezen voor iui of ivf. De meeste klinieken berekenen eerst het totale aantal bewegende zaadcellen na 'opwerken' van het semen: als dit meer dan één miljoen bewegende zaadcellen is, wordt er eerst gekozen voor iui. Als er minder dan één miljoen bewegende zaadcellen na opwerken overblijven, wordt gekozen voor ivf, of voor ICSI als er minder dan 500.00 bewegende zaadcellen zijn.

Intracytoplasmatische sperma-injectie (ICSI)

Met de komst van ICSI als behandeling van extreme oligozoöspermie in 1993 ontstond een behandeloptie voor voorheen onbehandelbare mannelijke infertiliteit. Bij ICSI wordt een morfologisch normale zaadcel direct in de eicel geïnjecteerd. De aanwezigheid van slechts enkele normale zaadcellen is dus voldoende voor een behandeling. De bevruchtingskans is hoger dan bij ivf, de zwangerschapskans is echter vergelijkbaar, namelijk circa 20 tot 25% doorgaande zwangerschappen per behandelcyclus. In de praktijk blijkt dat ongeveer 40 tot 45% van de paren met ivf of ICSI een zwangerschap bereikt na één of meer pogingen. Naast extreme oligospermie is een 'total fertilisation failure' bij een eerdere ivf-poging een indicatie voor ICSI. Met chirurgisch verkregen zaadcellen (MESA/PESA en TeSE) kan alleen maar met succes ICSI worden uitgevoerd.

Uit de follow-up van kinderen die geboren zijn na ivf en ICSI komen enkele opvallende zaken naar voren:

- kinderen ontstaan na ICSI of ivf hebben meer aangeboren afwijkingen dan kinderen verwekt via een spontane zwangerschap;
- er is een toegenomen risico van prematuriteit, perinatale sterfte, laag geboortegewicht, met name door het meerlingpercentage na zowel ivf als ICSI;
- kinderen na ICSI laten een normale cognitieve en motorische ontwikkeling zien;
- kinderen geboren na ICSI hebben een licht verhoogd risico op een aantal de novo chromosomale afwijkingen: de betekenis hiervan voor toekomstige generaties is nog onduidelijk.

Leesadvies

Dohle G, Jungwirth A, Weidner W. Guidelines for the investigation and treatment of male infertility. European Urology 2004; 42: 313-322. ISBN 90-70244-20-9.

Evers JL, Collins JA. Surgery or embolisation for varicocele in subfertile men. Cochrane Database Syst Rev 2004; (3): CD000479.

Guzick DS, Overstreet JW, et al. Sperm Morphology, Motility, and Concentration in Fertile and Infertile Men. NEJM 2001; 345: 1388-93.

Rowe T. Fertility and a woman's age. J Reprod Med. 2006; 51: 157-63.

Steeg JW van der, Steures P, Eijkemans MJ, Habbema JD, Hompes PG, Broekmans FJ, et al. Pregnancy is predictable: a large-scale prospective external validation of the prediction of spontaneous pregnancy in subfertile couples. Hum Reprod 2007a; 22: 536-42.

Weber RF, Dohle GR, Romijn JC. Clinical laboratory evaluation of male subfertility. Adv Clin Chem 2005; 40: 317-64.

31 Cystenieren

Dr. J. Nauta en prof. dr. A. Prins

1 Inleiding

Cystenieren komen voor op alle leeftijden en kunnen leiden tot aanzienlijke morbiditeit. De cysten kunnen het gevolg zijn van verschillende al dan niet erfelijke nieraandoeningen. Het is zinvol deze te onderscheiden, omdat ze verschillen in klinische verschijnselen, ziektebeloop en prognose. Bovendien varieert het erfelijkheidspatroon en dus het herhalingsrisico (tabel 31.1).

Tabel 31.1 Cystenieren.

ziekte[1]	overerving[2]	incidentie[3]	nierinsufficiëntie[4]
ADPKD	AD	1:1000	50%, middelbare leeftijd
ARPKD	AR	1:10-40.000	100%, meestal vóór 10e jaar
NPH	AR	1:50.000	100%, meestal vóór 20e jaar
MCKD	AD	1:100.000	90-100%, rond 30e jaar
MKD	sporadisch	1:4.000	niet (mits enkelzijdig)
sponsnieren	sporadisch	1:5.000	niet
simpele cysten	sporadisch	1:200-1000	niet

1 ADPKD: autosomal dominant polycystic kidney disease; ARPKD: autosomal recessive polycystic kidney disease; MCKD: medullary cystic kidney disease; NPH: nefronoftisis; MKD: multicystic kidney dysplasia.
2 AD: autosomaal dominant; AR: autosomaal recessief.
3 Schattingen op grond van beperkte literatuurgegevens.
4 Zeer globale opgave; zie ook de tekst.

Cysten worden gevormd in tevoren normaal aangelegde nefronen, als verwijdingen van niertubuli of van het glomerulaire kapsel van Bowman. Van de meeste erfelijke vormen van cystenieren zijn de gemuteerde genen geïdentificeerd. De normale fysiologische functie van deze genen en het mechanisme van de cystevorming worden momenteel onderzocht.

De medische begeleiding richt zich enerzijds op het stellen van de juiste diagnose ten behoeve van prognose en erfelijkheidsadvies en anderzijds op het tijdig vaststellen en behandelen van hypertensie en urineweginfecties. De behandeling van cystenieren is symptomatisch. Een gerichte behandeling van het proces van cystevorming is niet beschikbaar. Eventuele ontwikkeling van nierinsufficiëntie dient in een vroeg stadium te worden onderkend, opdat complicaties zoals anemie, renale osteodystrofie en hypertensie tijdig kunnen worden behandeld.

De nadruk wordt hier gelegd op ADPKD (autosomaal dominante polycysteuze nierziekte) omdat dit de meest frequente vorm van cystenieren is in de huisartsenpraktijk.

Allereerst wordt van twee patiënten de ziektegeschiedenis weergegeven. Beide patiënten konden in een huisartsenpraktijk meer dan 25 jaar door dezelfde huisarts vervolgd worden.

2 Casuïstiek

Casus 1

Patiënt wordt op de leeftijd van 4 jaar ingeschreven in de praktijk. Hij is een pleegkind in een gezin dat zelf reeds twee kleine kinderen heeft. De medische voorgeschiedenis is niet beschikbaar. De belangrijkste problematiek tijdens de kinderleeftijd is een langdurige orthopedische behandeling wegens heupklachten veroorzaakt door de ziekte van Perthes. Tot de leeftijd van 9 jaar bestaat er een enuresis nocturna. In dit kader levert een urineonderzoek geen afwijkingen op. Bij regelmatig periodiek onderzoek worden door de schoolarts geen bijzonderheden op somatisch gebied aangetoond. Overigens zijn de leerprestaties van matige kwaliteit. Als patiënt 18 jaar is, bezoekt hij het spreekuur wegens moeheid en lusteloosheid. Hij heeft zich ziek gemeld bij zijn werkgever. Bij lichamelijk onderzoek blijkt er een duidelijk oedeem aan de onderbenen te bestaan. In de urine wordt eiwit aangetoond en de aanwezigheid van erytrocyten in het sediment. Wegens het vermoeden van nefritis wordt patiënt met spoed verwezen naar de internist. Bij zijn analyse wordt een verminderde nierfunctie op basis van cystenieren gediagnosticeerd. Patiënt blijft onder specialistische controle.

In een periode van drie jaar is er sprake van verdere achteruitgang van de nierfunctie. Anemie, sterk verhoogd serumcreatinine en ureumgehalte, verminderde klaring, stoornissen in de calcium- en fosfaathuishouding, enzovoort, maken hemodialyse noodzakelijk. Na een jaar dialyse vindt er een niertransplantatie plaats. Deze wordt gecompliceerd door een cytomegalovirusinfectie, ernstige beenmergdepressie en hoge tensiewaarden. De hypertensie kan medicamenteus gereguleerd worden. Enkele maanden na ontslag uit het ziekenhuis is patiënt in staat zijn werk te hervatten. Op de leeftijd van 26 jaar krijgt patiënt een pneumonie en ontstaat een terminaal nierfalen. Dialyse met een frequentie van drie- tot viermaal per week is noodzakelijk. Patiënt wordt operatief geholpen aan een hydrokèle. De cardioloog stelt een lichte mitralisinsufficiëntie vast. De bloeddruk normaliseert zich en de antihypertensieve therapie kan gestaakt worden. Helaas lukt het patiënt niet het roken te staken. Op 27-jarige leeftijd vindt een tweede niertransplantatie plaats. Behalve een wondinfectie treden er deze keer geen complicaties op.

Na vijf jaar functioneert de nier onvoldoende en is opnieuw dialyse nodig. In de periode erna ontstaat een ernstige bloeddrukverhoging van 180/105 mmHg. Medicamenteuze behandeling hiervan lukt niet goed. Er bestaat twijfel aan de compliantie van patiënt die eigenlijk de moed laat zakken op de kans ooit een normaal leven te kunnen leiden.

Hij wordt geplaagd door recidiverende infecties van atheroomcysten en ernstige hidradenitis. Hij is arbeidsongeschikt verklaard en zijn huwelijk is uitgelopen op een scheiding. Perioden met dyspneu worden door de cardioloog toegeschreven aan een gedilateerde linkerventrikel en een duidelijke mitralis- en aorta-insufficiëntie. Op de leeftijd van 34 jaar is hij onder behandeling van de cardioloog wegens links- en rechtsdecompensatie, cardiomyopathie en pulmonale hypertensie. Eveneens vinden talloze consulten bij de huisarts plaats. De berichtgeving over de specialistische behandeling wordt door deze niet als optimaal ervaren. Ook het ziekte-inzicht van de patiënt blijft gebrekkig. Er ontstaat een pijnlijke ontsteking aan de tenen van de linkervoet. De oorzaak blijkt mede het gevolg van een bestaande obstructie in de arteria iliaca links. Hiervoor wordt een dotterprocedure uitgevoerd. Na enige tijd wordt een femoropopliteale bypass aangelegd wegens een progressief gangreen van de rechter grote teen. Postoperatief is patiënt in het ziekenhuis acuut overleden aan een decompensatio cordis. Obductie werd niet toegestaan.

Epicrisis

Patiënt lijkt, reeds op 36-jarige leeftijd, mede overleden te zijn aan de gevolgen van een algemene atherosclerose. Nu de huidige inzichten op het gebied van cardiovasculaire preventie sterk veranderd zijn en betere geneesmiddelen hiervoor ter beschikking staan, moet men zich de vraag stellen of deze slechte afloop voorkomen ofwel uitgesteld had kunnen worden.

Te denken valt aan het streven, gezien de diagnose cystenieren, naar een bloeddruk van 120/80 mm Hg of zelfs lager, het eerder voorschrijven van ACE-remmers bij hartfalen, meer aandacht en behandeling van het lipidenspectrum, antitrombotische therapie, betere hulp bij pogingen het roken te stoppen, meer begeleiding door een diëtiste, betere psychologische begeleiding van de echtgenote, enzovoort.

> **Casus 2**
>
> Patiënte B., leeftijd 38 jaar, bezoekt het spreekuur van de huisarts wegens pijnklachten die al enige maanden bestaan rechts boven in de buik. Ze is sedert kort in de praktijk ingeschreven. Behalve tijdens twee zwangerschappen respectievelijk vijftien en twaalf jaar geleden waarbij de bloeddruk te hoog geweest is, zijn er noch bij haarzelf, noch in de familie medische bijzonderheden te melden. Beide zonen zijn gezond. Bij lichamelijk onderzoek is onder de leverrand een hobbelig aanvoelende weerstand te palperen. Deze vondst geeft aanleiding tot een spoedverwijzing naar een internist wegens het vermoeden op een maligniteit. De internist stelt echter de diagnose cystenieren met verminderde nierfunctie en verhoogde bloeddruk.
>
> Na enkele jaren conservatieve behandeling blijkt dialyse onvermijdelijk. Later krijgt patiënte een donornier. Postoperatief ontstaat er ondanks interventie een irreversibele shock. Post mortem blijkt de oorzaak hiervan een bloeding uit een groot maagulcus te zijn.
>
> Na het stellen van de diagnose cystenieren werd bij de elders wonende, 60-jarige moeder eveneens een onderzoek naar het bestaan van cystenieren ingesteld. Ook zij bleek deze aandoening te hebben en overleed voor de dood van haar dochter aan terminaal nierfalen. Bij beide zonen werden echografisch geen cystenieren vastgesteld. In eerste instantie werd afgezien van genetisch onderzoek.
>
> Over de indicaties, voor- en nadelen van diagnostisch en genetisch onderzoek bij familieleden zijn wel opmerkingen te plaatsen.

Op een aantal vragen bij casus 1 en 2 wordt in dit hoofdstuk nader ingegaan.

3 Ziektebeelden

Autosomaal dominante polycysteuze nierziekte (ADPKD)

Definitie

ADPKD is een dubbelzijdige aandoening waarbij de vorming van cysten in de nieren gepaard gaat met toenemende destructie van de normale nierarchitectuur. De ziekte berust op een mutatie met een autosomaal dominant overervingspatroon en zal dus aan het nageslacht worden overgedragen met een kans van 50% per kind. De tevoren bestaande term 'adult type'-cystenieren werd verlaten omdat de ziekte ook op kinderleeftijd tot uiting kan komen.

ADPKD is een multiorgaanziekte. Bij het merendeel van de patiënten ontwikkelen zich in de loop van het leven ook cysten in de lever en soms in pancreas, milt en ovaria. Daarnaast is er een verhoogde kans op intracraniale aneurysmata, hartklepafwijkingen en colondivertikels.

Epidemiologie

ADPKD komt wereldwijd voor en is met een incidentie van 1 per 300 tot 1 per 1000 de meest voorkomende erfelijke nierziekte en veruit de meest voorkomende vorm van cystenieren. ADPKD is verantwoordelijk voor 10% van de dialysepopulatie. Mannen en vrouwen worden even frequent aangedaan. Hoewel de afwijking aangeboren is, komen ziekteverschijnselen meestal pas op volwassen leeftijd tot uiting. Minder frequent komt de ziekte al tot expressie op kinderleeftijd, soms al voor de geboorte.

De ernst van de ziekteverschijnselen varieert behoorlijk. Zowel tussen als binnen families kunnen zeer ernstige en asymptomatische patiënten naast elkaar voorkomen. Dit wijst erop dat andere factoren dan de primaire mutatie een bepalende rol spelen bij het tot uiting komen van de ziekte.

Pathofysiologie

ADPKD berust op een mutatie in een van de PKD-genen. Ongeveer 85% van de patiënten heeft een mutatie in het PKD1-gen op chromosoom 16; 15% heeft een mutatie in PKD2 op chromosoom 4. Mogelijk bestaat er ook nog een derde PKD-gen. De mutatie wordt meestal verkregen door overerving (90%) en de rest betreft een nieuwe mutatie. Er zijn aanwijzingen dat de eiwitten polycystine 1 en 2, waar de PKD-genen voor coderen, samenwerken in een nog onopgehelderde biologische functie. Het lijkt erop dat epitheliale cilia van de niertubuli hierbij betrokken zijn. Verstoring van deze functie leidt kennelijk tot de vorming van cysten in de nieren en tot de geassocieerde afwijkingen in andere organen.

Het autosomaal dominante overervingspatroon impliceert dat de ziekteverschijnselen optreden bij heterozygote dragers van de mutaties. Er is dus slechts één van de twee kopieën (allelen) van het betreffende PKD-gen gemuteerd. De bijdrage van het gezonde allel is kennelijk onvoldoende om de gevolgen van die mutatie te voorkomen.

De cysten ontstaan als verwijdingen van tevoren normaal aangelegde nefronen. Hoewel de cysten in slechts 1 tot 5% van de nefronen ontstaan, leidt het proces bij de helft van de patiënten tot totaal verlies van de nierfunctie. Het te gronde gaan van niet cysteus veranderde nefronen is waarschijnlijk het gevolg van secundaire veranderingen, zoals verdringing, fibrosering, infecties en hypertensie.

Over de pathofysiologie van de extrarenale ziektemanifestaties is nauwelijks iets bekend.

Klachten en klinische manifestaties

Binnen families met ADPKD zijn meestal meerdere leden, afkomstig uit meerdere generaties, aangedaan. Omdat de ziekte pas laat en soms helemaal geen klachten kan geven, zijn veel patiënten zich er niet van bewust. Meestal ontstaan klachten pas na het 30e of 40e levensjaar:
– chronische flankpijn door het massa-effect van de vergrote nieren;

- acute pijn door infecties of obstructie als gevolg van stolsels of stenen;
- hypertensie, dikwijls reninegemedieerd, voorkomend bij 75% van de patiënten en gepaard gaand met versnelde achteruitgang van de nierfunctie;
- hematurie door bloeding vanuit een cyste;
- polyurie en polydipsie als gevolg van een vermindering van het concentrerend vermogen van de nieren;
- infecties van blaas, nier of cysten, veel voorkomend en soms zeer hardnekkig; bij onverklaarde koorts moet men bedacht zijn op een geïnfecteerde cyste in nier of lever en een bloedkweek inzetten;
- moeheid, bleekheid en malaise, die kunnen wijzen op nierinsufficiëntie. Terminale nierinsufficiëntie ontwikkelt zich bij de helft van de patiënten en meestal rond 60 jaar. Deze leeftijd is echter sterk variabel, zelfs binnen families. Factoren die medebepalend zijn voor de achteruitgang van de nierfunctie zijn onder andere infecties, hypertensie, genetische factoren en het mannelijk geslacht. Bij snelle achteruitgang van functie moet gedacht worden aan ureterobstructie door steen, stolsel of cyste.

ADPKD is een multiorgaanziekte. Extrarenale afwijkingen ontwikkelen zich in de loop van de jaren. Bij de meeste patiënten (50 tot 80%) ontwikkelen cysten zich ook in de lever en bij sommigen in milt, pancreas en ovaria. Deze extrarenale cysten zijn meestal asymptomatisch. De levercysten geven soms aanleiding tot pijn of cholangitis, die hardnekkig kan zijn. Intracraniale aneurysmata komen verhoogd voor bij ADPKD (5 tot 10%) en kunnen leiden tot subarachnoïdale bloeding. Colondivertikels komen veelvuldig voor en hebben waarschijnlijk een hoger perforatierisico dan divertikels in de algemene populatie. Prolaps van de mitralisklep komt voor bij 25% van de volwassen patiënten en de prevalentie van insufficiëntie van aorta en tricuspidaliskleppen is verhoogd.

In toenemende mate komt de ziekte aan het licht bij asymptomatische patiënten, bijvoorbeeld wanneer echoscopie wordt verricht in verband met een belaste familieanamnese, een niet-gerelateerde ziekte of als prenatale screening.

Diagnostiek

De diagnose kan echografisch gesteld worden indien in beide nieren drie tot vijf cysten worden gevonden. Cysten zijn aantoonbaar bij 90% van de patiënten van 20 jaar en bij vrijwel alle patiënten van 30 jaar oud. Voor kleine cysten zijn de CT- en MRI-scans gevoeliger. Dikwijls wordt de diagnose bevestigd door de familieanamnese, waar dan een dominant overervingspatroon met cystenieren in meerdere generaties wordt gevonden. Soms kan gericht echoonderzoek van familieleden daarbij behulpzaam zijn. Genetisch koppelingonderzoek en mutatieanalyse zijn beschikbaar voor gevallen waarin beeldvormend onderzoek negatief is en er toch behoefte aan een diagnose bestaat.

Indien een echografische verdenking op ADPKD niet wordt bevestigd door een dominant overervingspatroon in de familie, is er meestal sprake van een nieuwe mutatie. Daarnaast dient in dergelijke gevallen, vooral bij kinderen, gedacht te worden aan de mogelijkheid van een van de andere vormen van cystenieren (zie tabel 31.1). Bij kinderen met cystenieren komt ADPKD namelijk bij slechts de helft van de patiënten voor.

Bij asymptomatische familieleden kan eventueel vroegdiagnostiek worden verricht, met beeldvormend of genetisch onderzoek. Zowel de voor- als de nadelen hiervan dienen per individu afgewogen te worden. Enerzijds ontstaat er duidelijkheid voor dat individu, de eventuele partner en de arts en kan medische controle op hypertensie en infecties beperkt blijven tot de patiënten. Anderzijds kan de ernst van de te verwachten ziekte met echografie niet goed voorspeld worden. Het kan een grote belasting zijn te weten een ziekte te hebben die pas later en op een onbekend tijdstip symptomen zou kunnen geven. Een eventuele kinderwens en de maatschappelijke gevolgen, bijvoorbeeld bij het vinden van werk en ziektekostenverzekering, dienen meegewogen te worden.

Nadat de diagnose ADPKD is gesteld, wordt controleonderzoek vooral gericht op het tijdig herkennen van urineweginfectie, hypertensie en nierinsufficiëntie. Zowel urineweginfecties als hypertensie kunnen de ontwikkeling van nierinsufficiëntie ongemerkt versnellen en beide zijn goed behandelbaar. Regelmatig onderzoek, ook bij asymptomatische patiënten, lijkt dan ook raadzaam. Gedacht kan worden aan jaarlijks onderzoek van:
– urinesediment en urinekweek;
– bloeddruk;
– plasmacreatinine.

Indien zich nierinsufficiëntie en of hypertensie ontwikkelt, dienen de daarmee samenhangende complicaties zoals renale osteodystrofie, hart- en vaatlijden en anemie uiteraard tijdig te worden herkend.

Systematische screening voor cerebrale aneurysmata wordt niet aanbevolen, maar bij patiënten met subarachnoïdale bloedingen in de familie kan beeldvorming met MR-angiografie geïndiceerd zijn.

Behandeling

Een gerichte behandeling van de cystevorming is niet beschikbaar. Wel is er een aantal potentiële behandelingen in verschillende stadia van onderzoek. Met vrij ingrijpende medicatie wordt dierexperimenteel getracht de celproliferatie, vloeistofsecretie en cystegroei te beperken. Behandeling met vasopressinereceptorantagonisten wordt inmiddels in een fase 3-onderzoek getest. Experimenteel blijkt daarmee de cAMP-productie, celproliferatie en cystevorming te kunnen worden beperkt. Wat betreft leefregels is het interessant dat in de toekomst het drinken van veel water en weinig cafeïne wellicht geadviseerd zullen worden. Water is een meer natuurlijke manier om vasopressineactiviteit te voorkomen en cafeïne bleek in vitro de groei van cysten te kunnen stimuleren.

Op dit moment is de behandeling nog vooral gericht op beperking van de complicaties. Hypertensie is bij ADPKD gekoppeld aan versnelde achteruitgang van de nierfunctie. Het lijkt dan ook verstandig bij de behandeling te streven naar normale tot laagnormale bloeddrukwaarden. Gekozen wordt meestal voor ACE-remmers of calciumantagonisten, al of niet in combinatie met een diureticum.

Of de progressie van nierinsufficiëntie ook bij normotensieve patiënten kan worden beperkt met ACE-remmers of met angiotensine II-blokkers is onzeker. Wel worden deze middelen steeds vaker voorgeschreven, met name wanneer zich proteïnurie heeft ontwikkeld. De mogelijkheid van een beschermend effect hiervan wordt gesuggereerd door positieve ervaringen bij andere vormen van progressief nierlijden, zoals bij diabetische nefropathie.

Bij pijnklachten kan in hardnekkige gevallen overwogen worden grote cysten te draineren en eventueel te scleroseren. Op de ontwikkeling van nierinsufficiëntie zal dit echter geen effect hebben.

Urineweginfecties en infecties van de cysten kunnen subklinisch verlopen en zeer hardnekkig zijn. Ze dienen dan ook als pyelonefritis behandeld te worden met adequate antibiotica en weefselspiegels. Bij onbegrepen koorts moet de mogelijkheid van cholangitis worden overwogen.

Indien zich nierinsufficiëntie heeft ontwikkeld, dient gedacht te worden aan eventuele dosisaanpassingen van medicatie.

Verwijzingen

Bij presentatie zal de diagnose gesteld dan wel bevestigd dienen te worden door een internist-nefroloog. Afhankelijk van het ziektestadium en lokale omstandigheden zullen tussentijdse controles bij de huisarts plaats kunnen vinden. Bij kinderen dient altijd een kindernefroloog geconsulteerd te worden. Een goede taakafbakening en adequate wederzijdse informatie tussen huisarts en specialist zijn vereist.

Daarnaast kunnen patiënten verwezen worden naar een klinisch geneticus. Aspecten van erfelijkheid, gezinsplanning, prenatale diagnostiek of diagnostiek bij asymptomatische gezinsleden kunnen dan verduidelijkt worden.

Complicaties

Complicaties komen regelmatig voor. Veel patiënten maken perioden met microscopische en/of macroscopische hematurie door, in het algemeen van voorbijgaande aard. Ook tijdelijke pijnklachten komen nogal eens voor. Infecties van cysten in nier of lever kunnen hardnekkig zijn. Het merendeel van de patiënten ontwikkelt hypertensie, 20% nierstenen en 5% intracraniale aneurysmata. Terminale nierinsufficiëntie ontstaat bij de helft van de patiënten.

Beloop en chroniciteit

Het ziektebeloop is per patiënt verschillend. Hoewel ADPKD een multiorgaanziekte is, wordt de morbiditeit vooral door de nierafwijkingen bepaald. Deze ontwikkelen zich in het algemeen zeer langzaam en leiden meestal pas na tientallen jaren tot klinische symptomen. Uiteindelijk ontwikkelt ongeveer de helft van de patiënten terminale nierinsufficiëntie.

Voorlichting en preventie

Besproken worden de diagnose en prognose. Vooral in stadia met normaal plasmacreatinine is de toekomst dikwijls moeilijk te voorspellen. Goede voorlichting over het belang van adequate follow-up, het risico voor het nageslacht (50%), de beperkte indicatie voor eventueel prenataal onderzoek en de mogelijkheid van onderzoek bij asymptomatische familieleden verdient veel aandacht. Zie hiervoor ook eerder, onder de kopjes 'Diagnostiek' en 'Verwijzingen'. Daarnaast kan gewezen worden op het bestaan van patiëntenverenigingen, zie 'Leesadvies'.

Autosomaal recessieve polycysteuze nierziekte (ARPKD)

ARPKD heeft, vergeleken met ADPKD, een zeer ernstig beloop met terminale nierinsufficiëntie op de kinderleeftijd. De ziekte gaat in alle gevallen, zij het in wisselende mate, gepaard met congenitale leverfibrose.

ARPKD is op de kinderleeftijd verantwoordelijk voor ongeveer de helft van de patiënten met cystenieren. De diagnose wordt meestal prenataal of binnen het eerste levensjaar gesteld. De ernst van de ziekte varieert aanzienlijk tussen patiënten. Het autosomaal recessieve overervingspatroon impliceert het ontbreken van de ziekte in het voorgeslacht. De ouders zijn asymptomatische dragers en het herhalingsrisico voor een volgende zwangerschap is 25%.

ARPKD wordt veroorzaakt door een homozygote mutatie van het PKHD1-gen. Dit leidt tot de vorming van kleine cysten in de niertubuli en toenemende destructie van de normale niertarchitectuur. In de lever ontstaat progressieve proliferatie van galgangen en fibrosering van de portale driehoekjes. Over de pathofysiologie van de cystevorming of van de leverafwijkingen is weinig met zekerheid bekend.

De klinische presentatie is meestal ernstig. Ongeveer een derde van de patiënten overlijdt kort na de geboorte aan longhypoplasie op basis van oligohydramnion en nierinsufficiëntie. Voor een normale ontwikkeling van de longen is namelijk een goede prenatale nierfunctie vereist. De overlevende patiënten presenteren zich met symptomen ten gevolge van hypertensie, decompensatio cordis of organomegalie (nieren, lever, milt). Ze ontwikkelen dikwijls nog vóór de puberteit terminale nierinsufficiëntie. Hypertensie komt veel voor en is soms moeilijk behandelbaar. De ernst van de geassocieerde congenitale leverfibrose is variabel en deze kan leiden tot portale hypertensie en gastro-intestinale bloedingen.

Complicaties die zich kunnen voordoen zijn hypertensieve crises, urineweginfecties, gastro-intestinale bloedingen en de gevolgen van nierinsufficiëntie, zoals renale osteodystrofie, anemie, groeistoornis, enzovoort.

Echoscopische screening van broers en zussen is zinvol. Prenataal echo- of DNA-onderzoek bij een volgende zwangerschap kan een argument leveren voor onderbreking van de zwangerschap.

Deze patiënten horen thuis in een centrum voor kindernefrologie ten behoeve van diagnose, behandeling en verdere begeleiding.

NPH en MCKD

Nefronoftisis (NPH) en medullary cystic kidney disease (MCKD) worden dikwijls in één adem genoemd, omdat ze klinisch en histologisch soms moeilijk van elkaar te onderscheiden zijn. Interstitiële fibrosering leidt in de nier tot atrofie en vorming van kleine cysten (1 tot 2 mm) en soms middelgrote cysten (1 tot 2 cm) en uiteindelijk opvallend kleine nieren. De overervingspatronen zijn verschillend: autosomaal recessief voor NPH en autosomaal dominant voor MCKD. Deze verschillen zijn bepalend voor het stellen van de diagnose en voor adviezen over erfelijkheid en prenatale diagnostiek.

Symptomen waarmee de patiënt zich presenteert zijn polyurie, renaal zoutverlies, anemie en tekenen van nierinsufficiëntie, zoals malaise, groeistoornis, enzovoort. In tegenstelling tot de PKD's is hypertensie zeldzaam. Terminale nierinsufficiëntie ontwikkelt zich bij NPH rond de adolescentie en bij MCKD rond het 30e levensjaar. Ongeveer 20% van de patiënten met NPH ontwikkelt bovendien tapetoretinale degeneratie, met ernstige progressieve visusstoornissen op de kinderleeftijd.

De genetische basis van dit ziektebeeld is heterogeen. NPH is het gevolg van een mutatie in één van ten minste zes verschillende genen (NPHP 1 t/m 6) en MCKD van een mutatie in MCKD1 of MCKD2.

Multicysteuze nierdysplasie

Het gaat hier om een niet-erfelijke aangeboren afwijking, die meestal unilateraal voorkomt. De nieren zijn afunctioneel. Dubbelzijdig is de aandoening dan ook letaal. Urologische afwijkingen, zoals reflux en hydronefrose, komen contralateraal verhoogd voor en dienen te worden uitgesloten met echo- en cystografie. Een klein deel van de kinderen ontwikkelt hypertensie. Spontane involutie treedt bij een deel van de patiënten op, meestal binnen het eerste levensjaar. Nefrectomie in de tweede helft van het eerste jaar is een arbitraire keus, die enerzijds tijd biedt voor spontane involutie en anderzijds onnodig lange follow-up en eventuele operatie op latere leeftijd voorkomt.

Medullaire sponsnieren

Medullaire sponsnieren zijn niet erfelijk, dikwijls asymmetrisch en leiden vrijwel nooit tot klinische symptomen, nierinsufficiëntie of hypertensie. Complicaties zijn nierstenen, hypercalciurie, urineweginfecties en hematurie. Sponsnieren komen zowel geïsoleerd voor als in combinatie met diverse ontwikkelingsstoornissen van nieren of andere organen. Diagnostisch kan een IVP een karakteristiek beeld laten zien van verwijde verzamelbuizen. De meestal asymptomatische patiënt dient blijvend gecontroleerd te worden op hypercalciurie, nierstenen en urineweginfecties.

Simpele cysten

Simpele cysten, enkel- of meervoudig, komen incidenteel voor en zijn niet erfelijk. In het algemeen zijn ze asymptomatisch, ongeveer één tot enkele centimeters groot en met een echografisch heldere inhoud en een dunne wand. Bij een echografisch minder typisch aspect of bij symptomen van infectie, hypertensie of pijn kan eventueel aspiratie of chirurgische behandeling worden overwogen.

Overige ziektebeelden met niercysten

Niercysten komen bovendien voor als onderdeel van diverse erfelijke malformatiesyndromen: syndroom van von Hippel-Lindau, tubereuze sclerose, biedl-bardetsyndroom, zellwegersyndroom en vele andere. Niercysten komen ook voor als secundair verschijnsel bij chronische nierinsufficiëntie, met name in de dialysepopulatie.

Leesadvies

Meijer E, Jong PE de, Jagt EJ van der, Peters DJ, Breuning HJ, Gansevoort RT. Erfelijke cystenieren: nieuwe inzichten en mogelijke geneesmiddelen. Ned Tijdschr Geneeskd 2009; 153: 968-74.
Nederlandse Nierpatiëntenvereniging: LVD, tel: 035 6912128, www.lvd.nl.
PKD Foundation in de Verenigde Staten: www.pkdcure.org.
Torres VE, Grantham JJ. Cystic diseases of the kidney. In: BM Brenner. The Kidney. 8th ed. Philadelphia: Saunders, 2008.

32 Nierinsufficiëntie

Dr. G.A.H.J. Smits en dr. J.C. Bakx

1 Acute nierinsufficiëntie

Casus 1

Mevrouw T., 48 jaar, bezoekt het spreekuur van de huisarts. Zij is sinds enkele maanden moe en heeft hoofdpijn. De laatste weken is zij bij vlagen misselijk en heeft minder eetlust. Zij denkt zelf dat het te maken heeft met haar drukke leven. Zij werkt drie dagen in de week als leidinggevende in de thuiszorg en heeft een gezin met twee kinderen. In het verleden heeft zij wel eens het spreekuur bezocht met kleine kwalen, bijzondere ziekten zijn er nooit geweest. De huisarts heeft een gesprek met haar en sluit het consult af met het meten van de bloeddruk. De bloeddruk bedraagt 220/112. Na enkele minuten opnieuw meten is de bloeddruk nog even hoog. De huisarts schrikt van deze waarde en besluit, mede gezien de klachten, tot laboratoriumonderzoek; creatinine, Hb en kalium worden aangevraagd. Het laboratorium belt dezelfde middag de uitslag door: creatinine 512, Hb 7.2 mmol/l en kalium 5.0. De huisarts belt mevrouw T. op, deelt de uitslag mee en bespreekt het te volgen beleid. Er wordt een spoedafspraak bij de internist-nefroloog gemaakt. Na klinische observatie blijkt er sprake te zijn van een nierlijden door hypertensie. Mogelijk heeft het gebruik van pijnstillers in de laatste maanden luxerend gewerkt.

Casus 2

De heer P., 71 jaar, bekend met niet-insulineafhankelijke diabetes, hypertensie en een lichte nierfunctiestoornis, heeft sinds enkele weken toenemend last van een frequente mictie en incontinentie. Bij het lichamelijk onderzoek is er een geringe hypertensie. De buik is niet goed te beoordelen wegens adipositas en bij rectaal toucher valt een grote benigne imponerende prostaat op. Het urinesediment is schoon. Volledigheidshalve wordt bloedonderzoek verricht: glucose 8 mmol/l, Hb 5,3 mmol/l, creatinine 640 umol, PSA 8 ng/l. Verrast

> door het hoge creatinine en de anemie stuurt de huisarts de patiënt naar de internist-nefroloog. Deze laat een echo van het abdomen uitvoeren en er blijkt een forse hydronefrose beiderzijds bij een zeer volle blaas. De uroloog wordt geconsulteerd. Deze neemt patiënt op na het plaatsen van een verblijfskatheter. Patiënt wordt na enkele dagen polyurisch, het creatinine herstelt zich tot 180, zo ook het Hb tot 7,2. Na enkele weken volgt een operatie aan de prostaat (TUR). De patiënt herstelt goed en heeft een nagenoeg normaal mictiepatroon.
>
> Ondanks een adequate behandeling van de diabetes en het bereiken van de streefwaarden van glucose en tensie zoals geformuleerd in de NHG-Standaard Diabetes, blijkt in de volgende vier jaar de nierfunctie zodanig achteruit te gaan dat niet aan dialyse valt te ontkomen.

De acute nierinsufficiëntie is een snelle of abrupte achteruitgang van de glomerulaire filtratiesnelheid (GFR), gekenmerkt door een snelle stijging van endogene en exogene metabolieten zoals het creatinine-ureum, kalium en fosfaat. Meestal is er een afname van de urineproductie tot minder dan 400 ml per dag (oligurie). Echter, indien het concentrerend vermogen van de nier is aangedaan, kan de dagelijkse urineproductie vrijwel normaal zijn; we spreken dan van non-oligurische ('high output') nierinsufficiëntie.

De acute nierinsufficiëntie zoals in casus 1 is een niet frequent voorkomend probleem in de huisartspraktijk, maar gezien de ernst van de aandoening is snelle herkenning van het ziektebeeld belangrijk. Bij casus 2 waren er twee oorzaken: de obstructie door de prostaathypertrofie gesuperponeerd op een reeds bestaande en voortschrijdende nierfunctievermindering op basis van diabetes en verhoogde bloeddruk. De huisarts wordt maar zelden met een patiënt met acute nierinsufficiëntie geconfronteerd. Bekende oorzaken zijn intoxicaties, auto-immuunaandoeningen (SLE, sclerodermie), maar in een aantal gevallen zal de oorzaak niet duidelijk zijn. Een pyelonefritis presenteert zich zelden met een acute nierinsufficiëntie, tenzij er sprake is van een sepsis, obstructie (bij bijvoorbeeld een steen) of een solitaire nier. Bij klinische patiënten wordt vooral acute tubulusnecrose (ATN, 43%) gezien. Verder ook prerenale oorzaken (20%), acute nierinsufficiëntie bij reeds chronisch functieverlies (13%), obstructie van de urinewegen (10%), glomerulonefritis-vasculitis (4%) en nefritiden (2%).

Het is van klinisch belang de oorzaken van nierinsufficiëntie in categorieën in te delen, daar dit het beloop voor de patiënt bepaalt. We onderscheiden de prerenale, intrinsieke of renale en postrenale nierfunctiestoornis of een combinatie daarvan (tabel 32.1).

De symptomen van acute nierinsufficiëntie zijn afhankelijk van de onderliggende oorzaak.

Tabel 32.1	Oorzaken van acute nierinsufficiëntie.

Prerenaal:
inadequate renale perfusie door tekort aan intravasculair volume of verminderde arteriële circulatie
- volumedepletie:
  - dehydratie: diarree, vomitus, diuretica
  - bloeding, shock
- 'third spacing' bij:
  - sepsis, ernstige verbrandingen, pancreatitis
  - hypoalbuminemie
- cardiovasculair:
  - decompensatio cordis
  - stenose van de arteria renalis (RAS)

Renaal:
- medicamenteus (ACE-remmers, NSAID's)
- vasculair (maligne hypertensie, sclerodermie)
- glomerulonefritis ('glomerulonefritis' wordt gebruikt voor alle soorten glomerulaire ziekten)
- acute tubulaire necrose: intoxicaties, hemolyse, coma, septische abortus

Postrenaal:
afsluiting of recirculatie
- steen bij een (functionele) mononier
- bilaterale ureterobstructie
  - retroperitoneale fibrose
  - metastasen
- infravesicale obstructie (bijvoorbeeld BPH, urethrastrictuur)
- urine extravasaal na bijvoorbeeld trauma of operatie

Prerenale nierinsufficiëntie

De prerenale nierinsufficiëntie wordt veroorzaakt door een (tijdelijke) hypoperfusie van de nier met als gevolg een daling van de GFR en natriumuitscheiding in de urine. Indien de oorzaak wordt behandeld, zal geen structurele schade aan de nier ontstaan en meestal zal binnen 24 tot 72 uur de nierfunctie zich hersteld hebben. Bij de oudere patiënt wordt vaak een combinatie van factoren gezien die leidt tot acuut nierfunctieverlies: de reeds bestaande afname van GFR samen met geringe ondervulling, een occulte RAS en gebruik van NSAID's, ACE-remmer of angiotensine-II-antagonist.

Behandeling van de prerenale nierinsufficiëntie bestaat meestal uit het optimaliseren van de volumestatus met isotone vloeistoffen. Bij patiënten met oedemen (bijvoorbeeld hartfalen, cirrose) moet naast het optimaliseren van de hemodynamica en renale perfusie ook onderliggend lijden behandeld worden.

Acute renale stoornis

Bij de acute renale stoornis zal meestal de oligurie op de voorgrond staan, in combinatie met oedeem, hypertensie, proteïnurie en hematurie. De acute nierinsufficiëntie kan worden opgespoord door naast het herkennen van de symptomen ook urineonderzoek te verrichten. Wanneer naast verminderde urineproductie sprake is van hematurie en proteïnurie is de diagnose niet moeilijk te stellen. Een snelle verwijzing naar de nefroloog is vereist voor nader serologisch onderzoek (opsporen systemische vasculitis, collageenziekten of infectueuze genese) en/of het afnemen van een nierbiopt.

Het sediment wordt gekenmerkt door de aanwezigheid van erytrocyten- en leukocytencilinders en ook dysmorfe erytrocyten bij gebruik van fasecontrastmicroscopie. Deze sedimentafwijkingen samen met een snelle achteruitgang in de nierfunctie definiëren de 'rapidly progressive glomerulonephritis' (RPGN). De meest voorkomende oorzaak van glomerulonefritis is de immunoglobuline-A-nefropathie, veroorzaakt door de vorming van een afwijkend IgA in het beenmerg.

Een andere oorzaak van intrinsieke nierziekte met acuut nierfunctieverlies zijn de acute interstitiële nefritis die zich kenmerkt door steriele pyurie, leukocytencilinders en eosinofilurie, en wat gezien wordt bij sommige medicijnen, sarcoïdose of streptokokkeninfecties.

Algemeen kan gesteld worden dat bij een jonge patiënt met hematurie eerst gedacht kan worden aan een glomerulonefritis, terwijl er bij de oudere patiënt met hematurie eerder een urologische oorzaak aan ten grondslag zal liggen.

Postrenale nierinsufficiëntie

De postrenale nierinsufficiëntie behoeft vrijwel altijd nadere diagnostiek en interventie door de uroloog. Obstructie van de urinewegen kan leiden tot een acute nierfunctiestoornis. Oligoanurie is meestal het belangrijkste symptoom. De differentaaldiagnose is vaak ernstige ATN met corticale necrose of bilaterale vasculaire occlusie. De obstructie compromitteert meestal beide afvoerende systemen. De bekendste oorzaken van een bilaterale ureterobstructie zijn retroperitoneale processen (neoplasma, fibrose), bilaterale urolithiasis en iatrogeen (postoperatief). Een uretersteen kan bij een mononier een acute anurie veroorzaken. Soms ziet men onverwachts een ernstige nierinsufficiëntie bij een unilaterale obstructie. Het blijkt dan meestal te gaan om een zogenaamde functionele mononier, waarbij de contralaterale nier, vaak onbemerkt, zijn functie heeft verloren, bijvoorbeeld door een pyelo-ureterale overgangsstenose.

De postrenale vorm van acute nierinsufficiëntie gaat vaker gepaard met pijn in de nierstreek. Regelmatig ziet men dan ook een subileus beeld met nausea, vomitus en opgezette buik. Men moet hierop bedacht zijn, met name bij patiënten met voorafgaande chirurgie in buik of kleine bekken, neoplasmata of bestralingen. Bij infravesicale obstructie staan vaak mictieklachten op de voorgrond. Meestal is de blaas dan gevoelig en percutoir vergroot. Bij een chronische urineblaasretentie worden soms de mictieklachten niet herkend als een overloopblaas (ischuria paradoxa).

Bij het vermoeden van een postrenale nierinsufficiëntie is het belangrijkste aanvullende onderzoek echografie van het abdomen. Hierbij wordt speciaal gelet op de mate van dilatatie van het pyelum en ook de ureter. Slechts zelden is er bij afwezigheid van dilatatie van de hogere urinewegen sprake van obstructie. Verder is door middel van echografie de dikte van de nierschors eenvoudig te bepalen; de aanwezigheid van slechts een beperkte nierschors duidt meestal op een al langer bestaande dilatatie met obstructie. Duplex-echografie kan worden gebruikt bij vermoeden op RAS of trombose. Ook de aanwezigheid van een overvolle blaas kan echografisch eenvoudig vastgelegd worden.

Een X-BOZ kan de aanwezigheid van stenen aantonen. Een CT-scan of retrograde pyelografie kan vaak nog van nut zijn bij de beoordeling van een retroperitoneale fibrose of metastasering rondom een ureter.

Soms is er twijfel of een dilatatie van een nier het gevolg is van obstructie. In dat geval kan diureserenografie, bijvoorbeeld een ^{99m}Technetium mercaptoacetyltriglycine (MAG3)-scan gecombineerd met i.v. furosemide, obstructie aannemelijk maken.

De belangrijkste stap in de behandeling van de postrenale nierinsufficiëntie is de drainage. Deze kan bestaan uit het aanleggen van een (of twee) nefrostomiekatheter(s), het inbrengen van een uretersplint of 'double J', of het plaatsen van een katheter in de blaas (transurethraal of suprapubisch). Bij aanwezigheid van infectieparameters dienen allereerst antibiotica te worden toegediend na het afnemen van een urinekweek. Met name de combinatie van obstructie en infectie is een grote risicofactor voor het ontstaan van een urosepsis.

2 Chronische nierinsufficiëntie

Acute en chronische nierinsufficiëntie zijn niet duidelijk af te grenzen. Zo kan een sluimerende nierfunctiestoornis ineens (casus 2) acuut worden en aanleiding geven tot klachten. Indien de GFR daalt tot onder 60 ml/min/1,73m^2 spreekt men van chronische nierinsufficiëntie. Bij een verdere daling naar 30 is een verwijzing naar de nefroloog noodzakelijk ter voorbereiding op nierfunctievervangende therapie.

In het individuele geval is het vaak moeilijk de duur van het nierfalen te bepalen. De aanwezigheid van schrompelnieren (echo) of de lengte van de periode met hypertensie of diabetes kunnen hierbij indicatief zijn.

Afgezien van cystenieren en nieren met grove beschadigingen door reflux en verstopping, zijn nieren bij een chronische nierinsufficiëntie klein met fijne atypische beschadigingen.

Een nierbiopt kan in de acute renale nierinsufficiëntie van groot belang zijn, daar de diagnose de behandeling kan bepalen. Bij chronische nierinsufficiëntie bij schrompelnieren is een biopsie geassocieerd met een hoge morbiditeit en levert meestal slechts aspecifieke veranderingen zoals fibrose en glomerulosclerose op.

De huisarts zal vooral te maken hebben met chronische nierinsufficiëntie: met de toename van het aantal diabetespatiënten en personen met hypertensie neemt ook het aantal personen met een verminderde nierfunctie toe.

Regelmatige controle van de nierfunctie bij deze personen wordt aangeraden. In de NHG-Standaard Hypertensie wordt geadviseerd eenmaal per drie jaar de nierfunctie te controleren en volgens de NHG-Standaard Diabetes dient eenmaal per jaar de nierfunctie gecontroleerd te worden.

Controle van de nierfunctie geschiedt door bepaling van het serumcreatinine. Het creatinine is een indicatieve maat voor de nierfunctie, maar geeft geen nauwkeurig beeld van de nierfunctie. Dit komt omdat het creatininegehalte afhankelijk is van de spiermassa en van de leeftijd. Met het ouder worden neemt de nierfunctie af. De creatinineklaring neemt met het stijgen van de leeftijd af, gemiddeld 10 ml/min. per jaar, waarbij grote individuele verschillen kunnen bestaan.

Met behulp van het creatininegehalte kan een schatting worden gemaakt van de nierfunctie. Dit kan op twee manieren gebeuren, onder andere door gebruik te maken van de formule van Cockcroft en Gault (tabel 32.2).

Men dient rekening te houden met een afwijking in de formule van de werkelijke klaring; deze afwijking kan 20 tot 30% bedragen.

De tweede mogelijkheid is gebruik te maken van het nomogram van Siersbaek-Nielsen (figuur 32.1). Uit de relatie tussen de serumcreatinineconcentratie en de creatinineklaring blijkt dat de serumcreatinineconcentratie geen gevoelige parameter is voor geringe afwijkingen van de creatinineklaring, indien deze nog meer dan 60 ml/min bedraagt.

3 Symptomen

Symptomen van nierinsufficiëntie variëren en zijn afhankelijk van de mate waarin de nierfunctie is verminderd. Als symptomen kunnen optreden: jeuk, malaisegevoel, misselijkheid en vergeetachtigheid. Bij preadolescenten treden groeistoornissen op. Meestal is er een hoge bloeddruk door volumeoverload/overhydratie; soms is dit het gevolg van een te hoge renineproductie. De bloeddruk kan normaal zijn in gevallen van een lage zoutopname of een 'salt-loosing nephropathy' (bijvoorbeeld bij medullaire cystenieren). Een tachypneu en tachycardie kunnen het gevolg zijn van een anemie en een metabole acidose. De uremie heeft vaak de typische foetor ex ore en verder het pericardwrijven tot gevolg. Zo ook kan een perifere neuropathie hierdoor optreden.

Wanneer de nierfunctie 35 tot 50% van de capaciteit heeft behouden, zijn er in het algemeen weinig symptomen. Bij verdere achteruitgang van de nierfunctie kunnen er nog steeds weinig symptomen zijn, maar in bijzondere omstandigheden kunnen symptomen van verminderde nierfunctie plots manifest worden. Voorbeelden hiervan zijn: urineweginfectie, dehydratie, geneesmiddelen die de nierfunctie beïnvloeden. Men dient dan ook terug-

Tabel 32.2	Formule van Cockcroft en Gault.

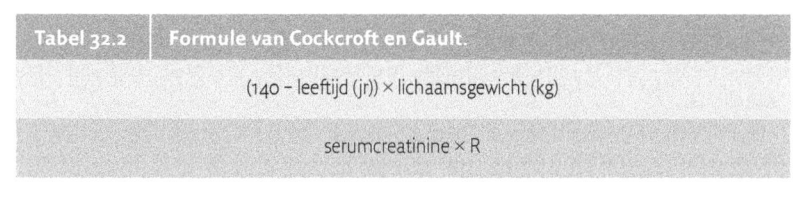

$$\frac{(140 - \text{leeftijd (jr)}) \times \text{lichaamsgewicht (kg)}}{\text{serumcreatinine} \times R}$$

R (man) = 0,82 en R (vrouw) = 0,85

Nomogram van Siersbaek-Nielsen. Verbind het gewicht met de leeftijd (en het geslacht). Markeer het snijpunt op lijn R. Verbind het serumcreatinine met het snijpunt en trek de lijn door om de creatinineklaring te vinden. (Siersbaek-Nielsen K et al, Lancet 1971: 1133-34.)

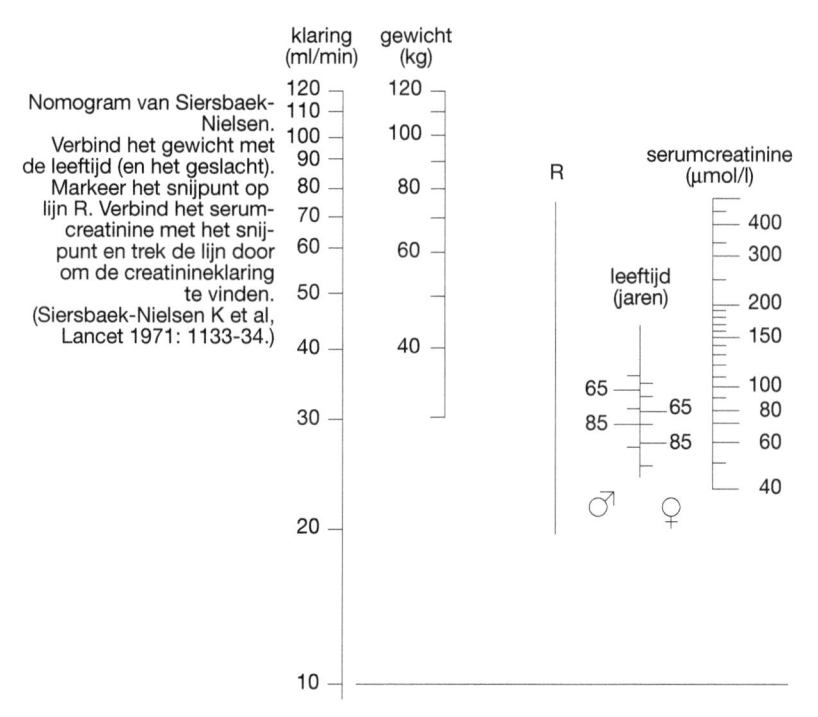

Figuur 32.1
Schatting van de creatinineklaring aan de hand van serumcreatinine.

houdend te zijn met het laten uitvoeren van een intraveneus urogram. Het gebruik van de contrastvloeistof kan namelijk nefrotoxisch werken en derhalve permanente schade veroorzaken.

Wanneer ongeveer de helft van de nierfunctie is overgebleven, stijgt het serumcreatinine. Indien men twijfelt over de nierfunctie bij een normaal creatininegehalte, dient bepaling van de creatinineklaring te worden uitgevoerd. Wanneer de nierfunctie minder dan 25% bedraagt, overeenkomend met een GFR van 30 ml/min., is er sprake van manifeste nierinsufficiëntie. Dan komen ook meestal de symptomen van een metabole acidose met compensatoire respiratoire hyperventilatie aan het licht. Deze wordt verder gekenmerkt door een hyperchloremie en meestal een normokaliëmie met een normaal anionhiaat. Het anionhiaat wordt gedefinieerd als het verschil tussen de plasmaconcentratie van natrium en bicarbonaat plus chloride, anionhiaat = (Na+) − (HCo$_3$) + (Cl). Bij normale concentraties bedraagt dit hiaat circa 12 mmol/l.

Hyperkaliëmie wordt meestal pas gezien bij een GFR < 5 ml/min. Soms treedt reeds bij een GFR van 30 ml/min een hyperkaliëmie op bij interstitiële nefropathie, jichtnefropathie of diabetische nefropathie, wat wordt geweten aan een afname in de renine- en aldosteronsecretie. Andere afwijkingen in elektrolyten bij chronische nierinsufficiëntie zijn een te hoog gehalte fosfaat en urinezuur en een te laag calciumgehalte. Verminderde omzetting in de nier van vitamine D2 in de actieve D3 samen met een vaak gepaard gaande verminderde calciumintake kan tot secundaire hyperparathyreoïdie leiden met osteomalacie en ostitis fibrosa cystica tot gevolg.

De chronische nierinsufficiëntie, die vaak voorkomt op oudere leeftijd, zal niet altijd aanleiding geven tot klachten, maar het belang ervan speelt met name een rol bij het voorschrijven van medicijnen die de nierfunctie verder negatief beïnvloeden. Andere oorzaken voor een acute progressie van een reeds bestaande nierinsufficiëntie zijn meestal dehydratie, infectie, hypotensie, hyperurikemie en hypercalciëmie.

Voor de huisarts is diabetische nierinsufficiëntie het belangrijkst. Ongeveer 10% van de diabetespatiënten die onder behandeling zijn van de huisarts heeft een klinisch aanzienlijke achteruitgang van de nierfunctie met een klaring van < 50 ml/min. Patiënten met een verminderde klaring zijn in het algemeen ouder en langer bekend met DM. Indien een patiënt meer dan 300 mg/dag albumine via de urine verliest, zal het serumcreatinine geleidelijk stijgen en zal gemiddeld na vijf tot tien jaar een terminale nierinsufficiëntie ontstaan.

4 Behandeling

Factoren die het risico op progressie van de nierfunctie beïnvloeden zijn hypertensie, microalbuminurie, proteïnurie, slecht gereguleerde diabetes, roken, overmatige eiwitintake en hyperlipidemie.

De conservatieve behandeling van preterminale nierinsufficiëntie bestaat uit de restrictie van eiwitten (0,5 g eiwit/kg lichaamsgewicht/dag), kalium en fosfaat. De zout(natrium)balans kan goed bewaakt worden door het dagelijks vastleggen van het lichaamsgewicht. Onder begeleiding van een voedingsdeskundige kan een dieet worden samengesteld. Bicarbonaat kan worden gegeven bij het ontstaan van acidose. Een anemie kan worden behandeld met recombinant erytropoëtine. Fosfaatretinerende antacida en vitamine D-supplementen kunnen noodzakelijk zijn voor het behoud van de balans in de calcium- en fosfaathuishouding. Indien het calciumfosfaatproduct de waarde 65 mg/dl overschrijdt, kunnen calcificaties ontstaan.

Een vrijwel niet functionerende nier wordt over het algemeen pas verwijderd bij symptomen van recidiverende urineweginfectie waarbij de aangedane nier als focus wordt gezien, bij het ontstaan van renale hypertensie of bij de aanwezigheid van symptomatische flankpijn. Tegenwoordig kunnen deze nieren minimaal invasief verwijderd worden door middel van laparoscopie.

Bij patiënten met ernstige nierinsufficiëntie is dialyse geïndiceerd bij ernstige volumeretentie, ernstige hyperkaliëmie of metabole acidose, pericarditis of specifieke vergiftigingen.

Samenvattend kan worden gesteld dat aangaande de nierinsufficiëntie het met name oudere patiënten zijn met veel comorbiditeit die in de huisartspraktijk het meest gezien en begeleid worden.

Het is van belang telkens weer de indeling prerenaal, renaal, postrenaal voor ogen te zien, aangezien de behandeling afhangt van de onderliggende oorzaak. Anamnese en lichamelijk onderzoek blijven essentieel ter bepaling van de vochtbalans, cardiovasculaire status, nefrotoxische fenomenen en aanwezigheid van systeemziekten. Alle interventies en medicamenteuze behandelingen moeten gezien worden in relatie met de veranderde nierfunctie in de tijd. Een juiste follow-up kan een beter inzicht geven in de mate van progressie en de effectiviteit van een behandeling. Tevens is preventie van comorbiditeit en het opsporen van risicofactoren essentieel. Als aanvullend onderzoek is ook in de eerste lijn urineonderzoek (chemisch en morfologisch) en bloedonderzoek van waarde. Afhankelijk van de oorzaak is verwijzing naar nefroloog (renaal) of uroloog (postrenaal) vaak geïndiceerd, waarna controles alternerend plaats kunnen vinden.

Tabel 32.3	Belangrijkste oorzaken van chronische nierinsufficiëntie.
diabetische nefropathie	33%
hypertensie	24%
glomerulonefritis	17%
overige oorzaken	26%

Leesadvies

CVZ. Farmacotherapeutisch Kompas. Utrecht: College voor zorgverzekeringen, 2009.
Grauw WJC de, Pinder E, Gerwen WHEM van, Lisdonk EH van de. Verminderde nierfunctie bij patiënten met een diabetes mellitus type 2 in de huisartspraktijk: een relevant probleem. Huisarts Wet 2002; 45: 255.
NHG-Standaard M84 Cardiovasculair risicomanagement. Utrecht: NHG, 2006. www.nhg.artsennet.nl.
Rutten GEHM, Grauw WJC de, Nijpels G, Goudswaard AN, Uitewaal PJM, Does FEE van der, Heine RJ, Ballegooie E van, Verduijn MM, Bouma M. NHG-Standaard M01 Diabetes mellitus type 2. Tweede herziening. Huisarts Wet 2006; 49: 137-52.

Deel IV Technologie

33 TURB, TURP, laser en blaassteenlithotripsie

Prof. dr. T.A. Boon

1 TURB

TURB is een acroniem van transurethrale resectie van een blaastumor, ofwel het via de urethra wegsnijden van blaastumoren. Via een hol buisje in de urethra wordt, onder zicht, met behulp van diathermie de blaastumor in reepjes tot in de blaaswand weggesneden. Daarna kunnen bloedende vaatjes met behulp van een om een asje draaiend bolletje dichtgebrand worden (figuur 33.1). Het weefsel wordt vervolgens weggespoeld. Dit instrumentarium is het standaardinstrumentarium voor endoscopische ingrepen en omvat verder onder meer tangetjes voor het nemen van een biopt of verwijderen van een blaassteen.

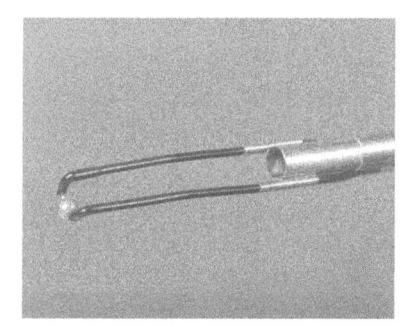

Figuur 33.1
Coagulatiebolletje.

Het endoscopie-instrumentarium kan dus gebruikt worden voor diagnostiek (cystoscopie en biopsie) alsook voor behandeling (TURB, TURP, lithotripsie, coagulatie). Een TURB is de standaardbehandeling voor blaastumoren; veelal zal erna een vervolgbehandeling worden ingezet. Voor een TURB is anesthesie nodig; meestal wordt voor spinale anesthesie gekozen. Complicaties kunnen zijn een nabloeding of (gelukkig zelden voorkomend) een blaasperforatie. Een nabloeding wordt behandeld door de blaas via een zogenaamde driewegkatheter te spoelen; wanneer dit onvoldoende helpt, zal coagulatie noodzakelijk zijn. Een blaasperforatie wordt bij een extraperitoneale perforatie behandeld met blaasdrainage via een katheter en bij een intraperitoneale perforatie door operatie met sluiten van het gat.

2 TURP

TURP staat voor transurethrale resectie van de prostaat. Met hetzelfde apparaat als hierboven beschreven, wordt met een door stroom verhit metalen lisje (figuur 33.2) de prostaat vanbinnen uitgehold door er telkens reepjes uit te snijden. Tijdens deze ingreep moet regelmatig gecoaguleerd worden. Met behulp van een videocamera wordt de ingreep op een monitor weergegeven en kan de patiënt de ingreep desgewenst volgen.

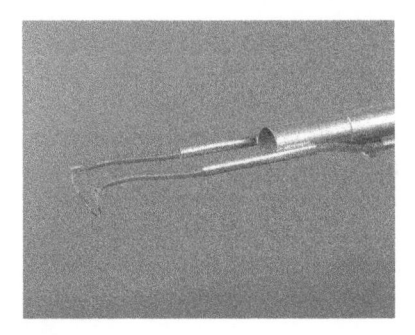

Figuur 33.2
TUR-lisje.

Een TURP wordt uitgevoerd bij patiënten met mictieklachten die door obstructie van de urethra (ten gevolge van een vergrote prostaat) worden veroorzaakt. Gelijktijdig met de introductie van medicijnen bij LUTS ('lower urinary tract symptoms') is het aantal prostaatoperaties drastisch verminderd.

Potentiële complicaties zijn bloedingen tijdens en na de ingreep en het later optreden van een urethrastrictuur. Het ontstaan van een erectiele disfunctie is beschreven (in voornamelijk retrospectieve studies), maar recent prospectief onderzoek heeft aangetoond dat dit slechts weinig voorkomt en dat een TURP in gelijke mate erecties en libido zowel negatief als positief kan beïnvloeden.

Wanneer er veel spoelvloeistof tijdens de ingreep gebruikt moet worden en de ingreep bloederig is, bestaat de kans op een 'TUR-syndroom'; door absorptie van veel spoelvloeistof ontstaat er dan een hyponatriëmie. Na een TURB, maar vooral na een TURP heeft patiënt de eerste weken last van frequente aandrang en mogelijk incidenteel urge-incontinentie. Ook kan het plassen met een branderig gevoel gepaard gaan. Wanneer de urine dan wordt onderzocht, zijn de stickjes bijna altijd positief en wordt patiënt voor een urineweginfectie behandeld. Een infectie zal er echter zelden zijn. De ingreep vindt onder antibiotische bescherming plaats en de spoelkatheter kan na één of twee dagen verwijderd worden.

Het is nu ook mogelijk een bipolaire TURP uit te voeren, waarbij de stroomkring in de resectielis is geïncorporeerd en een fysiologische zoutoplossing (i.p.v. water) als irrigatievloeistof gebruikt kan worden. Hierbij ontstaat door ionisatie van de vloeistof een 'plasma', zodat het weefsel ter plaatse gevaporiseerd wordt. De grote voordelen zijn: minder bloedverlies, geen 'TUR-syndroom' en een kortere operatietijd omdat het zicht tijdens de ingreep goed blijft.

Na een TURP moet bij ongeveer 10% van de patiënten meer dan tien jaar na de ingreep opnieuw een TURP worden uitgevoerd vanwege een recidiverende obstructie.

Een TURP wordt uitgevoerd bij een benigne vergroting van de prostaat. Incidenteel wordt bij PA-onderzoek van de prostaatreepjes prostaatkanker vastgesteld. Wanneer een TURP wordt uitgevoerd bij een patiënt met klachten vanwege een maligne prostaat spreekt men van een palliatieve TURP.

3 Laser

Laser is een acroniem van 'light amplification by stimulated emission of radiation', ofwel lichtversterking door gestimuleerde emissie van straling, waarvoor Einstein in 1917 de theoretische basis formuleerde. Pas in 1960 bouwde Maiman de eerste (robijn)laser voor medische toepassingen. Laserlicht heeft een aantal unieke eigenschappen: het bestaat uit één golflengte (dus één kleur), het is samengebundeld in een straal met hoge intensiteit en het kan gemakkelijk door een glasvezel geleid worden. In de geneeskunde geven deze eigenschappen de mogelijkheid tot selectieve weefseldestructie en endoscopische toepassingen.

Afhankelijk van de soort laser die wij gebruiken, kunnen wij met dit instrument snijden, coaguleren of vaporiseren (weefsel doen verdampen). De mate van absorptie van laserlicht in weefsel wordt bepaald door de golflengte van het licht in combinatie met de 'kleur' van het weefsel (hoeveelheid hemoglobine).

Urologische toepassingen

Oppervlakkig groeiende tumoren met een diameter niet groter dan 2 cm kunnen met de Nd-YAG-laser effectief gecoaguleerd worden. Het voordeel van deze methode is dat geen anesthesie nodig is en er geen bloedverlies voorkomt. Er blijft echter geen weefsel over voor PA-onderzoek, zodat tevoren een biopt genomen moet worden.

Met de Nd-YAG-laser kunnen ook blaasbloedingen, bijvoorbeeld na radiotherapie van het bekken, effectief verholpen worden. Ook urethrastricturen kunnen worden gekliefd met deze laser, maar de kans op een recidiverende structuur is na laserbehandeling niet kleiner dan na intra-urethraal operatief insnijden (urethrotomia interna volgens Sachse).

De afgelopen jaren is laserbehandeling van mictieklachten als gevolg van een obstructieve prostaat in de belangstelling gekomen. De zogenaamde contacttiplaserbehandeling waarbij prostaatweefsel verdampt, lijkt een goed langetermijneffect te hebben, evenals een holmiumlaserresectie waarbij weefsel wordt weggesneden. Met de contacttiplaser kunnen (vanwege de goede hemostatische eigenschappen) ook patiënten die ontstolling nodig hebben, behandeld worden. Meer recent kan de zogenaamde green-lightlaser worden ingezet. Met een golflengte van 532 nm wordt het groene licht van de KTP-laser sterk geabsorbeerd door bloed en bloedvaatjes van de prostaat, waardoor vaporisatie optreedt. Vooral bij een wattage van 80-120 is het mogelijk ook grotere prostaatvolumina te behandelen en het grootste voordeel is dat patiënten met een noodzaak van anticoagulantia veilig deze PVP ('photoselective vaporization of the prostate') kunnen ondergaan.

Met de Nd-YAG-laser kunnen gelokaliseerde peniscarcinomen en benigne aandoeningen zoals condylomata acuminata behandeld worden.

Ook laserlithotripsie van ureterstenen is mogelijk. Steenfragmentatie vindt plaats wanneer laserenergie door de steen wordt opgenomen en in de steen een microscopisch klein heet focus ontstaat; materiaal in de steen, zoals calcium, verdampt in een wolk van botsende elektronen, plasma genaamd. Het plasma zet uit en door warmteafvoer ontstaat een akoestische schokgolf die de steen in kleine stukjes breekt.

Bij de behandeling van ureterstenen wordt voornamelijk de holmiumlaser gebruikt; ook zeer harde stenen die niet reageren op de niersteenvergruizer kunnen met de holmiumlaser effectief behandeld worden.

4 Blaasstenen

Blaasstenen kunnen ontstaan wanneer er te veel urine in de blaas achterblijft met infectie van het residu (bij prostaathyperplasie of een neurogeen gestoorde blaas zoals bij een dwarslaesie) of in de aanwezigheid van een corpus alienum (meestal een katheter).

Wanneer een verblijfskatheter te lang in de blaas zit, ontstaat er kalkaanslag op kathetertop en ballon en wanneer de ballon bij katheterverwijdering leeggezogen wordt, vallen kalkscherfjes in de blaas die kunnen aangroeien tot blaasstenen.

Bij recidiverende urineweginfecties moet altijd aan de mogelijkheid van blaasstenen gedacht worden, zeker wanneer er een *Proteus*-infectie in het spel is.

Met echografie of een buikoverzichtsfoto zijn stenen zichtbaar te maken; kalkarme stenen kunnen worden gemist op een röntgenfoto.

De behandeling bestaat uit het verwijderen van de blaassteen (lithotripsie). Een veelgebruikt instrument is de lithotriptor, een instrument dat via een cystoscoop wordt ingebracht en de steen in stukjes kan knijpen, waarna deze worden uitgespoeld. Ook kan de steen met mechanische of elektrische energie kapot getrild worden. Een zeer harde steen kan het best met de holmiumlaser worden gefragmenteerd. Een sectio alta, waarbij de blaas aan de voorzijde wordt geopend, is slechts zelden nodig en dan alleen bij zeer grote of erg veel stenen.

Naast steenverwijdering moet zo veel mogelijk de oorzaak aangepakt worden, bijvoorbeeld door een desobstructie van de prostaat (TURP), het aanleren van zelfkatheterisatie of het vaker wisselen van een verblijfskatheter.

Leesadvies

Kaya C, Ilktac A, Gokmen E, Ozturk M, Karaman MI. The long-term results of transurethral vaporization of the prostate using plasmakinetic energy. BJU Int 2007; 99(4): 845-8.

Kuntz R, Lehrich K, Ahyai SA. Holmium laser enucleation of the prostate versus open prostatectomy for prostates greater than 100 grams: 5-year follow-up of a randomised clinical trial. Eur Urol 2008; 53(1): 160-8.

Lelieveld HHJ, Stoevelaar HJ, McDonnell J. Sexual function before and after various treatments for symptomatic benign prostatic hyperplasia. BJU International 2002; 89: 208-213.

34 Transurethrale microgolfthermotherapie (TUMT)

Drs. D. Roos

1 Definitie en beschrijving van de behandeling

Mictieklachten ten gevolge van benigne prostaathyperplasie (BPH) is het meest voorkomende urologische probleem bij de mannen van 50 jaar en ouder: 40 tot 70% van de mannen tussen de 60 en 70 jaar heeft klachten door een subvesicale obstructie bij BPH. Bijna 30% van hen zal voor klachten van de lage urinewegen (lower urinary tract symptoms: LUTS) op basis van BPH chirurgie ondergaan. De gouden standaard bij instrumentele therapie is nog steeds chirurgische resectie ter vermindering van het prostaatvolume. Hierbij is de transurethrale resectie van de prostaat (TURP) de meest uitgevoerde operatie. Bij de TURP kunnen complicaties voorkomen zoals infecties, incontinentie, urethrastricturen en erectiele disfunctie. Naast medicamenteuze behandelingen worden de laatste jaren steeds vaker minimaal invasieve therapieën ontwikkeld, waaronder thermotherapie. De transurethrale microgolfthermotherapie (TUMT) voor de behandeling van BPH ontstond nadat deze in eerste instantie was ontwikkeld voor transrectaal gebruik bij de behandeling van het prostaatcarcinoom. De transurethrale route die bij TUMT wordt toegepast, bleek uiteindelijk effectiever.

Thermotherapie betekent verhitting door microgolven, met frequenties tussen 915 MHz en 1296 MHz, via een antenne die in de urethra is geplaatst. Het doel van TUMT is thermoablatie van het obstructieve prostaatweefsel, terwijl de omliggende weefsels een normale temperatuur behouden. De necrose die in de prostaat ontstaat, ligt ongeveer 15 tot 20 mm van de urethra af. Door volumevermindering van het adenoom en mogelijk ook door denervatie van alfareceptoren treedt er een verbetering op van de obstructieve klachten. Circulatie van koelvloeistof door de behandelkatheter gedurende de thermotherapie beschermt de urethra tegen mogelijke thermoablatie en maakt de procedure voor de patiënt goed te verdragen zonder algehele of regionale anesthesie.

Temperaturen rond 45 °C of hoger gedurende een uur, geven uniforme thermoablatie van prostaatweefsel. Hogere temperaturen, tot 75 °C, resulteren in grotere zones van necrose en daardoor betere klinische resultaten. De hoeveelheid necrose kan gemeten worden via MRI en cystoscopie. Kritieke variabelen zijn dus de hoogte van de temperatuur die daadwerkelijk in de prostaat wordt bereikt en de periode waarin die temperatuur gehandhaafd kan blijven. Het product van deze temperatuur en de duur van blootstelling wordt gedefinieerd als de thermische dosis. Voor optimaal resultaat moet de thermische dosis beperkt blijven tot de prostaatklier met minimale verhitting van omliggend weefsel zoals het rectum, de externe sfincter en de blaashals. Sinds enige tijd is een modificatie van de eerste TUMT-generatie geïntroduceerd, de zogenaamde hogere-energie-TUMT (HE-TUMT), die door een hogere energieoverdracht effectiever is.

2 Indicatie en selectiecriteria voor patiënten

De indicatie voor TUMT is LUTS op basis van BPH. Het beste resultaat wordt gezien bij patiënten met een hoge symptoomscore, een prostaatvolume > 40 cm^3 en een ernstige subvesicale obstructie. Jongere patiënten (< 65 jaar) zijn betere kandidaten voor TUMT. TUMT lijkt niet waardevol bij patiënten met een grote middenkwab van de prostaat, omdat deze kwab dicht bij de basis van de blaas ligt en de therapie daar niet optimaal werkt. Om te voorspellen of een patiënt een goede respons zal hebben op TUMT spelen dus zowel prostaatvolume, leeftijd en graad van obstructie, als de totale hoeveelheid energie die gegenereerd wordt bij de TUMT een belangrijke rol.

3 Voor- en nadelen van de behandeling; complicaties

Voordelen zijn dat TUMT in tegenstelling tot de transurethrale resectie van de prostaat (TURP) goed wordt verdragen zonder algehele of regionale anesthesie. De behandeling kan poliklinisch of in dagbehandeling worden uitgevoerd. Ook is er geen kans op het TUR-syndroom. De ingreep is eenmalig en duurt ongeveer een uur. TUMT is een veilige en effectieve therapie bij patiënten die geen anesthesie willen of kunnen ondergaan en bij jonge patiënten die bezorgd zijn over retrograde ejaculatie. Nadelen zijn het voorkomen van urineretentie (voornamelijk bij de HE-TUMT), secundair aan het door de behandeling geïnduceerde oedeem, waarvoor katheterisatie noodzakelijk is (12 tot 36%). Meestal is dit voor een week, soms voor een maand. Ook worden irritatieve mictieklachten gezien gedurende gemiddeld twee of drie weken. Soms wordt besloten tot het plaatsen van een tijdelijke stent (resorbeerbare endoprothese), die de optredende urineretentie na TUMT voorkomt. Complicaties zijn urineweginfecties, hematurie (bij HE-TUMT tot 76%), retrograde ejaculatie (bij HE-TUMT 33 tot 44%) en hemospermie.

4 Behandelschema

Ter voorbereiding van deze poliklinische behandeling gebruikt de patiënt twee uur voorafgaand aan de ingreep orale sederende en/of analgetische medicatie. Voor behandeling ligt de patiënt op een bed en wordt er transurethraal een behandelkatheter ingebracht. Deze lijkt op een ballonkatheter behalve dat distaal van de ballon een microgolfantenne geïncorporeerd is. De behandelkatheter wordt aangesloten aan het moederapparaat, waarna door activatie van de apparatuur via deze katheter ter hoogte van de prostaatloge microgolfenergie wordt afgegeven. Ter bewaking van het gehele proces wordt rectaal een canule ingebracht die sensoren bevat om de transrectale temperatuur te kunnen meten. Bij een te hoge waarde wordt via een terugkoppelingsmechanisme het energieniveau bijgesteld. Totale duur van de behandeling is dertig tot zestig minuten en nadien krijgt patiënt na verwijderen van de behandelkatheter een gewone blaaskatheter ingebracht. Deze garandeert een goede drainage van de blaas, omdat direct na de ingreep, wegens oedeem van de prostaatloge, retentie optreedt. Deze katheter wordt na één tot twee weken verwijderd, waarna er spontaan herstel en verbetering van de mictie optreedt. Optimaal resultaat hiervan wordt na circa drie maanden bereikt. Ter voorkoming van infecties wordt ten slotte tijdens de behandeling voor een vijftal dagen antibiotica toegediend. Ter voorkoming van blaaskrampen krijgt patiënt zo nodig parasympathicolytica.

5 Nazorg op korte en lange termijn

Na de behandeling kan de patiënt direct naar huis. Als gekozen is voor de HE-TUMT, wordt standaard een verblijfskatheter achtergelaten, die vaak na twee weken verwijderd kan worden.

6 Prognose

De overall success rate is 83%. Een significante verbetering van de symptoomscore wordt in 40 tot 70% van de gevallen gezien. Meer dan de helft van de patiënten is tevreden over de behandeling. De maximale flow (Qmax) na TUMT verbetert ook significant, zowel op korte termijn (na een jaar) als op lange termijn (na vier jaar). De maximale effecten van TUMT manifesteren zich na drie tot zes maanden. Daarom adviseren sommigen het toedienen van neoadjuvante en adjuvante alfablokkers waardoor de symptoomscores sneller verbeteren na TUMT. Ook de kans op urineretentie na TUMT zou hierdoor verminderd kunnen worden. De resultaten op lange termijn na TUMT zijn goed. De duurzaamheid van het behandeleffect is minder dan die van de TURP. Van de patiënten die behandeld worden door middel van TUMT heeft na vier jaar uiteindelijk 30% opnieuw behandeling nodig voor BPH. Ten slotte kan hogere-energie-TUMT veilig worden toegepast bij acute urineretentie op basis van BPH, vooral als patiënten wegens een slechte conditie of een groot prostaatvolume geen TURP kunnen ondergaan.

Leesadvies

De la Rosette JMCH, Gravas S, Fitzpatrick JM. Minimally invasive treatment of male lower urinary tract symptoms. Urol Clin N Am 2008; 35: 505-18.

Hoffman RM, Monga M, Elliott SP, MacDonald R, Wilt T. Microwave thermotherapy for benign prostatic hyperplasia. Cochrane Database of Systematic Reviews 2007; (4): CD004135.

Patiëntenvoorlichting

Zie www.vumc.nl/patiëntenfolders. Er is nog geen patiëntenvereniging.

35 Ureterorenoscopie (URS)

Drs. E.R. Boevé

Ureterorenoscopie (URS) is het optische onderzoek van de binnenkant van de hoge urinewegen, te weten de urineleiders, het nierbekken en de kelken. Het onderzoek vindt meestal plaats onder een vorm van narcose (spinaal of algeheel) of sedatie. De kijkrichting is 'retrograad', dat wil zeggen: tegen de stroomrichting van de urine in, of 'antegraad', met de stroomrichting van de urine mee. In dat geval moet er eerst een toegang tot de nier en het nierbekken worden gemaakt via een nefrostomie.

Een URS kan worden uitgevoerd om diagnostische of therapeutische redenen. De onderliggende klacht is meestal hematurie of (koliek)pijn. Voordat wordt besloten tot een URS is meestal uitgebreid onderzoek verricht met echografie van het abdomen, blanco röntgenfoto's van de buik, een CT-abdomen en eventueel een CT-IVP.

1 Indicaties

Indicaties voor een ureterorenoscopie zijn:
– diagnostisch:
  - opsporen oorzaak obstructie ureter;
  - opsporen bloedingsbron bij hematurie van onbekende oorzaak;
  - beoordelen uitsparing contrast in ureter of pyelum (steen of tumor?);
  - nemen van biopten uit verdachte afwijkingen in ureter of pyelum;
– therapeutisch:
  - vergruizen en verwijderen uretersteen;
  - vergruizen kleine stenen in nierbekken of kelken;
  - incideren of dilateren ureterstrictuur;
  - verwijderen of coaguleren papillaire tumoren in ureter of pyelum.

Er zijn drie verschillende soorten ureterorenoscopen: rigide, semirigide en flexibele endoscopen. Antegraad kan alleen met een flexibele scoop worden gewerkt.

Een (semi)rigide endoscoop is weinig manoeuvreerbaar maar heeft een goed zicht (helder en met een relatief groot blikveld). Bovendien hebben deze scopen een vrij groot kanaal om instrumenten door op te voeren of om door te spoelen voor een goed zicht. Ze kunnen echter alleen rechtuit kijken, zodat het soms onmogelijk is de hele ureter à vue te krijgen en alleen de bovenste kelken van een nier kunnen worden bekeken. De flexibele scopen zijn uiteraard veel flexibeler en kunnen daarom gemakkelijker hoog in de urinewegen komen. Bovendien kunnen ze ook actief worden geflecteerd, zodat van beneden af ook de kelken van de onderste helft van de nier kunnen worden geïnspecteerd.

2 Het onderzoek

Bij een retrograad onderzoek ligt de patiënt in steensnedeligging met het been aan de contralaterale zijde extra hoog. Er hoort altijd een röntgenapparaat aanwezig te zijn voor doorlichting tijdens het onderzoek. Met een cystoscoop wordt het ureterostium opgezocht en vervolgens wordt er retrograad wat contrast in de ureter gespoten voor controle met de doorlichting. Eventueel wordt een draad(veer) in de ureter opgeschoven. Over of langs deze veer wordt de ureterorenoscoop opgeschoven. Het ureterostium is het nauwste deel van de ureter. Met de moderne scopen lukt het meestal toch om zonder dilatatie vooraf de ureter binnen te komen. Soms wordt eerst het ostium wat gedilateerd en eventueel voorzien van een toegangsschede waardoor de scoop eenvoudig in en uit de ureter kan worden geschoven. Dit is vooral praktisch bij behandelingen in de nier of proximale ureter waarbij veel (steen)materiaal moet worden verwijderd. Daarna wordt voorzichtig de ureter onder zicht gevolgd tot de te onderzoeken afwijking in beeld komt. De scoop wordt tegenwoordig van een camera voorzien, zodat de operateur in een gemakkelijke houding kan blijven staan en de omstanders in de OK de ingreep volledig kunnen volgen. Bij de modernste scopen is de camera in de tip van de scoop ingebouwd. Dit geeft een veel beter zicht en maakt het instrument minder kwetsbaar.

3 Instrumentatie

Via het werkkanaal van de ureteroscoop kunnen verschillende instrumenten zoals paktangetjes en korfjes (dormia basket) worden opgevoerd om stenen te pakken. Daarnaast zijn er verschillende instrumenten om stenen in situ te vergruizen met ultrageluid, kinetische energie of laserlicht. Is de steen goed vergruisd, dan kunnen de fragmenten worden verwijderd of wordt spontane lozing afgewacht. Met het toenemen van de ervaring worden steeds meer stenen in de nier die niet reageren op behandeling met de niersteenvergruizer, onder zicht met de ureteroscoop vergruisd met laser. Vooral bij erg obese patiënten is dit een veel aantrekkelijker alternatief dan percutane niersteenverwijdering. Bij uretertumoren kan met een bioptietang weefsel voor histologisch onderzoek worden verwijderd. Eventueel kunnen kleine papillaire tumoren worden gecoaguleerd met stroom of laserlicht. Bij een strictuur in de ureter kan de strictuur via de scoop met een mes of elektrisch of met laser worden geïncideerd. Ook kan een strictuur worden gedilateerd met een ballonkatheter.

Wanneer een behandeling de wand van de ureter wat heeft beschadigd, besluit de operateur meestal voor enige tijd een ureterkatheter ('JJ-stent') achter te laten. Deze wordt over een veer ingebracht en blijft door de voorgevormde krullen aan beide uiteinden van de katheter goed zitten tussen nierbekken en blaas.

4 Complicaties

Bij een ureterorenoscopie zijn de volgende complicaties te verwachten.
- Niet kunnen sonderen van het ostium. Het ostium kan soms onvindbaar zijn bij anatomische afwijkingen als een trabekelblaas, grote prostaathypertrofie, ernstige ontsteking of bij status na re-implantatie van de ureter. Zo is een retrograde ureteroscopie meestal ook niet mogelijk bij een patiënt met een urineafleiding als een brickerstoma of urinepouch.
- Perforatie van de ureter. Een perforatie kan ontstaan door de scoop zelf maar ook door een van de instrumenten. Wanneer tijdig herkend, is dit meestal geen probleem. In dat geval wordt er voor enige tijd een stent achtergelaten en dan sluit de perforatie zich vanzelf. Een niet-herkende perforatie kan een urinoom veroorzaken.
- Afscheuren van de ureter. Dit kan gebeuren wanneer de scoop met kracht wordt opgevoerd door een vernauwing, of wanneer geprobeerd wordt een te groot (steen)fragment door de ureter naar beneden te trekken. Afscheuring is een ernstige complicatie die behandeld moet worden met een operatieve anastomose van de twee uiteinden of door een ureter-re-implantatie in de blaas.
- Bloeding. Door beschadiging van het urotheel van de ureter kan een bloeding ontstaan. Door het kleine kaliber van de scoop is het werkkanaal erg dun en kan er, zeker met een instrument in situ, slecht gespoeld worden, zodat bij een bloeding het zicht soms volledig verdwijnt en de ingreep moet worden afgebroken.
- Sepsis. Bij geïnfecteerde urinewegen worden altijd profylactisch antibiotica gegeven. Desondanks kan door de verhoogde druk in de nier ten gevolge van de spoelvloeistof reflux van urine in de niertubuli optreden met een bacteriëmie en soms zelfs een sepsis tot gevolg.

De ureterorenoscopie heeft nu een vaste plaats in de urologische praktijk gekregen, vooral voor stenen in de onderste helft van de ureter en voor diagnostische scopieën. Voor werk in nierbekken en nierkelken zijn geavanceerde dunne flexibele scopen en laser onontbeerlijk. Deze instrumenten zijn in steeds meer praktijken aanwezig.

36 Percutane nefrolitholapaxie (PNL)

Dr. A.J.M. Hendrikx

1 Definitie en beschrijving van de behandeling

Percutane nefrolitholapaxie betekent het grijpen en verwijderen van een niersteen door een klein gaatje in de huid en de nier. Deze techniek is ontwikkeld door John Wickham in de jaren zeventig van de vorige eeuw als alternatief voor de tot dan toe gebruikelijke operaties om stenen via een in de huid gemaakte incisie te verwijderen. De huidwond en ook het inwendige wondoppervlak kon door deze oudere techniek aanzienlijk zijn. De nieuwe techniek maakt gebruik van een klein kanaaltje door de huid en verkleint daarmee het wondoppervlak, alsmede de aan de oudere techniek gekoppelde morbiditeit.

De behandeling vindt plaats onder algehele anesthesie en begint met het opvoeren van een ureterkatheter, waardoor na opspuiten van contrastvloeistof het bekkenkelkensysteem zo volledig mogelijk kan worden afgebeeld. Afhankelijk van de locatie van de steen wordt dan een kelk geselecteerd waardoor de steen benaderd wordt. De plaats van de steen is vóór de operatie vastgesteld door middel van röntgenfoto's.

Bij deze keuze moet men er rekening mee houden dat het zoeken en verwijderen van de steen geschiedt met behulp van een star instrument (nefroscoop), dat maar een beperkt bereik heeft. Wanneer we met dit instrument vanuit de entreekelk met een 90°-bocht een steen in een andere kelk moeten verwijderen, is dit zonder uitscheuren en schade aan de nier niet mogelijk (figuur 36.1).

Als op basis hiervan de meest geschikte kelk is gekozen, wordt – al of niet gebruikmakend van echografie – de gekozen kelk aangeprikt. Als er vocht-urine-contrastmengsel uit de naald komt, is dat het bewijs dat de toegang tot het bekkenkelkensysteem succesvol is geweest en wordt een voerdraad opgevoerd om deze weg niet meer te verliezen. Om diezelfde reden wordt er vaak zelfs nog een reservevoerdraad bij gelegd (figuur 36.2).

Dan wordt het werkkanaal opgerekt met de Alken-dilatatieset (figuur 36.3).

368 Urologie

verwijderen nierstenen uit nierkelken

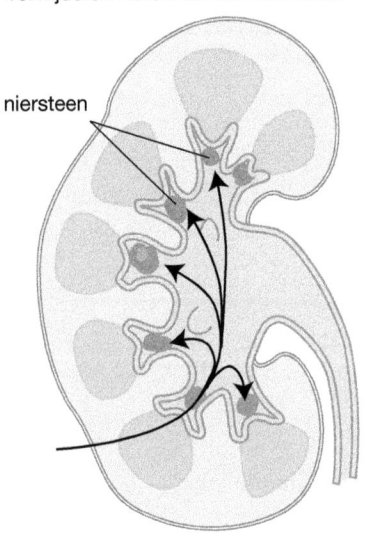

niersteen

Figuur 36.1
Nier met een vijftal stenen, die voor behandeling met een starre nefroscoop diverse toegangswegen vereist. Wanneer ook de flexibele scoop wordt ingezet, verdient de hier aangegeven toegangsweg de voorkeur.

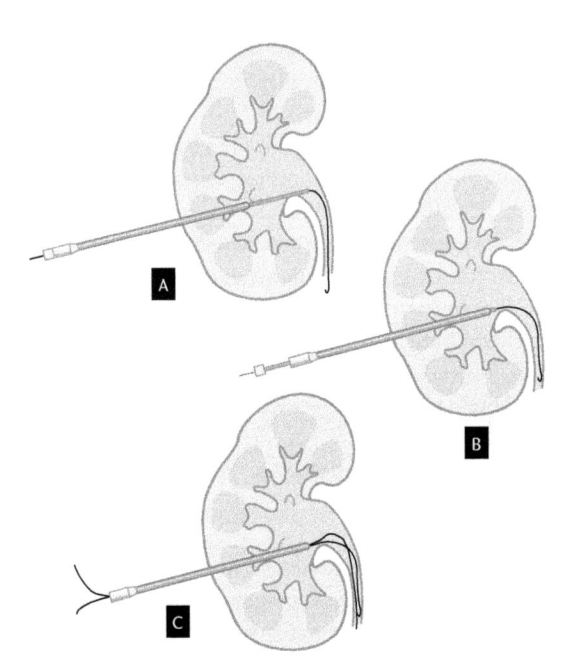

Figuur 36.2
a Na punctie van de nier wordt een eerste voerdraad in de nier gelegd. b Daarna wordt de punctienaald verwijderd. c Door de canule met grotere diameter wordt de reservevoerdraad opgevoerd.

36 Percutane nefrolitholapaxie (PNL)

Figuur 36.3
a Metalen Alken-dilatatieset, waarbij steeds dikkere buisjes over de knopsonde worden geschoven. b Deze rekken het kanaal tot in de nier tot 8 mm op (3 French is 1 mm in doorsnee).

Hier wordt gebruikgemaakt van een knopsonde en daaroverheen passende, steeds wijder wordende buisjes die het kanaaltje van de voerdraad oprekken tot een doorsnede van 8 mm. Ditzelfde effect kan worden bereikt met een ballonkatheter (figuur 36.4).

Over deze dilatatieset wordt dan ten slotte een amplatzschacht in het bekkenkelkensysteem gebracht, zodat er een directe toegang is van buiten tot in de nier (figuur 36.5). Ook kan deze dilatatie worden uitgevoerd met een ballonkatheter, waaroverheen eenzelfde amplatzschacht wordt geschoven.

Met de nefroscoop, die ruim door de amplatzschacht past, kan de steen worden gevisualiseerd en met een paktang door de nefroscoop worden verwijderd. Indien de steen te groot is, zijn er diverse fragmentatietechnieken om de steen te verkleinen en daarna de kleine brokken separaat met een tangetje of dormia (korfje) weg te nemen (figuur 36.6).

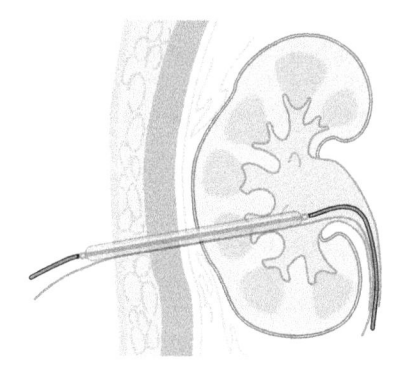

Figuur 36.4
Ballondilatatiekatheter.

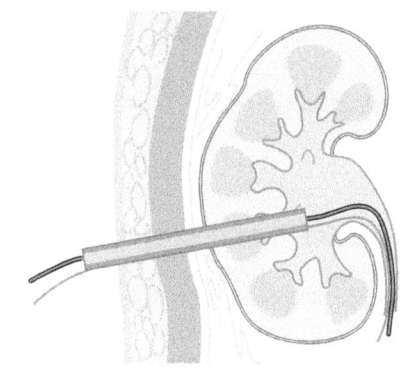

Figuur 36.5
Over deze Alken-set of ballonkatheter wordt de 27 mm amplatzschacht geschoven, waardoorheen verder wordt gewerkt na verwijdering van de Alken-set of ballonkatheter.

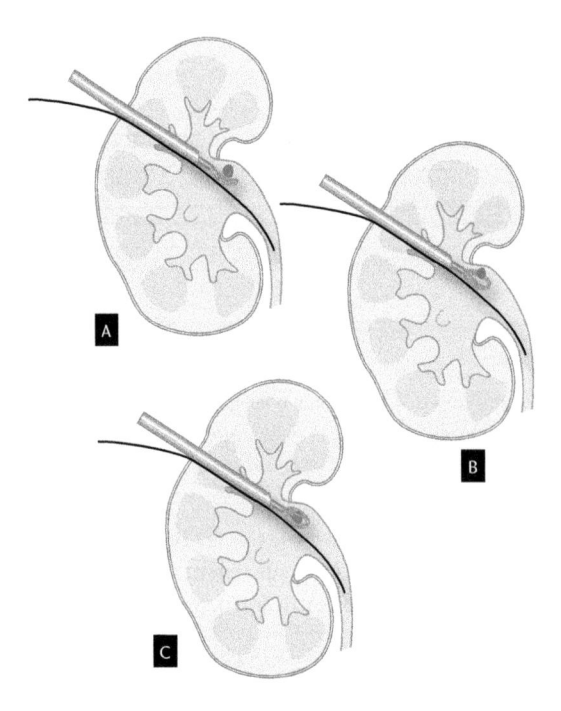

Figuur 36.6
Met behulp van een dormia (korfje) kan een kleinere steen of steenfragment onder zicht worden verwijderd. a Inbrengen dormia. b Openen dormia. c Vangen en verwijderen steen.

Als fragmentatietechnieken kunnen worden gebruikt: ultrageluid, elektrohydraulische technieken, pneumatische technieken en laser.

Stenen die onverhoopt in een andere, voor de starre nefroscoop onbereikbare kelk terecht zijn gekomen, kunnen met de flexibele scoop nog worden opgespoord en verwijderd (figuur 36.7).

Als de nier op deze wijze steenvrij is geworden, blijft voor korte tijd een nefrostomiekatheter achter. Deze wordt verwijderd als er geen verdere complicaties zijn opgetreden (figuur 36.8). Daarna kan de patiënt huiswaarts keren.

2 Indicatie en selectiecriteria voor patiënten

In de periode dat extracorporal shockwave lithotripsy (ESWL: zie hoofdstuk 37) en ureterorenoscopie (URS) ook een belangrijke plaats innemen in het urologisch armamentarium om de patiënt met nefrolithiase steenvrij te krijgen, is het indicatiegebied voor PNL ten opzichte van twee decennia geleden wat kleiner geworden:
– grotere (> 2 cm doorsnede) stenen in de nierkelk of het nierbekken;

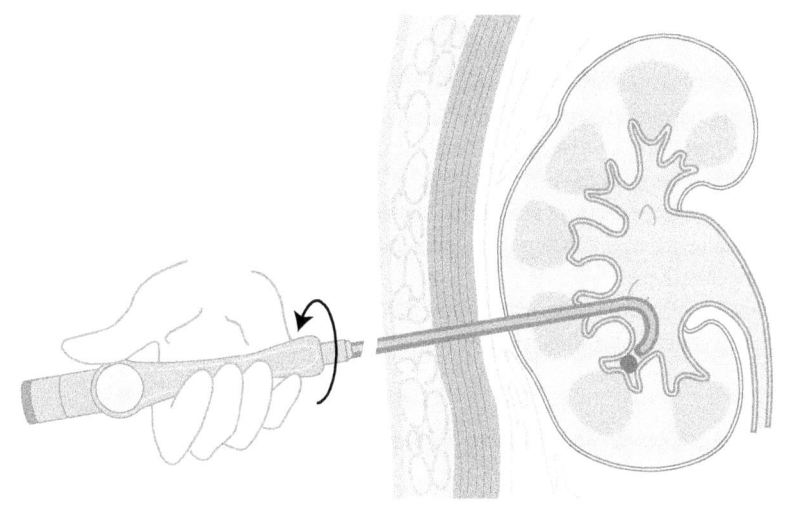

Figuur 36.7
Verwijderen van steen in een voor de starre nefroscoop moeilijk bereikbare hoek met behulp van de flexibele nefroscoop.

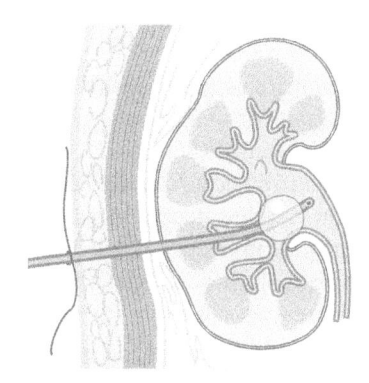

Figuur 36.8
Na de PNL blijft voor de drainage van (bloedige) urine tijdelijk een ballonnefrostomiedrain achter.

– stenen in (het bovenste deel van) de ureter die niet toegankelijk zijn voor andere vormen van therapie;
– stenen in de nier die zelfs na een goede vergruizing met ESWL slecht zullen evacueren, vanwege een aanwezige obstructie bijvoorbeeld op het niveau van de overgang ureter-nierbekken of bij patiënten met calixdivertikelstenen.

De patiënt die het meest geschikt is voor PNL is een magere patiënt met een steen van 2 cm doorsnede, die goed te zien is op doorlichting en die via de onderpoolskelk een mooie toegang biedt om de steen te bereiken.

(Relatieve) contra-indicaties zijn patiënten met:
- stollingsstoornissen (met anticoagulantia moet tijdelijk en ten minste gedeeltelijk gestopt mogen worden);
- niet te reguleren hypertensie;
- onbehandelde urineweginfectie (deze moet eerst behandeld worden, en wanneer het gaat om een infectiesteen verdient het de voorkeur de PNL onder tevoren gestarte antibiotische behandeling uit te voeren);
- extreme obesitas (patiënt eerst laten afvallen en/of langere instrumentenset gebruiken);
- extreem vertakte, zeer uitgebreide koraalsteen (deze is beter te behandelen met een nefropyelolithotomie).

3 Voor- en nadelen van de behandeling; complicaties

Het voordeel van de PNL-behandeling in vergelijking met de alternatieven (ESWL en URS) is dat de patiënt sneller steenvrij is. Een ander voordeel is dat andere pathologie, zoals de reeds genoemde vernauwingen in het bekkenkelkensysteem (calixdivertikelhals, vernauwde overgang nierbekken-ureter), gelijktijdig kunnen worden verholpen.

Het nadeel is dat er wel een opname met anesthesie nodig is, hetgeen bij een ESWL-behandeling achterwege kan blijven. Soms is een steen zo groot en vertakt, dat er meerdere sessies onder narcose nodig zijn voordat de patiënt steenvrij is. Ook is het soms door een complexe anatomie niet mogelijk het systeem correct aan te prikken; dan is een volgende behandeling nodig.

Tevens mogen de volgende complicaties niet onvermeld blijven.
- Wanneer tijdens de punctie of dilatatie een bloedvat geraakt wordt, kan de gehele procedure mislukken omdat het zicht in de nier door de bloeding totaal verstoord wordt en herkennen van structuren en dus ook van de steen niet meer mogelijk is. Als de bloeding extreem hevig is, kan een open procedure noodzakelijk zijn om de bloeding te stelpen. Een enkele keer kan er zo een arterioveneuze fistel ontstaan.
- Er kan een ontsteking optreden en er kunnen bacteriën of toxinen in de bloedbaan terechtkomen en voor een urosepsis zorgen. Goede antibiotische profylaxe is daarom zeer belangrijk.
- Er kunnen reststeentjes achterblijven en die kunnen weer direct oorzaak zijn van nieuwe steenvorming.
- Bij het aanprikken van de nier kan in zeldzame gevallen een voorliggend orgaan (darm, lever, milt) worden geraakt met als gevolg bloeding en/of infectie. Indien dit tijdig wordt onderkend, wordt de procedure gestaakt en de schade zo goed mogelijk hersteld.
- Na de behandeling kan er pijn optreden en zijn pijnstillers nodig.
- Na het verwijderen van de nefrostomiekatheter kan er nog enige tijd urine nalekken uit de wondopening. Dit houdt meestal vanzelf op.

4 Nazorg door specialist en huisarts op korte en lange termijn

In verband met het mogelijk optreden van een postoperatieve bloeding of infectie worden na de ingreep pols, tensie en temperatuur gecontroleerd. Het infuus wordt doorgaans een dag na de operatie verwijderd. Het dieet wordt langzaam uitgebreid en de patiënt gemobiliseerd. Na de operatie is meestal een nefrostomiekatheter nodig die door het operatiekanaal is aangebracht en via de rug naar buiten komt. Ook de ureterkatheter die voor de behandeling is ingebracht, blijft na de ingreep vaak nog even zitten. Om te voorkomen dat deze uit de ureter valt, wordt een blaaskatheter in de blaas gelegd, waaraan de ureterkatheter wordt gefixeerd.

Om vast te stellen of er nog reststenen zijn en of er goede afvloed van de urine uit het nierbekken naar de blaas is, wordt er vaak na enkele dagen een opspuitfoto gemaakt. Indien er geen reststenen meer zijn en er een goede afvloed is van heldere urine, worden de katheters doorgaans snel verwijderd. Desondanks kan de patiënt toch nog kleine reststeentjes uitplassen.

Het wondje in de zij houdt meestal na enkele dagen op met lekken. Als de urine nog niet helder is, kan de patiënt toch vaak al naar huis. In verband met de kans op een nabloeding krijgt hij het advies om vier weken geen sport te bedrijven en een week niet te baden. Douchen is wel toegestaan. Bij terugkerende kolieken of koorts wordt hij verzocht contact op te nemen met de dienstdoende uroloog. Bij de volgende controle op het spreekuur wordt vaak nog een foto gemaakt om te zien of alle steenfragmenten zijn verdwenen. Op langere termijn blijft de patiënt meer vatbaar voor nieuwe steenvorming, hetgeen zoals elders in dit boek is aangegeven vaak kan worden tegengegaan met behulp van een dieet, een verhoogde vochtintake en een enkele keer met medicatie.

5 Prognose

Na een PNL hebben ook patiënten die steenvrij zijn desondanks een verhoogd risico opnieuw stenen te krijgen. Als de oorzaak (vernauwing in het uropoëtische systeem) is opgeheven, zal dit risico kleiner zijn. De kans op een nieuwe steen blijft echter ook zonder een vernauwing aanwezig.

Leesadvies

Bangma CH (red.). Urologie. 2e dr. Houten: Bohn Stafleu van Loghum, 2008.

Patiëntenvoorlichting

De Nederlandse vereniging voor Urologie heeft een folder met patiëntenvoorlichting uitgegeven, die zeer actueel is met betrekking tot dit onderwerp. Nederlandse vereniging voor Urologie, Postbus 20061, 3502 LB Utrecht; e-mail: nvu@xs4all.nl; (030) 282 38 11.

37 Extracorporal shockwave lithotripsy (ESWL)

Dr. H. Vergunst

1 Definitie en beschrijving van de behandeling

ESWL is de afkorting van extracorporal shockwave lithotripsy, thans standaardbehandeling voor de meeste stenen in de urinewegen.

Schokgolven zijn hoogenergetische drukgolven met een impulsduur van ongeveer 1 nanoseconde die zich voortplanten volgens bepaalde fysisch-akoestische wetten. Bij reflectie op een grensvlak tussen twee substanties met verschillende akoestische impedantie (densiteit), zoals het grensvlak tussen weefsel en concrement, vinden afgifte en absorptie van energie plaats. Hierdoor ontstaan trek- en drukkrachten die leiden tot vergruizing van de steen.

De akoestische impedantie van lichaamsweefsel (70% water) en water zijn vrijwel gelijk. Onder water opgewekte schokgolven kunnen daarom via water zonder energieverlies van betekenis worden overgedragen op het menselijk lichaam zonder weefselschade van betekenis te veroorzaken. Bovendien wordt de schade belangrijk beperkt (en de effectiviteit verhoogd) door de schokgolven te focusseren, zodat het energiemaximum precies in de steen ligt.

Bij moderne lithotriptors is de traditionele badkuip vervangen door een klein waterkussen, waardoor van buitenaf transmissie van schokgolven plaatsvindt. Voor de koppeling tussen het waterkussen en het lichaam gebruikt men ultrasone gel. De diverse typen lithotriptors verschillen naar principe van schokgolfgeneratie, focusserings- en lokalisatiesysteem, maar het basisprincipe is gelijk: schokgolfgeneratie onder water en focussering van het energiemaximum. Voor de steenlokalisatie en focussering wordt zowel gebruikgemaakt van röntgendoorlichting als van echografie.

De behandeling vindt poliklinisch plaats en duurt ongeveer dertig tot zestig minuten. Het is niet nodig dat de patiënt nuchter is. Na de behandeling kan de patiënt beter niet zelf autorijden. Het volledig lozen van het steengruis kan enkele weken duren.

2 Indicatie en selectiecriteria voor patiënten

Niet alle nierstenen behoeven behandeling. Kleine asymptomatische stenen hoeven niet behandeld te worden. Nierstenen met een diameter < 5 mm worden in 80% van de gevallen spontaan geloosd.

Therapie van urinestenen is geïndiceerd in het geval van:
– urineweginfecties;
– persisterende hematurie;
– achteruitgang van de nierfunctie;
– toename van de steenmassa;
– risico van een koliekaanval (bijv. een piloot, duiker).

ESWL is mogelijk bij 90 tot 95% van een niet-geselecteerde groep patiënten met nier- en ureterstenen. ESWL is vooral effectief voor nierstenen met een diameter < 2 cm, maar de meeste ureterstenen komen ook in aanmerking voor primaire ESWL-behandeling.

ESWL kan eveneens worden toegepast bij kinderen (aangepast energieniveau) en bij patiënten met malformaties van de nier (bijvoorbeeld hoefijzernier) of met een transplantatienier.

Absolute contra-indicaties voor ESWL zijn:
– zwangerschap (onbekend effect op ongeboren vrucht);
– verhoogde bloedingsneiging (cave: gebruik van acetylsalicylzuur of orale anticoagulantia);
– (dreigende) urosepsis;
– niet-gereguleerde hypertensie.

ESWL is relatief gecontra-indiceerd in geval van grote (> 2 cm), harde of onzichtbare stenen, urineweginfecties, skeletdeformaties en ernstige adipositas (bemoeilijkte steenlokalisatie en focussering); tevens als te verwachten is dat de evacuatie van fragmenten is bemoeilijkt (obstructie distaal van steen, bijvoorbeeld bij divertikelsteen).

De aanwezigheid van een aorta- of nierarterieaneurysma of het bezit van een pacemaker zijn geen contra-indicaties meer.

3 Voor- en nadelen van de behandeling; complicaties

Met de moderne lithotriptors kunnen patiënten poliklinisch worden behandeld. Omdat de behandeling minder belastend is geworden, komen thans ook patiënten met geringe klachten eerder voor behandeling in aanmerking. De effectiviteit van de nieuwe generatie lithotriptors is echter minder groot, zodat mede afhankelijk van de steenmassa en de hardheid van de steen daarom soms meerdere ESWL-sessies nodig zijn om een steen succesvol te behandelen. Met welk interval de opeenvolgende behandelingen moeten plaatsvinden en hoeveel schokgolven maximaal per behandeling kunnen worden toegediend, is niet goed gedefinieerd en ook afhankelijk van het type lithotriptor.

Niet-geëvacueerde fragmenten kunnen asymptomatisch blijven, maar ook als nidus fungeren voor hernieuwde steenvorming.

Afhankelijk van het type lithotriptor wordt tijdens de behandeling pijn ervaren, die meestal goed verdragen wordt. Soms is behandeling nodig met eenvoudige analgetica en/of sedativa. Op de intredeplaats van de schokgolfbundel kan een oppervlakkige huidlaesie ontstaan, die binnen enkele dagen restloos geneest.

Passagère hematurie als uiting van niercontusie komt na de behandeling regelmatig voor. Een subcapsulair hematoom is een zeldzame complicatie, die overigens meestal geen behandeling behoeft.

Effecten van schokgolven in naburige organen zijn in het algemeen niet klinisch significant en 'self-limiting' (contusies van gastro-intestinale organen of longen). Een enkele keer ontstaat tijdens behandeling een aritmie.

De belangrijkste complicatie van ESWL is het gevolg van intermitterende obstructie van de ureter door fragmenten. Vooral behandeling van een grote steenmassa kan leiden tot een 'Steinstrasse' (kolom van fragmenten in ureter). Dit kan aanleiding geven tot heftige koliekens, maar door de obstructie van de ureter kan ook koorts, pyelonefritis of een urosepsis ontstaan.

Tot op heden is nog controversieel of (herhaalde) ESWL-behandeling (gecontroleerd stomp niertrauma) op langere termijn leidt tot het ontstaan van nierfibrose en hypertensie. Het overtuigende bewijs hiervoor is (nog) niet geleverd.

4 Nazorg door specialist en huisarts

Als gevolg van passage van gruisjes kunnen koliekens ontstaan. Meestal is behandeling met een NSAID afdoende. Tevens wordt aanbevolen om veel te drinken, wat ook van belang is voor eventuele hematurie.

Een vermoede urineweginfectie moet adequaat worden vastgesteld en behandeld. In het geval van pyelonefritis en (dreigende) urosepsis is klinische behandeling geïndiceerd (drainage van de aangedane nier en antibiotische therapie).

Enkele weken na ESWL-behandeling wordt door middel van röntgenonderzoek het effect geëvalueerd. Op langere termijn moet gecontroleerd worden op aangroei van restfragmenten of reciverende stenen.

Afhankelijk van de metabole status en de chemische samenstelling van de steen kunnen aanvullende preventieve behandelingen worden ingesteld.

5 Prognose

Het resultaat van ESWL is afhankelijk van de gebruikte apparatuur en tevens van de grootte, samenstelling (hardheid), lokalisatie en mate van impactie van de steen. Als na drie tot vijf behandelsessies onvoldoende resultaat is verkregen, hebben verdere ESWL-behandelingen geen zin.

Het gemiddelde succespercentage (steenvrij) voor de behandeling van nierstenen met een diameter < 10 mm is 84%; voor stenen met een diameter van 10 tot 20 mm 77% en voor stenen met een diameter > 20 mm 63%. Voor grotere stenen is PNL daarom de meest aangewezen behandeling (zie hoofdstuk 36).

Het succespercentage van ESWL-behandeling van ureterstenen in situ varieert van 46 tot 100% en is vooral afhankelijk van lokalisatie van de steen. Vaak zijn meerdere sessies nodig. Het resultaat van ESWL voor distale geïmpacteerde stenen is teleurstellend, zodat in die gevallen primaire endoscopische behandeling de voorkeur heeft (zie hoofdstuk 35).

Leesadvies

Lingeman JE, Matlaga BR, Evan AP. Extracorporeal Shockwave Lithotripsy. In: AJ Wein, LR Kavoussi, AC Novick et al. (eds). Campbell's Urology. 9th ed. Philadelphia: WB Saunders, 2007: 1465-85.

Patiëntenvoorlichting

Patiëntenvoorlichtingsmateriaal is verkrijgbaar bij de verschillende behandelcentra. Ook is een folder opgesteld door de Nederlandse Vereniging voor Urologie (Bureau NVU, Postbus 20061, 3502 LB Utrecht, tel. (030) 282 34 17, fax: (030) 280 47 41, e-mail: nvu@xs4all.nl). Verder is informatie beschikbaar die door de medisch-wetenschappelijke verenigingen is goedgekeurd (WGBO-module) in de NIZW *Encyclopedie Gezondheid, Ziekten en Handicaps* (te bestellen via: www.vsv.nl/2zw/).

38 Neuromodulatietechnieken bij de behandeling van patiënten met een overactieve blaas

Prof. dr. J.L.H.R. Bosch

1 Introductie

Symptomen van een overactieve blaas, zoals frequente plasdrang, frequente mictie en urge-incontinentie (aandrangincontinentie) zijn vaak moeilijk te behandelen. Conservatieve maatregelen zoals medicatie (meestal in de vorm van anticholinergica), oefentherapie van de bekkenbodemspieren en/of biofeedback werken vaak onvoldoende of slechts tijdelijk. In de laatste tien tot vijftien jaar zijn neuromodulatietechnieken waarbij afferente sacrale zenuwbanen elektrisch gestimuleerd worden, van grote therapeutische waarde gebleken. Momenteel zijn meerdere methoden voorhanden (tabel 38.1). In dit hoofdstuk worden deze methoden nader besproken.

Tabel 38.1	Neuromodulatietechnieken die tegenwoordig in gebruik zijn voor de behandeling van de overactieve blaas.
1	anogenitale elektrische stimulatie
2	transcutane elektrische zenuwstimulatie (TENS)
3	modulatie van de sacrale zenuwen (SNS; Interstim®-therapie)
4	percutane stimulatie van de nervus tibialis posterior (Stoller afferent nerve stimulation, SANS)

2 Werkingsmechanisme

Over het precieze werkingsmechanisme van neuromodulatie bestaat nog geen consensus. We weten bijvoorbeeld niet zeker of de werking uitsluitend plaatsvindt op ruggenmergniveau of dat ook modulatie van (voor de mictie belangrijke) gebieden in de hersenstam en hersenschors een rol speelt. De belangrijkste mechanismen die remmend werken op de mictiereflex zijn samengevat in tabel 38.2. Ten minste twee hoofdmechanismen komen hierbij naar voren:

1 activatie van efferente zenuwvezels die naar de dwarsgestreepte urethrale sfincter lopen, leiden tot reflectoire relaxatie van de blaasspier (door inhibitie van het sacrale mictiecentrum). In populaire termen uitgedrukt betekent dit dat 'afknijpen van de sfincter' leidt tot remming van de blaascontractie;
2 activatie van afferente zenuwvezels veroorzaakt inhibitie van de mictiereflex op spinaal of supraspinaal niveau. In populaire termen betekent dit dat prikkeling van de huid en slijmvliezen in de genitoperineale regio (bijvoorbeeld druk in het kruis met de hand of door de bovenbenen sterk over elkaar te kruisen) leidt tot remming van de blaascontractie.

Tabel 38.2 | **Fysiologische mechanismen die de mictiereflex kunnen remmen.**

- ophoudreflex: toenemende activiteit van de dwarsgesteepte urethrale sfincter tijdens toenemende blaasvulling
- reflex van Edvardsen: toenemende activiteit van het sympathische zenuwstelsel als reactie op toenemende blaasvulling; bij de mens speelt deze reflex waarschijnlijk een ondergeschikte rol
- anale dilatatie (afferente banen: via anorectale takken van de nervus pelvicus) (voorkomt mictie tijdens defecatie)
- mechanische stimulatie van de genitale regio (afferente baan: nervus dorsalis clitoridis of dorsalis penis; dit zijn beide takken van de nervus pudendus) (voorkomt mictie tijdens coïtus)
- wegrennen/vluchten (afferente banen: afferente takken uit spieren van de onderste ledematen maar niet van de bekkenbodem) (voorkomt mictie tijdens vluchten)

Tanagho en Schmidt, die de sacrale neuromodulatie in de urologie hebben geïntroduceerd, hingen de eerste theorie aan. Metingen van de drukken in de urethra tijdens stimulatie wijzen er echter niet op dat de sfincter wordt geactiveerd bij gebruik van de stimulatieparameters (amplitude, frequentie en pulsbreedte) die tegenwoordig in zwang zijn bij neuromodulatie.

Interessante onderzoeken die de tweede theorie ondersteunen zijn die waarbij de nervus dorsalis penis of clitoridis gestimuleerd wordt. Stimulatie van deze zenuwen, die uitsluitend afferente (gevoels)vezels bevatten, geeft een sterke inhibitie van de activiteit van de blaas bij patiënten met een overactieve blaas. Stimulatie van afferente sensorische zenuwvezels lijkt dus een cruciale rol te spelen.

De meeste van deze afferente banen bereiken het ruggenmerg via de dorsale wortels van de sacrale spinale zenuwen (zie hoofdstuk 3 voor uitleg over het verloop van de mictiereflex).

3 Elektrische parameters

Fysiologisch ligt de optimale stimulatiefrequentie tussen 5 en 10 Hz. Onder 10 Hz ontstaat al snel een onplezierige sensatie. Daardoor wordt de mogelijke sterkte van de stimulatie beperkt. Misschien is dit de reden waarom in sommige klinische tests de mate van blaasinhibitie in het bereik tussen 5 en 20 Hz onafhankelijk was van de frequentie. De gewenste stimulatiesterkte hangt af van de gebruikte neuromodulatietechniek. De sterkte moet bijvoorbeeld zo hoog mogelijk gekozen worden bij anogenitale stimulatie, terwijl een waarde die net boven de detectiedrempel ligt, voldoende is bij directe stimulatie van de sacrale zenuwen.

4 Anogenitale elektrische stimulatie

De eerste publicaties over anogenitale elektrische stimulatie als behandeling van de overactieve blaas stammen uit de jaren zeventig van de vorige eeuw. Bevredigende resultaten worden echter niet unaniem gerapporteerd.

Techniek

De methode behelst het inbrengen in het anale kanaal en/of de vagina van een plug die uitgerust is met ringelektroden. Circulaire peniele elektroden zijn eventueel beschikbaar voor mannen. Twee vormen van dit type neuromodulatie kunnen onderscheiden worden. Langetermijn- of chronische stimulatie behelst een thuisstimulatieschema dat enkele (bijvoorbeeld drie tot twaalf) maanden kan duren. Stimulatie met een lage intensiteit wordt dagelijks gedurende meerdere uren (bijvoorbeeld zes tot acht uren) toegepast. Deze vorm van stimulatie wordt vooral gebruikt bij stressincontinentie en wordt hier niet verder besproken.

Bij de acute of maximale stimulatie wordt de patiënt in een aantal zittingen (vier tot twintig, soms meer) behandeld. De zittingen duren ieder vijftien tot dertig minuten. De intensiteit van de stimulatie wordt zo hoog gekozen als de patiënt kan verdragen. Meestal is dit ongeveer anderhalf tot tweemaal zo hoog als de perceptiedrempel. De behandeling kan in wekelijkse sessies of gedurende een aantal opeenvolgende dagen plaatsvinden. Dit kan zowel poliklinisch als thuis gebeuren. Herbehandeling bij terugkeren van de symptomen kan zinvol zijn.

Evidence

Anogenitale elektrostimulatie heeft volgens sommigen een gunstig effect bij ongeveer de helft van de patiënten. De succespercentages in de literatuur variëren sterk en wel tussen 0 en 85%. Nader onderzoek van de methode en de resultaten is daarom geboden.

Een aantal onderzoekers heeft de effecten van elektrostimulatie vergeleken met die van een 'sham'-behandeling. Hierbij wordt een apparaat gebruikt dat er hetzelfde uitziet als een apparaat voor actieve behandeling maar dat geen effectieve elektrische stimuli levert. De meeste onderzoekers vonden dat actieve behandeling beter werkte dan een sham-behandeling.

Geschikte patiënten

Het succespercentage hangt af van het soort patiënt en is beter bij idiopathische detrusoroveractiviteit dan bij neurogene detrusoroveractiviteit of cognitief gestoorde ouderen. Een goede selectie is noodzakelijk en de behandeling moet niet bij voorkeur als een laatste redmiddel gebruikt worden. Het niet hebben gereageerd op medicamenteuze behandeling is geen contra-indicatie.

Langetermijnsucces

Er zijn slechts weinig studies die een follow-up van langer dan zes maanden hebben. Er is een duidelijke vermindering van het succespercentage met het vorderen van de tijd. Herbehandeling kan noodzakelijk zijn bij patiënten die oorspronkelijk een goede reactie hadden.

Bijwerkingen

Ernstige bijwerkingen zijn niet beschreven. Lokale pijn of irritatie komt soms voor.

5 Transcutaneous electrical nerve stimulation (TENS)

TENS wordt gebruikt voor de behandeling van pijn als gevolg van een variëteit aan oorzaken. Ook bij de behandeling van een overactieve blaas zijn gunstige resultaten bereikt.

Techniek

Bij behandeling van de overactieve blaas worden de elektroden ter hoogte van de dermatomen S_2 en S_3 geplakt (perianale regio) of op het niveau van de sacrale foramina S_2 en S_3. Stimulatie met een duur van twintig minuten tot meerdere uren per dag vindt gedurende meerdere weken plaats.

Evidence

Bij patiënten met een overactieve blaas zijn acute effecten op de blaasdruk gevonden. In patiëntgebonden onderzoek bij patiënten met toegenomen mictiefrequentie werd verbetering gevonden in de frequentie overdag en het gevoel van aandrang bij respectievelijk 76 en 60% van de patiënten; daarnaast meldde meer dan de helft een vermindering van de nachtelijke mictiefrequentie.

Bij patiënten met urge-incontinentie is gerapporteerd dat het aantal lekkages per dag met meer dan 50% verminderde bij meer dan twee derde van de patiënten.

TENS kan op verschillende plaatsen worden toegepast (tabel 38.3) en verbeteringen van symptomen zijn gerapporteerd voor verschillende stimulatieplaatsen; vergelijkende studies zijn echter niet gedaan. De resultaten die in de literatuur beschreven zijn, spreken elkaar deels tegen.

Tabel 38.3	TENS: mogelijke plaatsen van stimulatie.

- huidoppervlak ter hoogte van de sacrale foramina S_2 tot S_3
- sacrale dermatomen S_2 en S_3 (perianale regio)
- nervus dorsalis penis of clitoridis
- suprapubische regio
- dijspieren (m. quadriceps femoris en de hamstrings)
- nervus peroneus communis
- nervus tibialis posterior

Langetermijnresultaten

De toepassing van TENS is alleen zinvol als de patiënt de gelegenheid geboden wordt om herhaalde behandelingen te ondergaan, hetzij in de kliniek hetzij thuis. Het therapeutische effect duurt namelijk niet veel langer dan de behandelcyclus.

Bijwerkingen

Belangrijke bijwerkingen zijn in relatie tot TENS niet gerapporteerd. Lokale huidirritatie op de plek waar de elektroden geplakt worden komt voor. Het gebruik van hypoallergene elektroden helpt in dit verband.

6 Neuromodulatie door middel van sacrale zenuwstimulatie

Neuromodulatie door middel van sacrale zenuwstimulatie (sacral nerve stimulation, SNS, InterStim®-therapie) is in relatief korte tijd een gevestigde therapievorm geworden. Deze methode onderscheidt zich van andere vormen van neuromodulatie door het continue karakter van de zenuwstimulatie en door het feit dat de elektroden dicht bij de zenuw geplaatst worden; verder is de plaats van stimulatie dicht bij het ruggenmerg.

De methode wordt gekarakteriseerd door operatieve implantatie van een pulsgenerator en een elektrode die een van beide 3e sacrale zenuwen (S_3) stimuleert. S_3 brengt relatief veel afferente zenuwvezels van de nervus pudendus naar het ruggenmerg en geeft bij stimulatie minder contractie van spieren in de benen dan stimulatie van S_2 die ook veel pudendusvezels bevat. Patiënten krijgen pas een implantaat wanneer ze goed hebben gereageerd op een teststimulatie met een percutaan ingebrachte testelektrode.

Techniek

Om de geschiktheid van de patiënt te bepalen, wordt percutaan en onder plaatselijke verdoving een testelektrode ingebracht die verbonden wordt met een externe pulsgenerator. Vervolgens begint de subchronische fase met de testelektrode in situ; in deze fase, die meestal drie tot zeven dagen duurt, houdt de patiënt (opnieuw) een mictie-incontinentiedagboek bij. Patiënten bij wie de incontinentie met meer dan 50% verbetert tijdens deze testfase kunnen in aanmerking komen voor een permanent implantaat. Zo'n implantaat bestaat uit een elektrode die gefixeerd wordt in het foramen sacrale S_3 en met een verlengkabel verbonden is met een subcutaan geïmplanteerde pulsgenerator.

Evidence

Het percentage patiënten dat gunstig reageert op de teststimulatie ligt om en nabij 60. In de meeste onderzoeken wordt een vermindering van de ernst van de overactiviteit van de blaas gezien bij urodynamisch controleonderzoek. Symptomatisch wordt na de implantatie bij ongeveer 50% van de patiënten een verbetering van meer dan 90% gezien; bij 25% is de verbetering tussen 50 tot 90% en nog eens 25% van de patiënten verbetert minder dan 50%.

Geschikte patiënten

De enige manier om geschikte patiënten te selecteren voor implantatie van een permanente elektrode is vooralsnog de teststimulatie. In het algemeen reageren mannen minder goed op de test dan vrouwen. Psychologische factoren lijken ook een belangrijke rol te spelen. Een neurogene oorzaak van de overactiviteit van de blaas is geen contra-indicatie: goede resultaten zijn ook bereikt bij verschillende soorten van neurogeen blaaslijden.

Langetermijnresultaten

Het succespercentage bij de in Rotterdam behandelde patiënten verminderde na de implantatie geleidelijk, en wel tot 80 en 65% na respectievelijk één en anderhalf jaar. Daarna daalde het succespercentage nog slechts gering, tot ongeveer 50% na vijf jaar follow-up. Bij deze moeilijke en voor conservatieve middelen refractaire groep is dit zonder meer een goed resultaat te noemen. Dit geldt des te meer wanneer men bedenkt dat het volgende behandelalternatief voor deze patiënten een operatieve blaasaugmentatie met darm zou zijn. Deze behandeling heeft haar eigen bijwerkingen en leidt er vaak toe dat de patiënt zelf moet katheteriseren om de blaas te ledigen.

Bijwerkingen en complicaties

Migratie van de elektrode die operatieve repositie noodzakelijk maakte kwam bij ongeveer 20% voor. Kabelbreuk of technische problemen met de pulsgenerator komen ook voor. Andere complicaties zijn zeldzaam.

7 Percutane stimulatie van de nervus tibialis posterior (SANS ofwel Stoller afferent nerve stimulation)

Neuromodulatie toegepast door middel van stimulatie van zenuwen in de bekkenregio lijkt het meest voor de hand te liggen. Sommige fysiologische mechanismen maken het echter aannemelijk dat overactiviteit van de blaas ook te onderdrukken is door stimulatie van zenuwen op plaatsen die veel verder van het ruggenmerg afliggen (zie tabel 38.2).

Techniek

Een dunne (acupunctuur)naald wordt 5 cm boven de malleolus medialis en net voor de rand van de tibia ingebracht. Dit punt staat ook bekend als het Sp-6-punt in de Chinese acupunctuur. De naald wordt dieper ingebracht, tot bij de mediale rand van de fibula. Wanneer bij stimulatie flexie van de grote teen gezien wordt, dan is de positie van de punt van de naald goed. De behandeling duurt twintig tot dertig minuten en vindt meestal wekelijks plaats gedurende tien tot twaalf weken.

Evidence

Klinisch succes werd door Stoller gevonden in 67 tot 81% van de gevallen. Ook in Nederland werd deze behandeling met succes toegepast. De duurzaamheid van de behandeling is net als bij TENS en anogenitale stimulatie helaas gering en patiënten die goed reageren, moeten dus steeds herbehandeld worden, hetgeen veel tijd kost.

Bijwerkingen

Er zijn geen bijwerkingen beschreven.

8 Conclusie

Neuromodulatie is een waardevolle behandeloptie voor patiënten met een overactieve blaas. De niet-chirurgische technieken kunnen toegepast worden als een alternatief wanneer conservatieve behandeling gefaald heeft. Neuromodulatie van de sacrale zenuwen moet eerst geprobeerd worden voordat meer invasieve en mutilerende ingrepen zoals een blaasaugmentatie overwogen worden. Het is nog niet helemaal duidelijk in welke mate de verschillende technieken onderling uitwisselbaar zijn. Het lijkt zo te zijn dat patiënten die niet reageren op de minimaal of niet-invasieve technieken soms wel reageren op stimulatie van de sacrale zenuwen. Het hebben van goede selectiecriteria zou ook een belangrijke stap vooruit betekenen. Sinds kort wordt bij patiënten met urge-incontinentie ten gevolge van een overactieve blaas die refractair is voor conservatieve maatregelen, steeds vaker gebruikgemaakt van endoscopisch geleide injectie van botulinetoxine A (Botox) in de blaaswand. Hierdoor ontstaat een tijdelijke gedeeltelijke 'verlamming' van de blaasspier die zes tot negen maanden kan aanhouden. Dit is een effectieve behandeling voor deze moeilijke patiëntencategorie. Het middel is echter nog niet geregistreerd voor deze indicatie en momenteel vinden er klinische studies plaats waarbij gezocht wordt naar de optimale dosis. Het ligt voor de hand dat deze benadering in de toekomst gaat concurreren met neuromodulatie door middel van sacrale zenuwstimulatie.

Leesadvies

Bemelmans BL, Mundy AR, Craggs MD. Neuromodulation by implant for treating lower urinary tract symptoms and dysfunction. Eur Urol 1999; 36: 81-91.

Bosch JLHR. Sacral neuromodulation in the treatment of the unstable bladder. Curr Opin in Urol 1998; 8: 287-91.

Groen J, Bosch JLHR. Neuromodulation techniques in the treatment of the overactive bladder. BJU Int 2001; 87(8): 723-31.

39 Blaasvervanging en continent urostoma

Dr. P.C. Weijerman

1 Definitie en beschrijving

De urineblaas als reservoir en mictieorgaan lijkt haast onvervangbaar. De opslag- en ontledigingsfunctie is onder andere mogelijk door een unieke structuur van urotheel en detrusor. Inmiddels is het na een cystectomie goed mogelijk een neoblaas te construeren in plaats van de meest beproefde methode van urineafleiding met urostoma en opvangzakje. In kort bestek worden hier het operatieve principe, de meest voorkomende technieken en de consequenties voor de patiënt besproken.

Bij blaasvervanging wordt vooralsnog gebruikgemaakt van autoloog weefsel, met name darmweefsel. Ileum wordt meestal gebruikt voor neoblaasconstructie. Colon ascendens inclusief de ileocaecale overgang blijkt bij voorkeur geschikt als continent reservoir of pouch met katheteriseerbaar stoma. Uitgangspunt hierbij is de constructie van een urinereservoir met voldoende capaciteit en lage druk, ter bescherming van de hogere urinewegen. Bij gebruik van intacte darm geeft de intrinsieke contractiliteit aanleiding tot relatief hoge drukken in het systeem. Het principe van detubularisatie, i.e. onderbreking van de buisstructuur, wordt toegepast om een lagedruksysteem te bewerkstelligen. Hierbij worden de circulair verlopende darmspieren gekliefd en zodanig gehecht dat drukopbouw door contracties niet of verminderd optreedt.

Indien de neoblaas op de urethra is aangesloten, is sprake van orthotope blaasvervanging. In het geval van een katheteriseerbaar stoma is sprake van heterotope blaasvervanging. Vele technieken zijn in de laatste decennia van de vorige eeuw ontwikkeld; hier worden alleen de meest gebruikelijke genoemd. Voor de orthotope blaasvervanging kan 50 tot 70 cm ileum in W-vorm (zie figuur 39.1) of U-vorm worden gebruikt. De namen van Hautmann (Ulm, Duitsland) en Studer (Bern, Zwitserland) zijn hier achtereenvolgens mee verbonden als promotors van voornoemde technieken. Bij de heterotope blaasvervanging met caecum en colon ascendens kan de ileocaecale klep als natuurlijk beschikbaar mechanisme gebruikt worden voor het continente katheteriseerbare stoma. Deze techniek staat ook bekend als 'Indiana pouch' (afkomstig van de universiteit van Indiana). Ten slotte valt nog te vermelden dat de appendix ook kan worden gebruikt voor de constructie van een katheteriseerbaar stoma (techniek volgens Mitrofanoff).

2 Indicatie en selectiecriteria

Patiënten met een invasief blaascarcinoom, neurogeen blaaslijden (als de nierfunctie in gevaar dreigt te komen), interstitiële cystitis (eindstadium) en onbehandelbare of refractaire incontinentie kunnen in aanmerking komen voor cystectomie en urinedeviatie. Preoperatief moet een inschatting worden gemaakt van de mogelijkheden van urineafleiding. In overleg met de stomaverpleegkundige wordt een stomalocatie altijd afgetekend, zodat afhankelijk van de bevindingen peroperatief altijd alsnog een urostoma kan worden aangelegd. Bij een intacte urethra behoort een orthotope neoblaas tot de mogelijkheden. Als alternatief bij afwezige of insufficiënte urethra kan een pouch met katheteriseerbaar stoma worden overwogen.

Uiteraard blijft het klassieke urostoma, een brickeroperatie, altijd mogelijk en technisch relatief eenvoudig; hierbij vormt een klein segment ileum van 10-15 cm de verbinding tussen huid en ureters (zie figuur 39.1). Omdat er sprake is van een doorvoerfunctie in plaats van een reservoir, kan er weinig resorptie plaatsvinden, zodat de kans op metabole stoornissen gering is. Bovendien wordt vanwege het korte darmsegment weinig darmfunctie ingeleverd en is de operatietijd korter. Desalniettemin is de tendens dat zo mogelijk gekozen wordt voor een neoblaas.

Bij de definitieve keuze spelen naast operatietechnische overwegingen andere factoren een rol. In het algemeen zal bij blaasvervangende constructies rekening gehouden moeten worden met een lange operatietijd en lange reconvalescentieperiode voor de patiënt. Derhalve zullen comorbiditeit en conditie van de patiënt de keuze beïnvloeden. Darmoperaties in het verleden alsmede een slechte nierfunctie zijn relatieve contra-indicaties. Bovendien zal een inschatting moeten worden gemaakt of en in hoeverre de betreffende patiënt in staat en bereid zal zijn regelmatig te katheteriseren, hoewel bij een orthotope neoblaas met buikpers meestal een goede ontlediging mogelijk is.

3 Voor- en nadelen, complicaties

Het voordeel van blaasvervanging ten opzichte van het urostoma lijkt vanzelfsprekend; een beter zelfbeeld en minder problemen die veroorzaakt worden door het omgaan met stomaopvangmateriaal. Echter, bij kwaliteit-van-levenonderzoek wordt er in algemene zin geen opvallend verschil gemeten behoudens inderdaad voor het item lichaamszelfbeeld. Het is duidelijk dat patiënten bij voorkeur zonder stoma door het leven gaan en dat het ideaalbeeld van een nieuwe blaas zeer tot de verbeelding spreekt. Derhalve is

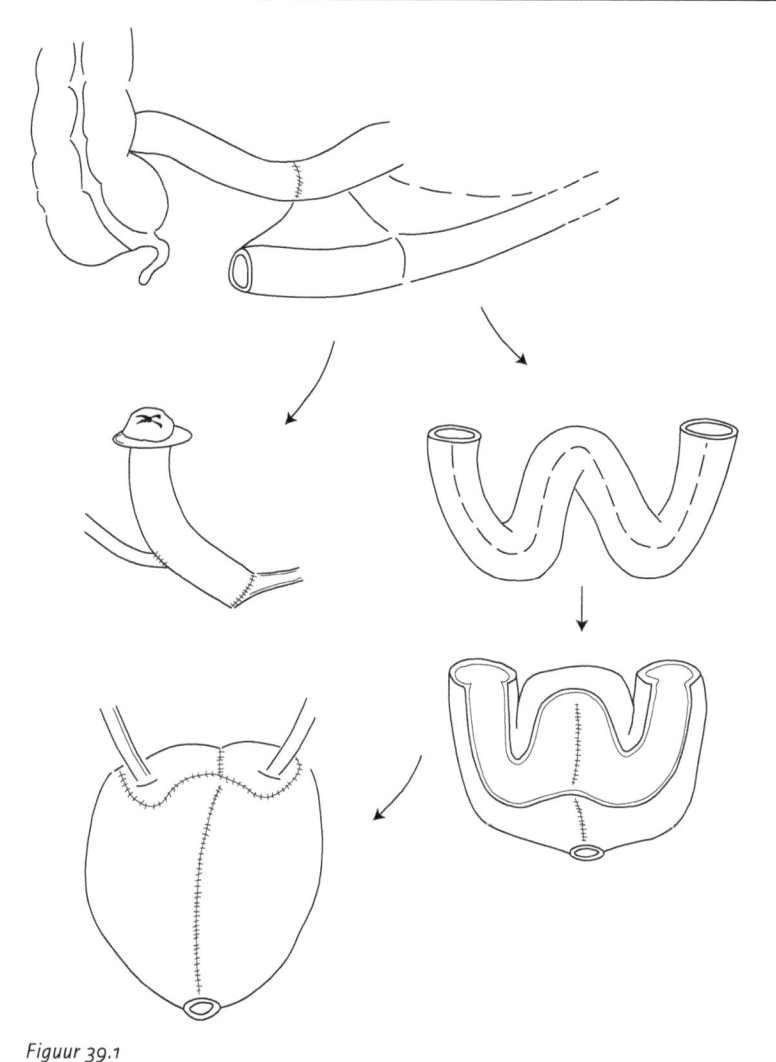

Figuur 39.1
Een kort segment ileum van 10-15 cm wordt gebruikt voor het brickerstoma. Voor de reconstructie van een darmblaas wordt 50-70 cm darm gebruikt. Hierbij wordt het principe van detubularisatie toegepast, waarbij de circulaire darmspieren worden gekliefd (zie stippellijn over darmsegment) en er na reconstructie een lagedrukreservoir ontstaat.

het van belang ook de nadelen, zoals een lange operatie- en opnameduur te bespreken, alsmede de praktische consequenties te benadrukken.

Zelf katheteriseren kan bij de orthotope neoblaas uiteindelijk meestal achterwege blijven, maar is voor sommige patiënten toch een belemmering. Aangezien in het begin het darmslijmvlies nog veel mucus produceert, is het noodzakelijk de neoblaas te spoelen om de slijmvlokken te verwijderen. Bij heterotope blaasvervanging zal het katheteriseerbare stoma soms niet direct goed functioneren. Relatief vaak is een, overigens meestal beperkte, revisie van het stoma noodzakelijk.

Verschillende metabole stoornissen zijn beschreven. Hoewel darmweefsel redelijk voldoet als barrière, is sprake van enige mate van resorptie, wat kan leiden tot elektrolytstoornissen zoals hyperchloremische acidose. Op lange termijn kan hierbij geleidelijke demineralisatie van de botten optreden. Verder is de kans op steenvorming verhoogd, vooral door de combinatie van mucusproductie en bacteriële infecties in de neoblaas of pouch.

Bij gebruik van het terminale ileum moet men bedacht zijn op een verminderde of vrijwel afwezige vitamine B12-resorptie waardoor vitamine B12-deficiëntie kan ontstaan, met alle gevolgen van dien. Voor de lange termijn is tijdige suppletie van belang. Ten slotte kan dunne defecatie een gevolg zijn van een verminderde reabsorptie van galzure zouten in het ileum. Met behulp van cholestyramine kan dit probleem in een voorkomend geval worden ondervangen.

Continentie bij een katheteriseerbaar stoma of neoblaas is soms onvolledig. Bij een volle pouch kan urinelekkage optreden op drukverhogende momenten. Het samenspel van neoblaas, urethra en externe sfincter is bij orthotope reconstructie bepalend voor de continentie. Hierbij speelt de bekkenbodemspierfunctie een belangrijke rol voor het uiteindelijke functionele resultaat. Ook incontinentie 's nachts kan voorkomen. Afhankelijk van de capaciteit is het in ieder geval aan te raden 's nachts één keer de wekker te zetten en de neoblaas te ledigen. De patiënt dient zich bewust te zijn van het feit dat het aandranggevoel nagenoeg ontbreekt, zodat door regelmatige ontlediging wordt voorkomen dat ongemerkt steeds grotere volumina urine zich in de neoblaas of pouch ophopen.

4 Nazorg door specialist en huisarts, korte en lange termijn

De nazorg wordt door uroloog, huisarts en stomaverpleegkundige geboden. De uroloog neemt hiervan het leeuwendeel voor zijn rekening. Centraal staat de controle van de hogere urinewegen in eerste instantie door middel van echografie en laboratoriumonderzoek. Dit laatste ook ter uitsluiting van metabole stoornissen. Op langere termijn is in ieder geval een jaarlijkse controle aan te bevelen. In het geval van blaascarcinoom zal het schema intensiever zijn, aangezien een tumorrecidief tot de mogelijkheden behoort. Hierbij zal ook cystoscopie van neoblaas of pouch moeten worden verricht.

Bij urineweginfecties zal in eerste instantie de huisarts worden bezocht. Bacteriurie en urineweginfecties komen in het algemeen bij een urineafleiding vaak voor. Asymptomatische bacteriurie kan meestal onbehandeld blijven, tenzij sprake is van een specifieke verwekker zoals *Proteus* of *Pseudomonas*. Bij symptomatische infecties is gerichte antibiotische behandeling geïndiceerd. Zoals eerder gemeld, is de kans op steenvorming verhoogd bij recidiverende infecties, zodat gericht nader onderzoek door de uroloog wordt geadviseerd.

Bij specifieke katheter-, incontinentie- of stomaproblemen speelt de stomaverpleegkundige een prominente rol, in samenwerking met de uroloog.

5 Prognose

Orthotope neoblaasreconstructie heeft inmiddels een vaste plaats in het operatietableau van de uroloog verworven. Dit in verband met de resultaten, die ook op lange termijn goed te noemen zijn, ondanks de hiervoor beschreven mogelijke nadelen. Het continente urostoma met pouch wordt over het geheel minder toegepast, maar kan bij geselecteerde patiënten een goede oplossing zijn. Het is van belang te benadrukken dat de nierfunctie bij patiënten met een urineafleiding kwetsbaar is. Het langetermijnbeloop zal mede door eventueel nierfunctieverlies worden beïnvloed. Tevens is het van belang metabole stoornissen tijdig te corrigeren.

Leesadvies

Patiëntenvoorlichting

Vanzelfsprekend zal goede informatie aan de patiënt veel aandacht vragen. De motivatie voor zelfkatheterisatie kan een hindernis zijn en derhalve zal het van belang zijn om preoperatief een inschatting te maken van de mogelijkheden van de individuele patiënt. Patiëntenvoorlichting wordt bij voorkeur ondersteund door stoma-, incontinentie- en oncologieverpleegkundigen.

Folders van Nederlandse Stomavereniging en de vereniging Waterloop verschaffen aanvullende informatie. Zie ook de websites: www.stomavereniging.nl; www.waterloop.nfk.nl.

Register

5
5-alfareductaseremmers (5-ARR's) 218, 219
^{99m}Tc DMSA-test 18

A
aandrangsyndroom, behandeling 207
abdominal leak-point pressure (ALPP) 152
acidose 18
acute scrotale pijn 271
  –, differentiaaldiagnostiek 271
adrenocorticotroop hormoon (ACTH) 46
afsluitmechanisme 25, 27, 29
aldosteron 20
alfablokker 41, 219
alkalose 18
alprostadil 298
ambigue genitaal 81
androgenen 45
Androskat®
angiotensine I 20
angiotensine II 14, 20
anionhiaat 348
anogenitale elektrische stimulatie 381
anorgasmie 312
antidiuretisch hormoon 15
asymptomatische bacteriurie 390
autosomaal dominante polycysteuze nierziekte (ADPKD) 332, 333, 335, 336
autosomaal recessieve polycysteuze nierziekte (ARPKD) 337

B
basale temperatuurcurve (BTC) 319, 321
bedplassen
  –, anamneselijst 259
  –, behandeling 260
  –, geneesmiddelen 263
bekkenbodemspieren 244
  –, bekkenbodemcentrum 253
  –, bekkenbodemfysiotherapeut 250
bell clapper testis 275
bemoeilijkte mictie bij oudere mannen 217
benigne prostaathyperplasie (BPH) 48, 217
bicarbonaat-CO2-systeem 18
blaas
  –, echografisch onderzoek 125
  –, huilen van de 237
  –, innervatie 29
  –, overactieve 145, 379
blaascapaciteit
  –, functionele 107
  –, verlaagde 258
blaascarcinoom 138, 214
blaasextrofie 78
blaashalsobstructie 147
blaashalsplastiek 79
blaaskanker 210
blaaskoepel 23, 30
blaaspijnsyndroom 231
blaasresidu 126
blaasstenen 127, 188, 356
blaastraining 262
blaastumor 127
blaasvervanging 387
  –, heterotope 387
  –, orthotope 215, 387
blaaswandfibrose 24
bloedonderzoek 109, 110
bph Impact Index 100

brickerstoma	388
buikklachten, urologische oorzaak	185
buikpijn bij kinderen door urologische oorzaken	203
butylscopolamine	191

C
calcium	21
calciuminname	195
chronic pelvic pain syndrome (CPPS)	220
chymotrypsine	110
circumcisie (besnijdenis)	82, 208
cloacale extrofie	82
cloacale malformatie	82
clomipramine	310
Cockcroft en Gault, formule van	346
colliculus seminalis	40
compliantie van de blaas	24
computertomografie (CT)	131
continent stoma	78
continentiecentrum	253
continentiemechanisme	24
corpora cavernosa	41, 62, 63
corpus spongiosum	62, 63
creatinineklaring	17
cryptorchisme	55, 80, 286
CT, contra-indicaties	140
CT, contrast	127
CT-abdomen	190
CT-urografie	127
cystectomie, radicale	215
cystenieren	329
cystogram	128
cystoscopie	155
–, bijwerkingen en nadelen	157
–, fotodynamische diagnostiek (PDD)	159
–, indicaties voor	155

D
desmopressine	263
detrusor hyperactivity with impaired bladder contractility (DHIC)	244
detrusor leak-point pressure (DLPP)	152
detrusorhyperactiviteit	258
dialyse	349
dip slide	94, 226
DMSA-scan	75

droogbedtraining	263
drukpijn lendenstreek	90
ductus deferens	51, 57, 58
ductus ejaculatorii	40
duplexscanning	126
dysfunctional voiding	204
–, behandeling	207

E
ejaculaat	44
ejaculatie	25
–, stoornissen	303
ejaculatio praecox	292, 304
–, psychische oorzaken	309
–, somatische oorzaken	308
ejaculatio tarda	292, 304, 312
electrocystometrie	149
endoscopie-instrumentarium	353
enuresis nocturna	255
–, behandelplan	267
epididymale sperma-aspiratie	325
epididymis	52, 57
epididymitis	271, 275
–, abcederende	277
epididymo-orchitis	125
epispadie	79
erectie	66
erectiele disfunctie	291
–, preventie	300
erectiestoornissen	
–, behandeling	296
–, psychogene	293
–, somatische	293
erytrocyturie	89
erytropoëtine	20
extracorporal shockwave lithotripsy (ESWL)	375
–, complicatie	377

F
fentolamine/papaverine	299
fimose	81, 207
follikelstimulerend hormoon (FSH)	55
fosfodi-esteraseremmers	297
–, contra-indicatie	298
frenulum	62
frequente mictie	231
–, acuut pijnlijke	88

funiculus spermaticus	59
fytotherapie	219

G
geassisteerde voortplanting (ART)	325
gewassen midstreamurine	92
glans penis	62
gleasonscore	49, 175
glomerulair filtraat	14
glomerulaire filtratie	17

H
hangmattheorie	27
hematokèle	285
hematurie	89, 133, 209
–, idiopathische	209
–, joggers	210
–, oorzaken	133
hernia inguinalis	283
hoefijzernier	77
hydatide van Morgagni	59
hydrokèle	126, 282
hydronefrose	222
hydro-ureteronefrose	20
hyperkaliëmie	348
hyperreflectoire blaas	231
hypertensie	137
–, secundaire	137
hypogonadisme	321
hypospadie	79

I
idiopathische detrusoroveractiviteit	145
ileumneoblaas	215
imipramine (Tofranil)	263, 314
immunotherapie bij niercarcinoom	212
incontinentie	
–, anamnese oorzaak	247
–, functionele	245
–, gemengde	245, 252
–, overloop	245, 252
–, stress	27, 149, 244, 250
–, urge	244, 251
Indiana pouch	215
infertiliteit	317
infravesicale obstructie (urethrakleppen)	72
Inhibine-B	323
integrale theorie	27
International Continence Society (ICS) Male-vragenlijst	100, 102
internationale index voor erectiele functie (IIEF)	100
internationale prostaatsymptoomscore (IPSS)	98, 218
Interstim®-therapie	379
interstitiële cystitis	231, 233, 236
–, behandeling/therapie	238
–, complicaties	240
interstitiële nefritis	344
intracytoplasmatische sperma-injectie (ICSI)	315, 325, 326
intrarenaal abces	199
intra-uteriene inseminatie (IUI)	325
intraveneus urogram (IVU)	190
intravesicale BCG-instillaties	215
intravesicale druk	24
in-vitrofertilisatie (IVF)	326
isotopenonderzoek	119
isovormen serum-PSA	114

J
jodiumhoudende contrastmiddelen, contra-indicaties	140
juxtaglomerulaire apparaat	16

K
kaliumtest	237
kallikreïnen	110
kapsel van Gerota	212
katheteriseren, intermittend (zelf)	77
Kennis Centrum Bedplassen	256, 268

L
laser	355
–, urologische toepassingen	355
late onset hypogonadism (LOH)	295
lazy bladder-syndroom	205
leakpoint pressure (LPP)	152
Leidse Impotentiescreeningstest (LIST)	102, 293
leydigcellen	55
libido, verminderd	292
lichamelijk onderzoek (bij urologische problemen)	89
lidocaïne-prilocaïnecrème	310
locus caeruleus	258
lower urinary tract symptoms (LUTS)	354

luteïniserend hormoon (LH)	46, 55

M

magnetic resonance imaging (MRI)	132
mannelijke fertiliteitsproblemen, anamnese	321
mannelijke infertiliteit, lichamelijk onderzoek	322
medullaire sponsnieren	338
medullary cystic kidney disease (MCKD)	338
mega-ureter	72
metabole stoornissen	193
mictiecystogram	74, 129
mictiedagboek	232, 249
mictiefase	23, 33
midstraalurine	225
monosymptomatische enuresis nocturna	259
MRI, contra-indicaties	140
multicysteuze nierdysplasie	338
multislice-CT	131

N

Nederlandse vereniging voor Urologie	373
nefrectomie	16
nefronoftisis (NPH)	338
nefroscoop	369
nefrostomiekatheter	345
neoblaas	388
neuromodulatie, sacrale	380
neuromodulatietechnieken	379
–, bij overactieve blaas	379
nierabces	135
nierafwijking	
–, cysteuze	76
–, traumatische	135
nierarteriestenose	137
niercelcarcinoom (grawitztumor)	210
niercyste	124
nierechografie	123
nierfunctie	346
nierinsufficiëntie	
–, acute	341, 343
–, chronische	348
–, non-oligurische	342
–, postrenale	344
–, prerenale	343
–, preterminale	348
–, terminale	76, 77
nierscan	191
nierscintigrafie met diureserenografie	75
niersteenbehandeling	191, 192
niersteenkoliek	186
niersteenoperatie, percutane	192
niersteenstuwing	189
niersteenvergruizer	192
niertransplantatie	16
niertrauma	200
niet-acute scrotale zwellingen, differentiaaldiagnose	288
nitriettest	226
NIZW Encyclopedie Gezondheid	378
nycturie	247

O

O'Leary-Sant IC symptoomscore	236
obstructieve uropathie	71
ochtendurine	
oligozoöspermie	325
oligurie	342
ophoudreflex	35
orchidopexie	275, 286
orchitis	271, 277
orgasme	303
–, stoornissen	304
overactieveblaassyndroom	145
–, terminologie	145
overloopincontinentie	252
oxybutinine (Dridase)	264

P

parafimose	82, 207
para-iliacale lymfeklierstations	42
paroxetine	310
patiëntenvereniging, interstitiële cystitis	241
PCA3-test	168
PDE5-remmers	68
penis	61
–, echografisch onderzoek	127
penisprothese	299
percutane nefrolitholapaxie	367
percutane stimulatie v.d. nervus tibialis posterior (SANS)	385
perinefrisch abces	199
peri-urethrale fascia	244
pijn bij het plassen (bij volwassenen)	223
plantenextracten bij mictieklachten	219
plasdagboek	102
plasfrequentie	232

plaslijst	232
plasmawater	14
plaswekker	262
postmenopauzale oestrogeenspiegel	244
prevesicale obstructie	72
priapisme	67, 299
prostaat	
–, anatomie	40
–, carcinoma in situ van	168
prostaatbiopsie	161, 162
–, sextantbiopsie complicaties	165
–, via transrectale ultrasonografie (TRUS)	163
prostaatcarcinoom	49, 138
prostaatgroei	43, 45
prostaathyperplasie	43
prostaatkanker	175
–, kans vóór 75e levensjaar	177
–, screening algemeen/individueel	179
prostaatmassage	229
prostaatspecifiek antigeen (PSA)	43, 110
prostaatvergroting	217
prostaatwijzer	115
prostaatzones	42
prostaatzure fosfatase (PAP)	43
prostatitis	48, 220
–, acuta	224
–, chronische	220
–, chronische, behandelmogelijkheden	221
prostatitissyndroom	229
PSA-bepaling	173, 178
PSA-bepaling door toucher	91
PSA-velocity	114
pyelonefritis	75, 134, 195, 225
–, behandeling	197
–, chronische	198
–, emfysemateuze	196
pyelumplastiek	72

R

radiatiecystitis	231
rapidly progressive glomerulonephritis (RPGN)	344
rectaal toucher	90, 177
reflux	72
renale stoornis, acute	344
renine	20
renografie	119, 120
retrograde ejaculatie	292, 313
retrograde pyelografie (RP)	128
röntgenonderzoek urinewegen	127

S

sacral nerve stimulation (SNS)	383
sacrale zenuwstimulatie	383
schrompelnieren	345
scrotale pijn	89
scrotale zwellingen	281
scrotum	51
–, doorlichting met lichtbron	288
–, dopplerechografie van het	274
–, echografisch onderzoek	125
semenanalyse	322
–, WHO-criteria	323
septische shock bij urineweginfectie	198
sertolicellen	55
sfincterprothese	79
shock	16
Siersbaek-Nielsen, nomogram van	346
sildenafil	68
sinus urogenitalis	82
Spaanse kraag	82
spermatogenese	
–, verstoring door geneesmiddelen	324
spermatokèle	126, 284
spina bifida	77
spiraal-CT	131
SSRI's	310
steenvorming, oorzaken	
–, steensoorten	
–, steenverwijdering	
–, ureteroscopische	
steenvorming, oorzaken	
–, open chirurgische	192
stoma	
–, katheteriseerbaar	387
–, stomaverpleegkundige	390
–, uro	387
stresscystogram	129
stressincontinentie	27, 149, 244, 250
–, behandeling	250
–, preventie	253
subfertiliteit bij de man	318
–, hormonaal onderzoek	323
subpelviene stenose	71
substractieangiografie	137
symptomatische BPH	49

T

technetium dmsa-scan	119
tensionfree obturator tape (TOT)	251
tensionfree vaginal tape (TVT)	251
testes, afwijkingen	139
testikel, zie testis	
testis	51, 285
–, appendices	59
–, retractiele	55, 81
testisprothese	275
testistumor	125, 285
testosteron	45
thermotherapie	359
torsio	55
–, appendix testis	271, 277
–, testis	274
transcutaneous electrical nerve stimulation (TENS)	382
transrectale echografie	178
transrectale elektro-ejaculatie (EE)	315
transurethrale microgolfthermotherapie (TUMT)	359
transurethrale resectie van de prostaat (TURP)	354
–, bipolaire TURP	355
transuretrale resectie van een blaastumor (TURB)	353
tubulaire functietest	18
tumornefrectomie	212
TUR-syndroom	354, 360

U

ulcus van Hunner	234
ureterale functie	20
ureterectopie	73
ureterkoliek, behandeling	191
ureterokèle	73
ureterorenoscoop	363
ureterorenoscopie (URS)	363
ureterstenen, behandeling	191
urethra prostatica	40
urethraal syndroom, acuut	88
urethra-instabiliteit	150
urethrakleppen	76
urethrastenen	188
urethrogram, retrograad	129
urge-incontinentie	149, 244, 251, 379
–, stressgeïnduceerd	150
urgency/frequency syndrome	145
urge-syndrome	145
urine	
–, bloed in de	209
–, kleurverandering	89
urine-incontinentie	243
urinekweek	94
urineonderzoek	91, 189
–, aanvullend	225
–, ochtendurine	92
–, teststroken	92
urineretentie	221
urinesediment	93, 205
urinestenen, secundaire preventie	194
urineverlies, onwillekeurig	244
urinevolume	17
urineweginfectie	88
–, bij kinderen	206
–, gecompliceerd	226, 229
–, ongecompliceerd	226, 228
–, recidiverend	227
urinoom	200
urodynamisch onderzoek	
–, bij de man	146
–, bij de vrouw	150
uroflowmetrie	146, 218
urolithiasis	186
uropathie, obstructieve	71
urosepsis	195, 198
urostoma	387
urotheel	15

V

vacuümpomp	299
valsalva leak-point pressure (VLPP)	152
varicokèle	284, 324
vasopressine	258, 263
verzoek PSA te laten bepalen	112
vesico-ureterale reflux	74, 76
vierglazenproef	220
vragenlijst voor plasklachten	98
vragenlijsten voor seksuele disfunctie	100
vullingsfase	23, 31

W

watchful waiting bij prostaatcarcinoom	112
watercystometrie	146, 148
Wisconsin Symptom Index	236

X
X-BOZ (röntgenfoto van de buik)   190

Z
ziekte van Peyronie   295
zuur-base-evenwicht   18